临床内科疾病诊治与药物治疗应用

于 洋 欧阳德伟 刘言慧 李富强 赵丽薇 高惠静 ◎主编

上海浦江教育出版社

图书在版编目（CIP）数据

临床内科疾病诊治与药物治疗应用/于洋等主编．
上海：上海浦江教育出版社有限公司,2024.9.
ISBN 978-7-81121-912-8

Ⅰ．R5

中国国家版本馆CIP数据核字第2024FG9110号

LINCHUANG NEIKE JIBING ZHENZHI YU YAOWU ZHILIAO YINGYONG
临床内科疾病诊治与药物治疗应用

上海浦江教育出版社出版发行

社址：上海海港大道1550号　　邮政编码：201306
上海华业装璜印刷厂有限公司印装

幅面尺寸：185 mm×260 mm　　印张：21.75　插页：1　字数：525千字
2024年9月第1版　　2025年1月第1次印刷
责任编辑：李晓娟　　封面设计：李丹阳

定价：88.00元

编 委 会

主编简介

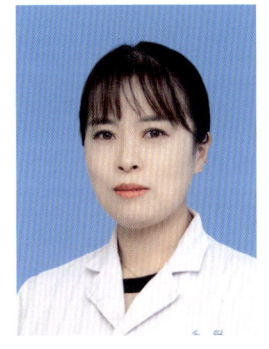

于 洋

　　女，1986 年出生，山东潍坊人，2015 年硕士毕业于哈尔滨医科大学神经病学专业。现工作于山东第二医科大学附属医院，为全科医学科主治医师。主要从事缺血性心脑血管疾病的研究，擅长常见神经内科、心血管内科及其他内科疾病的诊治。

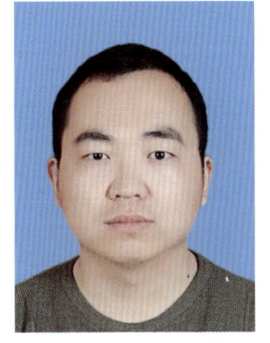

欧阳德伟

　　男，1988 年出生，毕业于新疆医科大学。现就职于汶上县人民医院，主治医师，从事肾脏病专业，擅长尿毒症患者血管通路的管理、肾脏病多学科的诊疗，尤其是尿路感染、急慢性肾脏病、肾病综合征、慢性肾衰竭、尿毒症、多囊肾等疾病的诊治。

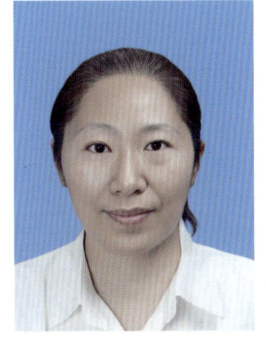

刘言慧

　　女 ，1982 年出生，山东菏泽人，2007 年毕业于山东大学医学院。现就职于定陶区人民医院工作，中级职称，一直从事临床药学工作，完成课题 1 项，发表文章 1 篇，出版著作 1 部。

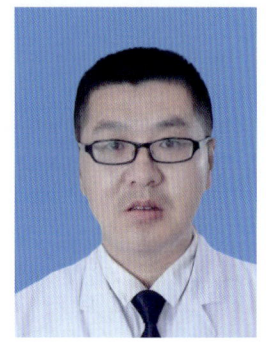

李富强

　　男，1984 年出生，山东滨州人。毕业于滨州医学院临床医学专业。现工作于山东省滨州市阳信县中医医院，主治医师。兼任滨州市医学会第三届重症医学专业委员会委员及呼吸治疗学组成员。从事呼吸与危重症医学 13 年。主要擅长呼吸内科常见病及急危重症疾病的诊治，参编著作 1 部，发表学术论文 1 篇。

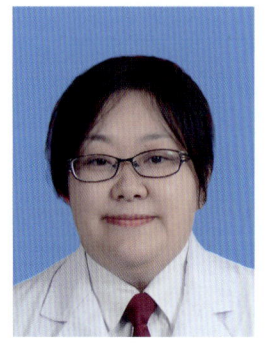

赵丽薇

　　女，1983 年生，山东烟台人。2010 年毕业于山东中医药大学，中医硕士学位。现就职于烟台市蓬莱区中医医院，主治中医师。先后从事呼吸与危重症医学科、风湿免疫科、感染性疾病科等临床相关工作 10 余年，曾先后于北京广安门医院、山东大学齐鲁医院等医院呼吸科、风湿免疫科进修学习，对内科常见病、多发病的诊疗经验丰富，尤其擅长呼吸系统疾病、风湿免疫病的诊治工作。参与完成课题 3 项，获实用新型专利 1 项，参编著作 1 部。

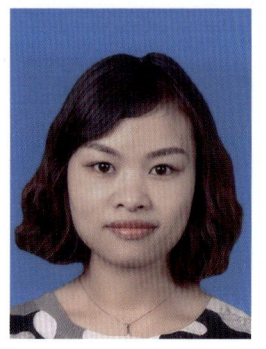

高惠静

　　女，1981 年生，河北保定人。2010 年毕业于石河子大学药学院，药理学专业。现工作于新疆医科大学第一附属医院，副主任药师，硕士生导师。自参加工作以来，在药学部从事药品调剂、药品检验、新药研发、临床药学等工作，目前研究方向主要为新药研发及精准药学。近年来主持自治区及以上级别项目 4 项；参与国家级、省部级等各级各类科研项目近 20 项；以第一／通讯发表 SCI 论文 2 篇、核心期刊论文 10 余篇；获授权发明专利 4 项；实用新型专利 2 项；获得新疆药学会科技进步一等奖 1 项；参编著作 2 部。

前　言

内科学是临床医学的一个专科，又几乎是所有其他临床医学的基础，故有医学之母之称。随着现代生活水平的提升，人们对健康的需求越来越高，对医师的要求也越来越高，然而内科学临床研究日新月异，各种新理论、新治疗观念不断出现，且内科疾病病种多、病情复杂，如何全面、准确地掌握内科常见病、多发病诊疗及合理用药是当下临床医师面临的重大挑战。

本书内容侧重于临床实用，较为细致地阐述各种内科常见病、多发病的临床诊断与内科药物治疗的进展，治疗药物同时存在着固有毒性及不良反应，为临床安全、有效、合理用药带来一定的困惑。为了满足广大医、药、护等医务人员正确处理内科疾病与药物治疗中的各种不良反应及安全用药的需求，我们组织了有丰富实践工作经验的长期从事医疗及教学的内科临床专家和临床药学专家编写了本书。

本书的编写尽力做到新颖实用、通俗易懂，力求准确把握医学发展的脉络，做到推陈出新，尽可能展示内科诊疗学的最新进展。本书将理论知识与临床实践紧密结合，内容丰富翔实，文字精练，便于查阅，希望本书能为临床内科、药学等从业者的工作带来实质性的便利。

本书在编写过程中参考了很多国内外文献，在此对原作者表示衷心感谢！限于编者的学识及专业水平，不当之处敬请广大读者批评指正。

编　者

目 录

第一章　内科学绪论

第一节　内科学的发展

一、生命科学的发展促进了现代内科学的进步

自 20 世纪 70 年代以来,现代生物学技术迅猛发展,极大地推动了现代内科学的发展,特别是以分子生物学为代表的现代生命科学理论和实验技术,使得我们对疾病的认识深入到分子水平。80 年代发明并逐渐应用的重组 DNA 技术和 PCR 技术,应用异常基因作为对象,借PCR 技术可将基因拷贝数扩增至天文数字,用实时定量 PCR(qPCR)检测基因的转录产物。开始于 1990 年,由美、英、法、德、日和我国合作进行的人类基因组计划,要将人体细胞的 23 对染色体中的 30 亿个碱基对进行识别和测序。此项工作原预期在 2003 年全部完成,但在 2000年 6 月 26 日已提前公布了人类基因组框架结构草图,2001 年 2 月又公布了人类基因组图谱及初步分析结果,2003 年 4 月 30 日宣布人类基因组的精细测序工作全部完成。这为阐明基因如何在决定人类生长、发育、衰老和患病中发挥作用提供了结构基础,也为深入到基因和分子水平来认识遗传疾病和与遗传有关的疾病提供了条件。进入 21 世纪后,随着人类基因组测序的完成,医学研究已从基因组学进入到后基因组时代。基因芯片和蛋白质芯片等高通量技术的日臻成熟和应用,将为疾病的研究提供动态深入的综合信息,开展功能基因的研究,有助于发现疾病基因和抗病基因。生物信息学技术、生物芯片技术、转基因和基因敲除技术、酵母双杂交技术、基因表达谱系分析、蛋白组学、结构基因组学和高通量细胞筛选技术等的应用使现代内科学对疾病的认识提高到一个新的水平。表观遗传学是指人类基因组含两类遗传信息:一类是传统意义上的遗传信息,即 DNA 序列所提供的遗传信息,另一类是表观遗传学信息,即没有 DNA 序列变化的、可遗传的基因表达改变,指导 DNA 提供的遗传信息得以精确表达。和 DNA 序列改变不同,许多表观遗传学的改变是可逆的,这为疾病治疗提供了理论依据,表观遗传改变在疾病发病机制、诊断、治疗和预后判断方面起重要作用。例如,近年来DNA 甲基化和组蛋白去乙酰化两种表观遗传学修饰在白血病发病机制研究中获得可喜的成绩,DNA 甲基转移酶抑制剂和组蛋白去乙酰化酶抑制剂都是表观遗传学药物,已在临床上应用,表观遗传靶向治疗是肿瘤治疗新方向。

由于分子生物学和细胞遗传学的进展使不少内科疾病的病因与发病机制获得进一步阐明。截至 1999 年 5 月全世界文献已报道异常血红蛋白 751 种,对血红蛋白的分子及其编码的基因进行了深入研究。血红蛋白基因突变引起的异常血红蛋白病已从过去认识的遗传病,进

入到现代认识的血红蛋白分子病,对血红蛋白病的深入研究又大大推动了分子生物学与分子遗传学的发展。分子生物学技术的发展,血红蛋白病的产前诊断和基因诊断才能在临床实施。急性白血病的分型诊断。已从过去单纯依赖形态学进入到近代以形态学、免疫学、细胞遗传学和分子生物学(M-I-C-M)综合分型诊断。t(15;17)、t(8;21)、inv(16)/t(16;16)融合基因的发现,使急性髓细胞性白血病的早期诊断及微量残留白血病的诊断成为可能。临床内科学更重视疾病实体的诊断,例如慢性淋巴细胞白血病(CLL)和小淋巴细胞淋巴瘤(SLL),WHO分型认为两者无论从肿瘤细胞形态、免疫表型、细胞遗传学都十分相似,因此将其纳入CLL/SLL诊断。

分子生物学技术的发展,使内科疾病的实验诊断学有了长足的进步。高效液相层析、放射免疫和免疫放射测量、酶联免疫吸附测定、聚合酶链反应和酶学检查技术的建立和完善,使测定体液中微量物质、免疫抗体、药物或微生物的DNA和RNA成为可能,其灵敏度可以达到皮克(pg)乃至飞克(fg)水平。单克隆抗体制备成功又把高度专一性的分析技术推进一步,为实验医学提供了新的有效手段。临床生化分析向超微量、高效能、高速度和自动化方面发展,已有每小时能完成300份标本、20项指标的多道生化分析仪。实验诊断技术的革命,为现代临床内科疾病的诊断建立了扎实的基础。

分子靶向治疗通过直接作用于靶基因或其表达产物而达到治疗目的,基于单克隆抗体产物的靶向治疗也已在临床上广泛应用,采用表观遗传学原理设计的药物也已开始出现,从而使恶性肿瘤的内科治疗具有高度选择性,分子靶向治疗的出现在内科药物治疗史上具有划时代的意义。

二、临床流行病学的创立促使现代内科学向循证医学方向发展

临床流行病学是20世纪70年代后期在临床医学领域内发展起来的新兴学科,是一门临床医学的方法学,采用近代流行病学、生物统计学、临床经济学及医学社会学的原理和方法来改善临床科研和临床工作,提高临床决策的科学性。因此,从某种意义上来讲,除生物医学是内科学的基础课外,临床内科学还需要另一门基础课,即临床流行病学,对内科学来讲,这两门基础课缺一不可。

临床流行病学的发展反映了医学模式的转变。20世纪70年代以来,随着人群中年龄结构、疾病谱和死因谱的改变,医学的理论模式也发生了深刻的变化。20世纪以前,医学是在生物学发展基础上形成"生物-医学模式"。它从生物学因素出发,着重于个体疾病的诊断和防治,从而对疾病的认识、预防和治疗取得了显著的成就。但随着人类文明的进步和科技的发展,这一医学模式日渐显露出它的局限性。例如,美国的研究表明,人类疾病大约有50%与生活方式和行为有关;20%与环境有关(包括生活和社会环境);20%与遗传、衰老等生物学因素有关;还有10%与卫生服务的缺陷有关。可见在防治疾病、维护健康的实践中,不仅要注意影响健康的生物学因素,同时也要注意疾病防治中的心理、环境和社会问题。据此,1974年,加拿大学者Lalonde和美国学者Blum相继提出了新的医学模式,称为"生物-心理-社会医学模式"。从"生物-医学模式"转变为"生物-心理-社会医学模式"体现在医疗卫生工作从以疾病为主导转变为以健康为主导;从以医院等医疗卫生机构为基础转变为以社会为基础;从主要依靠

医学科技和医疗卫生部门转变为依靠众多的学科和全社会的参与；满足人们对医学的需求不仅是面向个体的医疗保健，更需要面向群体的卫生保健；疾病防治的重点不仅是危害人们健康的传染病，更要重视与心理、社会和环境因素密切相关的非传染病。其目标是使人们的身心处于更加良好的健康状态。世界卫生组织（WHO）提出的健康标准是"健康是身体上、精神上和社会适应上的完好状态，而不仅指无病或不虚弱"（1948 年世界卫生组织宪章）。

人们身体健康是社会进步和经济发展的基础。根据新的医学模式，卫生工作将由医治疾病扩展到对人们进行健康监护，提高生命质量。卫生服务目标应是整体的，即从局部到全身、从医病到医人、从个体到群体、从原有的生物医学范畴扩展到社会医学和心理医学的广阔领域。因此，这一新的医学模式对包括内科学在内的整个医学领域的发展都具有重要的指导意义。临床流行病学的创立，使内科学的研究范围得到扩展。依据生物医学研究方法建立的诊断试验，需要通过临床流行病学的研究方法加以评价。各种新的治疗方法，也需要经过临床流行病学方法的评价，评价内容除近期疗效、远期疗效外，尚需要临床经济学评价和生命质量评价，从而在临床上推广那些"价廉物美"的治疗方法。

临床流行病学的发展促进了临床决策的科学化。一位内科医师在平日工作中，每时每刻都处于制订临床决策的过程中。在诊断过程中，特别是诊断比较复杂的病，内科医师常需要考虑下一步应选用何种辅助检查或特殊检查，是否需要请其他科会诊，这就是诊断决策。一种疾病有多种治疗方法，如何结合所经治患者，提出价廉、高效、安全，适合该患者的治疗措施，这就是治疗决策。临床决策是指根据国内外医学科学的最新进展，提出的临床决策方案与传统方案进行全面比较和系统评价，充分评价不同方案的风险及利益之后选取一种最好的方案用于临床的过程。临床决策采用定量分析方法，这种方法是充分评价不同方案的风险和利益之后选取最佳方案以减少临床不确定性和利用有限资源取得最大效益的一种分析方法。临床决策分析常用的方法主要有决策树模型分析法和灵敏度分析法。另外，针对慢性病的特点，选用 Markov 模型来模拟疾病过程进行决策分析要比一般的决策树模型更合适。

临床流行病学的创立促进现代内科学向循证医学方向发展。循证医学是遵循证据的临床医学。20 世纪 80 年代，临床流行病学创始人之一 Sackett 教授对循证医学的发展起了重要作用，1994 年他在英国牛津大学创建了世界上第一个循证医学中心。循证医学是一种理念，其核心思想是任何医疗干预都应建立在新近最佳科学研究结果的基础上，其目的是临床决策的科学化，它将医师个人的临床实践经验与科学的证据结合起来，使患者获得最佳的诊治。临床流行病学是学习和实践循证医学的基础，从临床流行病学建立起来的严格评价原则和方法已成为实践循证医学的基本技能。21 世纪的临床医学将是循证医学的时代。临床实践指南是官方政府机构（如卫健委）或学术组织（如医学会）形成的医疗文件，其目的是提高医疗质量，控制医疗费用的不断上涨，规范临床医师诊断和治疗行为。面对国内外众多的临床实践指南，首先应选择那些以循证医学为基础的指南，就是从循证医学的原则和方法制订的临床实践指南。

三、转化医学和整合医学促进内科学的发展

转化医学是近年来国际医学健康领域出现的新概念，其主要目的是打破基础医学与药物研发、临床医学之间固有的鸿沟和屏障，建立起彼此的直接关联，缩短从实验室到临床的过程，

把基础研究获得的研究成果快速转化为临床上的治疗新方法,从而更快速地推进临床医学的发展,最终使患者直接受益于科技。转化医学要求从临床工作中发现和提出问题,从患者出发开发和应用新的技术,由基础研究人员进行深入研究,然后再将基础科研成果快速转向临床应用,用于患者的早期检查和疾病的早期评估,研究进程向一个更加开放、以患者为中心的方向发展。科学技术的发展、诊断检测方法的临床应用进一步促进了临床内科学的发展。

20 世纪 50 年代之后,随着临床医学的发展,各种先进的诊疗方法先后应用于临床。除了前述的分子生物学技术应用于内科疾病的实验诊断学外,影像学诊断技术也迅猛发展,包括各种超声检查(包括经食管、经肛管,多普勒、二维、三维、声学造影等)。超声诊断近年发展很快,已从 A 型(一维)、B 型(二维)发展到三维成像,可得到脏器的立体图;多普勒彩色血流显像更可对血流及其变化取得直观的效果;食管内多平面超声心动图能在更接近心脏的部位进行探测;心肌超声显像技术有助于判断心肌的血液灌注情况。血管内超声显像能显示血管壁结构的变化,有力地补充了血管造影的不足。根据光的干涉原理,将光学技术与超灵敏探测器合为一体,应用计算机进行图像处理的光学相干断层显像(OCT),是目前分辨率最高的血管腔内显像技术。超声内镜可以诊断纵隔肿瘤和腹腔内其他肿瘤如淋巴瘤、肾上腺肿瘤,并有助于直肠癌和肺癌的分期。影像学检查在提高灵敏度和特异性的同时融进定量检测的新功能,如 CT、MRI 的灵敏度和特异性在不断提高,新的影像学检查如正电子射线断层检查(PET)、高精度数字造影血管机的应用和不断改进。数字减影法动脉造影(DSA)对于肝脏、胰腺和肠道肿瘤的诊断,对于肠道出血,尤其是小肠出血有定位和定性的诊断价值。数字减影法心血管造影的意义也很大。全数字化心血管 X 线造影专用系统用于心导管检查,能提高影像的分辨率,增强组织对比度,用光盘录像、激光打印,可得到能显示更多细节的高质量图像,给诊断和治疗提供更有参考价值的资料。多排螺旋 CT 显像技术的迅速发展,使无创性的冠状动脉造影成为可能。放射性核素检查的新技术已广泛应用于胃、肠、肝胆、心血管、内分泌、肾、血液、肺部疾病的诊断,单光子计算机化体层显像(SPE-CT)使诊断水平进一步提高,而用正电子体层显像(PET)可无创伤地观察活体内的物质代谢改变,使诊断更加深入。内镜的不断改进扩大了其用途,减轻了患者在检查时的痛苦,并通过直接观察、电视照相、电影照相,采取脱落细胞和活组织检查等手段,提高了对消化道、呼吸道、泌尿道、腹腔内等一些疾病的早期诊断,而且可用于治疗,如止血、取出结石、切除息肉等,逐渐发展成为微创性治疗手段,代替了部分外科手术治疗。例如,内镜下黏膜切除术(EMR)可以切除位于黏膜的癌前病变,Barrett 食管或胃肠道息肉,以及内镜黏膜下切除术(ESD)可以切除比较大范围的早期胃肠道癌症。近年来有用于心血管系统的内镜问世。仿真内镜检查术是将 CT 或 MRI 所取得的图像经计算机处理获得的体内管腔三维动态影像,作为非侵入性诊断技术对胃肠道息肉、肿瘤等病变有诊断价值。机械通气的应用,呼吸机的不断更新换代,使呼吸衰竭抢救成功率不断提高。细针穿刺活检的推广,对肝、肾、肺、心内膜和心肌、甲状腺等进行经皮活组织检测的技术,提高了这些脏器疾病的诊断准确性。造血干细胞移植技术的应用,使恶性血液病可获得治愈的机会。血液净化技术的应用,不仅是肾脏的替代治疗,而且可以应用于非肾脏疾病的治疗。心(包括血压)、肺、脑的电子监护系统能连续监测病情,当出现超过容许范围的变化时能及时报警,提高了危重患者的抢救成功率。

　　整合医学从分子－细胞－组织－器官－个体－群体、从微观到宏观，强调预防性治疗、个体化治疗和替代性治疗的统一。例如肿瘤已被认为是全身代谢障碍的局部表现，因此，临床上对肿瘤的治疗，应针对机体的状况和肿瘤的生物学特性，肿瘤的预防应考虑机体遗传与环境因素的交互作用。环境致病因素只是致病的先决条件而不是必备条件，而致病的必备条件是机体的遗传变异。因此，认识疾病的规律需要从基因组入手，全面揭示基因转录、翻译、调控和代谢与生物学行为的关系。肿瘤全基因组变异分析不仅是转录和蛋白质组学研究的基础，也是未来整合医学发展的基础。疾病系统生物学的研究使人们能从全局的视角了解疾病发生发展的规律和机制，特别是基因、环境和生活方式的相互作用与疾病的相关性。疾病系统生物学研究发现的生物标志物及其网络不仅是疾病的传感器和驱动力，而且是将疾病系统生物学的技术和知识转化为预测医学、预防医学和个性化治疗的桥梁，并使所谓的 3P 医学［redictiue（预测性）、reventiue（预防性）、Personalized（个体化医学）］走到前台。这些新兴学科和新兴技术的发展将为疾病的病因与发病机制的研究带来巨大进步。

（于　洋）

第二节　内科学的机遇与挑战

一、转化医学、整合医学的兴起给内科学带来新的机遇

　　过去的半个多世纪，生命科学发展迅速，解答了人类关于自身的诸多不解，政府在政策和经济上的鼓励和资助在其中起到了重要的支撑作用。20 世纪末，美国国立卫生研究院每年支出的研究经费就高达 200 多亿美元。但是，生命科学和基础医学的飞跃，与疾病得到治愈之间仍然存在巨大的沟壑，如何将实验室中尖端的科研成果转变为临床上疾病诊治的工具，成为新时期医师和科学家需要着重研究的问题。在这个背景下，转化医学的概念应运而生。转化医学并不是狭义的单一学科，而是一种理念、一个平台，重点在于从临床到实验室、再从实验室到临床，强调实验室科研成果的临床转化，联合基础医学研究者、医师、企业甚至政府，利用来源于临床的问题促进实验室更深入全面解析疾病，并进一步帮助实验室研究成果转化为临床应用的产品与技术，最终目的是促进基础研究、提高医疗水平、解决健康问题。药物研发、分子诊断、医疗器械、生物标志物、样本库等都属于转化医学的范畴。尽管转化医学的概念近十几年才提出，但是转化医学的思想和行为由来已久。例如，从 20 世纪 20 年代加拿大 Frederick Grant Banting 教授发现胰岛素，到 50 年代英国 Frederick Sanger 教授确定了胰岛素的完整氨基酸序列结构，到 60 年代我国科学家在世界上首次人工合成牛胰岛素，再到当前多种胰岛素制剂在临床糖尿病治疗上的广泛应用，胰岛素近百年的发展史其实也是践行转化医学的一个缩影。在坚持医学基础研究的同时，注重研究成果的临床转化，这是对新时期医学及内科学的要求，同时也带来了学科发展的新机遇。

　　当前医学处在专科化的时期，内科学、外科学等都细化成诸多专科。专科化使疾病的诊疗越来越精细，但是也带来很多局限性，医师往往只看到"病"，不能看到"人"；只关注某一个器官，忽视了人的整体性。古人云"天下大势，分久必合，合久必分"，在内科学的实践中，我们也

应该重视"分中有合、合中有分",使专科化与整体性和谐并存,这也是整体整合医学[holistic integrative medicine,简称整合医学(integrative medicine)]的观点。整合医学指在理念上实现医学整体和局部的统一,在策略上以患者为核心,在实践上将各种防治手段有机融合。它将医学各领域最先进的知识理论和临床各专科最有效的实践经验有机结合,并根据社会、环境、心理等因素进行调整,使之成为更加适合人体健康和疾病防治的新的医学体系。医学模式由最初的神灵主义变迁为今天的生物-心理-社会医学模式,经历的其实也是"整体-局部-整体"的过程,整合医学也是新的医学模式的要求。

内科学的临床实践也需要整合医学思想的指导,不但实现内科学各专科之间相互交流、协作诊治,还要注重与外科、心理医学科等其他学科的沟通合作。目前很多医院已经开展的多学科综合诊疗的模式(multi-disciplinary team,MDT)其实也是顺应整合医学潮流而产生的新的工作模式。从广义上讲,整合医学强调的是整体观、整合观和医学观,要求的是将生物因素、社会环境因素、心理因素整合,将最先进的科学发现、科学证据与最有效的临床经验整合,将自然科学的思维方式与医学哲学的思考方式整合。具体地讲,是把数据证据还原成事实,把认识共识提升成经验,把技术艺术凝练成医术,然后在事实、经验、医术这个层面反复实践,实践出真知,最后不断形成新的医学知识体系。整合医学不是一种实体医学,而是一种认识论、方法学,通过整合医学可以不断形成或完善新的医学知识体系。由于自然在变,社会在变,医学对人体的认识在积累,人类对健康的需求在增加,所以整合医学或医学整合是一个永恒的主题。整合医学的兴起和发展对内科学提出了新的要求,也必将会促进内科学的发展。

二、信息化、大数据与精准医疗背景下的内科学

处在信息时代的今天,信息化、网络化、数字化已经渗透到医学的各个领域,使传统医学的理论、思想、方法和模式发生了极大转变,为医学的发展不断注入新的内容与活力。当下我们的日常医疗活动中到处都有网络和信息技术的身影,包括移动医疗、远程医疗、电子病历、医疗信息数据平台、智能可穿戴医疗产品、信息化服务等,信息化、数字化武装下的医学和内科学的发展比以往任何一个历史阶段都迅速。同时不容忽视的是,在网络和信息技术的影响下内科学面临的挑战和机遇并存。我们应该注意到信息和技术资源享有的地域性差异导致的医疗资源分配不均和医疗质量参差不齐,注意到医学信息与网络环境的污染问题及由虚假医学信息传播导致的社会问题,注意到网络化和信息化带来的医学伦理问题等。

互联网、云计算、超强生物传感器、基因测序等创造性技术喷涌而出,我们已不可避免地身处"大数据"时代。从人类文明萌芽到公元 2003 年,整个人类文明记录在案的数据量一共有 5EB。而今日,全世界两日就能产生 5EB 的新增数据。生物与医学领域可能是下一轮更大的数据海啸发源地。例如,每位接受基因测序的人将产生约 2 400 亿字节的数据,截至 2011 年,已有 3 000～10 000 人接受了完整 DNA 测序,随着测量费用的走低,愿意接受 DNA 测序的人群会飞速增长,随之基因数据库的容量将呈指数级增长。再如,越来越多的人佩戴可穿戴医疗设备,持续发送个体生理数据,他们通过移动终端互动、下达指令、发送照片、在线视频甚至预约诊疗,这些活动的同时产生了大量的数据。同时环境中也存在智慧网络,交通、气候、水、能源等被实时监测,并不断被上传至云数据端。这些来源多样、类型繁多、容量巨大、具有潜在价

值的数据群称为"大数据"。大数据好似"未来的石油",不加以挖掘利用,则永远沉睡于地下。但如果掌握了有效技术对它们进行开发,大数据将变得价值连城。在医学的方方面面,包括临床研究分析、临床决策制订、疾病转归预测、个体化治疗、医疗质量管控等,大数据的分析和应用都将发挥巨大的作用。大数据时代医师的日常诊疗已伴随产生大量患者信息数据,如果与他们的基因组学和其他个人资料相结合,利用信息分析技术,完全可以产生具有相当价值的医学信息,甚至可以部分替代传统的医学研究模式。

与大数据相对应的是"精准医学计划"。大数据的特点是全部数据,而非随机取样;反映的是宏观大体方向,缺乏适当的微观精确度;庞大繁杂的数据之间更多的是相关关系,而不是科学研究中更喜欢的因果关系。在这种背景下,国内外都开始倡导实施精准医学计划,旨在大数据时代注重个体化医学研究,强调依据个人信息(如基因信息)为肿瘤及其他疾病患者制订个体医疗方案。狭义的精准医学指"按照基因匹配治疗方法",而广义的精准医学则可以认为是"集合现代科技手段与传统医学方法,科学认知人体功能和疾病本质,以最有效、最安全、最经济的医疗服务获取个体和社会健康效益最大化的新型医疗"。

精准医疗第一步是精准诊断。采集患者的个人情况、临床信息、生物样本,再通过基因测序、遗传学分析,进一步收集患者分子层面信息。除了传统的 DNA、RNA、染色体检测,目前还不断出现新型基因组学标志物,包括表达谱、小 RNA、表观遗传修饰、全基因组 DNA 序列、全外显子组 DNA 序列、蛋白质组、代谢组检测等。这些标志物深入不同维度,反映不同层面组学信息,帮助科研人员和临床医师更全面、深入、精确定位疾病的组学缺陷。第二步是精准治疗。对患者所有信息进行整合并分析,制订符合个体的治疗方案。尤其在分子层面,针对疾病的基因突变靶标,给予针对性治疗药物进行"精确打击"。精准医疗,在一定程度上可以理解为更为精确的个体化治疗,其在内科学的各个专业领域都是适合的,例如,肿瘤性疾病的基因诊断和靶向治疗,心血管疾病患者抗栓治疗前相关基因检测以及针对性选择药物等。虽然精准医学概念提出的时间并不长,但是国家已经在政策层面给予了高度重视和支持。以此为契机,内科学各学科可以探索适合自身的精准之路,在大数据时代做到有的放矢,为个体化的患者带来个体化的诊治策略与受益。

（于　洋）

第二章　呼吸内科疾病

第一节　急性上呼吸道感染

上呼吸道的解剖范围包括鼻腔-鼻旁窦、咽(鼻咽、口咽、喉咽)、喉和中耳及隆嵴以上的气管,因此凡是这些部位的感染统称为上呼吸道感染(可简称为上感)。

急性上呼吸道感染是最常见的呼吸道感染性疾病,主要由病毒引起,其次由细菌、真菌及螺旋体引起。这种疾病通常并非由单一病原引起,而是包括多种疾病在内的综合征。其发病不分年龄、性别、职业和地区,每年发病人数约占急性呼吸道疾病的半数以上。某些病种或病原体感染如流行性感冒尚具有很强的传染性。临床上,可以表现为从温和的鼻炎到广泛的播散性感染,甚至发展为致命性的肺炎。其发病率高,部分患者可继发支气管炎、鼻窦炎,甚至肾炎、风湿病等。同时它也是引起慢性支气管炎急性发作的常见原因之一。另外,某些急性传染病的早期常表现为类似上呼吸道感染的症状,若不仔细辨认,易造成误诊。故正确认识本病非常重要。

急性上呼吸道感染绝大部分是由病毒引起(占70%～80%),由细菌引起者仅占一小部分。健康人的鼻咽部常有这些微生物寄生,正常情况下不引起炎症,一旦机体抵抗力降低,如在受寒、淋雨或局部循环发生障碍等情况下,这些局部寄生的病毒或细菌就会生长繁殖,感染致病。

一、普通感冒

普通感冒(common cold)是最常见的上呼吸道病毒感染,主要病原体是病毒,临床表现为急性鼻炎和上呼吸道卡他。

(一)流行病学

主要是通过飞沫传播,也可由手接触病毒而传染。约1/3的鼻病毒和2/3的冠状病毒的感染者无临床症状。鼻病毒感染后病毒复制48 h达到高峰浓度,传播期则持续3周。个体易感性与营养健康状况和上呼吸道异常(如扁桃体肥大)及吸烟等因素有关,发病以冬季多见,与气候变化、空气湿度和污染,以及年龄、环境有关。但寒冷本身并不直接引起感冒,感冒在寒冷季节多见的部分原因与特定病毒类型的流行有关,也可能与寒冷导致家庭成员或人群室内聚集有关。感染症状的严重程度受宿主生理状况影响,过劳、抑郁、鼻咽过敏性疾病、月经期等均可加重症状。

(二)病因与发病机制

1.病因

根据抗原分型的不同,可引起感冒的病毒有上百种,主要病原体为鼻病毒,其他为流感病毒、副流感病毒(1 型和 3 型)、呼吸道合胞病毒、腺病毒、冠状病毒和肠道病毒中的柯萨奇病毒 A_7 和 A_{21} 型、埃可病毒(Ⅴ型),此外,尚有 5～10 种是由肺炎克雷伯菌引起。

2.发病机制

1)基本发病机制

普通感冒的病原体主要是鼻病毒,以鼻病毒为例,鼻腔或眼部是其进入机体的门户,鼻咽部是最先感染的部位。腺体淋巴上皮区域的 M 细胞含有鼻病毒细胞间黏附分子-1(ICAM-1)受体,病毒首先在此黏附,并借鼻腔的黏液纤毛活动到达后鼻咽部。此时病毒迅速复制,并向前扩散到鼻道。鼻腔上皮细胞活检及鼻腔分泌物的研究表明炎症介质(缓激肽、前列腺素)、白介素-1 和白介素-8 等分泌增加,可能与感冒的部分临床症状有关。组胺的作用尚不清楚,尽管组胺鼻内滴入可引起感冒症状,但抗组胺药治疗感冒的效果并不理想。副交感神经阻滞药对解除感冒症状有效,表明神经反射机制在感冒发病机制中可能也存在着一定的作用。免疫反应(IgA、干扰素产生)通常是短暂的,加上病毒抗原的多样性及漂移,所以一生中可反复多次感冒。

2)非典型发病机制

感冒病毒侵入鼻旁窦、中耳、支气管、消化道可引起相应部位的炎症反应,而出现非典型的感冒症状。

(三)病理

细胞的病理变化与病毒的毒力及鼻腔的感染范围有关。呼吸道黏膜水肿、充血,出现大量的漏出液和渗出液,但细胞群并未发生任何重要变化,修复较为迅速,并不造成组织损伤。不同病毒可引起不同程度的细胞增殖及变性,鼻病毒及肠道病毒较黏液性病毒更为严重。当感染严重时,连接呼吸道的鼻旁窦、中耳管道可能被阻塞,发生继发感染。

机体的抵抗力,生理状态(如疲乏),全身状况,血管舒张神经的反应性,有否鼻炎等都影响机体的免疫力。鼻分泌液是第一道保护屏障,黏液的流动对呼吸道上皮有一定的保护作用,同时鼻分泌液含有 IgG、IgA,IgA 是主要的局部免疫球蛋白。受呼吸道病毒感染后,细胞能产生干扰素,从而抑制病毒的繁殖。

(四)临床表现

1.症状

1)常见症状

起病急骤,潜伏期短,临床表现个体差异很大。早期有咽部干燥、喷嚏,继以畏寒、流涕、鼻塞、低热。咳嗽、鼻分泌是普通感冒的一特征性症状,开始为清水样,以后变厚,呈黄脓样,黏稠。鼻塞 4～5 d。如病变向下发展,侵入喉部、气管、支气管,则可出现声音嘶哑、咳嗽加剧或有小量黏液痰,1～2 周消失。全身症状短暂,可出现全身酸痛、头痛、乏力、胃食欲缺乏、腹胀、便秘或腹泻等,部分患者可伴发单纯性疱疹。

2)非典型症状

从病原分型发现引起感冒的病毒有上百种,不同病毒感染,必然引起不同的临床表现,包括病程长短及程度轻重,但从临床上很难区分,加之个体的易感性不同,使得这些不同的微生物不可能引起固有的或特异的临床表现。因此在诊断方面应对非典型的临床表现加以重视,以防漏诊或误诊。以下列举几种类型的不典型表现。

(1)流行性胸痛:潜伏期为 2~5 d,主要表现为发热和阵发性胸痛,本病有自限性。

(2)急性阻塞性喉-气管-支气管炎(哮吼):儿童多见,可出现痉挛性咳嗽,有大量分泌物,以致造成不同程度的呼吸道阻塞、哮喘和呼吸困难。呼吸道合胞病毒感染在幼儿中常表现为发热、咳嗽、气促、发绀和呼吸困难,需及时进行抢救,病死率为 1%~5%。

2.体征

体检可见鼻和咽部的黏膜充血水肿。

(五)并发症

(1)鼻窦炎及中耳炎:在鼻旁窦及中耳中可发现鼻病毒。但在治疗中应注意合并细菌感染所起的作用。

(2)急性心肌炎:流感病毒、柯萨奇病毒和埃可病毒的感染可损伤心肌或进入人体繁殖而间接作用于心肌,引起心肌局限性或弥散性炎症。一般在感冒 1~4 周内出现心悸、气急、呼吸困难、心前区闷痛、心律失常,于活动时加剧。

(六)辅助检查

1.实验室检查

白细胞计数正常或稍增,淋巴细胞稍升高。必要时进行病毒分离。

2.影像学检查

鼻旁窦及中耳、胸部 X 线摄片可协助诊断。

3.电生理检查

心电图检查可出现心动过速、期前收缩、房室传导阻滞。

(七)诊断与鉴别诊断

1.诊断

根据病史及临床症状,并排除其他疾病如过敏性鼻炎、癌性感染、急性传染病前驱期的上呼吸道炎症症状,如脑炎、流行性脑膜炎、伤寒、斑疹伤寒等,进行密切观察辅以必要的辅助检查,诊断并不困难。病原的确定需进行病毒分离,由于病毒培养和免疫血清学诊断需要一定的设备,费时耗材,因此在临床工作当中,分离出特异性病毒并不实际,只有在确定流行病因和鉴别继发性细菌感染和真菌感染,才做病毒分离。

2.鉴别诊断

1)常见表现的鉴别诊断

(1)流行性感冒(见后)。

(2)鼻炎,包括过敏性鼻炎、血管舒缩性鼻炎、萎缩性鼻炎和鼻中隔偏曲、鼻息肉。

过敏性鼻炎:临床上很像上感,所不同的是起病急骤,持续时间短,常突然痊愈。主要表现为喷嚏频作,鼻涕多(呈清水样)鼻腔水肿,面色苍白,分泌物中有较多嗜酸粒细胞,经常发作,常伴有其他过敏性疾病如荨麻疹等。

血管舒缩性鼻炎:无过敏史,以鼻黏膜间歇性血管充盈、打喷嚏和流清涕为特点,干燥空气能使症状加重。根据病史以及无脓涕和痂皮等可与病毒性或细菌性相鉴别。

萎缩性鼻炎:鼻腔异常通畅,黏膜固有层变薄且血管减少,嗅觉减退并有痂皮形成及臭味,容易鉴别。

鼻中隔偏曲、鼻息肉:鼻镜检查可明确诊断。

(3)急性传染病前驱期:麻疹、脊髓灰质炎、流行性脑膜炎、伤寒、斑疹伤寒、人类免疫缺陷病毒(HIV)等在患病初期常有上呼吸道炎症症状。在这些病的流行区及流行季节应密切观察,并进行必要的化验检查以资鉴别。

2)非典型表现的鉴别诊断

(1)白喉:起病较缓,咽部有灰白色黏膜,不易拭去,剥离后易出血,但局部疼痛不剧烈。咽拭纸培养与锡克试验、亚碲酸钾快速诊断结合流行季节病学资料等可协助诊断。

(2)樊尚咽峡炎:咽部有污灰色坏死组织形成的假膜,剥离后可见出血和溃疡。全身症状一般不重,可有中度发热,但局部疼痛较重。伪膜涂片检查可见梭形杆菌与樊尚螺旋体。

(3)支气管哮喘:急性喉-气管-支气管炎主要表现为吸气性呼吸困难和特征性哮吼声。而支气管哮喘患儿可有家族过敏史,主要表现为发作性呼气性呼吸困难,典型体征为呼气哮鸣音,与呼吸困难同时出现与消失。β_2-受体激动药和氨茶碱治疗后可迅速缓解,借此得以鉴别。

(4)其他:在感冒期间出现急性心肌炎并发症时,应排除甲状腺功能亢进症、二尖瓣脱垂综合征及影响心肌的其他疾病,如风湿性心肌炎、中毒性心肌炎、冠心病、结缔组织病、代谢性疾病及克山病(克山病地区)等。如有条件必须进行上述疾病相应的检查。

(八)治疗

1. 常用对症治疗药物

1)抗感冒药

各种抗感冒药大多含有下述几种成分,但不同品种所含成分或剂量有差别,应根据临床症状特点选用相应品种。

(1)伪麻黄碱:作用于呼吸道黏膜 α-肾上腺素能受体,缓解鼻黏膜充血,对心脏和其他外周血管 α-受体作用甚微。可减轻鼻塞,改善睡眠。

(2)抗组胺药:第一代抗组胺药物如马来酸氯苯那敏对减少打喷嚏和鼻溢有效,非镇静作用的抗组胺药缺少抗胆碱能作用,效果不理想。

(3)解热镇痛药:发热和肌肉酸痛、头痛患者可选用。阿司匹林反复运用增加病毒排出量,而改善症状轻微,不予推荐。

(4)镇咳药:为保护咳嗽反射一般不主张应用,但剧咳影响休息时可酌情应用,以右美沙芬应用较多。

2)治疗矛盾

运用感冒药对症治疗旨在控制症状,防止疾病进一步的发展。但抗感冒药中所含成分的不良反应对各种不同人群有着不同的影响,如伪麻黄碱在收缩鼻黏膜血管、减轻鼻塞的同时有可能出现较轻的兴奋、失眠、头痛。抗组胺药如氯苯那敏在减轻打喷嚏及鼻溢的同时有引起嗜睡的作用,最近研究还发现有影响血液系统的改变如血小板减少性紫癜等。解热镇痛药如对乙酰氨基酚(扑热息痛),长期使用或超量使用存在肾功能损害及慢性肾功能衰竭的风险。镇咳药如右美沙芬在止咳的同时也使痰不易咳出。有吸烟、支气管哮喘、慢性阻塞性肺疾病等基础疾病者往往痰多黏稠,使用含有右美沙芬成分的感冒药,有可能引起痰液阻塞。

3）对策

选用感冒药应因人因症而异，即根据感冒的症状、抗感冒药的组成、感冒患者的年龄、生理特征、职业、并发症、基础病、伴随用药等多方面因素综合考虑。①凡驾驶机动车船或其他机械操作、高空作业者在工作期间均应禁用含氯苯那敏的抗感冒药，以免引起嗜睡、头昏而肇事。②小儿、老年人、有出血疾病的人，应慎用感冒通。③高血压、心脏病、甲亢、青光眼、糖尿病、前列腺肥大患者，慎用含有伪麻黄碱成分的酚麻美敏、白加黑等感冒药。④哺乳期妇女慎用速效伤风胶囊，以免引起闭乳，孕期头 3 个月禁用抗感冒药，全程避免使用速效伤风胶囊。⑤有溃疡病的患者不宜选用含有阿司匹林、双氯芬酸等成分的药物，以免引起或加重溃疡出血。⑥痰多不易咳出者可采取多饮水，使呼吸道炎性分泌物黏稠度降低，易于痰液的咳出，并注意室内温度和湿度；也可蒸汽吸入或超声雾化吸入，湿化痰液，有利于排痰；使用祛痰药，如氨溴索（沐舒坦）等稀释痰液。

2.抗病毒药物的治疗

1）抗病毒药

利巴韦林：其对流感和副流感病毒、呼吸道合胞病毒有一定的抑制作用，临床应用仅限于儿童下呼吸道感染呼吸道合胞病毒时。对鼻病毒和其他呼吸道病毒目前尚无有效的抗病毒药物。

2）治疗矛盾

利巴韦林最主要的毒性是溶血性贫血，在口服治疗后最初 1～2 周内出现血红蛋白下降，其中约 10% 的患者可能伴随心肺方面不良反应。已经有报道伴随有贫血的患者服用利巴韦林可引起致命或非致命的心肌损害，并对肝、肾功能有影响，对胎儿有致畸作用。药物少量经乳汁排泄，对婴儿有潜在的危险。

3）对策

利巴韦林对诊断有一定干扰，可引起血胆红素增高（可高达 25%），大剂量可引起血红蛋白降低。定期进行血常规（血红蛋白含量、白细胞计数、血小板计数）、血液生化（肝功能、促甲状腺激素）检查，尤其血红蛋白检查（包括在开始前，治疗第 2 周、第 4 周）。①对可能怀孕的妇女每月进行怀孕测试。②不推荐哺乳期妇女服用利巴韦林。③严重贫血患者慎用，有珠蛋白生成障碍性贫血（地中海贫血）、镰刀细胞性贫血患者不推荐使用利巴韦林。④有胰腺炎症状或明确有胰腺炎患者不可使用利巴韦林。⑤具有心脏病史或明显心脏病症状患者不可使用利巴韦林，如使用利巴韦林出现任何心脏病恶化症状，应立即停药给予相应治疗。⑥肝肾功能异常者慎用，内生肌酐清除率<50 mL/min 的患者，不推荐使用利巴韦林；老年人肾功能多有下降，容易导致蓄积，应慎用。

3.抗细菌药物的治疗

1）抗生素

一般不应该用、也不需要用抗生素，但婴幼儿患者、年老伴有慢性疾病患者或有继发细菌感染时，则可考虑选用适当的抗菌药物治疗。一项安慰剂对照的研究表明鼻喉冲洗物培养有肺炎链球菌、流感嗜血杆菌或卡他莫拉菌生长。因此在有细菌定植、呼吸道分泌物中粒细胞增加、出现鼻窦炎、中耳炎等并发症，慢性阻塞性肺疾病（COPD）基础疾病和病程超 1 周者可适当选用针对肺炎链球菌、流感嗜血杆菌、卡他莫拉菌的药物治疗。

2）治疗矛盾

强调积极用药的必要性的同时带来不少不良用药甚至抗生素滥用之间的矛盾。造成抗生素滥用的原因在于对病原学的研究重视不够,盲目地经验性用药或对抗生素的应用缺乏必要的知识和训练。呼吸道吸入抗生素治疗虽可提高局部药物浓度,克服血液支气管肺屏障造成的呼吸道药物浓度不足,但局部应用易诱导耐药。

3）对策

使用抗生素应参考流行病学和临床资料,推测可能的病原体,有针对性地选择抗生素,不主张不加区别地普遍采取联合用药和无选择地应用"高级别"的抗生素。联合用药旨在通过药物的协同或相加作用,增强抗菌能力。根据药代学及药动学(PK/PD)的原理制订治疗方案。不推荐呼吸道局部吸入抗生素。

二、流行性感冒

流行性感冒(influenza)是一种由流行性流感病毒引起的急性呼吸道疾病。这种疾病可侵犯上呼吸道和(或)下呼吸道,常伴随发热、头痛、肌痛和乏力等全身症状和体征。几乎每年暴发一次,变异率高、病情重,患病率高、在高危人群中其病死率显著增加,多死于肺部并发症。

（一）病原体

流感病毒属于正黏病毒科,根据其核蛋白(NP)和基质(M)蛋白的抗原性不同,可将流感病毒分为 A、B、C 三型。根据病毒表面的血凝素(H)和神经氨酸酶(N)的抗原性的差异可将 A 型流感病毒分为不同的亚型。流感毒株是按照分离地区、毒株编号、分离的年代,以及 H 和 N 亚型进行命名,比如 A 型流感病毒/加利福尼亚/07/2009(H1N1)。A 型流感病毒有 16 种 H 亚型和 9 种 N 亚型,其中 H1、H2、H3、N1、N2 与人类流感有关。B 型和 C 型流感病毒采用相似的方式命名,但是不包含 H 和 N 亚型的命名,因为 B 型流感病毒的变异性较小,而 C 型流感病毒一般不发生变异。

A 型和 B 型流感病毒是人类流感的主要病原体,也是研究最广泛的正黏病毒。两型流感病毒形态相似,为形状不规则的球形颗粒,直径为 80～120 nm,表面有一层脂质包膜,由血凝素 H 和神经氨酸酶 N 构成。血凝素是病毒颗粒与细胞膜唾液酸受体结合的作用位点,而神经氨酸酶负责解离唾液酸受体,将病毒从已开始复制的感染细胞中释放。流感病毒通过受体介导的内吞作用进入细胞,形成核内体。血凝素介导核内体膜和病毒包膜的融合,病毒核蛋白进入胞质。H 抗原的免疫反应是防止病毒侵入宿主细胞的主要决定因素,而 N 抗原的免疫反应限制了病毒的传播和感染。此外,A 型流感病毒的脂质包膜包含 M 蛋白 M1 和 M2,与脂质包膜的稳定性和病毒装配有关。此型病毒颗粒还包括与病毒基因组有关的核蛋白(NP)和参与 RNA 转录合成的三种聚合酶(P)蛋白。两种非结构蛋白(NS):NS1 对干扰素有拮抗作用并调控转录后蛋白合成;NS2 控制核输出,又名核输出蛋白(NEP)。

A 型和 B 型流感病毒基因组包含 8 条单链 RNA 片段,编码结构和非结构蛋白。由于基因节段性特点,基因重排率很高,且常发生于一种以上 A 型流感病毒混合感染的细胞。

（二）流行病学

据记载,每年都有流感暴发,范围和严重程度差异大。局部地区流行间期不同,通常为

1～3 年。全球流感大流行的发生频率远低于大流行间期的流感暴发(表 2-1)。最近发生的大流行是 2009 年 3 月发生的 A 型 H1N1 流感,在短短的几个月内迅速蔓延至全球。

表 2-1　引起大流行或流感暴发的 A 型流感病毒亚型

年份	亚型	暴发程度
1889—1890	H2N8^a	严重大流行
1900—1903	H3N8^a	适度大流行
1918—1919	H1N1^b(原名 H$_{sw}$N1)	严重大流行
1933—1935	H1N1^b(原名 H0N1)	轻微流行
1946—1947	H1N1	轻微流行
1957—1958	H2N2	严重大流行
1968—1969	H3N2	适度大流行
1977—1978^c	H1N1	轻微流行
2009—2010^d	H1N1	流行

注:a. 通过对在世当事人的回顾性血清学调查测得("血清考古学")。

b. 血凝素曾经称作 H$_{sw}$,H0 现已归类为 H1 的变异体。

c. 从这个时期到 2008—2009 年,H1N1 和 H3N2 病毒交替循环或同时出现。

d. 新型 A/H1N1 流感病毒的出现导致这次流感大流行。

1. A 型流感病毒

(1)抗原变异性和流感流行及暴发:范围最广最严重的流感是由 A 型流感病毒引起的,部分是由于 H 和 N 抗原很强的周期性变异性。抗原性转变是指抗原发生大幅度变异,只见于 A 型流感病毒,可能与流感大流行有关。小幅度变异称为抗原性漂移。抗原性转变可以仅是血凝素抗原变异也可以是血凝素和神经氨酸酶抗原同时发生变异。一次包含血凝素和神经氨酸酶变异的抗原性转变发生在 1957 年,A 型流感病毒亚型从 H1N1 转变为 H2N2,这次转变导致了世界性大流行,仅在美国就引起 7 万人死亡(较不发生流感的死亡预计值增加的额外死亡人数)。1968 年,只涉及血凝素变异的抗原性漂移(H2N2 转变为 H3N2)引起流感流行,其严重程度远小于 1957 年。1977 年,H1N1 病毒出现,主要感染 1957 年以后出生的年轻人。如表 2-1 所示,H1N1 病毒在 1918—1956 年循环出现,因此 1957 年以前出生的人可能获得了对 H1N1 的一定程度的免疫力。2009—2010 年 A/H1N1 病毒引起大流行,虽然 1/3 在 1950 年以前出生的老年人对此病毒有某种程度的免疫力,但大部分人无这种免疫保护。

在大部分的 A 型流感病毒流行中,一次只有一种亚型循环。然而,自 1977 年 H1N1 和 H3N2 同时循环,导致不同严重程度的流行。在一些流行中,B 型流感病毒可以和 A 型流感病毒同时循环存在。2009—2010 年,几乎只有 A/H1N1 病毒发生感染循环。

(2)A 型禽流感病毒:1997 年,中国香港发生大规模禽流感,人类感染的 A 型 H5N1 禽流感病毒被首次分离出来。从那时到 2010 年 2 月,在亚洲和中东地区报道 478 例人感染禽流感病例。几乎所有的患者都接触过受感染的家禽。至今未发现该病毒造成人与人之间的有效传播。该病毒感染的病死率很高(60%),临床表现不同于流感的典型症状。A 型 H7N7 禽流感病毒可以直接从家禽传播到人类宿主，包括荷兰的流行，主要导致结膜炎和一些呼吸道疾病。在中国香港儿童中出现 A 型 H9N2 禽流感病毒的流行，主要引起轻度呼吸道疾病。由于缺乏对 H5、H7、H9 的广泛免疫力，家禽到人的传播可能导致大流行毒株的出现，始终令人担忧。

流行的 A 型流感病毒株的起源部分可以通过分子病毒技术明确。1957 年和 1968 年的毒株来自人类和禽类流感病毒新型表面糖蛋白（H2N2，H3）的基因重排。2009—2010 年流行的 A 型 H1N1 病毒是来自在北美和欧亚大陆循环的猪流感病毒、禽流感病毒和人流感病毒的四源基因重排。近代（1918—1919 年）最严重的一次流感暴发是由 A 型 H1N1 病毒引起，提示禽流感病毒逐渐适应变异，具有感染人类的能力。

（3）大流行和大流行间期 A 型流感特点：大流行 A 型流感的影响最显著。然而，大流行间期流感的发病率和病死率也很高，持续时间长。在美国，1976—1990 年每个流感季节至少有 19 000 人额外死亡，1990—1999 年季节性流感造成 36 000 人死亡。

循环流行的 A 型流感病毒发生 H 抗原的抗原性漂移，源自编码血凝素的 RNA 片段的点突变，最常发生于五个高突变区。高流行性毒株（即具有大规模流行潜力的毒株）表现为血凝素分子中至少两个主要抗原位点的氨基酸突变。由于两个点突变同时发生的可能性小，抗原性漂移可能是由于在人与人之间传播的过程中连续发生的点突变引起的。从 1977 年开始的 H1N1 病毒和 1968 年开始的 H3N2 病毒，它们的抗原性漂移几乎每年发生。

大流行间期 A 型流感通常突然暴发，2～3 周达高峰，持续 2～3 个月，症状迅速消退。相反，流感大流行可能在几个地区快速扩散，感染率高，无季节性，在大流行前后出现多个小流行。大流行间期流感的首发迹象是因发热性呼吸系统疾病求医的儿童的数量增加。随后成人中流感样疾病的患病率增加，最后因为肺炎、充血性心力衰竭恶化和慢性肺部疾病加重的患者住院率增加。这期间，旷工率和旷课率也有所上涨。肺炎和流感引起的死亡人数增加在流感暴发中是一个远期观察。大流行间期流感的患病率差异较大，但普遍在总人口的 10％～20％ 范围内。

大流行流感可以全年发生，但大流行间期流感在北半球和南半球的温带地区几乎只发生在冬季。在这些地区，其他季节很难检测到 A 型流感病毒，然而在温暖季节中仍可见血清抗体效价提高，偶尔还会暴发流感。流感病毒感染在热带地区全年发生。温带地区 A 型流感病毒在暴发间期的生存之道目前尚未可知。可能的解释是病毒在全球范围内通过人与人之间的传播生存，大样本研究支持流行间期病毒的低水平传播。另一种解释是人类病毒可以在动物宿主体内生存。目前，尚没有支持任何一种观点的有力证据。现代社会，交通的便利可能有利于病毒在世界各地的传播。

引起 A 型流感病毒流行发生和终止的因素尚未完全阐明。流感流行范围和严重程度的主要决定因素是易感人群的免疫水平。一种新型抗原的流感病毒出现在免疫力低或没有免疫力的人群中，可能导致大规模流行的暴发。如果全球范围内人群缺乏此种免疫力，可能引起全球范围的流感大流行。这种大流行浪潮可以持续数年，直至人群的免疫力达到一个较高水平。在流感大流行之后的几年，即使人类对早期循环毒株产生较高免疫力，由于病毒的抗原性漂移，仍然导致不同程度的流感暴发，这种情况一直持续，直至另一种新型抗原毒株出现为止。另一方面，虽然庞大的人群持续易感，流感流行终将终止。研究发现，某些 A 型流感病毒可能本身毒性弱,即使在未接触过该抗原的人群,其毒性比其他亚型致病力低。这种情况下,已存在的免疫力水平之外的某些未明确因素在流感流行中发挥了重要作用。

2.B型和C型流感病毒

B型流感病毒引起的流感流行较A型范围小,且疾病严重程度较轻,其原因在于B型流感病毒的血凝素和神经氨酸酶的变异频率和幅度较小。B型流感病毒流行常发生在学校和军营,在老年人居住场所也时有发生。B型流感病毒感染的最严重并发症是瑞氏综合征。

与A型和B型流感病毒不同,C型流感病毒较少引起人类疾病。C型流感患者表现普通感冒样症状,偶发下呼吸道疾病。此种病毒的血清抗体的广泛检出表明隐性感染很常见。流感的发病率和病死率依然相当高。死于流感的患者大多数伴有发生流感并发症的高危因素。在1973—2004年的流感流行中,伴有高风险医疗条件的成人和儿童的年住院率超过往年(40～1 900)/每10万人的范围。最危险的因素是慢性心肺疾病及高龄。在慢性代谢性疾病、慢性肾病或某些免疫抑制患者中,其病死率虽然低于慢性心肺疾病患者,但也居高不下。在2009—2010年大流行中,罹患严重疾病的风险在出生到4岁的幼儿和怀孕妇女中增加。流感的总人群发病率非常高。在美国,据估计大流行间期流感暴发导致每年的经济损失超过870亿美金。患病率在15%～35%范围内的流感大流行引起的经济损失达897亿～2 094亿美元。

发生流感并发症的高危人群:①出生至4岁的儿童;②孕妇;③年龄≥65的老年人;④长期应用阿司匹林易患瑞氏综合征的儿童和青少年(6个月至18岁);⑤伴有慢性心肺疾病(包括哮喘)的成人和儿童;⑥伴有慢性代谢性疾病(包括糖尿病)、肾功能不全、血红蛋白病或免疫功能缺陷(包括药物或HIV引起的免疫功能缺陷)的成人和儿童;⑦伴有任何危害呼吸功能或呼吸道分泌或增加误吸风险的疾病的成人和儿童;⑧住在疗养院和其他慢性病治疗机构的慢性基础疾病的任何年龄的人群。

(三)病因与发病机制

来源于急性感染患者呼吸道分泌物的病毒颗粒首先感染呼吸道上皮。病毒可以通过咳嗽及打喷嚏产生的气溶胶、手与手的接触、其他接触方式,甚至污染物等传播。研究表明通过小颗粒气溶胶(颗粒直径<10 μm)传播的病毒感染比大颗粒效率更高。最初,病毒感染纤毛柱状上皮细胞,也侵犯其他呼吸道细胞包括肺泡细胞、黏液腺细胞和巨噬细胞。在感染后4～6 h病毒在细胞中复制,随后从细胞中释放感染邻近细胞。通过这种方式,病毒在几个小时之内迅速蔓延至大量的呼吸道细胞。在实验诱导的流感病毒感染中,培养时间长达18～72 h,与病毒培养基的大小有关。组织病理学显示受感染的纤毛细胞出现退行性变,包括颗粒化、空泡形成、肿胀和细胞核固缩,这些细胞最终坏死脱落,部分柱状上皮被扁平细胞和鳞状上皮替代。疾病的严重程度与分泌物中病毒的含量有关,病毒本身的复制能力也是发病机制中一个重要影响因素。虽然流感通常伴随全身症状和体征,比如发热、头痛和肌痛,但是病毒很少在肺外组织(包括血液)中检出。研究表明流感全身症状与气道分泌物和血液中病毒诱导的某些细胞因子有关,尤其是肿瘤坏死因子α、干扰素-α、白介素-6和白介素-8。

流感病毒刺激宿主产生的免疫反应包括体液抗体、局部抗体、细胞免疫、干扰素和其他宿主防御的复杂的相互作用。病毒感染第2周,可以通过一系列实验技术检测血清抗体:红细胞凝集抑制试验(HI)、补体结合(CF)、中和反应、酶联免疫吸附试验(ELISA)、抗神经氨酸酶抗体试验。血凝素抗体是免疫反应中最重要的介质,红细胞凝集抑制滴度≥40 与免疫保护有关。呼吸道分泌的抗体主要是 IgA 类抗体,发挥重要的免疫保护作用,其中和滴度≥4 提示机体有免疫力。细胞介导的免疫反应(包括抗原特异性和抗原非特异性)可以在感染早期检测,且取决于宿主感染前的免疫状态。细胞免疫反应包括 T 细胞增殖、T 细胞毒性和自然杀伤(NK)细胞活性。CD8$^+$ 人类白细胞抗原限制性细胞毒 T 淋巴细胞(CTL)是针对内部蛋白(NP、M 和 P)的保守区域和表面蛋白 H、N。干扰素可以在病毒开始排出之后在呼吸道分泌物中检出,干扰素滴度的升高与病毒排出减少有关。

影响停止病毒排出和流感终止的宿主防御因素尚不清楚。病毒排出通常在首发症状出现的 2～5 d 后终止,此时常规的实验技术通常无法检出血清和局部抗体(采用高敏感技术可能检出升高的抗体,尤其是在曾获得此种病毒免疫力的患者)。研究发现干扰素、细胞介导的免疫反应和(或)非特异性炎症反应都与流感终止相关。其中,细胞毒 T 淋巴细胞可能尤其重要。

(四)临床表现

流感发病初期,迅速出现全身症状,头痛、发热、寒战、肌痛、精神萎靡等,常常伴随咳嗽和咽喉痛等呼吸道症状。大多数患者发病急骤,可以清楚回忆起发病的确切时间。临床表现的严重程度差异较大,可以表现为轻度、无发热的普通感冒样症状或缓慢发生或者骤发,也可以表现为严重虚脱,伴较少的呼吸系统症状体征。大部分患者以发热就诊,体温高达 38～41 ℃。通常情况下,在发病后的 24 h 内,体温迅速升高,在之后的 2～3 d 缓慢降至正常,偶尔发热可以持续 1 周。患者感发热和畏寒,但很少出现寒战。全头痛或者额部头痛常给患者造成困扰。肌痛可以涉及身体的任何部位,最常见于腿和腰骶部。患者可出现关节痛。

随着全身症状减轻,呼吸系统症状逐渐明显。很多患者表现为咽喉痛或连续性咳嗽,可持续 1 周以上,常伴随胸骨后不适。眼部症状和体征包括眼睛运动疼痛、畏光和烧灼感。

非复杂性流感的体检阳性结果通常较少。疾病的早期,患者表现为面色潮红,皮肤干热,有时表现为大量出汗和四肢出现斑点,老年患者尤其明显。虽然患者有严重的咽喉痛,咽部的检查结果可能很不明显,不过有些患者可以出现黏膜充血和后鼻道卡他。可触及颈部淋巴结轻度肿大,尤其是年轻患者。非复杂性流感患者的胸部检查结果大多数为阴性,不同流感流行中患者出现干啰音、喘息、散在湿啰音的频率差异较大。患者出现呼吸困难、呼吸深快、发绀、弥散性湿啰音和肺实变体征表明肺部并发症。非复杂性流感患者可以出现轻度通气功能障碍和肺泡毛细血管弥散梯度增加,因此,亚临床肺部表现可能比认识到的更常见。

非复杂性流感的病程通常持续 2～5 d,大部分患者在 1 周内痊愈,但是咳嗽可能持续 1～2 周。极少数患者(尤其是老年人)的乏力或者倦怠的症状可能持续数周,对期望迅速恢复正常活动水平的患者造成困扰。乏力的发病基础尚不清楚。肺功能异常可能持续数周。

(五)并发症

流感并发症最常发生于 65 岁以上或者伴发慢性疾病的患者,包括心肺疾病、糖尿病、血红蛋白病、肾功能不全、免疫抑制等。妊娠中晚期易出现流感并发症。5 岁以下儿童(尤其是婴儿)也是并发症发生的高危人群。

1.肺部并发症

(1)肺炎:流感最常见的并发症是肺炎,包括原发性流感病毒性肺炎、继发性细菌性肺炎和病毒细菌混合感染性肺炎。

(2)原发性流感病毒性肺炎:原发性流感病毒性肺炎是最少见却是最严重的肺部并发症。急性起病,表现为流感未得到控制反而进展,出现持续发热、呼吸困难,引起发绀。痰少,可出现痰中带血。疾病早期,较少出现阳性体征。随着疾病进展,可出现弥散性湿啰音,X线胸片显示弥散性间质浸润,伴或不伴急性呼吸窘迫综合征。一些患者血气分析结果显示严重缺氧。呼吸道分泌物和肺实质可培养出高滴度病毒,尤其是样本取自疾病早期。原发性病毒性肺炎死亡病例的病理组织学显示肺泡间隔水肿和显著的炎症反应(淋巴细胞、巨噬细胞浸润,偶见浆细胞和不同数量的中性粒细胞)。肺泡毛细血管可见纤维蛋白血栓、坏死和出血。肺泡和肺泡导管可见嗜酸性透明膜形成。

原发性流感病毒性肺炎多见于心脏病患者,特别是二尖瓣狭窄患者,也有报道在健康年轻人和老年慢性肺部疾病患者中发生。在一些流感大流行(特别是1918年和1957年)中,怀孕增加了原发性流感病毒性肺炎的发病风险。随后的流感暴发导致怀孕妇女住院率显著增加,尤其是2009—2010年的流感大流行。

(3)继发性细菌性肺炎:继发性细菌性肺炎继发于急性流感。起病2～3 d后,患者再次出现发热,伴随细菌性肺炎的临床症状和体征,包括咳嗽、咳脓痰、肺实变的体征和影像学表现。最常见的细菌病原体是肺炎链球菌、金黄色葡萄球菌和流感嗜血杆菌,这些病原体可以定植于鼻咽部,在支气管肺防御功能减退时引起感染。细菌病原体可以通过革兰氏染色和痰标本培养明确。继发性细菌性肺炎常见于慢性心肺疾病高危患者和老年人。继发性细菌性肺炎患者需及时给予抗生素治疗。

(4)病毒细菌混合感染肺炎:病毒细菌混合感染肺炎是流感最常见的肺部并发症。患者可表现为急性疾病缓慢进展或者迅速缓解后症状加重,最终出现细菌性肺炎的临床表现。痰培养结果为A型流感病毒和之前描述的细菌病原体中的一种。斑片状浸润或者肺实变的区域可以通过体格检查和胸部X线检查明确。病毒细菌混合感染肺炎的病变范围通常较原发性病毒性肺炎小,且细菌感染对敏感抗生素治疗有效。病毒细菌混合感染肺炎常见于慢性心肺疾病患者。

(5)其他肺部并发症:其他与流感相关的肺部并发症包括慢性阻塞性肺疾病、慢性支气管炎和哮喘的加重。儿童流感可以表现为格鲁布性喉头炎。流感也会引起鼻窦炎和中耳炎,后者常见于儿童。

2.肺外并发症

除了肺部并发症外,流感患者可以出现大量肺外并发症。其中,瑞氏综合征是儿童流感的严重并发症,与B型流感有关,与A型流感及水痘-带状疱疹病毒感染有一定的相关性。流行病学调查显示瑞氏综合征和先前病毒感染使用阿司匹林有关,随着全球警告儿童急性病毒性呼吸道感染慎用阿司匹林,瑞氏综合征的发病率显著下降。

肌炎、横纹肌溶解和肌红蛋白尿是流感的偶见并发症。虽然肌痛是流感的常见症状,但是肌炎少见。急性肌炎患者受感染肌肉有明显触痛,即使是轻微的压力(比如床单的碰触)也无法耐受,常见受累部位为腿,较严重病例可见肌肉的海绵样水肿。血清肌酸磷酸激酶和醛缩酶水平显著升高,肌红蛋白尿偶可发展为肾衰竭。文献报道受感染肌肉可检测到流感病毒,但流感相关肌炎的发病机制尚不清楚。

1918—1919 年流感大流行病理组织学检查显示心肌炎和心包炎与流感相关,之后这类并发症的报道较少见。心脏病患者发生急性流感常出现心电图变化,多由于基础心脏病的加重而非流感病毒感染心肌所致。

流感相关的中枢神经系统疾病包括脑炎、横贯性脊髓炎和吉兰-巴雷综合征。流感病毒与这些中枢神经系统疾病之间的病因学关联尚不清楚。急性流感后金黄色葡萄球菌和 A 组链球菌的感染可引起中毒性休克综合征。

除了以上描述的特定器官发生的并发症之外,老年人和高危患者发生流感后出现心血管、肺和肾功能的逐渐恶化,可引起不可逆的改变,最终导致死亡,增加 A 型流感相关的额外病死率。

3.禽流感并发症

A 型 H5N1 流感病毒引起的流感可合并肺炎(发病率＞50％)及肺外表现,比如腹泻和中枢神经系统症状。患者多死于多器官功能障碍,包括心力衰竭和肾衰竭。

(六)辅助检查

1.血常规

白细胞总数减少,淋巴细胞相对增加,嗜酸性粒细胞消失。合并细菌感染时,白细胞总数和中性粒细胞增多。

2.免疫荧光或免疫酶染法检测抗原

取患者鼻洗液中黏膜上皮细胞的涂片标本,用荧光或酶标记的流感病毒免疫血染色检出抗原,出结果快、灵敏度高,有助于早期诊断,如应用单克隆抗体检测抗原则能鉴定甲、乙、丙型流感。

3.聚合酶链反应(PCR)测定流感病毒 RNA

它可直接从患者分泌物中检测病毒 RNA,是快速、直接、敏感的方法。目前改进应用 PCR-细胞免疫(PCR-EIA)直接检测流感病毒 RNA,比病毒培养敏感得多,且测定快速、直接。

4.病毒分离

将急性期患者的含漱液接种于鸡胚羊膜囊或尿囊液中,进行病毒分离。

5.血清学检查

应用血凝抑制试验、补体结合试验等测定急性期和恢复期血清中的抗体,如有 4 倍以上增长,则为阳性。应用中和免疫酶学试验测定中和滴度,可检测中和抗体,这些都有助于回顾性诊断和流行病学调查。

(七)诊断与鉴别诊断

1.诊断

流感急性期,可采集喉拭子、鼻咽拭子或含漱液、痰检出病毒。采用组织培养或鸡胚培养(较少见),在接种后 48～72 h 可以分离出病毒。最常见的实验室快速诊断方法是通过免疫学或酶技术检测病毒抗原。这类方法特异性尚可,敏感度随检查技术和拟检出病毒的种类不同而不同。一些快速检查可以鉴别 A 型和 B 型流感病毒,但是血凝素亚型的鉴别需借助特异亚型的免疫学技术。体外检测流感病毒灵敏度和特异度最好的检查是反转录聚合酶链反应(RT-PCR),由于其他快速抗原检测方法敏感性差,在 2009—2010 年的 A 型 H1N1 流感病毒引起的大流行中,RT-PCR 发挥了重要作用。血清学方法需要比较急性期和起病后 10～14 d 的血清中抗体的滴度,主要用于回顾性诊断。通过红细胞凝集抑制或补体结合方法检测出抗体滴度升高 4 倍以上或者 ELISA 方法检测有显著的升高可以诊断流感病毒急性感染。其他的实验室检查诊断价值不大。白细胞计数通常在疾病早期较低、之后正常或轻度升高。重度白细胞减少常见于严重的病毒或细菌感染,继发性细菌感染白细胞计数可＞15 000 个/μL。

2. 鉴别诊断

社区范围内的流感流行时,患者表现为典型发热性呼吸系统疾病,临床诊断相对明确。未发生流感暴发时(即散在或孤立病例),流感与呼吸道病毒或肺炎支原体引发的急性呼吸系统疾病很难鉴别。严重的链球菌咽炎或细菌性肺炎早期可以表现为急性流感症状,但细菌性肺炎病程为非自限性,革兰氏染色检测痰液中的细菌病原体是细菌性肺炎的重要诊断方法。

(八)治疗

治疗流感使用特异性抗病毒药物:A 型和 B 型流感可以使用神经氨酸酶抑制药扎那米韦、奥司他韦和帕拉米韦;A 型流感可以使用金刚烷胺类药物金刚烷胺和金刚烷乙胺。如果在起病后 2 d 内连续使用奥司他韦或扎那米韦 5 d 可以将非复杂性流感的病程减少 1～1.5 d。扎那米韦可以加重哮喘患者的支气管痉挛。奥司他韦可以引起恶心、呕吐等不良反应,吃饭时服用可以降低不良反应发生频率。儿童服用奥司他韦还可以引起神经精神症状。帕拉米韦是一种可静脉使用的神经氨酸酶抑制药,目前处于临床试验阶段,是扎那米韦的静脉制剂。这些药物可以在美国食品及药物管理局应急探索性新药申请程序中找到。

如果在起病后 2 d 内使用金刚烷胺或金刚烷乙胺可以将 A 型流感病毒敏感毒株引起的非复杂性流感的病程缩短一半。5％～10％使用金刚烷胺的患者可以出现轻度的中枢神经系统不良反应,主要是神经过敏、焦虑、失眠、精力难以集中。治疗停止. 不良反应可以迅速消失。金刚烷乙胺与金刚烷胺疗效相近,但中枢神经系统不良反应更少。成人服用金刚烷胺或金刚烷乙胺的剂量是 200 mg/d,疗程 3～7 d。由于两种药物是通过肾脏代谢,老年人或者肾功能不全的患者的剂量需降至 100 mg/d 或以下。

流感抗病毒药物耐药的流行病学特征是选择药物的至关重要的因素。2005—2006 年,大部分的 A 型 H3N2 病毒(包括 90％以上的美国分离株)对金刚烷胺类药物耐药,但对神经氨酸酶抑制药敏感。相反,2008—2009 年循环流行的季节性 A 型 H1N1 病毒对金刚烷胺类药物敏感但对奥司他韦耐药(仍对扎那米韦敏感)。2009—2010 年循环流行的大流行 A 型 H1N1 病毒对金刚烷胺类药物耐药,对扎那米韦敏感,大多数毒株对奥司他韦敏感,少数分离株耐药。

利巴韦林是一类体外抗 A 型和 B 型流感病毒的核苷类似物。利巴韦林抗流感病毒感染的有效给药方式是雾化吸入,口服利巴韦林治疗流感无效。其对 A 型或 B 型流感的疗效尚不明确。

流感抗病毒药物的疗效主要基于年轻人群中非复杂性流感的研究。这些药物对治疗或预防流感的并发症的效果尚不清楚。观察性研究的汇总分析和一些药效研究显示,奥司他韦可以降低下呼吸道并发症的发病率和住院率。原发性流感病毒性肺炎的治疗以改善低氧为主,需入住重症监护病房,根据需要给予呼吸和血流动力学支持。

急性流感合并细菌感染(如继发性细菌性肺炎)时需给予抗菌药物。抗生素的选择以革兰氏染色和呼吸道分泌物(如痰)的培养结果为指导。如果细菌性肺炎患者的呼吸道分泌物检查无法明确病原体,应选择针对常见病原体(肺炎链球菌、金黄色葡萄球菌和流感嗜血杆菌)的经验性抗生素治疗。

对于不伴并发症的非复杂性流感患者,可不使用抗病毒药物,采用对症治疗。对乙酰氨基酚或非甾体消炎药可用于缓解头痛、肌痛和发热症状,但水杨酸类药物可能引起瑞氏综合征,所以 18 岁以下儿童需慎用。咳嗽是自限性症状,可以不使用止咳药物,当咳嗽给患者造成严重困扰时可使用含有可待因的药物。流感患者在急性期应充分休息、多饮水,在疾病治愈后活动水平恢复缓慢,尤其是病情较重的患者。

(于　洋)

第二节　急性气管-支气管炎

急性气管-支气管炎(acute tracheo broncitis)是由感染、物理、化学刺激或过敏等因素引起的气管-支气管黏膜的急性炎症。也可由急性上呼吸道感染迁延而来。临床主要症状有咳嗽和咳痰。常见于寒冷季节或气候突变时节。

一、病因与发病机制

1.感染

可以由病毒、细菌直接感染,也可因急性上呼吸道感染的病毒或细菌蔓延引起本病。常见致病菌为流感嗜血杆菌、肺炎链球菌、葡萄球菌等。也可在病毒感染的基础上继发细菌感染。

2.物理、化学因素

过冷空气、粉尘、刺激性气体或烟雾的吸入,对气管-支气管黏膜急性刺激等亦可引起。

3.过敏反应

多种变应原均可引起气管-支气管的过敏性反应。常见者包括花粉、有机粉尘、真菌孢子等吸入;或对细菌蛋白质过敏,寄生虫(钩虫、蛔虫等)大量幼虫移行至肺,也可引起急性支气管炎。

二、病理

气管、支气管黏膜充血、水肿,有淋巴细胞和中性粒细胞浸润;纤毛上皮细胞损伤、脱落;黏液腺体增生、肥大,分泌物增加。合并细菌感染时,分泌物呈黏液脓性。炎症消退后,气道黏膜的结构和功能可恢复正常。

三、临床表现

起病较急,常先有急性上呼吸道感染。

1.症状

全身症状一般较轻,可有发热(38 ℃左右),咳嗽、咳痰,先为干咳或少量黏液性痰,随后可转为黏液脓性或脓性,痰量增多,咳嗽加剧,偶有痰中带血。如支气管发生痉挛,可出现程度不等的气促,伴胸骨后发紧感。全身症状3～5 d多消失,咳嗽、咳痰可延续2～3周才消失,如迁延不愈,日久可演变成慢性支气管炎。

2.体征

可以在两肺听到散在的干、湿性啰音。啰音部位不固定,咳嗽后可减少或消失。

四、辅助检查

1.实验室检查

周围血中白细胞计数和分类多正常。细菌感染较重时,白细胞总数和中性粒细胞增高。痰培养可发现致病菌。

2.影像学检查

X线片检查大多正常或仅有肺纹理增粗。

五、诊断与鉴别诊断

根据病史、症状及体征,结合血常规和X线片检查,可做出临床诊断,进行病毒和细菌检查,可确定病因诊断。需与下列疾病相鉴别。

1.流行性感冒

起病急骤,多为高热,全身酸痛、头痛、乏力等明显。常有流行病史,并依据病毒分离和血清学检查,可供鉴别。

2.急性上呼吸道感染

鼻咽部症状明显,一般无咳嗽、咳痰,肺部无异常体征。

3.其他

支气管肺炎、肺结核、肺癌、肺脓肿、麻疹、百日咳等多种肺部疾病可伴有急性支气管炎的症状,应详细检查,以相鉴别。

六、治疗

1.一般治疗

适当休息,多饮水,给予足够的热量。

2.对症治疗

可选用复方氯化铵合剂、溴己新(必嗽平)、氨溴索等镇咳、祛痰,也可雾化帮助祛痰及选用止咳祛痰药的中成药。有气喘症状,可用平喘药,如茶碱类、β_2-肾上腺素受体激动剂等。发热可用解热镇痛剂。

2.抗菌药物治疗

根据感染的病原体及药物敏感试验选择抗菌药物治疗。一般未能得到病原菌阳性结果前,可以选用青霉素类、头孢菌素类、大环内酯类、氟喹诺酮类。多数患者用口服抗菌药物即可,症状较重者可用肌内注射或静脉注射。

七、预防

增强体质,防止感冒。改善劳动卫生环境,防止空气污染,净化环境。清除鼻、咽喉等部位的病灶。

(于　洋)

第三节　支气管哮喘

支气管哮喘(bronchial asthma)简称哮喘,是由嗜酸性粒细胞、肥大细胞、T 淋巴细胞、中性粒细胞等多种炎症细胞和细胞组分参与的气道慢性炎症性疾病。这种慢性炎症导致气道高反应性和广泛多变的可逆性气流受限,并引起反复发作性的喘息、气促胸闷或咳嗽等症状,常在夜间和(或)清晨发作或加重,多数患者可自行缓解或治疗后缓解。支气管哮喘若治疗不当,反复发作可逐渐产生气道不可逆性狭窄和气道重塑。因此,合理的防治至关重要。全球约有1.6 亿哮喘患者,我国患病率为 1‰~4‰,其中儿童患病率高于青壮年,老年人群患病率有增高趋势,成人男女患病率大致相近,城市高于农村,约 40% 的患者有家族史。

一、病因与发病机制

(一)病因

本病的确切病因不清,目前认为哮喘与多基因遗传有关,受遗传和环境双重因素影响。

1.遗传因素

哮喘发病具有明显的家族聚集现象,许多调查资料显示,哮喘患者的亲属患病率高于群体患病率,且亲缘关系越近,病情越重,其亲属患病率也越高。

2.环境因素

(1)吸入性变应原:如尘螨,动物毛屑、花粉、真菌、二氧化硫、氨气等各种吸入物。

(2)感染:如病毒、细菌、寄生虫感染等。

(3)食物:如蛋类、奶类及鱼、虾、蟹等。

(4)药物:如阿司匹林、普萘洛尔(心得安)等。

(5)其他:运动、妊娠、气候改变等都可能是哮喘的诱发因素。

(二)发病机制

哮喘的发病机制不完全清楚,可概括为免疫-炎症反应、神经机制和气道高反应性(AHR)及其相互作用。

1.免疫-炎症反应

目前多认为哮喘主要由接触变应原引起或加重,公认哮喘发病与 1 型变态反应有关。当变应原初次进入人体后,刺激 B 细胞产生 IgE 抗体,并与肥大细胞、嗜碱性粒细胞表面的相应受体结合,使机体致敏,当同种变应原再次进入机体时,与 IgE 桥联结合,合成并释放多种活性介质,引起支气管平滑肌痉挛、黏液分泌增多、血管通透性增加及炎症细胞浸润。炎症细胞在介质的作用下又可分泌多种炎症介质和细胞因子,使气道病变加重,炎症浸润增加,产生哮喘的临床症状。根据变应原吸入后哮喘发病的时间,可分为速发型、迟发型和双相型。

2.神经机制

神经因素也被认为是哮喘发病的重要环节。支气管除受胆碱能神经、肾上腺素能神经支配外,还有非肾上腺素能非胆碱能神经系统。支气管哮喘与 β-肾上腺素受体功能低下和迷走神经张力亢进有关,并可能存在有 α-肾上腺素能神经的反应性增加。非肾上腺素能非胆碱能神经系统能释放舒张支气管平滑肌的神经介质如血管活性肠肽,一氧化氮及收缩支气管平滑肌的介质,如 P 物质、神经激肽,两者平衡失调则可引起支气管平滑肌收缩。

3.气道高反应性(AHR)及其相互作用

主要表现为气道对各种刺激因子出现过强或过早的收缩反应,是哮喘患者发生发展的另一个重要因素。目前普遍认为气道炎症是导致气道高反应性的重要机制之一。气道高反应性常有家族倾向,受遗传因素的影响。气道高反应性为支气管哮喘患者的共同病理生理特征,然而出现气道高反应性者并非都是支气管哮喘,如长期吸烟、接触臭氧、病毒性、上呼吸道感染、COPD 等也可出现气道高反应性。

二、病理

早期表现为支气管黏膜肿胀、充血、分泌物增多、气道内炎症细胞浸润、气道平滑肌痉挛等可逆性病理改变。

当哮喘反复发作后,表现为支气管平滑肌肌层肥厚,气道上皮细胞下纤维化、基底膜增厚等,导致气道重构和周围肺组织对气道的支持作用消失。

三、临床表现

1.症状

典型表现为反复发作性呼气性呼吸困难、胸闷、咳嗽,伴有哮鸣音。可为干咳或咳白色泡沫痰,用支气管舒张药或自行缓解。大多有季节性,与接触过敏原有关,常于清晨或夜间加重。部分患者仅以咳嗽为唯一症状,称为咳嗽变异性哮喘。部分患者在运动时出现胸闷、咳嗽、呼吸困难,称为运动性哮喘,多见于青少年。某些药物也可引起或诱发哮喘,如阿司匹林、β-受体阻滞剂、局麻药等,称为药物性哮喘。

2.体征

发作时因肺部过度充气可见肺气肿体征,双肺可闻及广泛的哮喘音,呼气时间延长。但在轻度哮喘或极重度哮喘时,可无哮鸣音。严重者可有明显发绀、大汗淋漓、端坐呼吸、心率增快、奇脉、胸腹反常运动等。非发作期可无异常体征。

四、并发症

急性发作时可并发气胸、纵隔气肿、肺不张;长期反复发作和感染可并发 COPD、支气管扩张和慢性肺心病等。

五、辅助检查

1.肺功能检查

(1)通气功能检测:发作时呈阻塞性通气功能障碍,呼气流速指标显著下降,FEV_1、$FEV_1/FVC\%$、呼气峰值流速(PEF)、最大呼气中期流速(MMEF)均减少。缓解期上述通气功能指标逐渐恢复。长期反复发作者,通气功能可逐渐下降。

(2)支气管激发试验:用于测定气道反应性,常用的吸入性激发剂为组胺、乙酰甲胆碱。在设定的激发剂量范围内,若 FEV_1 下降 $\geqslant 20\%$,可诊断为激发试验阳性。激发试验只适用于 FEV_1 在正常预计值的 70% 以上的患者。

(3)支气管舒张试验:用以测定气流受阻的可逆性。常用的吸入型支气管舒张药有沙丁胺醇、特布他林等,若 FEV_1 较用药前增加 $\geqslant 15\%$,且其绝对值增加 $\geqslant 200$ mL,可判断舒张试验阳性。

(4)PEF 及其变异率测定:PEF 可反映气道通气功能的变化。哮喘发作时 PEF 下降。昼夜 PEF 变异率 $\geqslant 20\%$,则符合气流受阻可逆性改变的特点。

2.血气分析

严重发作时可有 PaO_2 降低。由于过度通气可使 $PaCO_2$ 下降,pH 值可正常或增高,表现为呼吸性碱中毒。若气道阻塞严重时,可出现 CO_2 潴留,$PaCO_2$ 上升,表现为呼吸性酸中毒。缺氧明显,可合并代谢性酸中毒。

3.胸部 X 线检查

哮喘发作时呈过度充气状态,X 线检查双肺透亮度增高。若同时合并呼吸系统感染时,可见肺纹理增粗或肺部炎性浸润阴影。

4.特异性变应原的检测

分为体外检测和在体试验。测定变应原指标结合病史有助于哮喘病因的诊断,从而避免或减少对该致敏因素的接触。

5.痰液检查

痰涂片可见嗜酸性粒细胞增多。

六、诊断与鉴别诊断

(一)诊断

1.诊断依据

(1)典型哮喘的诊断:根据反复发作的喘息、气促、胸闷或咳嗽,多与接触变应原等刺激或上感、运动等有关;发作时在双肺有广泛的哮鸣音,呼气相延长;上述症状可经治疗或自行缓解;并除外其他疾病所引起的喘息、气促、胸闷或咳嗽即可诊断。

(2)不典型哮喘的诊断:若无明显的哮喘症状或体征,至少应有下列三项中的一项,并除外其他疾病所引起的喘息、气促、胸闷或咳嗽则可诊断:①支气管激发试验或运动试验阳性;②支气管舒张试验阳性;③昼夜 PEF 变异率 $\geqslant 20\%$。

2.临床分期

(1)急性发作期:喘息、气促、胸闷、咳嗽等症状突然发生或加重,常有呼吸困难,多由接触变应原等刺激物或呼吸道感染所诱发。

(2)慢性持续期:每周均有不同程度、不同频度的出现哮喘症状(如喘息、气促、胸闷、咳嗽等)。

(3)临床缓解期:经过或未经治疗症状、体征消失,肺功能恢复到急性发作前水平,并维持 4 周以上。

（二）鉴别诊断

1.急性左心衰竭

发作时症状与哮喘颇相似，旧称心源性哮喘。患者多有高血压、冠心病、风湿性心脏病等病史。发作时咳嗽，咳粉红色泡沫痰，双肺可闻及广泛的哮鸣音和湿性啰音，心界向左扩大，心尖部可闻及奔马律。胸部 X 线可见心脏增大和肺淤血征，有助于鉴别。病情紧急难以鉴别时，可先雾化吸入 β_2-受体激动剂或氨茶碱静脉滴注，待症状缓解后，进一步检查，忌用肾上腺素。

2.慢性阻塞性肺疾病

本病好发于中、老年人，多有长期吸烟或有害气体接触史，有慢性咳嗽、咳痰史，喘息常年存在，寒冷季节加重，有肺气肿体征，两肺可闻及湿性啰音。支气管哮喘起病年龄较小，儿童患病率高，夏、秋季明显，多有过敏史和（或）家族史，支气管舒张剂和糖皮质激素治疗有效。支气管哮喘长期反复发作和感染也可并发慢性阻塞性肺疾病。

3.上气道阻塞

中央型支气管肺癌、气管内异物吸入、气管支气管结核等致上气道阻塞时，可出现喘鸣，应注意鉴别。一般根据临床病史、呼吸困难的特点（吸气性呼吸困难），结合胸部 X 线、CT 或 MRI 检查、纤支镜检查等，常可明确诊断。

4.变态反应性肺浸润

致病源多为花粉、职业粉尘、化学药品、寄生虫等，多有上述致病源接触史，常伴发热，胸部 X 线检查可见多发性、此起彼伏的淡薄斑片浸润阴影，可自行消失或再发，肺组织活检有助于鉴别，见于热带嗜酸性粒细胞增多症、肺嗜酸性粒细胞增多性浸润、多源性变态反应性肺炎等。

七、治疗

目前尚无特效治疗方法，但长期坚持规范治疗不仅可控制哮喘症状，还可减少或避免哮喘复发，保持肺功能正常，使患者活动不受限制，能正常生活、工作和学习。

（一）脱离变应原

若已明确引起哮喘的变应原，脱离变应原是防治哮喘最有效的方法。

（二）药物治疗

药物治疗分为两类：第一类为支气管舒张药，可缓解哮喘发作，一般按需使用；第二类为抗感染药，主要治疗哮喘的气道炎症，可控制哮喘发作，需长期使用。

1.支气管舒张药

（1）β_2-受体激动剂：缓解哮喘急性发作的首选药物，主要通过兴奋呼吸道的 β_2-受体，舒张支气管平滑肌。常用的短效 β_2-受体激动剂有沙丁胺醇、特布他林和非诺特罗等，作用时间为 $4\sim6$ h。长效 β_2-受体激动剂有福莫特罗、沙美特罗及丙卡特罗等，作用时间为 $10\sim12$ h，且有一定抗感染作用，近年推荐长效 β_2-受体激动剂和糖皮质激素联合吸入，具有协同的抗感染和平喘作用。用药方式有定量气雾剂吸入、干粉吸入、持续雾化吸入等，也可口服或静脉注射。首选吸入法，因呼吸道局部用药浓度高、所用剂量小、起效快、全身不良反应少，如沙丁胺醇或特布他林气雾剂,每次喷 1～2 下,3～4 次/d。干粉吸入方便,较易掌握,如福莫特罗每次吸 1～2 下,2 次/d。持续雾化吸入多用于重症和儿童患者,方法简单,易于配合。口服或静脉给药易引起心悸、骨骼肌震颤等不良反应,如沙丁胺醇或特布他林口服 2.4～2.5 mg,3 次/d,静脉给药用于严重哮喘,如沙丁胺醇一般每次用量为 0.4 mg,用 5% 葡萄糖注射液 100 mL 稀释后静脉滴注。

(2)茶碱类:目前治疗哮喘的有效药物,该药可通过抑制磷酸二酯酶,提高平滑肌细胞内的 cAMP 浓度,舒张支气管平滑肌,还有增强气道纤毛清除功能和抗感染作用,与激素、抗胆碱药联合应用具有协同作用,但与 β_2-受体激动剂联合应用易引起心率增快、心律失常。口服氨茶碱一般剂量为 6～10 mg/(kg·d),用于轻、中度哮喘。控(缓)释茶碱制剂,因其血药浓度稳定,平喘作用可维持 12～24 h,且不良反应少,可用于夜间哮喘。静脉给药常用于重度及危重哮喘,静脉滴注首次剂量 4～6 mg/kg,注射速度不超过 0.25 mg/(kg·min),静脉滴注维持量为 0.6～0.8 mg/(kg·h),注射量一般不超过 1.0 g/d。

(3)抗胆碱药:抑制支气管平滑肌表面的 M_3-受体,有舒张支气管及减少痰液的作用,尤其适用于夜间哮喘及多痰的患者,与 β_2-受体激动剂相比,作用较弱,二者联合使用有协同作用。常用异丙托溴铵吸入或雾化吸入,约 10 min 起效,可维持 4～6 h。长效抗胆碱药噻托溴铵作用维持时间可达 24 h。

2.抗感染药

(1)糖皮质激素:当前控制哮喘发作最有效的药物,可通过多个环节抑制气道炎症,还可增强支气管平滑肌细胞 β_2-受体的反应性。可分为吸入、口服和静脉用药。吸入用药全身不良反应少,是目前推荐长期抗感染治疗哮喘最常用的方法,适用于轻、中度急性发作期及非急性发作期患者的长期用药。常用的吸入药物有倍氯米松(beclomethasone,BDP)、布地奈德、氟替卡松、莫米松等,通常需规律用药 1 周以上才能起效。口服药物用于吸入糖皮质激素无效或需要短期加强的患者,有泼尼松、泼尼松龙,起始 30～60 mg/d,症状缓解后逐渐减量至 ≤10 mg/d,然后停用或改用吸入剂。静脉给药用于重度或危重哮喘发作,常用药物有琥珀酸氢化可的松(100～400 mg/d)或甲泼尼龙(80～160 mg/d),症状缓解后逐渐减量,然后改为口服和吸入制剂。

(2)白三烯拮抗剂:具有抗感染和舒张支气管平滑肌的作用。常用药物如扎鲁司特 20 mg,2 次/d,或孟鲁司特 10 mg,1 次/d,口服。

(3)其他:色苷酸钠是非糖皮质激素类抗感染药物,对运动或阿司匹林诱发的哮喘有一定预防作用。酮替芬和新一代组胺 H_1 受体拮抗剂如阿司咪唑等对轻症哮喘和季节性哮喘有一定效果。

(三)急性发作期的治疗

急性发作期的治疗目的是尽快解除气道阻塞,纠正低氧血症,恢复肺功能,预防进一步恶化或再次发作,防止并发症。一般根据病情的分度进行综合性治疗。

1.轻度

每日定时吸入倍氯米松 200～500 μg,出现症状时吸入短效 β_2-受体激动剂,可间断吸入。效果不佳时可加用口服 β_2-受体激动剂控释片或小量茶碱控释片(200 mg/d),或加用抗胆碱药如异丙托溴胺气雾剂吸入。

2.中度

吸入剂量一般为倍氯米松 $500\sim1\,000\ \mu g/d$；规则吸入 β_2-激动剂或联合抗胆碱药吸入或口服长效 β_2-受体激动剂；亦可加用口服白三烯拮抗剂，若不能缓解，可持续雾化吸入 β_2-受体激动剂(或联合用抗胆碱药吸入)，或口服糖皮质激素($<60\ mg/d$)。必要时可用氨茶碱静脉注射。

3.重度至危重度

持续雾化吸入 β_2-受体激动剂，或合并抗胆碱药，或静脉滴注氨茶碱或沙丁胺醇。加用口服白三烯拮抗剂。静脉滴注糖皮质激素如琥珀酸氢化可的松或甲泼尼龙或地塞米松。待病情得到控制和缓解后(一般 $3\sim5\ d$)，改为口服给药。注意维持水、电解质平衡，纠正酸碱失衡，当 pH<7.20 且合并代谢性酸中毒时，应适当补碱；可给予氧疗，如病情恶化缺氧不能纠正时，进行无创通气或插管机械通气。若并发气胸，在胸腔引流气体下仍可机械通气。此外应预防下呼吸道感染等。

(四)哮喘的长期治疗

以病情严重程度为基础，并根据病情变化和控制水平及时进行调整。若目前治疗方案不能使哮喘得到控制，则治疗方案应升级；当哮喘控制维持达 3 个月时，可以降级；若使用最小剂量控制药物使哮喘控制，不再发作达 1 年，可考虑停药。

1.间歇至轻度持续定

时吸入低剂量糖皮质激素(倍氯米松$\leqslant500\ \mu g/d$)；或吸入 β_2-受体激动剂或口服 β_2-受体激动剂；或控(缓)释茶碱；或色苷酸钠；或白三烯拮抗剂。

2.中度持续

每日吸入低、中剂量糖皮质激素(倍氯米松 $500\sim1\,000\ \mu g/d$)和长效 β_2-受体激动剂；或吸入中剂量糖皮质激素和口服控(缓)释茶碱；或吸入中剂量糖皮质激素和口服长效 β_2-受体激动剂；或吸入高剂量糖皮质激素。

3.重度持续

每日吸入大剂量糖皮质激素(倍氯米松$>1\,000\ \mu g/d$)和长效 β_2-受体激动剂，根据病情加用口服长效 β_2-受体激动剂、控(缓)释茶碱、白三烯拮抗剂、口服糖皮质激素。

(五)免疫疗法

分为特异性和非特异性两种，前者又称脱敏疗法(或称减敏疗法)。由于有 60％的哮喘发病与特异性变应原有关，采用特异性变应原(如螨、花粉、猫毛等)进行定期反复皮下注射，剂量由低至高，以产生免疫耐受性，使患者脱(减)敏。脱敏治疗的局部反应发生率为 5％～30％(如皮肤红肿、风团、瘙痒等)，全身反应包括荨麻疹、结膜炎/鼻炎、喉头水肿、支气管痉挛及过敏性休克等，有个别报道死亡者(病死率 1/10 万以下)，因而脱敏治疗需要在有抢救措施的医院进行。

非特异性疗法，如注射卡介苗、转移因子、疫苗等生物制品抑制变应原反应的过程，有一定辅助的疗效。目前采用基因工程制备的人工重组抗 IgE 单克隆抗体治疗中、重度变应性哮喘，已取得较好效果。

(于 洋)

第四节　支气管扩张

支气管扩张症(bronchiectasis)简称支气管扩张,是指支气管异常持久地扩张与变形。大多由于支气管及其周围组织反复发生慢性炎症,致使支气管壁平滑肌和弹力支撑组织破坏,支气管阻塞、远端支气管扩张所引起。多见于儿童和青少年。主要临床表现为慢性咳嗽、咳大量脓痰和(或)反复咯血。近年来随着对呼吸道感染的合理治疗及疫苗的广泛应用,本病的发病率有明显下降。

一、病因与发病机制

支气管扩张症并非一种独立的疾病,其发病因素较多,其中最主要的病因是支气管-肺组织感染和支气管阻塞。两者相互影响,形成恶性循环,最终导致支气管管壁结构破坏而发生支气管扩张。另外,支气管外部纤维的牵拉、先天性发育缺陷及遗传因素等也可引起支气管扩张。

1.支气管-肺组织感染

婴幼儿时期支气管-肺组织反复感染是支气管扩张最常见的原因。由于婴幼儿支气管管腔较细,管壁薄而且软,易遭受破坏和阻塞。病毒和细菌反复感染可导致支气管黏膜充血、水肿、分泌物增多潴留,引起或加重支气管阻塞,而阻塞又可以进一步加重感染。这种感染-阻塞-感染的过程反复进行,最终导致支气管壁的各层组织破坏,尤其是平滑肌纤维和弹力纤维遭到损害,管壁抵抗力削弱,每当吸气时,管腔由于胸腔内的负压而扩张,呼气时不能回缩,最终导致支气管扩张变形。另外,肺结核纤维组织增生、牵拉收缩,造成局部支气管扭曲、变形,引流不畅,分泌物不易被清除,亦可引起支气管扩张变形。

2.支气管阻塞

支气管管腔内肿瘤、异物和感染或支气管周围肿大淋巴结或肿瘤的外压均可造成支气管狭窄或部分阻塞,使得支气管引流不畅,又可引起或加重感染而破坏管壁,导致支气管扩张的形成。同时阻塞还可导致肺不张,失去肺泡弹性组织缓冲,胸腔负压直接牵拉支气管壁而引起支气管扩张。

3.气道疾病

慢性阻塞性肺疾病长期慢性气道炎症可合并支气管扩张;哮喘合并变应性支气管肺曲菌病亦可引起支气管扩张。

4.支气管先天性发育障碍和遗传因素

支气管先天性发育障碍,由于软骨发育不全或弹性纤维不足,局部管壁薄弱或弹性较差导致的支气管扩张,常伴有鼻窦炎和内脏转位(右位心),称为 kartagener 综合征。部分病例无明显病因,但通常弥散性的支气管扩张常发生于存在遗传、免疫或解剖缺陷的患者,如囊性纤维化、纤毛运动障碍和严重的 α_1-抗胰蛋白酶(α_1-AT)缺乏。先天性低 γ 球蛋白症、免疫缺陷和罕见的气道结构异常也可引起弥散性疾病,如巨大气管-支气管症(mounier-kuhn 综合征),软骨缺陷(Williams-campbell 综合征)等。

5.全身性疾病

目前已发现类风湿关节炎、克罗恩病、溃疡性结肠炎、系统性红斑狼疮、人免疫缺陷病毒（HIV）感染等疾病可同时伴有支气管扩张，可能与机体免疫功能失调有关。

二、病理

支气管扩张常发生于下叶基底段支气管及分支，以左下叶最多见，由于左下叶支气管较细长且位置低，受心脏血管压迫，感染时易发生引流不畅。另外，舌叶支气管开口接近下叶背段，易受下叶感染的影响，故左下叶与舌叶支气管常同时扩张。右中叶支气管较细长，周围有内、外、前三组淋巴结围绕，当发生感染时淋巴结可肿大，使右中叶支气管受挤压引流不畅，易引起阻塞性肺炎和肺不张，反复发作也可引起支气管扩张。肺结核引起的支气管扩张多位于肺上叶，以上叶尖段与后段支气管及其分支最多见。受累管壁的弹性组织、肌层以及软骨等均遭受破坏，被纤维组织替代，管腔逐渐扩张。扩张的支气管包括3种类型。①柱状扩张：是病变的早期阶段，管壁破坏较轻，支气管呈均一管形扩张且突然在一处变细，远处的小气道往往被分泌物阻塞；②囊状扩张：随着病情加重，管壁破坏严重，扩张的支气管管腔呈囊状改变，支气管末端的盲端也呈无法辨认的囊状结构；③不规则扩张：病变支气管管腔呈不规则改变或呈串珠样改变，常伴有毛细血管扩张，或支气管动脉和肺动脉终末支的扩张与吻合，形成血管瘤，其破裂可引起反复咯血。

三、临床表现

本病多见于青少年，部分患者可追溯到童年时期曾有麻疹、百日咳或支气管肺炎的病史，此后常有反复发作的呼吸道感染。早期轻者可无症状，随着病情加重可出现典型的临床表现。

（一）症状

1.慢性咳嗽、咳大量脓痰

常与体位改变有关，如晨起及就寝时咳痰量最多，这是由于改变体位时分泌物在气道内流动刺激支气管黏膜引起咳嗽和排痰。咳痰的量和性状取决于病情轻重及是否合并感染。合并感染时，咳嗽和咳痰量明显增多，咳黄绿色脓痰量每日可达数百毫升。伴有厌氧菌感染者则有臭味。感染时将痰液收集于玻璃瓶中静置后出现分层的特征：上层为泡沫，下悬脓性成分，中层为浑浊黏液，下层为坏死组织沉淀物。

2.反复咯血

50%～70%的患者有不同程度的咯血，从痰中带血至大量咯血，咯血量与病情严重程度、病变范围有时不一致。个别患者可因大量咯血致呼吸道阻塞危及生命。部分患者以反复咯血为唯一症状，临床上称为"干性支气管扩张"，其病变多位于引流良好的上叶支气管。

3.反复肺部感染

其特点是同一肺段反复发生肺炎并迁延不愈。这是由于扩张的支气管清除分泌物的功能丧失，引流差，易于反复发生感染。

4.慢性感染中毒症状

如反复感染可引起全身中毒症状，如出现发热、乏力、食欲减退、消瘦、贫血等，儿童可影响发育。

（二）体征

早期或干性支气管扩张可无异常体征，病变严重或继发感染时，病变部位常可闻及固定而持久的局限性湿啰音,有时可闻及哮鸣音,部分慢性病患者伴有发绀、杵状指(趾)等体征,全身营养状况较差。出现肺纤维化、肺气肿、肺心病等并发症时有相应体征。

四、辅助检查

1.影像学检查

胸部 X 线检查可见:肺纹理增粗紊乱,有多个不规则的环形透光阴影或蜂窝状、卷发状阴影,甚至有气液平面,常提示支气管囊状扩张。胸部高分辨 CT(HRCT)可见:柱状扩张管壁增厚,并延伸至肺的周边;囊状扩张表现为支气管显著扩张,成串或成簇囊样病变,可含有气液平面。支气管造影曾是确诊支气管扩张的检查手段,但由于这一技术为创伤性检查,现已被 HRCT 取代,目前,HRCT 已成为支气管扩张的主要诊断方法。

2.纤维支气管镜检查

对诊断、鉴别诊断及治疗有重要价值。如对部分患者可发现出血部位及原因;对支气管扩张的病因及定位诊断有一定帮助;可以吸出分泌物,清除阻塞,局部止血。也可经支气管镜获取局部标本做病原学、细胞学检查等。

3.实验室检查

急性感染时白细胞总数及中性粒细胞比例可增高。贫血者血红蛋白含量降低,血沉可加快。痰涂片染色及痰细菌培养结果可指导临床用药。

4.肺功能检查

支气管扩张的肺功能改变与病变的严重程度密切相关。病变轻且局限者,肺功能可无明显改变。而病变严重者肺功能损害多表现为阻塞性通气功能障碍,随着病情进展,可出现通气与血流比例失调以及弥散功能的障碍等,导致动脉血氧分压和动脉血氧饱和度降低。

五、诊断与鉴别诊断

(一)诊断

根据患者典型临床表现为慢性咳嗽、咳大量脓痰、反复咯血及肺部可闻及固定而持久的局限性湿啰音;结合胸部 X 线片及 HRCT 显示支气管扩张的异常影像学改变,即可做出诊断。对于明确诊断为支气管扩张者尚需寻找发生支气管扩张的基础疾病。

(二)鉴别诊断

1.慢性支气管炎

多发生在中年以上的患者,在气候多变的冬、春季节咳嗽、咳痰明显,多为白色黏液痰,合并感染时可出现脓性痰,但无反复咯血史。听诊双肺可闻及散在干湿啰音。胸部 CT 有助于鉴别诊断。

2.肺脓肿

起病急,有寒战、高热、咳嗽、咳大量脓臭痰;X 线检查可见局部浓密炎症阴影,伴有气液平面的空腔。急性肺脓肿经有效抗生素治疗后,炎症可完全吸收消退。若为慢性肺脓肿则以往多有急性肺脓肿的病史。胸部 CT 有助于鉴别诊断。

3.肺结核

常有午后低热、盗汗、乏力、消瘦等结核中毒症状,痰量少,病变多位于肺上叶,痰结核菌检查和胸部 X 线片或 CT 可做出诊断。

4.先天性肺囊肿

自幼发病,咳嗽、咳痰、咯血。X 线检查可见多个边界纤细的圆形或椭圆形阴影,壁较薄,周围组织无炎症浸润。胸部 CT 检查有助诊断。与支气管扩张在治疗上无原则性差异。

5.弥散性泛细支气管炎

有慢性咳嗽、咳痰、活动时呼吸困难,常伴有慢性鼻窦炎,胸部 CT 显示弥散分布的小结节影及树芽征,与支气管扩张表现不同。大环内酯类抗生素治疗有效。

(三)病情评估

对支气管扩张患者进行病情评估的目的为明确诊断、查找病因、评估病情严重程度,指导临床治疗。当成人出现下述临床表现时均应进行临床评估以除外支气管扩张:①持续排痰性咳嗽,且年龄较轻,症状持续多年,无吸烟史,每日均有咳痰、咯血或痰中有铜绿假单胞菌定植;②无法解释的咯血或无痰性咳嗽;③"慢性阻塞性肺疾病"患者治疗反应不佳、下呼吸道感染不易恢复、反复急性加重或无吸烟史者。对于确诊支气管扩张的患者应明确病变范围、记录痰的性状、评估 24 h 痰量、每年因感染导致的急性加重的次数,以及抗菌药物使用的情况,还应查找支气管扩张病因并评估疾病严重程度。研究表明喘息症状、第一秒用力呼气容积(FEV_1)、痰量及是否存在铜绿假单胞菌感染与患者生活质量相关,对所有患者也应进行相应评估。

六、治疗

控制感染和促进痰液引流是支气管扩张治疗的关键,必要时如病灶局限应考虑外科手术切除。

1.一般治疗

注意休息,加强营养,避免受凉,预防呼吸道感染。合并感染及咯血时要卧床休息。同时治疗基础疾病。

2.控制感染

控制感染是治疗支气管扩张的关键,出现急性感染征象时,如发热、咳脓性痰增多等,需经验性选用抗生素,然后可依据痰涂片染色和痰培养药敏试验指导抗生素的调整。病情轻者可口服,病情较重者需静脉用药,如喹诺酮类、头孢菌素类、氨基糖苷类等。怀疑有厌氧菌感染者可加用甲硝唑或替硝唑。对于慢性咳脓痰的患者,可考虑交替使用不同的抗生素。存在铜绿假单胞菌感染的患者,可选择喹诺酮类、第三代头孢菌素类或氨基糖苷类药物。

3.清除气道分泌物

(1)体位引流:根据病变部位采取不同的体位。使病肺处于高位,引流支气管口朝下,以利于痰液排入大气道而咳出,可促进痰液排出,减轻中毒症状。对于痰量多、不易咳出者尤为重要。引流前可雾化吸入化痰药物,使痰液黏度降低,以及振动、轻拍病变部位等利于痰排出。

(2)支气管扩张剂:可扩张支气管,改善气流受限,并帮助清除气道内分泌物,伴有气道高反应性及可逆性气流受限的患者常有明显疗效。

(3)祛痰剂:氯化铵 0.3 g,溴己新 16 mg,盐酸氨溴索片 30 mg,每日 3 次,可促进痰液排出。

（4）雾化吸入：可选用胰脱氧核糖核苷酸酶、α-糜蛋白酶、氨溴索等雾化吸入，稀释分泌物，使其易于排出，促进引流。

4.咯血的治疗

少量咯血，以安慰患者、消除紧张、卧床休息为主，可口服卡巴克洛、云南白药等药物止血。大咯血者可引起窒息死亡，必须积极抢救。让患者头低脚高患侧卧位，应迅速清除口腔和呼吸道积血。同时用 $5\sim10~\mu g$ 垂体后叶素加入 25% 葡萄糖注射液 40 mL 中缓慢静脉注射，一般为 $15\sim20$ min，然后将垂体后叶素加入 5% 葡萄糖注射液中按 $0.1~\mu g/(kg \cdot h)$ 速度静脉滴注。本药含有抗利尿激素和缩宫素，高血压、冠状动脉粥样硬化性心脏病、心力衰竭患者和孕妇禁用。若内科止血治疗无效者可采用支气管动脉栓塞术或手术治疗。

七、预防

积极防治呼吸道感染，尤其是婴幼儿时期麻疹、百日咳、支气管肺炎及肺结核等急慢性呼吸道疾病。可考虑应用肺炎球菌疫苗和流感病毒疫苗预防或减少急性发作，免疫调节剂对于减轻症状或减少发作有一定帮助。戒烟，避免有害气体和有害颗粒的吸入。适当锻炼，增强体质，提高机体免疫及抗病能力。

八、预后

取决于支气管扩张的范围和有无并发症。支气管扩张范围局限者，经积极治疗后对生命质量和寿命影响不大。支气管扩张范围广泛者易使肺功能受损，甚至引起呼吸衰竭而死亡。大咯血也可严重影响预后。

（欧阳德伟）

第五节　重症肺炎

肺炎（pneumonia）是指终末气道、肺泡和肺间质的炎症，可由病原微生物、理化因素、免疫损伤、过敏及药物所致。细菌性肺炎是最常见的肺炎，也是较常见的感染性疾病之一。

目前，肺炎按患病环境分为社区获得性肺炎（CAP）和医院获得性肺炎（HAP），CAP 是指在医院外罹患的感染性肺实质炎症，包括具有明确潜伏期的病原体感染而在入院后平均潜伏期内发病的肺炎。HAP 亦称医院内肺炎（NP），是指患者入院时不存在，也不处于潜伏期，而于入院 48 h 后在医院（包括老年护理院、康复院等）内发生的肺炎。HAP 还包括呼吸机相关性肺炎（VAP）和卫生保健相关性肺炎（HCAP），HCAP 的定义和细菌学特征目前还有争议。CAP 和 HAP 年发病率分别约为 12/1 000 人口和（5~10）/1 000 住院患者，近年发病率有增加的趋势。肺炎病死率门诊肺炎患者小于 1%~5%，住院患者平均为 12%，入住重症监护病房（ICU）者约 40%。发病率和病死率高的原因与社会人口老龄化、吸烟、伴有基础疾病和免疫功能低下有关，如慢性阻塞性肺疾病、心力衰竭、肿瘤、糖尿病、尿毒症、神经疾病、药瘾、嗜酒、艾滋病、久病体衰、大型手术、应用免疫抑制剂和器官移植等。此外，亦与病原体变迁、耐药菌增加、HAP 发病率增加、病原学诊断困难、不合理使用抗生素和部分人群贫困化加剧等有关。

重症肺炎至今仍无普遍认同的定义，需入住 ICU 者可认为是重症肺炎。目前一般认为，如果肺炎患者的病情严重到需要通气支持(急性呼吸衰竭、严重气体交换障碍伴高碳酸血症或持续低氧血症)、循环支持(血流动力学障碍、外周低灌注)及加强监护治疗(肺炎引起的脓毒症或基础疾病所致的其他器官功能障碍)时可称为重症肺炎。

一、病因与发病机制

(一)病原菌

严重社区获得性肺炎(SCAP)的发生率占 CAP 的 6.3%,其国内病死率是 45%,与国外(20%~50%)相仿。HAP 中严重医院获得性肺炎(SHAP)占 12%,国内 SHAP 病死率是54.8%,与国外相似。

SCAP 的病原菌:①革兰氏阳性菌占 52.9%,其中金黄色葡萄球菌 24.3%,耐甲氧西林金黄色葡萄球菌(MRSA) 66.7%;②真菌占 6%,主要是念珠菌;③革兰氏阴性菌主要为非发酵菌、肠杆菌属。

SHAP 病原菌:①革兰氏阴性菌占 46%,主要为非发酵菌、肠杆菌属,多为超广谱 β-内酰胺酶及 AmpC 酶阳性的多重耐药菌或全耐药菌。②革兰氏阳性菌占 26%,主要是 MRSA 阳性的金黄色葡萄球菌。③近年来,真菌所占比例增加(19%),其中非白念珠菌比例明显增加。

(二)导致重症肺炎治疗失败的原因

重症肺炎治疗失败除了与病原菌有关以外,常有共存的基础病如下。

(1)心脏疾病:冠心病、先心病、瓣膜性心脏病。

(2)肺疾患:病前存在 COPD、哮喘及间质性肺疾病。

(3)肾病:前存在肾疾患,血浆肌酐水平高于正常。

(4)肝病:存在病毒性或中毒性肝病。

(5)中枢神经系统疾病:存在急慢性血管或非血管性脑病伴有或不伴有痴呆。

(6)糖尿病:应用胰岛素或口服降糖药。

(7)新生物:存在实体肿瘤,需要抗肿瘤治疗或近期已进行抗肿瘤治疗。

(8)酗酒:近一年来每日饮酒至少 80 mL。

(9)吸烟者:以前吸烟每日至少 10 支。

上述因素均影响本病抢救成功率,是导致重症肺炎治疗失败的重要原因。

(三)影响重症肺炎缓解的原因

1.宿主相关因素

老年患者免疫功能低下,吸烟者及合并心脏病、COPD、糖尿病、酗酒等老年患者均可影响本病的缓解。

2.初始肺炎的严重度

初始是多叶病变及或伴有菌血症性肺炎,可增加肺炎的严重度,影响重症肺炎的缓解。

3.病原菌的原因

最常见的 CAP 是肺炎链球菌、支原体肺炎、军团菌肺炎、衣原体肺炎、革兰氏阴性菌及多种病原菌导致。早期 HAP 是以肺炎链球菌、嗜血流感杆菌、金黄色葡萄球菌为主;而晚期HAP 则是以多重耐药或全耐药的非发酵和肠杆菌属为主;这些菌大都是经抗生素选择出来的院内感染菌。

二、临床表现

由于严重基础疾病、免疫状态低下以及治疗措施(药物、机械通气等)干扰等,HAP 的临床表现常常很不典型,概括起来有下列特点。

1. 症状变化不定

激素、免疫抑制药等药物使医院肺炎的症状被干扰或掩盖;尚有患者严重的基础疾病削弱机体反应性,故 HAP 起病较隐匿,发热和呼吸道症状常不典型。在机械通气患者可以仅表现为发绀加重、气道阻力上升或肺顺应性下降等。但也有部分患者突发起病,呈暴发性进程,迅速陷入呼吸衰竭,或使原已处于呼吸衰竭状态的患者其病程迅速演进而难以逆转。

2. X 线表现

多变 HAP 一般表现为支气管肺炎,但常常变化多端。在严重脱水、粒细胞缺乏患者并发 HAP 和肺孢子菌肺炎可以在 X 线上无异常表现。而在机械通气患者可以仅显示肺不张,或者因为肺过度充气使浸润和实变阴影变得难以辨认。也有的因为合并存在的药物性肺损伤、肺水肿、肺栓塞等而使肺炎无法鉴别。

3. 并发症

多医院内肺炎极易并发肺损伤和急性呼吸窘迫综合征,以及左心衰竭、肺栓塞等。在接受机械通气患者一旦发生肺炎极易并发间质性肺气肿、气胸。

三、诊断与鉴别诊断

(一)社区获得性肺炎的诊断

(1)新近出现的咳嗽、咳痰或原有呼吸道疾病症状加重,并出现脓性痰,伴或不伴胸痛。

(2)发热。

(3)肺实变体征和(或)闻及湿性啰音。

(4)WBC$>10\times10^9$/L 或$<4\times10^9$/L,伴或不伴细胞核左移。

(5)胸部 X 线检查显示片状、斑片状浸润性阴影或间质性改变,伴或不伴胸腔积液。

以上(1)~(4)项中任何 1 项加(5)项,除外非感染性疾病可做出诊断。

CAP 常见病原体为肺炎链球菌、支原体、衣原体、流感嗜血杆菌和呼吸病毒(甲/乙型流感病毒、腺病毒、呼吸合胞病毒和副流感病毒)等。近年来病毒引起的重症肺炎受到重视,如 2003 年发生的传染性非典型肺炎(SARS)和此后流行的高致病性禽流感 H5N1、H1N1 肺炎,以及 2013 年的 H7N9 肺炎等,病死率高,临床上诊断应注意是否为病毒性肺炎,需加强病毒的有关检测。

(二)医院获得性肺炎的诊断

住院患者 X 线检查出现新的或进展的肺部浸润影加上下列 3 个临床症候中的 2 个或以上可以诊断为肺炎:①发热超过 38 ℃;②血白细胞增多或减少;③脓性气道分泌物。

欧洲的 HAP 指南把低氧血症也作为临床症候之一。

HAP 的临床表现、实验室和影像学检查特异性低,应注意与肺不张、心力衰竭和肺水肿、基础疾病肺侵犯、药物性肺损伤、肺栓塞和急性呼吸窘迫综合征等相鉴别。无感染高危因素患者的常见病原体依次为肺炎链球菌、流感嗜血杆菌、金黄色葡萄球菌、大肠埃希菌、肺炎克雷伯杆菌等;有感染高危因素患者为金黄色葡萄球菌、铜绿假单胞菌、肠杆菌属、肺炎克雷伯杆菌等。

(三)重症肺炎的诊断

不同国家制定的重症肺炎的诊断标准有所不同,各有优缺点,但一般均注重对客观生命体征、肺部病变范围、器官灌注和氧合状态的评估,临床医师可根据具体情况选用。以下列出目前常用的几项诊断标准。

1.中华医学会呼吸病学分会2006年颁布的重症肺炎诊断标准

符合以下7项中的1项或以上者可诊断为重症肺炎:①意识障碍。②呼吸频率≥30次/min。③PaO_2<60 mmHg、氧合指数(PaO_2/FiO_2)<300 mmHg,需行机械通气治疗。④动脉收缩压<90 mmHg。⑤并发脓毒性休克。⑥X线胸片显示双侧或多肺叶受累,或入院48 h内病变扩大≥50%。⑦少尿:尿量<20 mL/h,或<80 mL/4h,或急性肾损伤需要透析治疗。符合1项或以上者可诊断为重症肺炎。

2.美国感染病学会(IDSA)和美国胸科学会(ATS)2007年新修订的诊断标准

具有1项主要标准或3项以上次要标准可认为是重症肺炎,需要入住ICU。

(1)主要标准:①需要有创通气治疗;②脓毒性休克需要血管收缩剂。

(2)次要标准:①呼吸频率≥30次/min;②PaO_2/FiO_2≤250;③多叶肺浸润;④意识障碍/定向障碍;⑤尿毒症(BUN≥7.14 mmol/L);⑥白细胞减少(白细胞<4×10⁹/L);⑦血小板减少(血小板<100×10⁹/L);⑧低体温(<36 ℃);⑨低血压需要紧急的液体复苏。

说明:其他指标也可认为是次要标准,包括低血糖(非糖尿病患者)、急性酒精中毒/酒精戒断、低钠血症、不能解释的代谢性酸中毒或乳酸升高、肝硬化或无脾。需要无创通气也可等同于次要标准的①和②。白细胞减少仅系感染引起。

3.英国胸科学会(BTS)2001年制定的CURB(CURB)标准

CURB标准比较简单、实用,应用起来较为方便。此后在此标准的基础上又衍生了CURB-65和CRB-65。

1)CURB标准

CURB的核心标准:①新出现的意识障碍;②尿素氮(BUN)>7 mmol/L;③呼吸频率≥30次/min;④收缩压<90 mmHg或舒张压≤60 mmHg。

标准一:

存在以上4项核心标准的2项或以上即可诊断为重症肺炎。

标准二:

(1)存在以上4项核心标准中的1项且存在以下2项附加标准时须考虑有重症倾向。附加标准包括:①PaO_2<60 mmHg/SaO_2<92%(任何FiO_2);②胸片提示双侧或多叶肺炎。

(2)不存在核心标准但存在2项附加标准并同时存在以下2项基础情况时也需考虑有重症倾向。基础情况包括:①年龄≥50岁;②存在慢性基础疾病。

如存在标准二中①、②两种有重症倾向的情况时需结合临床进行进一步评判。在(1)情况下需至少 12 h 后进行一次再评估。

2）CURB-65

即改良的 CURB 标准，标准在符合下列 5 项诊断标准中的 3 项或以上时即考虑为重症肺炎，需考虑收入 ICU 治疗：①新出现的意识障碍；②BUN＞7 mmol/L；③呼吸频率≥30 次/min；④收缩压＜90 mmHg 或舒张压≤60 mmHg；⑤年龄≥65 岁。

3）CRB-65

在 CURB-65 的基础上减去 BUN 这一参数，去除了需要抽血检查 BUN，使临床应用更为方便，主要适用于基层医师使用。如＞3 分则为重症肺炎。

（四）肺炎严重度评价

评价肺炎病情的严重程度对于决定在门诊或入院治疗甚或 ICU 治疗至关重要。肺炎临床的严重性决定于 3 个主要因素：局部炎症程度，肺部炎症的播散和全身炎症反应。除此之外，患者如有下列其他危险因素会增加肺炎的严重度和死亡危险。

1. 病史

年龄＞65 岁；存在基础疾病或相关因素，如慢性阻塞性肺疾病（COPD）、糖尿病、充血性心力衰竭、慢性肾功能不全、慢性肝病、一年内住过院、疑有误吸、神志异常、脾切除术后状态、长期嗜酒或营养不良。

2. 体征

呼吸频率＞30 次/min；脉搏≥120 次/min；血压＜90/60 mmHg；体温≥40 ℃或≤35 ℃；意识障碍；存在肺外感染病灶如败血症，脑膜炎。

3. 实验室和影像学异常

WBC＞$20×10^9$/L 或＜$4×10^9$/L，或中性粒细胞计数＜$1×10^9$/L；呼吸空气时 PaO_2＜60 mmHg、PaO_2/FiO_2＜300 mmHg，或 $PaCO_2$＞50 mmHg；血肌酐＞10^6 μmol/L 或 BUN＞7.1 mmol/L，血红蛋白＜90 g/L 或血细胞比容＜30％；血浆清蛋白＜25 g/L；败血症或弥散性血管内凝血（DIC）的证据，如血培养阳性、代谢性酸中毒、凝血酶原时间和部分凝血活酶时间延长、血小板减少；X 线胸片病变累及一个肺叶以上、出现空洞、病灶迅速扩散或出现胸腔积液。

4. 评分系统

为使临床医师更精确地做出入院或门诊治疗的决策，近几年用评分方法作为定量的方法在临床上得到了广泛的应用。

（1）肺炎严重度评分系统：肺炎患者预后研究小组（PORT）的肺炎严重度评分系统（PSI 评分）是目前常用的评价社区获得性肺炎（CAP）严重度及判断是否必须住院的评价方法，其也可用于预测 CAP 患者的病死率（表 2-2）。其分值不同可决策门诊和住院治疗及预测死亡风险。分级见表 2-3。PSI 评分系统因可以避免过度评价肺炎的严重度而被推荐使用，即其可保证一些没必要住院的患者在院外治疗。

表 2-2 PORT 评分系统

患者特征		分值
一般情况	年龄	＋1/岁
	男性	
	女性	－10
	住护理院	＋10
合并疾病	肿瘤性疾病	＋30
	肝脏疾病	＋20
	充血性心力衰竭	＋10
	脑血管疾病	＋10
	肾脏疾病	＋10
体格检查	神志改变	＋20
	呼吸频率＞30 次/min	＋20
	收缩血压＜90 mmHg	＋20
	体温＜35 ℃或＞40 ℃	＋15
	脉率＞12 次/min	＋10
实验室和放射学检查	pH＜7.35	＋30
	BUN＞300 mg/L（＞11 mmol/L）	＋20
	$c(Na^+)$＜130 mmol/L	＋20
	葡萄糖＞2500 mg/L（＞14 mmol/L）	＋10
	血细胞比容＜30％	＋10
	PaO_2＜60 mmHg	＋10
	胸腔积液	＋10

表 2-3 PSI 评分系统分级

分级	积分	处理
Ⅰ级	0 分,病死率 0.1％,低危	门诊治疗
Ⅱ级	＜70 分,病死率 0.6％,低危	门诊治疗
Ⅲ级	71～90 分,病死率 2.8％,低危	考虑住院,短期观察
Ⅳ级	91～130 分,病死率 8.2％,中危	住院治疗
Ⅴ级	＞130 分,病死率 29.2％,高危	住院治疗

为避免评价 CAP 肺炎患者的严重度不足,可使用改良的 BTS 重症肺炎标准:呼吸频率≥30 次/min,舒张压≤60 mmHg,BUN＞196 mg/L,意识障碍。4 个因素中存在 2 个可确定患者的死亡风险更高。此标准因简单易用,且能较准确地确定 CAP 的预后而被广泛应用。

（2）临床肺部感染积分（CPIS）:主要用于医院获得性肺炎（HAP）包括呼吸机相关性肺炎

(VAP)的诊断和严重度判断,也可用于监测治疗效果。此积分从 0 分至 12 分,积分 6 分时一般认为有肺炎。

四、治疗

(一)临床监测

1.体征监测

监测重症肺炎的体征是一项简单、易行和有效的方法,患者往往有呼吸频率和心率加快、发绀、肺部病变部位湿啰音等。目前多数指南都把呼吸频率加快($\geqslant 30$ 次/min)作为重症肺炎诊断的主要或次要标准。意识状态也是监测的重点,神志模糊、意识不清或昏迷提示重症肺炎可能性。

2.氧合状态和代谢监测

PaO_2、PaO_2/FiO_2、pH、混合静脉血氧分压(PvO_2)、胃张力测定、血乳酸测定等都可对患者的氧合状态进行评估。单次的动脉血气分析一般仅反映患者瞬间的氧合情况;重症患者或有病情明显变化者应进行系列血气分析或持续动脉血气监测。

3.胸部影像学监测

重症肺炎患者应进行系列 X 线胸片监测,主要目的是及时了解患者的肺部病变是进展还是好转,是否合并有胸腔积液、气胸,是否发展为肺脓肿、急性呼吸窘迫综合征(ARDS)等。检查的频度应根据患者的病情而定,如要了解病变短期内是否增大,一般每 48 h 进行一次检查评价;如患者临床情况突然恶化(呼吸窘迫、严重低氧血症等),在不能除外合并气胸或进展至 ARDS 时,应短期内复查;而当患者病情明显好转及稳定时,一般可 10~14 d 后复查。

4.血流动力学监测

重症肺炎患者常伴有脓毒症,可引起血流动力学的改变,故应密切监测患者的血压和尿量。这 2 项指标比较简单、易行,且非常可靠,应作为常规监测的指标。中心静脉压的监测可用于指导临床补液量和补液速度。部分重症肺炎患者可并发中毒性心肌炎或 ARDS,如临床上难以区分时应考虑行漂浮导管检查。

目前临床已广泛采用 PICCO 技术监测血流动力学,PICCO 是英文 Pulse Indicator Continuous Cardiac Output 或 Pulse Index Continuous Cardiac Output 的缩写,其基本原理是利用经肺热稀释技术和脉搏波形轮廓分析技术,进行血流动力监测和容量管理,使大多数患者不再需要放置肺动脉导管。该监测仪采用热稀释方法测量单次的心排血量(CO),并通过分析动脉压力波形曲线下面积来获得连续的心排血量(PCCO)。同时可计算胸内血容量(ITBV)和血管外肺水(EVLW),ITBV 已被许多学者证明是一项可重复、敏感且比肺动脉阻塞压(PAOP)、右心室舒张末期压(RVEDV)、中心静脉压(CVP)更能准确反映心脏前负荷的指标。

5.器官功能监测

包括脑功能、心功能、肾功能、胃肠功能、血液系统功能等,进行相应的血液生化和功能检查。一旦发现异常,要积极处理,注意防止多器官功能障碍综合征(MODS)的发生。

6.血液和生物标志物监测

包括外周血白细胞计数、C-反应蛋白、血培养等。近年还发现某些生物标志物可预测预后。

(1)血糖:近年对 6 891 例 CAP 患者(无糖尿病史)入院时血清血糖分析显示,血糖 $6\sim10.99$ mmol/L 的患者 90 日病死率与正常血糖者对比明显升高,其风险比(HR)为 1.56,95％可信区间(CI)为 $1.22\sim2.01$,$P<0.001$;如血糖$\geqslant14$ mmol/L,则 HR 上升到 2.37,CI 为 $1.62\sim3.46$,$P<0.001$。高血糖可预测患者的病死率。

(2)降钙素原:细菌感染可升高,临床上用于与病毒和结核的鉴别诊断。

(3)前肾上腺髓质素(ProADM):与肺炎严重度评分密切相关,如 CAP 患者入院时 ProADM 含量$\geqslant0.646$ nmol/L,与 PSI 和 CURB-65 紧密相关,可作为重症肺炎的判断。

(4)IL-6、IL-10、脂多糖结合蛋白:此组炎症因子与 CURB-65 评分 3、4 相关性很好,如 CURB-65 结合 IL-6 还可提高预测重症肺炎的准确性。但与 CAP 预后关系不密切。

(5)皮质醇:血清皮质醇水平可预测病死率和严重度,与其他临床评分和炎症生物标志物相关性不大。主要限制是采血的时间点,白天皮质醇浓度的变化可能影响结果。

(二)抗生素治疗

抗生素治疗的正确与否对重症肺炎的结局起主要的影响,其影响因素包括应用时间、选择抗生素是否适当、剂量、给药途径、单药或联合用药等。

1.联合或单用

经验性联合应用抗生素治疗重症肺炎的理论依据是联合应用能够覆盖可能的微生物并预防耐药的发生。对于铜绿假单胞菌肺炎,联用 β-内酰胺类和氨基糖苷类具有潜在的协同作用,优于单药治疗;然而氨基糖苷类抗生素的抗菌谱窄,毒性大,特别是对于老年患者,其肾损害的发生率比较高。临床应用氨基糖苷类时要注意其为浓度依赖性抗生素,一般要用足够剂量、提高峰药浓度以提高疗效,同时也应避免与毒性相关的谷浓度的升高。在监测药物的峰浓度时,庆大霉素和妥布霉素大于 7 μg/mL 或阿米卡星大于 28 μg/mL 的效果较好。氨基糖苷类的另一个不足是对支气管分泌物的渗透性较差,仅能达到血药浓度的 40％。此外,肺炎患者的支气管分泌物 pH 较低,在这种环境下许多抗生素活性都降低。因此,有时联合应用氨基糖苷类抗生素并不能增加疗效反而增加了肾毒性。

目前对于重症肺炎,抗生素的单药治疗也已得到临床医师的重视。新的头孢菌素、碳青霉烯类、其他 β-内酰胺类和氟喹诺酮类抗生素由于抗菌效力强、广谱,并且耐细菌 β-内酰胺酶,故可用于单药治疗。即使对于重症 HAP,只要不是耐多药的病原体,如铜绿假单胞菌、不动杆菌和耐甲氧西林金黄色葡萄球菌(MRSA)等,仍可考虑抗生素的单药治疗。对重症 VAP 有效的抗生素一般包括亚胺培南、美罗培南、头孢吡肟和哌拉西林/他唑巴坦。对于重症肺炎患者来说,临床上的初始治疗常联用多种抗生素,在获得细菌培养结果后,如果没有高度耐药的病原体就可以考虑转为针对性的单药治疗。

临床上一般认为不适合单药治疗的情况包括:①可能感染革兰氏阳性菌、革兰氏阴性菌和非典型病原体的重症 CAP;②怀疑铜绿假单胞菌或肺炎克雷白杆菌的菌血症;③可能是金黄色葡萄球菌和铜绿假单胞菌感染的 HAP。三代头孢菌素不应用于单药治疗,因其在治疗中易诱导肠杆菌属细菌产生 β-内酰胺酶而导致耐药发生。

对于重症 VAP 患者,如果为高度耐药病原体所致的感染则联合治疗是必要的。目前有三种联合用药方案。①β-内酰胺类联合氨基糖苷类:在抗铜绿假单胞菌上有协同作用,但也应注意前面提到的氨基糖苷类的毒性作用。②两个 β-内酰胺类联合使用:因这种用法会诱导出对两种药同时耐药的细菌,故虽然有过成功治疗的报道,仍不推荐使用。③β-内酰胺类联合氟喹诺酮类:虽然没有抗菌协同作用,但也没有潜在的拮抗作用;氟喹诺酮类对呼吸道分泌物穿透性很好,对其疗效有潜在的正面影响。

对于铜绿假单胞菌所致的重症肺炎,联合治疗往往是必要的。抗假单胞菌的 β-内酰胺类抗生素包括青霉素类的哌拉西林、阿洛西林、氨苄西林、替卡西林、羧苄西林;三代头孢菌素类的头孢他啶、头孢哌酮;四代头孢菌素类的头孢吡肟;碳青霉烯类的亚胺培南、美罗培南;单酰胺类的氨曲南(可用于青霉素类过敏的患者);β-内酰胺类/β-内酰胺酶抑制剂复合剂的替卡西林/克拉维酸钾、哌拉西林/他唑巴坦、头孢哌酮/舒巴坦。其他的抗假单胞菌抗生素还有氟喹诺酮类和氨基糖苷类。

2.重症 CAP 的抗生素治疗

重症 CAP 患者的初始治疗应针对肺炎链球菌(包括耐药肺炎链球菌)、流感嗜血杆菌、军团菌和其他非典型病原体,在某些有危险因素的患者还有可能为肠道革兰氏阴性菌属包括铜绿假单胞菌的感染。

无铜绿假单胞菌感染危险因素的 CAP 患者可使用 β-内酰胺类联合大环内酯类或氟喹诺酮类(如左氧氟沙星、加替沙星、莫西沙星等)。因目前为止还没有确立单药治疗重症 CAP 的方法,所以很难确定其安全性、有效性(特别是并发脑膜炎的肺炎)或用药剂量。可用于重症 CAP 并经验性覆盖耐药肺炎链球菌的 β-内酰胺类抗生素有头孢曲松、头孢噻肟、亚胺培南、美罗培南、头孢吡肟、氨苄西林/舒巴坦或哌拉西林/他唑巴坦。目前高达 40% 的肺炎链球菌对青霉素或其他抗生素耐药,其机制不是 β-内酰胺酶介导而是青霉素结合蛋白的改变。虽然不少 β-内酰胺类和氟喹诺酮类抗生素对这些病原体有效,但对耐药肺炎链球菌肺炎并发脑膜炎的患者应使用万古霉素治疗。

如果患者有假单胞菌感染的危险因素(如支气管扩张、长期使用抗生素、长期使用糖皮质激素)应联合使用抗假单胞菌抗生素并应覆盖非典型病原体,如环丙沙星加抗假单胞菌 β-内酰胺类,或抗假单胞菌 β-内酰胺类加氨基糖苷类加大环内酯类或氟喹诺酮类。

临床上选取任何治疗方案都应根据当地抗生素耐药的情况、流行病学和细菌培养及实验室结果进行调整。关于抗生素的治疗疗程目前也很少有资料可供参考,应考虑感染的严重程度、菌血症、多器官功能衰竭、持续性全身炎症反应和损伤等。一般来说,根据疾病的严重程度和宿主免疫抑制的状态,肺炎链球菌肺炎疗程为 7～10 d,军团菌肺炎的疗程需要 14～21 d。ICU 的大多数治疗都是通过静脉途径的,但近期的研究表明只要病情稳定、没有发热,即使在危重患者,3 d 静脉注射后亦可转为口服治疗,即序贯或转换治疗。转换为口服治疗的药物可选择氟喹诺酮类,因其生物利用度高,口服治疗也可达到同静脉给药一样的血药浓度。

由于嗜肺军团菌在重症 CAP 的相对重要性,应特别注意其治疗方案。虽然目前有很多体外抗军团菌活性的药物,但在治疗效果上仍缺少前瞻性、随机对照研究的资料。回顾性的资料和长期临床经验支持使用红霉素 4 g/d 治疗住院的军团菌肺炎患者。在多肺叶病变、器官功能衰竭或严重免疫抑制的患者,在治疗的前 3～5 d 应加用利福平。其他大环内酯类(克拉霉素和阿奇霉素)也有效。除上述之外可供选择的药物有氟喹诺酮类(环丙沙星、左氧氟沙星、加替沙星、莫西沙星)或多西环素。氟喹诺酮类在治疗军团菌肺炎的动物模型中特别有效。

病毒引起的 CAP 近年报道增多,尤其是流感病毒,如高致病性禽流感 H5N1、H1N1、

H7N9 等,表现为重症肺炎的比例高,病死率高。

3.重症 HAP 的抗生素治疗

HAP 应根据患者的情况和最可能的病原体而采取个体化治疗。对于早发的(住院 4 日内起病者)重症肺炎患者而没有特殊病原体感染危险因素者,应针对"常见病原体"治疗。这些病原体包括肺炎链球菌、流感嗜血杆菌、甲氧西林敏感的金黄色葡萄球菌和非耐药的革兰氏阴性细菌。抗生素可选择二、三、四代头孢菌素,β-内酰胺类/β-内酰胺酶抑制剂复合剂,氟喹诺酮类或联用克林霉素和氨曲南。

对于任何时间起病、有特殊病原体感染危险因素的轻中症肺炎患者,有感染"常见病原体"和其他病原体危险者,应评估危险因素来指导治疗:①如果有近期腹部手术或明确的误吸史,应注意厌氧菌,可在主要抗生素基础上加用克林霉素或单用 β-内酰胺类/β-内酰胺酶抑制剂复合剂;②如果患者有昏迷或有头部创伤、肾衰竭或糖尿病史,应注意金黄色葡萄球菌感染,需针对性选择有效的抗生素;③如果患者起病前使用过大剂量的糖皮质激素,或近期有抗生素使用史,或长期 ICU 住院史,即使患者的 HAP 并不严重,也应经验性治疗耐药病原体。治疗方法是联用两种抗假单胞菌抗生素,如果气管抽吸物革兰氏染色见阳性球菌还须加用万古霉素(或可使用利奈唑胺或奎奴普丁/达福普汀)。所有的患者,特别是气管插管的 ICU 患者,经验性用药必须持续到痰培养结果出来之后。如果无铜绿假单胞菌或其他耐药革兰氏阴性细菌感染,则可根据药敏情况使用单一药物治疗。非耐药病原体的重症 HAP 患者可用任何以下单一药物治疗:亚胺培南、美罗培南、哌拉西林/他唑巴坦或头孢吡肟。

ICU 中 HAP 的治疗也应根据当地抗生素敏感情况及当地经验和对某些抗生素的偏爱而调整。每个 ICU 都有它自己的微生物药敏情况,而且这种情况随时间而变化,因而有必要经常更新经验用药的策略。经验用药中另一个需要考虑的是"抗生素轮换"策略,它是指标准经验治疗过程中有意更改抗生素使细菌暴露于不同的抗生素从而减少抗生素耐药的选择性压力,达到减少耐药病原体感染发生率的目的。"抗生素轮换"策略目前仍在研究之中,还有不少问题未能明确,包括每个用药循环应该持续多久?应用什么药物进行循环?这种方法在内科和外科患者的有效性分别有多高?循环药物是否应该针对革兰氏阳性细菌同时也针对革兰氏阴性细菌?

在某些患者中,雾化吸入这种局部治疗可用以弥补全身用药的不足。氨基糖苷类雾化吸入可能有一定的益处,但只用于革兰氏阴性细菌肺炎全身治疗无效者。多黏菌素雾化吸入也可用于耐药铜绿假单胞菌的感染。

对于初始经验治疗失败的患者,应该考虑其他感染性或非感染性的诊断,包括肺曲霉感染。对持续发热并有持续或进展性肺部浸润的患者可经验性使用两性霉素 B。虽然传统上应使用开放肺活检来确定其最终诊断,但临床上是否活检仍应个体化。临床上还应注意其他的非感染性肺部浸润的可能性。

(三)糖皮质激素

糖皮质激素对重症肺炎的治疗一直存在争论。在随机对照的临床研究中,早期研究显示氢化可的松对入住 ICU 的重症 CAP 可降低病死率。但是,2010 年和 2011 年的两项双盲、随机对照研究使用糖皮质激素治疗 CAP 发现,40 mg 甲泼尼龙,应用 7 d,没有发现任何临床的益处;而地塞米松应用 3 d 可缩短住院时间 1 d。2011 年报道的两篇糖皮质激素治疗 H1N1 肺炎的对比研究,无论是欧洲还是亚洲患者,使用糖皮质激素没有任何益处,反而增加了病死率。2013 年发表的糖皮质激素治疗重症肺炎的荟萃分析,4 项研究共 264 例患者,应用糖皮质激素可以明显降低住院病死率,同时作者认为由于资料的不均一性,临床上应用糖皮质激素时应考虑其利弊。因此,糖皮质激素对重症 CAP 的患者的辅助疗效还不明确。

（四）支持治疗

支持治疗主要包括液体补充、血流动力学、通气和营养支持,起到稳定患者状态的作用,而更直接的治疗仍需要针对患者的基础病因。流行病学证据显示营养不良影响肺炎的发病和危重患者的预后。同样,临床资料也支持肠内营养可以预防肺炎的发生,特别是对于创伤的患者。对于严重脓毒症和多器官功能衰竭的分解代谢旺盛的重症肺炎患者,在起病 48 h 后应开始经肠内途径进行营养支持,一般把导管插入到空肠进行喂养以避免误吸;如果使用胃内喂养,最好是维持患者半卧体位以减少误吸的风险。

（五）胸部理疗

拍背、体位引流和振动可以促进黏痰排出的效果尚未被证实。胸部理疗广泛应用的局限在于:①其有效性未被证实,特别是不能减少患者的住院时间;②费用高,需要专人操作;③有时引起 PaO_2 的下降。目前的经验是胸部理疗对于脓痰过多（>30 mL/d）或严重呼吸肌疲劳不能有效咳嗽的患者是最为有用的,例如对囊性纤维化、COPD 和支气管扩张的患者。

使用自动化病床的侧翻疗法,有时加以振动叩击,是一种有效地预防外科创伤及内科患者肺炎的方法,但其地位仍不确切。

（六）促进痰液排出

雾化和湿化可降低痰的黏度,因而可改善不能有效咳嗽患者的排痰,然而雾化产生的大多水蒸气都沉积在上呼吸道并引起咳嗽,一般并不影响痰的流体特性。目前很少有数据支持湿化能特异性地促进细菌清除或肺炎吸收的观点。乙酰半胱氨酸能破坏痰液的二硫键,有时也用于肺炎患者的治疗,但由于其刺激性因而在临床应用上受到一定限制。痰中的 DNA 增加了痰液黏度,重组的 DNA 酶能裂解 DNA,已证实在囊性纤维化患者中有助于改善症状和肺功能,但对肺炎患者其价值尚未被证实。支气管舒张药也能促进黏液排出和纤毛运动频率,对 COPD 合并肺炎的患者有效。

（欧阳德伟）

第三章　心内科疾病

第一节　心包疾病

心包疾病的临床谱包括心包先天性缺陷、心包炎(干性、渗出性、渗出-缩窄性、缩窄性)、心包肿瘤、心包囊肿。本节主要介绍急性心包炎、心包积液、心脏压塞、缩窄性心包炎、渗出-缩窄性心包炎。

一、急性心包炎

急性心包炎(acute pericarditis)是心包的炎症,可由多种原因引起,以病毒感染为最常见的病因。

(一)临床表现

1.症状

急性心包炎的主要症状是胸痛。胸痛最常见的位置多在胸前或胸骨后,有些疼痛从靠近斜方肌嵴向左臂放射,这是心包炎疼痛的特殊位置。吸气、咳嗽或卧位时加重。直立和前倾坐位时减轻。

急性心包炎的疼痛持续几小时、几日甚至一周,胸痛有时会突然加剧。呼吸困难是心包渗液时最突出的症状。呼吸困难也可因发热、大量心包积液导致心脏压塞、毗邻近支气管、肺组织受压而加重。若出现心包积液快速增加或者出现大量心包积液时可出现心脏压塞的表现:呼吸窘迫、面色苍白、出汗、恶心、烦躁不安,严重者可以出现神志恍惚、休克。

2.体征

心包炎的患者可能有发热和心动过速,心包摩擦音是心脏听诊的重要特征。由于心包摩擦音可能会很快消失,强度在一日内会多变,所以,反复听诊很重要。此外,因为姿势可影响心包摩擦音的听诊,多个部位听诊有助于诊断。当摩擦音强度受呼吸影响时,称为胸膜心包摩擦音。

(二)辅助检查

对怀疑心包炎的患者,包括心电图、血细胞计数、胸部 X 线片、肌酸激酶同工酶、肌钙蛋白Ⅰ和超声心电图应作为常规检查。其他实验室检查应针对临床表现而定。超声心电图是诊断心包积液非常敏感的检查方法。

1.心电图

90％的病例会出现异常心电图。

2.实验室检查

白细胞计数(WBC)和红细胞沉降率(ESR)、C-反应蛋白(CRP)可增高。当炎症涉及心外膜下心肌时,心肌酶可能会轻度升高。另外,同时伴有病毒性心肌炎的病例,肌酸激酶及肌钙蛋白会增高。

3.胸部 X 线

急性心包炎早期心影可正常,当心包积液超过 250 mL 时,心影增大而肺野清晰无肺水肿,大量心包积液心影似烧杯或球形。

4.超声心动图

纤维蛋白性心包炎可能无异常发现,也可显示不同程度的心包积液。当心包积液超过 250 mL 时,前后心包均可显示液性暗区。

5.其他

必要时可行计算机断层成像(CT)或磁共振成像(MRI),帮助判断积液的部位和量,确定包裹性心包积液,鉴别心包积液与胸腔积液。

(三)治疗

有明确病因的心包炎患者应针对其病因治疗。对症处理主要是限制运动或卧床休息,镇痛。镇痛以非甾体抗感染药为主要药物。

(1)布洛芬为首选药物:300～800 mg,每 6～8 h 1 次,共 10～14 d。布洛芬不良反应少,对冠脉血流无影响。

(2)秋水仙碱:0.5 mg,2 次/d。秋水仙碱对预防心包积液的复发有良好的治疗效果。

(3)阿司匹林:300～600 mg,每 4～6 h 1 次。

(4)吲哚美辛(消炎痛):25～50 mg,3 次/d。老年患者避免使用,因其可减少冠脉血流。

(5)可待因:15～30 mg,口服。

(6)吗啡:5～10 mg,肌内注射。

(7)哌替啶:50～100 mg,肌内注射。

(8)泼尼松:上述处理仍不能缓解时使用泼尼松 1 mg/(kg·d),3～4 d,以控制疼痛、发热、渗出,治疗反应良好者逐渐减量,2 周停用,最近的研究表明此类药物的使用可能会增加复发的机会,应避免长期使用泼尼松。

85%～90%的患者用非甾体抗感染药物治疗,一个疗程就可以有效地控制病情,并且没有后遗症。少数患者可能在第一次发病数周或数月后复发。复发可用非甾体抗感染药、秋水仙碱或联合使用重复治疗。在反复复发性心包炎的困难病例,长期用秋水仙碱有良好的预防作用,推荐用于复发的患者。

在极少数情况下,对频繁复发和严重的心包炎,尽管经上述积极的药物治疗,仍需要心包切开。

二、心包积液

心包炎或任何原因引起心包损害均可能引起心包积液(pericardial effusion)。在很多临床情况下,如尿毒症、心脏创伤或心腔破裂、恶性肿瘤、艾滋病和甲状腺功能低下等均可能引起心包积液。

（一）临床表现

1.症状

心包积液的临床表现由病因和积液产生的速度和量来决定。少量、偶发的积液患者可无任何自觉症状。发生缓慢的心包积液，即使大量积液也可以不出现症状。大量心包积液时，患者可能会出现压迫相邻器官的症状，或引起吞咽困难、咳嗽、呼吸困难、打嗝、声音嘶哑、恶心或腹胀等。

2.体征

心包积液的体征视积液量而定。小量的心包积液不超过 150 mL 时可无任何体征。心包积液量较多，在 200～300 mL 或液体迅速积聚时，可有以下体征：①心尖冲动减弱、消失或出现于心浊音界左缘内侧处；②心浊音界向两侧扩大，相对浊音界消失；③心音低钝遥远，心率快。

如果患者只有少量的积液而心包腔压力没有增加，心包积液可无体征。大量积液可出现奇脉；覆盖心音，压缩肺实质造成左下叶肺叩诊浊音（Ewart 征）；吸气时颈动脉充盈更明显（Kussmaul 征）等。

（二）辅助检查

1.心电图

表现为非特异性的 QRS 波电压降低和 T 波降低，心动过速等，可有 ST-T 段改变。大量积液可引起低电压和电压高低的交替，电交替是大量心包积液和心脏压塞的特征性心电图表现。

2.胸部 X 线片

心影增大，伴有双肺视野清晰或肺血减少，提示有明显的心包积液。少量或中等量积液的胸部 X 线片可能完全正常。快速形成的心包积液，也许仅出现不明显的心影变化。如果积液的速度缓慢，心脏呈球状增大，好像一个水瓶。胸部 X 线检查不易鉴别心包积液和心脏扩大。少数病例可看到由于积液的增加，造成心包脂肪垫层的分离。

3.超声心动图

经胸超声心动图是目前最快和准确的诊断方法，超声诊断心包积液的敏感性和特异性明显优于 X 线和心电图。M 型超声心动图可以探测到少至 20 mL 的积液，二维超声心动图的优点是能够确定积液的分布和局限性积液。超声心动图估算积液的量并非总是准确的。少量的积液往往只表现为左心室后方无回声区，但也有可能是心外膜脂肪而不是心包积液。大量积液通常在心脏前、后壁同时出现，偶尔可见心脏在充满积液的心包中过度摆动。

4.心脏磁共振成像和计算机断层扫描

这两种方法都可以提供精确的心包积液成像，但在大多数情况下，如果超声心动图的图像令人满意，没有必要做这两项检查。然而，确定心包积液的解剖分布和心包膜厚度，它们是最准确的方法。因此，它们往往为超声心动图的重要辅助工具。

（三）治疗

1.心包穿刺

心包穿刺用于判断积液的性质，查找病因。但并非所有的心包积液均有穿刺的指征，如特发性心包积液、心包切开后综合征、心肌梗死后综合征和慢性肾衰竭所导致的心包积液，无心脏压塞时无须心包穿刺。

2.心包切开术

对于恶性心包积液或其他原因所致的心包积液，因反复出现大量心包积液可行心包切开术，以达到持续引流的作用。

三、心脏压塞

心脏压塞（acutecardiac tamponade，ACT）指心包腔中液体急剧积聚导致心脏受压、心室充盈受阻、心排出量下降。心包腔压力是否升高到使充盈受限的程度取决于积液聚集的速度和积液的量。根据心包腔内液体量增长的速度快慢可分为急性心脏压塞和慢性心脏压塞。

（一）临床表现

急性心脏压塞主要表现为心排出量显著减少，亚急性或慢性心脏压塞主要表现为静脉系统淤血，两者的血流动力学改变有所不同，临床表现有较大的差别。急性心脏压塞，患者突发胸闷、呼吸困难、全身冷汗、极度烦躁、面色苍白或发绀、神志不清，呈现休克或休克前状态。亚急性心脏压塞，患者有胸部压迫感或胸痛，呼吸困难，恶心、腹痛或腹胀。急性心脏压塞时典型征象为 Beck 三联征：动脉压下降、静脉压上升和心音遥远。在亚急性心脏压塞时，则表现为另一种三联征：心包积液、奇脉与颈静脉怒张。

（1）奇脉血压极低者，可触不到奇脉：亚急性心脏压塞患者中奇脉发生率为 77％。但应与梗阻性肺部疾病、缩窄性心包炎、限制型心肌病和肺栓塞相鉴别。

（2）动脉压下降尤其是收缩压下降：是本病的主要表现或唯一的早期表现。脉压小于 30 mmHg，动脉血压持续下降可呈现休克表现。凡原因不明低血压或休克患者均应考虑心脏压塞的可能。

（3）体循环静脉压：增高出现颈静脉怒张，呈现 Kussmaul 征象；肝大，肝-颈静脉回流呈阳性，腹腔积液及下肢水肿等。急性心脏压塞尤其是伴低血容量者或肥胖患者，上述表现可不明显，容易漏诊。

（4）心率增快，心音弱而遥远：少数患者早期可因出现迷走反射而表现为窦性心动过缓或停搏。

（二）辅助检查

1.心电图

虽然心包炎和心包积液时心电图不正常，但心电图不能提供特异的诊断线索，出现电交替提示有引起血流动力学改变的大量心包积液。

2.胸部 X 线片

在 X 线透视下发现心脏搏动普遍减弱是急性心脏压塞最主要的 X 线表现。而 X 线片，只有心包积液量超过 250 mL 时，方可见心影向两侧扩大；积液量超过 1 000 mL 时，心影普遍增大，正常轮廓消失，呈烧瓶样，且心影随体位而变化。X 线片检查不适宜用于早期诊断，但有助于病因的诊断。

3.超声心动图

超声心动图是非常有价值的辅助诊断工具，可证实心包积液的存在，并能提供心包腔内压力增加的证据。

4.心导管检查

绝大多数心脏压塞的病例并不需要做心导管检查,但是如果积液体积不明确,超声心动图也没有得出结果时需要考虑行心导管检查。在心脏压塞的患者,心导管检查显示心排出量减少,所有4个房室腔的充盈压升高,房室腔间的充盈压相等或接近相等。

(三)治疗

1.心包引流术

心包引流术是基本治疗,由于心包储量很小,甚至少量(100~200 mL)的液体排出即可使症状明显改善。心包引流最常用的是超声心动图引导下,在剑突下或心前区做经皮心包穿刺。心包穿刺最严重的并发症是划伤或刺破心脏。因此,建议在心包穿刺前,用超声心动图确认在心脏前方至少有1 cm的无回声区作为行心包穿刺术最低积液限量。除此之外,患者应取半卧位,使积液聚集在心包的下部。

一些辅助检查也有利于心包穿刺的安全和成功。最好在心导管室X线透视及右心导管指导下穿刺。

2.心包切除术

如果不需要用于诊断,这可能是用于治疗长期反复复发的心包积液及预防心脏压塞的技术。

四、缩窄性心包炎

缩窄性心包炎(constrictiue pericarditis)可继发于几乎所有的心包损伤或炎症。心脏手术、放射治疗和特发性是目前最常见的原因。过去的几十年中,结核性心包炎一直是引起缩窄性心包炎的主要原因。

(一)临床表现

缩窄性心包炎的许多症状是非特异性的,与慢性心脏充盈压增加和慢性心排出量减少有关,继发于静脉淤血的症状最常见。腹腔积液、周围水肿、胃肠道和肝淤血的症状(如消化不良、厌食和餐后腹胀)。晚期患者可出现心源性肝硬化。由左心衰竭引起的症状如运动性呼吸困难、端坐呼吸、咳嗽等较少见。慢性低心排出量可引起疲劳、内脏充血和消瘦。

体格检查可见如下体征:①血压低,脉搏快,1/3患者可出现奇脉。②颈静脉怒张,Kussmaul征阳性。③心脏听诊时在舒张早期可以听到特别的心包叩击音。心包叩击音发生在舒张早期,比第三心音为早,具有较高的声频。④腹腔积液、肝大伴有明显的肝搏动及其他有关肝衰竭的症状。⑤胸腔积液,积液多时可以引起呼吸困难、发绀。

(二)辅助检查

1.心电图

常见的异常为心动过速,QRS低电压,广泛T波倒置或低平,二尖瓣型P波,少数患者出现电轴右偏。晚期可以出现心房颤动。

2.胸部X线片

胸部X线检查心脏轮廓可变小、正常或扩大。发现心包钙化有助于结核性心包炎的诊断。

3.超声心动图

大多数缩窄性心包炎患者有心包增厚。超声心动图显示心脏大小正常或减小、左心室射血分数正常的心力衰竭患者,应怀疑缩窄性心包炎的存在。典型缩窄性心包炎的超声心动图的特征是室间隔"反弹",即舒张期室间隔矛盾运动。

4.磁共振成像(MRI)和计算机断层扫描(CT)

MRI 和 CT 对缩窄性心包炎的确诊有重要的价值。两者均能显示出心包厚度,局部或环形增厚钙化的轮廓。

5.心导管检查

心脏导管检查可帮助建立正确的诊断,证实两个心室舒张期压力升高并相等。

6.心内膜心肌活检

在进行心导管检查时,同时做心内膜心肌活检能够帮助确诊浸润性心肌病。

(三)鉴别诊断

1.限制性心肌病

结合使用多普勒超声心动图、磁共振成像和计算机断层扫描、血流动力学的研究、心内膜心肌活检等,在大多数情况下能够与限制型心肌病鉴别,但有些时候鉴别诊断很困难。

2.肝硬化

肝硬化患者往往有门静脉高压的表现,但无颈静脉怒张、体循环升高、心包钙化及心尖冲动减弱等。

3.充血性心力衰竭

床边检查有时难以鉴别常见原因引起的充血性心力衰竭与缩窄性心包炎。不对称的右心衰竭或与外周水肿不成比例的腹腔积液,可能是诊断缩窄性心包炎的线索。

(四)治疗

虽然药物治疗可以有效地控制症状,但单独药物治疗的长期预后有限,大部分患者呈进行性加重。

(1)加强营养,补充蛋白质,必要时少量输血或血浆。

(2)降低体循环静脉压,控制钠盐摄入。

(3)尽量避免使用减慢心率的药物,发生快速房颤时可选用洋地黄控制。

(4)心包切除术是治疗缩窄性心包炎有效的方法。大部分的患者在术后数月后,症状可以明显减轻和持久改善。如果症状仍持续存在或复发,应该考虑 3 种可能性:由于长期严重的压迫所导致的心肌功能障碍,心包切除不完全或不适当和术后重新出现缩窄。

五、渗出-缩窄性心包炎

渗出-缩窄性心包炎融合了心包积液和缩窄性心包炎的特点。该综合征是动态的,可能代表了缩窄性心包炎发展的中间阶段。渗出-缩窄性心包炎最常见的病因是尿毒症和恶性肿瘤转移性心包炎,但是任何病因引起的心包炎都可以导致这种情况。超声心动图通常显示少到中等量的积液或在脏层和壁层心包之间可见实性物质。

心包穿刺术可能改善心脏排血量和减轻症状,但是随后对缩窄性心包炎的治疗是非常重要的。胸廓切开并心包切除术可用于症状严重、近期仍可生存的患者,如转移性癌症。

(欧阳德伟)

第二节　扩张型心肌病

扩张型心肌病(dilated cardiomyopathy,DCM)是一类以左心室扩大为主伴收缩功能障碍为特征的心肌病。本病较为常见,临床表现以心脏扩大、心力衰竭、心律失常、血栓栓塞及猝死为特征,虽各年龄组均有发现,但多见中青年,起病隐匿,进展迅速,预后差,出现心力衰竭症状后,5 年生存率低于 30%。

一、病因与发病机制

多数 DCM 病例的原因不清,部分患者有家族遗传性。可能的病因有以下几点。

1.感染

病原体直接侵袭和由此引发的慢性炎症和免疫反应是造成心肌损害的机制。以病毒感染最常见,部分细菌、真菌、立克次体和寄生虫等也可引起心肌炎并发展为 DCM。

2.炎症

肉芽肿性心肌炎,见于结节病和巨细胞性心肌炎,也可见于过敏性心肌炎。

3.遗传

部分的 DCM 病例有基因突变或家族遗传背景,为常染色体显性遗传。

4.细胞介导的细胞毒作用

有研究发现 DCM 患者血清中肿瘤坏死因子(TNF)水平升高,提出 TNF 参与 DCM 的可能机制:①能诱导各种细胞 HLA-Ⅱ类抗原的表达,发生自身免疫;②能刺激成纤维细胞增生,促进心肌纤维化;③抑制心肌收缩力,降低心肌膜电位,高浓度直接诱导 DCM 的形成。

5.营养及代谢障碍

营养及代谢障碍如 5-羟色胺摄入过多,氧化代谢缺陷和蛋白质异常,钾、镁离子缺乏均与DCM 发病有关。

二、病理

各房室腔均扩大,二尖瓣及三尖瓣环增大,室壁多变薄,纤维瘢痕形成,且常伴有附壁血栓。光镜下,心肌纤维明显增粗、变性、坏死及纤维化等病变混合存在。病变的心肌收缩功能障碍,心排出量减少,心室腔残余血量增多,左心室舒张末压升高,导致左右心功能衰竭。

三、临床表现

1.症状

可出现下列症状:①呼吸困难,起初为活动时呼吸困难,病情加重可以出现夜间阵发性呼吸困难和端坐呼吸;②双下肢水肿,是右心功能不全的表现;③乏力,86%患者出现乏力症状,由于心排出量减少导致;④合并心律失常时可表现心悸、头昏、晕厥甚至猝死;⑤发生栓塞时常表现为相应脏器受累表现。

2.体征

可见如下体征。①心脏查体:主要体征为心界扩大,常可闻及第三心音及奔马律,有时于心尖部可闻及收缩期吹风样杂音;②肺部查体:肺部听诊可闻及湿啰音;③右心衰竭体征:颈静脉怒张、肝大及外周水肿等;④心力衰竭较重时,可出现皮肤湿冷、面色苍白,为血流重新分布所导致。

四、辅助检查

1.胸部 X 线检查

胸部 X 线检查可见心影增大,心胸比>50%,可有肺淤血、肺水肿的 X 线表现,透视可见心脏搏动减弱。

2.心电图及动态心电图

大多心电图不正常,但缺乏诊断特异性。个别左心室纤维化还可出现病理性 Q 波,类似心肌梗死图形,可见各种心律失常同时存在。

3.B 超

B 超是诊断 DCM 的重要手段,其简便、快捷、重复性好,各心腔均扩大,以左心室扩大为显著,呈球形。室壁运动普遍减弱,心肌收缩功能下降,EF 值显著降低。

4.心肌核素显像

DCM 核素检查可见心脏扩大,室壁运动普遍减弱,射血分数下降,而缺血性心肌病多呈节段性运动减弱。

5.冠状动脉造影及冠状动脉 CT 检查(CTA)

冠状动脉造影及 CTA 可以发现明显的冠状动脉狭窄等病变,有助于鉴别缺血性心肌病。

6.心内膜心肌活检(EMB)

病理学检查缺乏特异性,但有助于特异性心肌病和心肌炎的相鉴别。

五、诊断与鉴别诊断

DCM 采用排除性诊断,诊断参考标准如下:①临床表现为心脏扩大,心室收缩功能降低,伴有或不伴有慢性心力衰竭和心律失常,可发生栓塞和猝死等并发症;②超声心动图见全心扩大,以左心室扩大为主,室壁运动弥散性减弱,左心室射血分数(EF 值)<45%;③须排除其他疾病引起的心脏扩大和心功能减退才可考虑诊断 DCM。

DCM 排除性诊断标准:①血压持续性>160/110 mmHg;②冠状动脉主支血管狭窄>50%;③饮酒>100 g/d;④持续高频的室上性心律失常;⑤节段性室壁运动异常(超过一个节段),无缺血性心肌病。

六、治疗及进展

DCM 的病因及发病机制尚不清楚,目前缺乏针对性强的特效治疗,强调早期诊断、早期治疗,阻断造成心力衰竭加重的神经体液机制,控制心律失常和预防猝死。

(一)心力衰竭的药物治疗及进展

1.ACEI 或 ARB 的应用

所有心力衰竭患者若无禁忌证或可耐受均应终身服用 ACEI,对于 ACEI 不能耐受(如咳嗽)的患者可以考虑用 ARB 替代。

2.β-受体拮抗药剂

DCM 患者出现心脏明显扩大,EF 值明显降低,若无禁忌都应使用 β-受体拮抗药,有循证医学证据的 β-受体拮抗药剂有卡维地洛、美托洛尔和比索洛尔。

3.醛固酮受体拮抗剂(MRA)

DCM 患者心力衰竭时 RAS 系统过度激活,醛固酮水平升高,醛固酮能导致心室重塑,加重心肌纤维化,加速心力衰竭的恶化,长期应用 ACEI 或 ARB 时,起初醛固酮水平降低,随后逐渐升高,出现"逃逸现象"。因此,加用 MRA 可抑制醛固酮的有害作用,对心力衰竭治疗有利。RALES 试验证实严重心力衰竭患者接受最佳药物治疗的基础上,加用依普利酮可使总病死率下降 15%,心血管死亡及住院率下降 13%。临床应用的 MRA 有依普利酮和螺内酯,适应证:LVEF ≤35%、NYHA Ⅱ~Ⅳ级的心力衰竭患者,已使用 ACEI 和 β-受体拮抗药的基础上,仍有症状者(Ⅰ/A);AMI 后、LVEF≤40%,有心力衰竭症状或既往有糖尿病史者(ⅠB)。无肾功能严重受损的患者应使用,但应密切监测电解质水平,防止高血钾;当血钾>5.0 mmol/L,血肌酐>221 μmol/L 时不宜应用此药物。

4.伊伐布雷定

伊伐布雷定是窦房结起搏电流(If)的一种选择性特异性抑制药,以剂量依赖性方式抑制 If 电流,降低窦房结发放冲动频率,减慢窦性心率,但并不减慢房颤时的心室率,无负性肌力作用,无 β-受体拮抗剂的禁忌证。由于心率减慢,舒张期延长,冠状动脉血流量增加,可产生抗心绞痛和改善心肌缺血的作用。

SHJFT 研究入选包括中国在内的全球 6 588 例窦性心律、心率≥70 次/min、LVEF≤35%、NYHA Ⅱ~Ⅳ级的心力衰竭患者,在最适治疗基础上(包括利尿药、地高辛、ACEI 或 ARB、β-受体拮抗药和 MRA),随机给予伊伐布雷定或安慰剂治疗,平均随访 22.9 个月,伊伐布雷定与安慰剂组相比主要终点(心血管死亡和因心力衰竭恶化住院)风险显著降低达 18%,心力衰竭死亡风险显著降低 26%。对基线心率≥75 次/min,亚组分析表明,加用伊伐布雷定使心血管死亡和全因死亡风险均显著降低 17%,据此新的心力衰竭治疗指南推荐伊伐布雷定用于窦性心律,心率≥75 次/min 的心力衰竭患者的治疗。

5.利尿药的应用

利尿药是唯一能减轻体液潴留的药物,能有效改善症状,应注意防止电解质平衡紊乱。

6.洋地黄

洋地黄目前在心力衰竭治疗中地位下降,能有效改善症状,尤其能减慢房颤患者的心室率,不能改善患者的预后。

7.肾素抑制药

阿利吉仑是直接肾素的抑制药,最新临床试验显示,慢性失代偿性心力衰竭者使用阿利吉仑后主要心血管事件的发生率,及心力衰竭住院率与安慰剂比较无明显著下降,且增加高血钾、低血压、肾功能损害的风险。

8.能量代谢药物

心肌的能量代谢障碍在心力衰竭的发生和发展中可能发挥一定作用,部分改善心肌能量代谢的药物，如曲美他嗪、辅酶 Q10 和左卡尼汀在心力衰竭治疗方面可能有益，但缺少大样本研究。

(二)心律失常的防治

大多数 DCM 患者伴有各种类型的心律失常，以快速心律失常多见，在治疗心律失常前，首先加强对心力衰竭的治疗，并消除各种致心律失常的因素。对于无症状的频发室性期前收缩，包括非持续性室速，一般不需积极治疗，对于有明显症状的非持续性室速和持续室速，可用胺碘酮治疗，置入心脏电复律除颤器(ICD)预防心脏猝死的适应证包括：①有持续性室速史；②有室速、室颤导致的心脏骤停史；③LVEF＜35％，NYHA 心功能分级为Ⅱ～Ⅲ级，预期生存时间＞1 年，且有一定生活质量。

（欧阳德伟）

第三节　肥厚型心肌病

肥厚型心肌病(hypertrophic cardiomyopathy，HCM)是一种常染色体显性遗传性心肌病，以心室肌非对称性肥厚及心室腔变小为特征，约 1/4 的 HCM 患者存在左心室流出道梗阻。欧美发达国家人群患病率为(170～200)/10 万。我国安贞医院最新资料显示，HCM 患病率为160/10 万，推测我国可能有 180 万～200 万的 HCM 患者。

一、病因与发病机制

1.病因

HCM 为常染色体显性遗传，约 2/3 的 HCM 患者有家族遗传特点。目前报道的 HCM 相关基因突变已超过 900 种，HCM 的表型呈多样性，在同一家族内部的各例患者的发病情况及临床表现也不完全相同，提示与致病的突变基因、基因修饰及不同的环境因子等相关。

2.发病机制

至少 50％的家族性肥厚型心肌病是常染色体显性遗传性疾病，故有学者把肥厚型心肌病定义为"先天性心脏病"。目前已发现至少 13 个基因 400 多种突变可导致肥厚型心肌病。编码下列蛋白的基因突变可致肥厚型心肌病：β 肌球蛋白重链、肌球蛋白结合蛋白、肌钙蛋白 T、肌钙蛋白 I、α 原肌球蛋白、肌球蛋白轻链必需链、肌球蛋白轻链调节链、肌动蛋白、肌球蛋白重链、肌性 LIM 蛋白、肌联蛋白，其中大多数均为错义突变。目前对于各种突变导致 HCM 形态学，以及临床上特征的确切机制仍然处于推测阶段，但是所有这些突变都有可能是参与随后的致肥厚反应的驱动力。肥厚型心肌病的表现可能是各种因素相互作用的结果。很罕见的情况下，家族性 HCM 可由一个以上基因突变引起。多数家族性的 HCM 是由 3 种主要基因突变中的一种造成。β 肌球蛋白重链基因($MYH7$)导致的 HCM 所占比例最高，为 35％～50％；其次为心脏型肌球蛋白结合蛋白 C 基因(15％～25％)和肌钙蛋白 T($cTnT$)基因(15％)；其他致病基因所占比例较少。既往研究表明携带 $MYH7$ 突变的 HCM 患者发病较早，临床表现较严重，猝死发生率高；$MYBPC3$ 突变携带者发病年龄较晚(＞40 岁)，中老年人发病多见，心肌肥厚的程度较轻,预后好于 $MYH7$。即使在成年人其外显率也不完全,并且发病与年龄有关,随年龄增长而外显率增加。对于某个基因的特异性变异来说其表现型差异巨大,相应的临床症状及心肌肥厚出现的时程和严重程度也有很大区别。例如,肌钙蛋白 T 基因的突变通常只引起中等程度的(甚至没有)肥厚,但是预后却很差,猝死的风险相当高(虽然其中一种突变类型的预后较好)。其他几种"恶性"的突变发生于 $MYH7$ 分子和原肌球蛋白。致病基因型预测患者的预后目前仍存在争议,部分学者不支持基因型与临床表型的关联,理由是携带同一突变的不同家系及家系内不同患者的临床表型差异很大。Mogenson 等发现,$TNNI3$ 基因 $Asp190His$ 突变在同一个家系中既可以导致肥厚型心肌病也可以导致限制型心肌病。有研究表明,$TNNI3$ 基因 $Angl45Trp$ 突变能够引起限制型心肌病,而同样的突变在我国患者中却表现为肥厚型心肌病。这说明肥厚型心肌病的最终临床表型是基因突变类型、修饰基因和环境因素共同作用的结果。尽管如此,建立基因型和表型联系,通过基因型解释、判断或预测临床表型变化一直是肥厚型心肌病研究的主要方向,因为这是进行肥厚型心肌病临床诊断、早期预防致病基因突变携带者进展为肥厚型心肌病,并进行合理危险分层,有效预防猝死发生的前提。

二、病理

左心室流出道梗阻(LVOT)与 HCM 患者症状相关,并对预后有影响,左心室收缩时快速血流通过狭窄的流出道产生负压,引起二尖瓣前叶前向运动,加重梗阻。有些患者静息时梗阻不明显,运动后变为明显。

大体解剖主要为心室肥厚,尤其是室间隔肥厚,按受累部位不同,可分为 6 个亚型:①增厚局限于室间隔基底段;②心尖部肥厚型;③左室前、侧壁肥厚型;④左心室后壁肥厚型;⑤均匀肥厚型;⑥右心室肥厚型。

三、临床表现

1.症状

主要症状有:①呼吸困难及乏力,是最常见症状,这由左心室顺应性下降,充盈受阻,舒张末压升高,导致肺淤血引起;②可有胸痛,胸痛持续时间较长,硝酸甘油治疗效果不佳,胸痛原因为肥厚的心肌耗氧量增加,而冠状动脉供血相对不足;③昏厥,多在突然站立或运动时发生;④猝死,多由室性心动过速或心室颤动等恶性室性心律失常所致;⑤心力衰竭,在疾病晚期,因广泛心肌纤维化,约 15% 患者可表现为心脏扩大,室壁变薄,左室收缩力下降,类似扩张型心肌病改变。

2.体征

叩诊可见心脏轻度增大,听诊:①流出道梗阻者可于胸骨左缘第 3~4 肋间闻及较粗糙的喷射性收缩期杂音,有时可伴震颤;②心尖部也常可听到收缩期杂音,因二尖瓣前叶移向室间隔导致二尖瓣关闭不全;③含服硝酸甘油、应用正性肌力药、做 Valsalva 动作或取站立位等均可使杂音增强;相反凡减弱心肌收缩力或增加心脏后负荷的因素,如使用 β-受体阻滞药、取蹲位等均可使杂音减弱;④有时可闻及第四心音。

四、辅助检查

1. 心电图及动态心电图

心电图及动态心电图缺乏特异性,大多有心电图异常,且心电图改变出现较早,表现为QRS波左心室高电压、异常Q波和ST-T改变,少数患者可有深而不宽的病理性Q波。动态心电图有时可记录到多源性室性期前收缩、室性心动过速及心房颤动,非持续性室速为发生心脏猝死的高危因素,故动态心电图对于患者的危险分层有重要指导意义。

2. B超

B超是临床诊断HCM最主要的诊断手段。超声表现:①左心室肥厚及LVOT狭窄,心室腔变小,舒张期室间隔厚度>15 mm或与后壁厚度之比≥1.3;②二尖瓣前叶在收缩期前移(SAM现象);③主动脉瓣在收缩期提前关闭。

3. 心脏磁共振(CMR)

CMR可精确显示HCM患者左心室肥厚的部位及程度,心室壁和(或)室间隔局限性或普遍性增厚,是最敏感、最准确的无创诊断方法。

4. 心导管检查和冠状动脉造影

有左心室流出道狭窄者在心室腔与流出道之间存在收缩期压力阶差;冠状动脉造影多无异常,如合并冠状动脉严重狭窄者,心源性死亡风险显著增加,对一些有疑似心绞痛症状和心电图ST-T改变的患者有重要鉴别价值。

5. 心内膜心肌活检

心内膜心肌活检可见心肌细胞肥大、排列紊乱、局限性或弥散性间质纤维化。心肌活检对除外浸润性心肌病有重要价值,用于除外淀粉样变、糖原贮积症等。

6. 分子遗传学检查

对HCM的候选基因突变进行筛查,结合家族史,谱系分析不仅有助于基因突变患者的早期确认,而且对识别具有HCM家族史的患病亲属至关重要。

五、心脏性猝死(SCD)高危因素

HCM是最常见的遗传性心脏疾病,也是导致年轻人心脏性猝死(SCD)的最常见原因之一。

下列是SCD的高危因素:①室颤或持续性室速病史;②家族SCD史,特别是2名以上一级亲属发生SCD;③原因不明的晕厥;④非持续性室速;⑤室壁极度肥厚,超声心动图显示左心室最厚处≥30 mm与SCD独立相关;⑥运动中的血压:患者运动中血压上升持续≤20 mmHg或下降持续≥20 mmHg。上述这些危险因素需综合评价。

六、诊断与鉴别诊断

(一)诊断

1. 诊断标准

根据病史及体格检查,结合超声心动图等表现,诊断本病一般不难。对超声心动图仍不能确诊时,需做左心室造影和心导管检查。近年来CMR越来越多用于诊断。如有阳性家族史

(猝死、心肌肥厚等)更有助于诊断。基因检测有助于明确遗传学异常。

2.梗阻型 HCM 诊断

①超声心动图示:室间隔厚度≥15 mm,室间隔厚度/左心室后壁比值≥1.3,有 SAM 现象;②心导管造影示:LVOT 狭窄;③心导管检查示:LVOT 收缩期压差＞20 mmHg,或虽＜20 mmHg,但药物负荷试验压差改变。

3.诊断研究进展

基因诊断可早期诊断 HCM,敏感性 50%～70%,特异性 99.9%,是肥厚型心肌病诊断的"金标准"。但携带基因突变患者,并不一定出现心肌病的临床表现。仍有 30%～50% 心肌病目前尚不能找到相应的基因突变。目前在美国,突变筛查已商业化。

(二)鉴别诊断

(1)主动脉瓣狭窄:鉴别要点包括两点。①超声心动图示主动脉瓣增厚、粘连、钙化,狭窄等改变;②左心导管检查,压差为主动脉瓣跨瓣压差,位于左心室与主动脉之间。

(2)冠心病:心电图出现异常 Q 波时,需与本病鉴别,冠状动脉造影检查明确诊断。

(3)先天性心脏病,室间隔缺损:①出生时即出现杂音;②超声心动图可明确诊断。

(4)运动员性心脏病:需与非梗阻型 HCM 鉴别,运动员性心脏病一般左心室腔无缩小,舒张功能较好,无家族史。

七、治疗

(一)生活方式干预及家族筛查

一经确诊,无论是否有 LVOT 梗阻,均禁止参加剧烈运动。应禁烟酒,洗浴时间不宜过长,心力衰竭或心律失常者应卧床休息。

(二)药物治疗

1.β-受体阻滞药

β-受体阻滞药是 HCM 的一线治疗用药,可降低心肌收缩力,改善心室舒张功能,减轻左流出道梗阻。减慢心率时,可延长心室舒张期充盈时间,有抗心律失常作用,减少室性及室上性心动过速。

2.非二氢吡啶类钙通道阻滞药

非二氢吡啶类钙通道阻滞药有减慢心率和降低心肌收缩力作用,可改善心室舒张功能,对于 β-受体阻滞药疗效不佳或有禁忌者可使用,一般不与 β-受体阻滞药合用。

3.他汀类药物

动物实验数据显示,他汀类药物在抑制 HCM 的进程,减轻临床表现方面可能有益。动物实验表明他汀类药物有逆转心肌肥厚的作用,其机制可能在于抑制血管紧张素 Ⅱ 介导的心肌肥厚,抑制 ERK 1/2 信号通路的激活,同时阻断细胞内分子信号的传导。

4.RASS 系统阻断剂

临床试验表明,氯沙坦钾能逆转心肌肥厚,改善心脏舒张功能。

氯沙坦钾对表达 Troponin T 突变基因的转基因鼠的心肌具有逆转作用,有小样本的研究(19 例)显示,口服氯沙坦 50 mg/d,1 年后症状明显改善,但还需进一步深入全面研究综合评价疗效。

5. N-乙酰半胱氨酸

在转基因兔 HCM 动物实验中,该药可明显逆转心肌肥厚和纤维化,并防止心脏收缩功能恶化。其机制可能与其参与氧化应激通路的反应和蛋白质的巯基修饰有关,需要进一步研究来证实其疗效。

6. Perhexiline

Perhexiline 是卡尼汀棕榈酰转移酶抑制药,该药可明显改善磷酸肌酸和三磷腺苷的比值,同时增加心肌收缩有效性,心功能进而改善。

7. 房颤的治疗

HCM 最常见的心律失常是房颤。胺碘酮能减少阵发性房颤发作。对持续性房颤,可予 β-受体阻滞药控制心室率。

值得指出的是,硝酸酯类药物使用时加重 LVOT 梗阻,加大流出道压差,对于梗阻型 HCM 应禁用。

(三)非药物治疗

1. 双腔起搏治疗

双腔起搏治疗用于治疗梗阻型 HCM,作用机制是,置入双腔起搏后,心室激动从右室心尖部开始,使室间隔激动提前在整个心室收缩射血之前,减轻二尖瓣收缩期前移,减少 LVOT 梗阻,改善症状。起搏器治疗的适应证:①药物治疗效果不佳或不能耐受者;②不能行外科手术或室间隔化学消融者,如高龄、合并其他全身疾病或不愿手术及化学消融者;③超声心动图或心导管检查提示静息状态下 LVOT 压力阶差＞30 mmHg 或激发试验＞50 mmHg 的患者。

2. 经皮室间隔心肌化学消融术(PTSMA)

经皮室间隔心肌化学消融术最早由 Sigwart 于 1993 年提出,1995 年正式临床应用,目前已广泛应用。方法是经冠状动脉间隔支注入无水乙醇造成该供血区域心室间隔坏死、变薄、收缩力下降,减轻患者左心室流出道梗阻及二尖瓣反流,改善临床症状。其适应证:①有明显症状,且药物治疗效果不佳或不能耐受者;②心脏超声检查,符合梗阻型 HCM 标准,室间隔厚度≥15 mm;③心导管检查提示静息状态下 LVOT 压力阶差≥50 mmHg 或静息 30～50 mmHg,激发试验≥70 mmHg;④心脏冠状动脉造影解剖适合行 PTSMA。禁忌证:①非梗阻性肥厚型心肌病;②合并必须进行心脏手术的疾病,如严重二尖瓣狭窄、冠状动脉多支病变;③不能确定球囊在靶间隔支固定;④无或临床症状轻微,即使压差高亦不需做;⑤终末期心力衰竭。

由于消融范围的不确定性,部分患者需要重复消融,PTSMA 主要并发症有:①部分患者(2%～5%)发生完全性房室传导阻滞,需安装永久起搏器治疗;②有些可致室间隔大面积梗死,室间隔穿孔;③部分可出现心肌梗死相关的心律失常;④急性二尖瓣关闭不全;⑤心包积液;⑥肺栓塞;⑦左心室进行性扩大。已有资料显示,PTSMA 病死率为 2% 左右,目前主要针对那些年龄过大、手术耐受差、并发症多、缺乏精良手术医师的医院。

(刘言慧)

第四节 感染性心内膜炎

感染性心内膜炎(infectiue endocarditis,IE)是心脏内膜表面的微生物感染,伴赘生物的形成。赘生物为大小不等、形状不一的血小板和纤维素团块,其中含有大量的微生物和少量的炎性细胞。感染性心内膜炎多侵犯心脏瓣膜,亦可发生于间隔缺损部位、腱索或心壁内膜。发生于动静脉分流、动脉-动脉分流(如动脉导管未闭)及主动脉缩窄处的感染,虽然本质属于动脉内膜炎,但具有与感染性心内膜炎类似的临床特征,因此亦归入感染性心内膜炎范畴。

抗生素问世前,感染性心内膜炎根据自然病程分为急性和亚急性2类。急性感染性心内膜炎多由金黄色葡萄球菌、肺炎球菌、淋球菌、A族链球菌和流感杆菌等高毒力的病原菌感染所致。常侵犯正常心脏瓣膜,起病凶猛,病情发展快,迅速引起瓣膜破坏,常出现转移性感染病灶,如不予以积极有效的治疗,多于4周以内死亡,如能幸存,常遗留有严重的血流动力学障碍。亚急性感染性心内膜炎多由低毒力病原菌引起,如草绿色链球菌、肠球菌、表皮葡萄球菌等,常侵犯原已有病变的心脏瓣膜,对身体其他组织侵袭力弱,起病缓慢,病程较长,可迁延数周至数月。近年由于诊断水平的提高和抗生素的有效应用,感染性心内膜炎的自然病程已经改变,临床表现多种多样,二者多无明显的界限,更为可取的分类方法是按患者的类别(自体瓣膜、人工瓣膜和吸毒者等)及病原体进行分类,如人工瓣膜草绿色链球菌感染性心内膜炎,因为这种分类方法考虑到患者的治疗和预后。

一、病因

1.基础疾病

本病易发生于青壮年,近年来老年感染性心内膜炎的发生率有所增高,男性>女性。患者常有基础心血管疾病,风湿性心脏病占发病总数的60%～80%,其中二尖瓣反流、主动脉瓣关闭不全最常见,三尖瓣或肺动脉瓣受累较少。先天性心脏病中以室间隔缺损及动脉导管未闭为最常见,其次为二瓣叶主动脉瓣、法洛四联症和主动脉窦瘤破裂等。其他疾病例如二尖瓣脱垂、马方综合征、梅毒性心脏病、艾滋病、吸毒和肥厚型心脏病等也可引起。

有病变的心脏容易患感染性内膜炎,其机制可能是血流从压力高的心腔或血管,经狭窄孔道流向压力低的心腔或管腔产生血液虹吸压力效应,以及形成涡流或通过射流的损伤,造成心内膜或心瓣膜损害,使内膜下胶原暴露,有利于血小板、纤维蛋白原在瓣膜上聚集。在此基础上微生物易种植在无菌性赘生物上,造成感染性心内膜炎。某些医源性因素,例如心血管疾病介入治疗、手术操作(例如心脏或妇产科手术)、心内压力监测插管、房室分流、高能营养、组织活检、起搏器、动静脉插管(血液透析)、导尿(特别患者抵抗力减低时)。恶性肿瘤接受化疗、骨髓或器官移植后免疫抑制治疗者,以及吸毒和艾滋病患者,易患本病。

2.病原体

急性感染性心内膜炎常为全身化脓性细菌感染的一个组成部分。病菌从身体的局部感染灶入侵,引起败血症,心内膜也受到侵袭,致病菌多为金黄色葡萄球菌、肺炎双球菌等毒力较强的细菌,布氏杆菌也可引起本病。多数亚急性感染性内膜炎为毒力稍低的草绿色链球引起,其次为肠球菌、白色葡萄球菌、溶血性链球菌和革兰氏阴性菌,真菌中如白念珠菌、放线菌、隐球菌等也可引起本病。病原菌入侵途径系通过口腔、泌尿道、肺部和肠道感染灶进入血液。在正常情况下,这些病原菌能被机体随时消灭,而在心脏瓣膜有病变时,容易滞留细菌,引起感染性内膜炎。微生物所侵犯的部位,常在血流经过狭窄孔道前方,例如二尖瓣关闭不全时在瓣叶的心房侧,室间隔缺损时在右心室内膜面,动脉导管未闭时在肺动脉内膜等。吸烟和艾滋病患者常有三尖瓣内膜炎伴反复肺梗死,或二尖瓣和主动脉瓣真菌性感染伴肢体动脉栓塞。金黄色葡萄球菌是吸毒和人工瓣膜患者感染性心内膜炎的主要病菌。脓肿形成是瓣膜感染的严重并发症之一,其原因可与感染直接侵犯纤维性心脏骨架有关(即瓣膜周围结缔组织),同时累及邻近心肌。偶然,血源性播散导致心外脓肿形成。尤以急性感染性心内膜炎更为常见。

3. 免疫学因素

感染性心内膜炎发生前大部分患者循环中有针对特异性细菌的抗体,入侵细菌被这些有调理作用的抗体凝集而容易在心内膜上附着。本病在持续菌血症后可产生更多的抗体,多为lgG、IgM、IgA 类免疫球蛋白。此外,尚有非特异性高 γ 球蛋白血症和自身抗体,包括由于心肌损害后产生抗心肌抗体、抗人球蛋白抗体,以及冷球蛋白等,尚有补体激活和利用。这些体液免疫变化提示在感染性心内膜炎中 B 细胞功能增强和 T 细胞活性减低。

二、病理

形成心内赘生物的发病机制第一步在于非细菌性血栓性心内膜炎的发生,通常与心内膜受损后局部血小板和纤维蛋白聚集相关。血液循环中的微生物随后会感染这一由血小板和纤维蛋白形成的无菌病灶。

(1)赘生物多发生在瓣叶闭合线上。高速血流可能对内皮造成损伤,导致二尖瓣瓣叶心房面及主动脉瓣瓣叶心室面易形成赘生物。外源性物体如心脏内置入器械起初无内膜覆盖,故容易成为血小板纤维蛋白血栓的形成部位。

(2)当机体免疫力下降时,菌血症的发生是造成非细菌性血栓性心内膜炎向感染性心内膜炎转化的关键。外源性物体会进一步削弱机体免疫力,导致治疗难度增加。

(3)赘生物的形成会进一步影响瓣膜的闭合,引起瓣膜穿孔、腱索断裂,最终加重瓣膜反流和心功能不全。此外,赘生物可能发生脱落,从而引起外周血管菌栓或非菌栓性栓塞。

(4)感染可能累及周围的结构,包括瓣环结构、心脏传导系统、周围心肌组织或主动脉瓣二尖瓣间纤维体。结果可能引起传导阻滞、脓肿形成、憩室形成、动脉瘤形成或瘘管形成等并发症。人工瓣膜感染常累及瓣周组织,可能引起脓肿形成或瓣膜破裂等并发症。

三、临床表现

(一)全身性感染表现

由于急性感染性心内膜炎常继发于机体的化脓性感染,如肺炎、脑膜炎及关节炎等或继发于败血症成为全身严重感染的一部分,发热是本病最常见的症状,热型以不规则者为最多,可为间歇型或弛张型,伴有畏寒和出汗。体温大多在 37.5 ～39 ℃,可高达 40 ℃以上。也有小部分患者体温正常或低于正常,多见于老年、伴有栓塞或真菌性动脉瘤破裂引起脑出血和蛛网膜下隙出血及严重心力衰竭、尿毒症患者。此外,未确诊本病前已应用过抗生素、退热药、激素者也可暂时不发热。另外,大部分患者有进行性贫血,有时可达严重程度。病程较长者常有全身疼痛、关节痛,低位背痛和肌痛在起病时较常见,主要累及腓肠肌和股部肌肉。

亚急性感染性心内膜炎多数起病缓慢,有全身不适、疲倦、低热及体重减轻等非特异性症状。少数以并发症形式起病,如栓塞、不能解释的卒中、心瓣膜病的进行性加重、顽固性心力衰竭、肾小球肾炎和手术后出现心瓣膜杂音等。

(二)心脏受累表现

几乎所有患者均可闻及心脏杂音,为短期内心瓣膜和腱索的急剧损害所致,可产生高调杂音或使原有的杂音性质迅速改变。由于瓣叶或瓣膜支持结构的损害,多出现瓣膜关闭不全的反流性杂音。约15%患者开始时没有心脏杂音,而在治疗期间出现杂音,少数患者直至治疗2～3个月才出现杂音。在病程中杂音性质的改变往往是由于贫血、心动过速、心排血量变化等血流动力学上的改变所致,大部分患者都可能出现不同程度的心力衰竭,其主要由瓣膜及细菌毒素所致心肌的损害等因素引起。

(三)栓塞表现

1.脑栓塞

常发生于大脑中动脉,呈偏瘫失语。

2.弥漫性栓塞性脑膜炎

因小动脉或毛细血管的散在性细菌性栓塞所致,可酷似化脓性脑膜炎、脑炎或结核性脑膜炎。

3.脑出血

因脑部细菌性动脉瘤破裂出血,弥漫性脑出血,特别是蛛网膜下隙出血,可引起颈部强直及血性脑脊液。

4.冠状动脉栓塞

可引起胸痛、休克、心力衰竭、严重心律失常等心肌梗死的表现,并可迅速死亡。

5.肾栓塞

可有腰痛、血尿。

6.脾栓塞

可发生左上腹或左肋部突然的疼痛和脾增大、压痛,并有发热和脾区摩擦音。

7.四肢动脉栓塞

可引起肢体的软弱或缺血性疼痛。

8.眼部变化

除结膜可见瘀点外,眼底检查可见扇形或圆形出血,有白色中心,并可见视网膜 Roth 斑。

9.皮肤及黏膜栓塞

瘀点可呈白色或灰色。大的皮内或皮下栓塞,呈紫红色,微微隆起,有明显压痛,发生在手指足趾末端的掌面,称 Osler 小结;Janeway 结节为另一种特殊性皮肤损害,呈小结节状出血,见于手掌及足底。

10.中枢神经系统病灶

有时引起偏盲、复视。视网膜中心动脉栓塞引起突然失明。

四、辅助检查

(一)实验室检查

1.血液化验

1)实验室检查

常表现为非特异性急性炎症表现,包括轻度白细胞增多、红细胞正色素性贫血及血小板计数轻度增加或减少。其他化验异常还可能包括红细胞沉降率增快,C-反应蛋白、类风湿因子增高,伴或不伴高球蛋白血症。感染性心内膜炎还可能引起性病或莱姆病血清学试验假阳性。

若出现免疫复合物相关肾小球肾炎或药物毒性相关的肾损伤,则可能出现补体下降、血尿素氮和肌酐升高。

2)血培养

是感染性心内膜炎诊断和治疗的必要检查。但若患者临床表现为典型急性起病,暴发型感染可能短时间内致死,故治疗应在起病 $2\sim3\,h$ 开始。在近期的报道中,尽管采用了最先进的检测方法,仍有 $2\%\sim7\%$ 的感染性心内膜炎血培养为阴性。

(1)如果临床允许,应在开始经验性抗生素治疗前在三处不同部位抽取三份血培养标本。每份血培养标本至少应包含 $40\,mL$ 静脉血,应分别送检需氧菌培养及厌氧菌培养。HACEK 族菌应常规送检,对于免疫抑制状态等可能真菌性感染性心内膜炎患者亦应送检真菌血培养。

(2)血管内感染会导致来源于赘生物的持续性菌血症。因此无须等到体温峰值或寒战时才抽取血培养。

(3)若高度怀疑血培养阴性感染性心内膜炎或培养困难病原体引起的感染性心内膜炎,应注意可能需要加强培养基的配置或延长潜伏期后再行抽取血培养。如 HACEK 族菌需要延长至 $21\,d$ 潜伏期后再行抽取血培养。常见的血培养阴性感染性心内膜炎的致病微生物包括伯纳特立克次体、巴尔通体、Tropheryma whipplei 菌、HACEK 族菌、布鲁菌属、军团菌、支原体、分枝杆菌和真菌。其中布鲁菌属、军团菌属、立克次体和鹦鹉热可以通过血清学检查提示感染。培养困难病原体亦可通过瓣膜活检标本 PCR 检测技术诊断。虽然 PCR 不需要培养基,但需要获取瓣膜活检标本。近期有研究表明 PCR 检测在诊断血培养无法诊断的感染性心内膜炎中可实现 41% 敏感性和 100% 特异性。这部分 PCR 检测结果将来可能用于血培养阴性感染性心内膜炎患者的经验性治疗方案的选择。

(4)对于血培养提示凝固酶阴性葡萄球菌阳性的患者应特别注意。路邓葡萄球菌是一种罕见的引起感染性心内膜炎的凝固酶阴性葡萄球菌。与其他凝固酶阴性葡萄球菌不同,路邓葡萄球菌多累及自体瓣膜,侵袭性强,常易引起脓肿,若不及时外科治疗,致死率很高。因此对于高度可疑感染性心内膜炎的患者,若血培养提示凝固酶阴性葡萄球菌阳性,不应简单认为是杂菌污染,而应进一步明确菌种。

2.组织学检查

瓣膜切除后进行组织学检查是感染性心内膜炎诊断的"金标准"。组织学检查可表现为瓣膜炎症、赘生物形成，伴或不伴特异致病微生物。通过对赘生物进行特殊染色或免疫学检查可以明确病原学，并指导抗感染治疗方案的制订。对于血培养阴性的感染性心内膜炎（如 Q 热、巴尔通体、Tropheryma whipplei 菌等）组织学检查的作用尤为重要。心脏内科医师、心脏外科医师、病理科医师、微生物学专家之间的配合，有助于更早更准确地诊断感染性心内膜炎。

3.尿液分析

尿液分析多可见镜下血尿伴或不伴蛋白尿。

4.心电图

对于所有可疑感染性心内膜炎的患者应进行基线心电图检查并随诊心电图变化。

（1）心电图可以通过发现 P-R 间期延长、完全传导阻滞等异常提示感染向心肌内蔓延，尤其对于人工瓣膜感染性心内膜炎患者有重要提示意义。新发房室传导阻滞可能提示脓肿形成，其敏感性为 42%，特异性为 77%。

（2）罕有赘生物脱落引起栓塞造成心肌梗死。

5.其他

胸部 X 线检查可以提示充血性心功能不全或胸腔积液等征象。右心系统的感染性心内膜炎可因多发肺部菌栓栓塞而在胸部 X 线片中表现为非特异性浸润性改变。

（二）影像学检查

1.超声心动图

超声心动图在感染性心内膜炎的诊断和治疗中都起着重要的作用。超声心动图的主要作用在于发现瓣膜赘生物，并对其位置、特点及对心功能的影响进行观察。赘生物除了可能形成于瓣膜表面，亦可在高速血流或湍流冲击心脏内膜部位形成。超声心动图的局限性在于可能难以分辨赘生物与其他非感染性软组织。

1）经胸超声心动图

所有可疑感染性心内膜炎的患者均应接受治疗前经胸超声心动图检查，目的为明确是否合并基础心脏病变，明确赘生物的位置和大小，评估并发症情况（如主动脉周环状脓肿形成）。经胸超声心动图对于赘生物的识别敏感性较低（29%～63%），但特异性接近 100%。若通过经胸超声心动观察瓣膜的形态和功能大致正常，感染性心内膜炎的可能性亦较低。有报道约96% 的经胸超声心动图正常患者经食管超声心动图亦表现为阴性结果。

2）经食管超声心动图

经食管超声心动图增加了感染性心内膜炎诊断的准确性。若患者高度可疑感染性心内膜炎且经胸超声心动图检查无阳性发现，尤其是经胸超声心动图图像质量欠佳时，应完善对赘生物敏感性更高的经食管超声心动图检查。经食管超声心动图适合于观察心脏后部结构、脓肿、瘘管、瓣周漏、小体积赘生物、右心结构、心脏内置入器械表面情况、瓣叶穿孔和人工瓣膜情况。其中，其对于瓣周脓肿、瘘管及人工瓣膜瓣周漏的观察对于治疗策略的选择有重要意义。术中经食管超声心动可以用于评价手术干预是否成功，或用于评价修复性手术的潜在可能。术后经食管超声心动图可用于留取术后基线资料方便随访时对比。尽管多数患者应首选经胸超声心动作为初次检查,但对于合并金黄色葡萄球菌血症、人工瓣膜置换术后、既往感染性心内膜炎病史、经胸超声检查受限、由已知常见感染性心内膜炎致病微生物引起的菌血症患者应首选经食管超声心动图作为初次检查。

(1)未见阳性结果的患者感染性心内膜炎可能性低,但不能完全排除诊断。经食管超声心动图的阴性预测值>90%,但对于感染性心内膜炎早期或赘生物较小的患者可能发生假阴性结果。如果临床高度可疑感染性心内膜炎应考虑复查经食管超声心动图。显然,经食管超声心动图的阴性结果并不能推翻临床高度可疑的人工瓣膜感染性心内膜炎诊断。

(2)对于心肌脓肿诊断的敏感度(87%)高于经胸超声心动图(28%)。瓣周脓肿是感染性心内膜炎严重的并发症且需要外科手术干预,故应尽早准确识别瓣周脓肿。

(3)对于人工瓣膜感染性心内膜炎,尤其是主动脉瓣和二尖瓣置换术后的人工瓣膜感染性心内膜炎,经食管超声心动图可以减少人工瓣膜声影对诊断的影响,故其诊断敏感度(82%)高于经胸超声心动图(36%)。对于人工瓣膜感染性心内膜炎或起搏器相关感染性心内膜炎高度可疑且经胸超声心动图未见阳性结果的患者应完善经食管超声心动图。

(4)对于可疑起搏器或除颤器相关感染性心内膜炎的患者应完善经食管超声心动图。经胸超声心动图识别瓣膜或电极赘生物的敏感度仅有 30%,而经食管超声心动图敏感度可高达 90%。

2.心导管检查

对于感染性心内膜炎合并阻塞性冠状动脉性心脏病的患者,左心导管和选择性冠脉造影检查优于心脏外科手术。破裂人工瓣膜的异常摇摆运动可在透视下被观测。对于主动脉瓣受累的感染性心内膜炎患者应避免不必要的冠脉造影或左心造影,以避免赘生物脱落引起栓塞。

3.中枢神经系统影像学检查

对于合并中枢神经系统并发症(如脑栓塞、颅内出血或细菌性动脉瘤)或持续性头痛的患者应完善头颅 CT、磁共振、脑血管造影等检查。

4.全身影像学检查

CT 或磁共振可用于检测转移性感染灶。CT 检查随着其检查清晰度增加其诊断价值逐渐提高。磁共振受限于其瞬时分辨率,目前对于感染性心内膜炎的心脏内检查仍没有得到较好的应用。

五、诊断

由于感染性心内膜炎表现复杂多样,其诊断标准的制定需要更加详细。Duke 诊断标准是目前敏感度和特异度最高的一套诊断标准。它对于诊断金黄色葡萄球菌引起的感染性心内膜炎、右心系统感染性心内膜炎及血培养阴性感染性心内膜炎尤其有效。但该标准目前尚未在人工瓣膜感染性心内膜炎中得到验证。

2023 年,国际心血管感染性疾病学会(ISCVID)更新了感染性心内膜炎的标准,称为 2023 DUKE-ISCVID 标准。这些标准包括病理学标准和临床标准,以及排除心内膜炎的条件。Duke 诊断标准:分为"确诊(临床或病理)""可疑"和"除外"。

(1)病理学确诊:诊断标准见表 3-2A,满足二者中任一即可明确诊断。

(2)临床确诊:诊断标准见表3-2B,需满足两条主要标准或1条主要标准+3条次要标准或5条次要标准。

(3)临床可疑诊断需有符合感染性心内膜炎的临床特点,需符合1条主要标准+1条次要标准或3条次要标准。

(4)临床排除诊断标准:感染性心内膜炎症状可以用其他疾病诊断解释,或抗感染治疗4 d或4 d以内感染性心内膜炎症状完全缓解或抗感染4 d或4 d以内外科手术或活检未发现感染性心内膜炎病理表现。

表3-2A 2023 Duke-ISCVID IE 病理标准

1.明确的心内膜炎
1)病理学标准
(1)细菌定位于具有临床心内膜炎活动征象的瓣膜疣、心脏组织、拆除的人工瓣膜或缝环、伴有瓣膜受累的升主动脉移植物、心内植入电子设备(CIED)或动脉栓塞中
或
(2)在瓣膜疣、心脏组织、拆除的人工瓣膜或缝环、伴有瓣膜受累的升主动脉移植物、CIED或栓塞物中检测到的活动性心内膜炎症(急性或亚急性/慢性炎症)
2)临床标准
(1)2个主要标准
或
(2)1个主要标准+3个次要标准
或
(3)5个次要标准
2.可能的心内膜炎
(1)1个主要标准+1个次要标准
或
(2)3个次要标准
3.排除的心内膜炎
(1)固定的替代性诊断解释了症状/体征
或
(2)经过抗生素治疗少于4 d且不存在复发
或
(3)经过抗生素治疗少于4 d,手术或尸检未见IE的病理学或宏观证据
或
(4)不符合上述可能IE的标准

表 3-2B　2023 Duke-ISCVID IE 临床标准

一、主要标准

1.微生物主要标准

1)阳性血培养

(1)从两个或更多独立的血培养中分离到常见引起 IE 的微生物

或

(2)从三个或更多独立的血培养中分离到少见或罕见引起 IE 的微生物

2)阳性实验室检测

(1)来自血液的贝纳柯克斯体、巴尔通体属或惠普尔氏杆菌的 PCR 或其他基于核酸的技术的阳性结果

或

(2)贝纳柯克斯体抗相变 IgG 抗体滴度≥1∶800,或单独一份血培养的检出

或

(3)针对 IgM 和 IgG 抗体检测汉塞巴尔通体和五日热巴尔通体间接免疫荧光试验(IFA),IgG 滴度≥1∶800

2.影像学主要标准

1)超声心动图和心脏 CT

(1)超声心动图和(或)心脏 CT 显示瓣膜疣、瓣膜/瓣叶穿孔、瓣膜/瓣叶动脉瘤、脓肿、假性动脉瘤或心内瘘。

或

(2)超声心动图显示,与既往成像相比,有明显的新瓣膜反流。已有反流的恶化或改变是不够的。

或

(3)与既往成像相比,人工瓣膜出现新的部分开裂

2)[18F]FDG PET/CT 成像

涉及天然或人工瓣膜、升主动脉移植物(伴随瓣膜受累的证据)、心内装置导线或其他人工材料的异常代谢活动

3.外科主要标准

心脏手术期间通过直接检查记录的 IE 证据,既不是主要成像标准,也不是随后的组织学或微生物学证实

二、次要标准

1.易感因素

(1)既往 IE 病史

(2)人工瓣膜

(3)既往瓣膜修复

(4)先天性心脏病

(5)超过任何病因的轻度反流或狭窄

(6)血管内 CIED

(7)肥厚型梗阻性心肌病

(8)注射用药

2.发热

记录体温高于 38.0 ℃(100.4 ℉)

3.血管现象
动脉栓塞、脓毒性肺梗死、脑或脾脓肿、真菌性动脉瘤、颅内出血、结膜出血、Janway 病变、化脓性紫癜的临床或放射学证据
4.免疫现象
类风湿因子阳性、Osler 淋巴结、Roth 斑或免疫复合物介导的肾小球肾炎
5.微生物学证据,达不到主要标准
(1)符合 IE 但不符合主要标准要求的微生物的阳性血液培养分离株
(2)阳性培养、PCR 或其他基于核酸的检测(扩增子或鸟枪测序、原位杂交),用于来自除心脏组织、心脏假体或栓子之外的无菌身体部位的与 IE 一致的生物体;或在没有额外临床或微生物支持证据的情况下,通过 PCR 在瓣膜或导线上发现单一皮肤细菌
6.影像学标准
植入人工瓣膜、升主动脉移植物(伴有瓣膜受累的证据)、心内装置导线或其他人工材料后 3 个月内[18F] FDG PET/CT 检测到的异常代谢活动
7.查体标准
如果没有超声心动图,听诊时发现新的瓣膜反流。已有杂音的恶化或改变是不够的

六、治疗

IE 的有效治疗包括 2 个方面:①彻底清除病原菌;②外科手术处理心内外病灶。

(一)抗生素治疗

1.治疗原则

IE 的抗生素应用原则是:①早期治疗;②高血药浓度;③选用杀菌药;④联合用药;⑤疗程要长(4 周～6 周或以上);⑥不采用口服给药。

(1)早期治疗及早期诊断:早期治疗是治疗成功的关键之一。一旦有证据怀疑 IE,应在充分的血培养后,尽早开始积极的抗生素治疗。

(2)高血药浓度:由于赘生物中的细菌难以被机体防御机制消灭,其高发繁殖达到数量极限且生长与代谢缓慢的细菌,对抗生素,特别是作用于细胞壁的抗生素敏感性差,只有维持高血药浓度才能保证赘生物内达到有效杀菌浓度。

(3)选用杀菌药:只有选用能穿透血小板-纤维素的赘生物基质,杀灭细菌,才能达到根治感染、减少复发的目的。

(4)联合用药:联合应用抗菌药增加协同作用,减少耐药性,可获得较好疗效。

(5)疗程要长:对药物敏感细菌的用药应达 4～6 周,对于耐药或毒力强者至少应达 8 周。复发者应适当延长。

(6)不采用口服给药:口服给药难以达到和维持高血药浓度。

2.药物治疗

1)血培养前药物选用

对疑及本病的患者,在连续血培养后,立即静脉给予青霉素 600 万～1 800 万 U/d,并与庆大霉素合用,14 万～24 万 U/d。若治疗 3 日发热不退,应加大青霉素剂量至 2 000 万 U/d

以上静脉滴注,如效果良好,可维持 6 周。

当应用较大剂量青霉素时,应注意脑脊液中的浓度,过高可发生神经毒性表现,如肌痉挛、惊厥和昏迷。此时应与 IE 的神经表现鉴别,以免误诊为 IE 加重而增加抗生素用量,造成不良后果。

如青霉素疗效欠佳或青霉素过敏者宜改用其他抗生素,如半合成青霉素或头孢菌素类等。如苯唑西林、哌拉西林等,6～12 g/d,静脉滴注;头孢噻吩 6～12 g/d、头孢唑啉 3 g/d、万古霉素 30 mg/(kg·24 h),静脉滴注。

2)血培养后药物选用

可根据细菌的药敏试验结果调整抗生素的种类和用量。血培养反复阴性者,可根据经验按肠球菌及金黄色葡萄球菌感染,选用大剂量青霉素和氨基糖苷类药物治疗 2 周,同时做血培养和血清学检查,除外真菌、支原体、立克次体感染。无效改用其他杀菌药物,如头孢菌素、万古霉素。

3)常用致病菌的药物使用

(1)草绿色链球菌:仍以青霉素为首选,多数患者单用已足够;对青霉素敏感差者加用庆大霉素(12 万～24 万 U/d)、妥布霉素 3～5 mg/(kg·24 h)、阿米卡星(1 g/d),肌肉或静脉使用。

对青霉素过敏者可用万古霉素、头孢噻吩、头孢唑啉等。

(2)肠球菌:肠球菌多具有抗青霉素和抗广谱青霉素的特性。首先考虑大剂量青霉素(2 000 万～3 000 万 U/d)+庆大霉素 12 万～24 万 U/d 或氨苄西林(12 g/d)+庆大霉素(12 万～24 万 U/d),静脉滴注。对青霉素过敏者可选用喹诺酮类的环丙沙星(0.2～0.4/d)、氧氟沙星(0.4/d)分两次静脉滴注。

(3)葡萄球菌:多数葡萄球菌能产生 β-内酰胺酶,对青霉素具有高度耐药性,可选用第一代头孢菌素、万古霉素、利福平和各种耐药的青霉素,如苯唑西林等。若非耐青霉素的菌株,仍选用青霉素治疗,1 000 万～2 000 万 U/d 和庆大霉素联合应用。金黄色葡萄球菌引起者在治疗过程中应仔细检查是否有必须处理的转移病灶或脓肿,避免细菌从这些病灶再度引起心脏病变处的种植。表皮葡萄球菌侵袭力低,但对青霉素效果欠佳,宜与万古霉素、庆大霉素、利福平联合应用。

(4)革兰氏阴性杆菌:引起的 IE 病死率高,预后差,但作为本病的病原菌较少见。由于细菌种类较多,对抗菌药敏感性各不相同,一般药敏前以 β-内酰胺类和氨基糖苷类药物联合应用,药敏结果明确后,可根据药敏选用第三代头孢菌素,如头孢哌酮(先锋必)4～8 g/d、头孢噻肟 6～12 g/d、头孢曲松(菌必治)2～4 g/d;也可使用氨苄西林和氨基糖苷类联合应用。

铜绿假单胞菌引起者选用第三代头孢菌素,以头孢他啶最优,6 g/d。也可选用哌拉西林和氨基糖苷类药物联合应用。

沙雷菌属引起的 IE 可用氨苄西林或氧哌嗪青霉素和氨基糖苷类联合应用。厌氧菌感染者可用甲硝唑(灭滴灵)1.5～2 g/d。

(5)真菌:真菌性 IE 死亡率 80%～100%,药物治愈极为罕见,需要在抗真菌药物治疗基础上手术切除病灶,且术后继续抗真菌治疗方有治愈的可能。治疗效果比较肯定的药物有两性霉素

B,由 0.1 mg/(kg·24h)开始,逐日递增 0.3～0.5 mg/(kg·24h),直至 1 mg/(kg·24h)。可在开始治疗 1～2 周后即手术,术后继续用药 8 周甚至更长。其毒副作用较多,常见发热、头痛、明显胃肠道反应、静脉炎、肾功能损害等。氟康唑和氟胞嘧啶毒性低,但仅有抑菌作用,与两性霉素 B 合用,可增强杀菌作用,减少后者的用量,氟康唑用量 200～400 mg/d,氟胞嘧啶用量 150 mg/(kg·24h)静脉滴注或口服。

(6)立克次体:可选用四环素 2 g/d,静脉滴注,治疗 6 周。

(二)支持治疗

除抗感染治疗外,必须注意患者的全身情况,患者一般食欲不振、营养不良,且有贫血,应给予支持疗法。

1. 输血

血红蛋白低于 100 g/L,可少量多次给予浓缩红细胞、血浆,每周 2～3 次。

2. 清蛋白

血浆清蛋白低于 30 g/L,可静脉滴注血清蛋白 10 g,隔日 1 次,共 2～3 次。

3. γ-球蛋白

感染严重,患者抵抗力低,可每周滴注血 γ-球蛋白 1～2 次,每次 150 mg/kg。

使用血液、血制品时应注意预防经血传播疾病的发生。

(三)手术治疗

手术治疗目前已成为药物治疗的重要辅助手段,使 IE 的病死率有所降低。

1. 左侧感染性心内膜炎手术指征

(1)心力衰竭。

(2)未能控制的感染:局部感染未控制、真菌或耐药菌引起的感染;积极抗感染治疗及控制败血性转移病灶后仍存在血培养持续阳性;由葡萄球菌或非副流感嗜血杆菌革兰氏染色阴性菌的人工心脏瓣膜心内膜炎。

(3)预防栓塞:主动脉或冠状动脉性自体或人工心脏瓣膜心内膜炎伴积极抗感染治疗后仍存在永久性赘生物＞10 mm 或经治疗伴巨大孤立赘生物(＞30 mm)或赘生物＞15 mm 且没有其他手术指征。

绝大多数右侧心脏 IE 的药物治疗可收到良效,同时由于右心室对三尖瓣和肺动脉瓣的功能不全有较好耐受性,一般不考虑手术治疗。

2. 手术后抗感染期限

取决于术前抗感染时间的长短、有无瓣周感染及赘生物培养的情况;一般情况下,如致病菌较耐药,而手术标本培养阴性,术前加上术后的抗感染治疗至少应满一疗程;而手术标本培养阳性者,应给予足够疗程。

七、预防

IE 是致命性疾病,病死率高,其一级预防很重要。IE 多发生在器质性心脏病的基础上。而由于侵入性操作手术引起的不多,所以用抗生素预防 IE 要考虑抗生素的潜在不良反应、预防的费用与效益比,尽可能做到既要积极,又不致滥用。2015 年 ESC 提出了感染性心内膜炎的预防指南。

(一)危险病种感染灶清除

在有心脏瓣膜功能障碍(特别指出二尖瓣脱垂伴反流和(或)瓣叶增厚时才需要预防性治疗)、复杂性心血管畸形、人造瓣膜、肥厚型心肌病及有心内膜炎既往史的患者,应及时清除感染病灶。

(二)需要预防应用抗生素的手术与操作

在牙科(仅在处理牙龈、根尖周围组织或穿透口腔黏膜时)和上呼吸道手术或机械操作,低位胃肠道、胆囊、泌尿生殖道手术或操作,以及涉及感染性的其他外科手术,都应预防性应用抗生素。

(三)预防性抗生素的用法

1.牙口腔手术或操作

一般术前 30～60 min 给予阿莫西林 2 g(成人)、50 mg/kg(儿童)口服或静滴,青霉素过敏者可给予克林霉素 600 mg(成人)、20 mg/kg(儿童)口服或静滴;不推荐应用喹诺酮类抗菌药物和氨基糖苷类抗菌药物。

2.非口腔的侵入操作仅在感染区域进行时需应用抗菌药物治疗

选择抗菌药物时,呼吸道操作针对葡萄球菌,胃肠道及泌尿生殖道操作需针对肠球菌,皮肤及骨骼肌肉操作需针对葡萄球菌及乙型溶血性链球菌。

3.心脏或血管手术

早期人工瓣膜感染(术后 1 年),预防性治疗应在术前立即开始,如术程延长,应重复应用至术后 48 h 停止。

新版指南对 IE 治疗中抗菌药物应用所作补充:①改变了氨基糖苷类抗生素用药指征及方式,不推荐该类药物用于治疗葡萄球菌感染性 NVE,该类药物临床获益尚未得到临床研究证实,且可能具有肾毒性;②仅当有植入异物感染时(如 PVE)才考虑联合使用利福平,其他抗菌药物治疗 3～5 d 菌血症消失后即可开始用药;③推荐使用达托霉素和磷霉素用于治疗葡萄球菌 IE,使用奈替米星治疗青霉素敏感的口腔链球菌和消化链球菌,当患者具备达托霉素用药指征时,给药必须采用高剂量方案(药量≥10 mg/kg,qd)同时联合其他抗菌药物以增加抗菌活性,同时避免产生耐药;④用于治疗 IE 的抗菌药物治疗方案目前大多已达成共识,但对于葡萄球菌感染性 IE 的最佳治疗方案及经验性治疗方案仍有争议。

(刘言慧)

第四章 消化内科疾病

第一节 胃食管反流病

胃食管反流病(gastroesophageal reflux disease,GERD)系指胃内容物反流入食管,引起不适和并发症的一种疾病。GERD 可分为非糜烂性反流病(non-erosive reflux disease, NERD)、糜烂性食管炎(erosive esophagitis,EE)和 Barrett 食管(Barrett's esophagus,BE)三种类型,以 NERD 最为常见,约占 70%;EE 可合并食管狭窄、溃疡和消化道出血;BE 有可能发展为食管腺癌。

一、病因与发病机制

1. LES 抗反流的屏障功能减弱

下食管括约肌(lower esophageal sphincter,LES)是食管-胃连接处抗反流的第一道屏障。GERD 患者的 LES 静息压明显低于正常。LES 的舒缩受神经、体液控制,也受胃肠激素的影响。胆碱能和 β-肾上腺素能拟似药、α-肾上腺素能拮抗剂、多巴胺、地西泮、钙通道阻滞剂、吗啡等药物,脂肪、咖啡等食物,抽烟、酗酒等不良嗜好和不良精神刺激均可引起 LES 的压力异常。正常人腹内压增加时能通过迷走反射引起 LES 收缩。当举重、弯腰或做 Valsaval 动作致腹压升高时,若 LES 的压力不能同步升高,易引起胃食管反流。

2. 食管对胃反流物的廓清能力障碍

胃酸和胃蛋白酶是食管黏膜的主要损害因子。此外,反流物中还常混有含胆汁、胰酶及溶血卵磷脂的十二指肠液。胃酸和胆汁酸在食管黏膜的损害中具有协同作用,胆汁也可单独引起食管炎症。

正常食管对反流物的廓清能力包括食管排空与唾液中和两部分。此外,唾液对食管的冲刷作用、唾液内的碳酸氢盐(pH 6～7)对反流物中酸的中和作用、坐立位时反流物的重力影响,都参与胃反流物的清除。当某些疾病如黏膜炎症、硬皮病等导致食管肌肉或神经受损时,则可因蠕动障碍而引起食管廓清能力下降。

3. 食管黏膜屏障功能的损害

食管黏膜屏障由前上皮屏障、上皮屏障和后上皮屏障三部分组成。结构屏障具有很高的电阻,可维持对 H^+ 等的低通透性。功能屏障包括细胞内和细胞间缓冲系统、细胞膜上的离子转运系统。后上皮屏障主要包括食管血供、食管上皮损伤后的修复机制。当上述屏障功能受损时,即使在生理反流情况下,亦可引起食管炎症。

4.GERD 发病的其他因素

(1)裂孔疝和 GERD:不少 GERD 患者伴有裂孔疝(hiatal hernia)。裂孔疝合并 GERD 的机制可能是 LES 张力低下和(或)出现频繁的 LES 自发松弛有关。裂孔疝可能影响 LES 关闭或增强感觉刺激以致发生 LES 松弛。此外,卧位时疝囊有存液作用,吞咽时 LES 松弛,容易促使反流发生。

(2)食管胃角:也称 His 角、His 瓣,是指食管腹内段与胃底所形成的夹角,正常情况下为一锐角。进食后胃底容受性舒张可使 His 瓣贴向食管壁,阻止胃内容物返向食管,起到抗反流作用。如果 His 角变钝或胃底容受性舒张障碍会影响 His 瓣的作用,容易发生反流。

(3)心理-社会因素:心理社会因素可以通过精神内分泌途径影响食管和胃的动力。有资料提示,催眠疗法、行为认知疗法、抗抑郁或抗焦虑治疗可能对反流性食管炎的治疗有益。

二、病理

GERD 涉及的病理生理因素包括:滑动型食管裂孔疝、LES 压力下降、TLESR、酸度、肥胖、胃食管连接处扩张性增高、食管酸廓清时间延长、胃排空延迟等。影响 GERD 症状感觉的因素包括反流液的酸度、反流位置、反流物中存在气体、胃十二指肠反流、纵行肌收缩、黏膜完整性、外周及中枢致敏机制等。

三、临床表现

反流性食管炎的临床表现可分为典型症状、非典型症状和消化道外症状。典型症状有胃灼热、反流;非典型症状为胸痛、上腹部疼痛和恶心、反胃等;消化道外症状包括口腔、咽喉部、肺及其他部位的一些症状。

1.胸骨后烧灼痛

胸骨后烧灼痛又称胃灼热,症状多在进食后 1 h 左右发生,半卧位、躯体前屈或剧烈运动可诱发,而过热、过酸食物则可使之加重。烧灼感的严重程度不一定与病变的轻重一致。严重食管炎尤其在瘢痕形成者可无或仅有轻微烧灼感。

2.胃-食管反流

每于餐后、躯体前屈或卧床时有酸性液体或食物从胃、食管反流至咽部或口腔。此症状多在胸骨后烧灼痛发生前出现。

3.咽下困难

初期常可因食管炎引起继发性食管痉挛而出现间歇性咽下困难。后期由于食管瘢痕形成狭窄,烧灼痛反而减轻而为永久性咽下困难所替代,进食固体食物时可在剑突处引起堵塞感或疼痛。

4.消化道外症状

反流液可侵蚀咽部、声带和气管而引起慢性咽炎、慢性声带炎和气管炎,临床上称之 Delahunty 综合征。胃液反流及胃内容物吸入呼吸道尚可致吸入性肺炎。近年来的研究已表明 GERD 与部分反复发作的哮喘、咳嗽、声音嘶哑、夜间睡眠障碍、咽炎、耳痛、龈炎、癔球症、牙釉质腐蚀等有关。婴儿 LES 尚未发育,易发生 GERD 并引起呼吸系统疾病甚至营养、发育不良。目前对 GERD 的研究已从胃肠专业涉及呼吸、心血管、耳鼻喉科及儿科等多领域。

四、辅助检查

(一)X线检查

传统的食管钡餐检查将胃食管影像学和动力学结合起来,可显示有无黏膜病变、狭窄、裂孔疝等,并显示有无钡剂的胃食管反流,因而对诊断有互补作用,但敏感性较低。

(二)内镜检查

鉴于我国是胃癌、食管癌高发国家,因此对拟诊患者一般先行内镜排查,特别是症状发生频繁、程度严重、伴有报警征象或有肿瘤家族史的患者。上消化道内镜检查有助于确诊糜烂性食管炎以及有无合并症和并发症:如裂孔疝、食管炎性狭窄、食管癌等,同时有助于诊断及评估本病的严重度。目前 GERD 的内镜下分级标准沿用洛杉矶标准,即 A~D 4 级。

(三)高分辨率食管测压(HRM)

根据食管 HRM 的导管和测压原理,分为 21~36 通道的水灌注 HRM 和测压通道高达33~36 通道的固态 HRM。此后又发展出了 3D HRM 技术。HRM 除帮助食管 pH 电极定位、术前评估食管功能和预测手术外,还能预测抗反流治疗的疗效和是否需长期维持治疗。因此,食管测压能帮助评估食管功能,尤其是对治疗困难者。GERD 行食管测压的主要阳性表现包括:①LES 压力下降、TLESR 发生频繁、合并裂孔疝;②食管体部动力障碍等。

(四)24 h 食管 pH 监测

24 h 食管 pH 监测即将一微探头经鼻插入食管 LES 上方 5 cm 处,记录 24 h 中所有反流活动。24 h 食管 pH 监测能详细显示酸反流、昼夜酸反流规律、酸反流与症状的关联及患者对治疗的反应,使治疗个体化,推荐在内镜检查和PPI试验后仍不能确定反流时应用。检测指标包括以下几项。①总酸暴露时间:24 h 总的、立位、卧位 pH<4 的总时间百分率;②酸暴露频率:pH<4 的次数;③酸暴露的持续时间:反流持续时间≥5 min 的次数和最长反流持续时间。根据 pH 监测的有关参数由计算机测算酸反流积分。无线 pH 监测技术(Brava 胶囊)可以分析48~72 h 的食管 pH 变化,提高患者检测时的舒适度及依从性,有助于更好地了解酸反流与临床症状之间的相关性。

(五)多导腔内电阻抗(MII)

可以不借助胃酸来确认食管内食物团块的存在,它可以同时监测酸、弱酸或非酸反流。MII 通常与测压或 pH 监测相结合。当结合测压时,多导腔内阻抗测压法(MII-EM)能提供食管收缩及食物团块输送的信息。当结合 pH 监测时,24 h pH 多导腔内阻抗监测法(MII-pH)可以检测到不依赖 pH 改变的胃食管反流信息(包括酸和非酸反流)。通过 MII-pH 检测,可以明确反流的分布及清除;依据 pH 值的变化可简单区分酸与非酸反流;根据 MII 检测可区分反流物为液体、气体或混合反流。MII-pH 已成为诊治 GERD 的"金标准",可以指导药物选择、手术治疗、内镜下抗反流治疗。

五、诊断与鉴别诊断

(一)诊断

完整而准确的病史是 GERD 诊断的基础。对于伴有典型反流症状群又缺乏报警症状的患者,可行质子泵抑制剂(PPI)诊断性治疗:服用标准剂量 PPI 一日两次,疗程 1~2 周。服药后若症状明显改善则为 PPI 试验阳性,支持 GERD 的诊断;若症状改善不明显则为 PPI 试验阴性,不支持该诊断。PPI 试验已被证实是 GERD 诊断简便、无创、敏感的方法,缺点是特异性较低。PPI 试验阴性有以下 3 种可能:①抑酸不充分;②存在酸以外的诱发因素;③症状非反流引起。

对于 PPI 治疗无效或具有报警症状(吞咽困难、吞咽痛、出血、体重减轻或贫血)的患者应行进一步检查。若内镜发现食管下段有明显黏膜破损及病理支持的炎症表现,则 EE 诊断明确。

NERD 主要依赖症状进行诊断,患者以反流、胃灼热为主诉时,如能排除可能引起胃灼热症状的其他疾病,且内镜检查未见食管黏膜破损及其他器质性疾病,即可做出 NERD 的诊断。根据 24 h 食管 pH 测定结果,NERD 可分为下列 3 个亚型:①食管有异常酸暴露;②食管测酸在正常范围,但超过 50% 的胃灼热症状发作与"生理性"酸反流相关,推测食管对酸敏感;③胃灼热症状与酸反流无关,这被认为是功能性胃灼热,主要与内脏敏感性增高有关。

(二)鉴别诊断

EE 可据不同的发展阶段分为 3 期,即早期、中期和晚期。其中早期病变最具特性,而中、晚期则与其他类型的食管炎难以鉴别。很多学者以 Ismail-Beigi 的早期反流性食管炎为病理诊断标准:①基底细胞增生,其厚度超过黏膜上皮厚度的 15%(正常厚度约 10%);②固有膜乳头深度增加,其深度大于上皮厚度的 66%(正常厚度小于 66%)。仅凭上述改变,甚至在没有其他组织学异常表现的情况下,也可确定 EE 的诊断。

国际上对 BE 的诊断存在 2 种见解:①只要食管远端鳞状上皮被柱状上皮取代,即可诊断为 BE;②只有食管远端柱状上皮化生并存在肠上皮化生时才能诊断。鉴于我国对 BE 的研究还不够深入,因此以食管远端存在柱状上皮化生作为诊断标准较为稳妥,但必须详细注明组织学类型及是否存在肠上皮化生。内镜与病理诊断相结合有助于 BE 深入研究。

尽管 NERD 在胃镜下表现阴性,也无统一的 NERD 病理学诊断标准,但 NERD 可有一定的病理改变:如表层细胞肿胀,灶状基底细胞增生,炎症细胞浸润,上皮乳头内血管扩张、充血等表现。

六、治疗

治疗目的:①愈合食管炎症,消除症状;②防治并发症;③提高生活质量,预防复发。治疗包括调整生活方式、内科、外科和内镜治疗。

具体措施:抑酸以提高胃内 pH;增加食管对酸、碱反流物的清除;促进胃排空;增加 LES 张力。

(一)调整生活方式

体位是减少反流的有效方法,如餐后保持直立,避免过度负重,不穿紧身衣,抬高床头等。肥胖者应减肥。睡前 3 h 勿进食以减少夜间的胃酸分泌。饮食宜少量、高蛋白、低脂肪和高纤维素,戒烟、限制咖啡因、乙醇、巧克力及酸辣食品。许多药物能降低 LES 的压力,如黄体酮、茶碱、PGE1、PGE2 和 PGA2、抗胆碱药、β-受体激动剂、α-受体阻断药、多巴胺、地西泮和钙通道阻滞剂等,在应用时应加以注意。

(二)内科药物治疗

药物治疗的目的在于加强抗反流屏障功能,提高食管清除能力,改善胃排空与幽门括约肌功能以防止胃、十二指肠内容物反流,保护食管黏膜。

1.抑酸剂

包括质子泵抑制剂(PPI)和 H₂受体拮抗剂(H2RA)。PPI 能持久抑制基础与刺激后胃酸分泌,是治疗 GERD 最有效的药物。PPI 常规或双倍剂量治疗 8 周后,多数患者症状完全缓解,EE 得到愈合。但由于患者 LES 张力未能得到根本改善,故停药后约 80%会在 6 个月内复发。所以推荐在愈合治疗后继续维持治疗 1 个月。若停药后仍有复发,建议在再次取得缓解后按需维持治疗:在 PPI 中任选一种,当有症状时及时用药。为防止夜间胃酸突破的发生,对部分须严格控制胃酸分泌的患者,可以在 PPI 早晨 1 次的基础上,临睡前加用 H₂受体拮抗剂 1 次,二者有协同作用。此外,洛杉矶分级 LA-C/D,合并裂孔疝的 GERD 患者需要加倍剂量的 PPI。

2.制酸剂和黏膜保护剂

制酸剂沿用已久,如氢氧化铝、碳酸钙、铝碳酸镁等。铝碳酸镁对黏膜也有保护作用,同时能可逆性吸附胆酸等碱性物质,使黏膜免受损伤,尤其适用于非酸反流相关的 GERD 患者。黏膜保护剂种类繁多,能在受损黏膜表面形成保护膜以隔绝有害物质的侵蚀,有利于受损黏膜的愈合。

3.促动力药

如多潘立酮、莫沙必利、伊托必利等。多潘立酮为选择性多巴胺受体拮抗剂,对食管和胃平滑肌有显著促动力作用;莫沙必利是 5-羟色胺受体 4(5-HT4)激动剂,对全胃肠平滑肌均有促动力作用;伊托必利具有独特的双重作用机制,既可阻断多巴胺 D2 受体,也可抑制乙酰胆碱酯酶活性,同时还能提高 LES 的张力,对心脏无不良影响。

4.联合用药

抑酸与促动力药物的联合应用是目前治疗 GERD 最常用的方法,与单用 PPI 相比,联用促动力药物通过抑制反流和改善食管廓清及胃排空能力起到协同作用。巴氯芬是一种 γ-氨基丁酸 b 型受体激动剂,巴氯芬 20 mg,每日 3 次,可以明显抑制 TLESR 的发生;MII/pH 阻抗监测显示巴氯芬可以明显减少非酸反流,但对食管酸暴露没有影响。巴氯芬停药前要逐渐减量,以防症状反跳。

5.个体化用药

可根据临床分级个体化用药。轻度可单独选用 PPI、促动力药或 H₂RA;中度宜采用 PPI 或 H₂RA 和促动力药联用;重度宜加大 PPI 口服剂量,或 PPI 与促动力药联用。对久治不愈或反复发作伴有明显焦虑或抑郁者,应加用抗抑郁或抗焦虑治疗(如 5-羟色胺再摄取抑制剂或5-羟色胺及去甲肾上腺素再摄取抑制剂)。

(三)GERD 的内镜下治疗

内镜手术适应证包括:①中、重度反流性食管炎,经内科治疗无效;②经久不愈的食溃疡及出血;③合并食管裂孔疝;④年轻人需长期大量药物治疗;⑤反复发作的食管狭窄;⑥反复并发肺炎等。2000 年 4 月,美国 FDA 批准 Stretta 和 EndoCinch 两种内镜手术治疗 GERD;前者是对 LES 区实施热凝固,后者是对贲门做缝合折叠,二者都可使 GERD 患者对药物治疗的依赖性减低,但长期安全性及有效性仍有待随访。对于并发食管狭窄的患者,应当首选扩张治疗。

Barrett 食管见于 10%~15% 的 GERD 患者。内镜检查时如发现上皮呈微红色,自胃延伸至食管腔,即可疑及此症。当长度>3 cm 时,称为长段 BE,<3 cm 时为短段 BE。BE 一般预后良好,但考虑到 BE 发生食管腺癌的风险比一般人群高 30 倍以上,故应定期内镜随访。BE 的内镜下治疗包括氩离子激光凝固术、消融术、内镜下黏膜剥离术等。

(四)GERD 的手术治疗

主要适应证:①年龄较轻,手术条件好的患者,可作为药物维持疗法的另一选项;②控制反流及其诱发的吸入性肺炎。药物治疗失败不是手术治疗的指征,这往往表明症状不是反流引起,而与内脏敏感性增高或焦虑、抑郁有关。手术治疗的首选方法是腹腔镜下 Nissen 胃底折叠术。手术成功率为 85%~90%;死亡率为 0.2%;再发率为 2%~8%。术后并发症可有咽下困难和气胀综合征(不能嗳气呕吐)。但是手术不能使症状根本治愈(50% 以上患者仍需再次接受药物治疗),也不能预防食管癌的发生。对无法停药且手术条件好的患者,手术治疗比终身服药更为可取,控制反流症状比药物疗法好。

(五)难治性 GERD 的诊疗

双倍剂量的 PPI 治疗 8~12 周后胃灼热和(或)反流等症状无明显改善者称为难治性GERD。首先需检查患者的依从性,并优化 PPI 使用。在药物的选择方面,抑酸强度高、个体间代谢速率差异小的 PPI(如埃索美拉唑)是优选。难治性 GERD 患者需进行食管阻抗-pH 监测及内镜检查等评估。若反流监测提示存在症状相关酸反流,可增加 PPI 剂量和(或)换一种PPI,或在权衡利弊后行抗反流手术治疗。GERD 伴食管外症状的患者 PPI 治疗无效时需进一步评估,寻找相关原因。

(刘言慧)

第二节　贲门失弛缓症

贲门失弛缓症(achalasia of cardia,AC)是一种食管运动障碍性疾病,以食管缺乏蠕动和食管下括约肌(LES)松弛不良为特征。临床上贲门失弛缓症表现为患者对液体和固体食物均有吞咽困难、体重减轻、餐后反食,夜间呛咳及胸骨后不适或疼痛。本病曾称为贲门痉挛。

一、流行病学

贲门失弛缓症是一种少见疾病。欧美国家较多,发病率每年为(0.5~8)/10 万,男女发病率接近,约为 1∶1.15。本病多见于 30~40 岁的成年人,其他年龄亦可发病。

二、病因与发病机制

病因可能与基因遗传、病毒感染、自身免疫及心理-社会因素有关。贲门失弛缓症的发病机制有先天性、肌源性和神经源性学说。先天性学说认为本病是常染色体隐性遗传;肌源性学说认为贲门失弛缓症 LES 压力升高是由 LES 本身病变引起,但最近的研究表明,贲门失弛缓症患者的病理改变主要在神经而不在肌肉,目前人们广泛接受的是神经源性学说。

三、临床表现

患者主要症状为吞咽困难、反食、胸痛,也可有呼吸道感染、贫血、体重减轻等表现。

1.吞咽困难

几乎所有的患者均有不同程度的吞咽困难。起病多较缓慢,病初吞咽困难时有时无,时轻时重,后期则转为持续性。吞咽困难多呈间歇性发作,常因与人共餐、情绪波动、发怒、忧虑、惊骇或进食过冷和辛辣等刺激性食物而诱发。大多数患者吞咽固体和液体食物同样困难,少部分患者吞咽液体食物较固体食物更困难,故以此征象与其他食管器质性狭窄所产生的吞咽困难相鉴别。

2.反食

多数患者合并反食症状。随着咽下困难的加重,食管的进一步扩张,相当量的内容物可潴留在食管内达数小时或数日之久,而在体位改变时反流出来。尤其是在夜间平卧位更易发生。从食管反流出来的内容物因未进入过胃腔,故无酸臭的特点,但可混有大量黏液和唾液。

3.胸痛

胸痛是发病早期的主要症状之一,发生率为 40%～90%,性质不一,可为闷痛、灼痛或针刺痛。疼痛部位多在胸骨后及中上腹,疼痛发作有时酷似心绞痛,甚至舌下含化硝酸甘油片后可获缓解。疼痛发生的原因可能是食管平滑肌强烈收缩,或食物滞留性食管炎所致。随着吞咽困难的逐渐加剧,梗阻以上食管的进一步扩张,疼痛反而逐渐减轻。

4.体重减轻

本症与吞咽困难的程度相关。严重吞咽困难可有明显的体重下降,但很少有恶病质样变。

5.呼吸道症状

由于食物反流,尤其是夜间反流,误入呼吸道引起吸入性感染。出现刺激性咳嗽、咳痰、气喘等症状。

6.出血和贫血

患者可有贫血表现。偶有出血,多为食管炎所致。

7.其他

在后期病例中,极度扩张的食管可压迫胸腔内器官而产生干咳、气促、发绀和声音嘶哑等。患者很少发生呃逆,为本病的重要特征。

四、并发症

本病可继发食管炎、食管溃疡、巨食管症、自发性食管破裂、食管癌等。贲门失弛缓症患者患食管癌的风险为正常人的14～140倍。有研究报道,贲门失弛缓症治疗30年后,19%的患者死于食管癌。因其合并食管癌时,临床症状可无任何变化,临床诊断比较困难,容易漏诊。

五、辅助检查

(一)X 线检查

X 线检查是诊断本病的首选方法。

1.胸部平片检查

本病初期,胸片可无异常。随着食管扩张,可在后前位胸片见到纵隔右上边缘膨出。在食管高度扩张、伸延与弯曲时,可见纵隔增宽而超过心脏右缘,有时可被误诊为纵隔肿瘤。当食管内潴留大量食物和气体时,食管内可见液平面。大部分病例可见胃泡消失。

2.食管钡餐检查

动态造影可见食管的收缩具有紊乱和非蠕动性质,吞咽时 LES 不松弛,钡餐常难以通过贲门部而潴留于食管下端,并显示远端食管扩张、黏膜光滑,末端变细呈鸟嘴形或漏斗形。

（二）内镜检查

内镜下可见食管体部扩张呈憩室样膨出,无张力,蠕动差。食管内见大量食物和液体潴留,贲门口紧闭,内镜通过有阻力,但均能通过。若不能通过则要考虑有无其他器质性原因所致狭窄。

（三）食管测压

本病最重要的特点是吞咽后 LES 松弛障碍,食管体部无蠕动收缩,LES 压力升高＞4.0 kPa(30 mmHg),不能松弛、松弛不完全或短暂松弛(＜6 s),食管内压高于胃内压。

（四）放射性核素检查

用 ^{99m}Tc 标记液体后吞服,显示食管通过时间和节段性食管通过时间,同时也显示食管影像。立位时,食管通过时间平均为 7 s,最长不超过 15 s。卧位时比立位时要慢。

六、诊断与鉴别诊断

（一）诊断

根据病史有典型的吞咽困难、反食、胸痛等临床表现,结合典型的食管钡餐影像及食管测压结果即可确诊本病。

（二）鉴别诊断

1.反流性食管炎伴食管狭窄

本病反流物有酸臭味,或混有胆汁,胃灼热症状明显,应用质子泵抑制剂治疗有效。食管钡餐检查无典型的"鸟嘴样"改变,LES 压力降低,且低于胃内压力。

2.恶性肿瘤

恶性肿瘤细胞侵犯肌间神经丛,或肿瘤环绕食管远端压迫食管,可见与贲门失弛缓症相似的临床表现,包括食管钡餐影像。常见的肿瘤有食管癌、贲门胃底癌等,内镜下活检具有重要的鉴别作用。如果内镜不能达到病变处则应行扩张后取活检,或行 CT 检查以明确诊断。

3.弥漫性食管痉挛

本病亦为食管动力障碍性疾病,与贲门失弛缓症有相同的症状。但食管钡餐显示为强烈的不协调的非推进型收缩,呈现串珠样或螺旋状改变。食管测压显示为吞咽时食管各段同期收缩,重复收缩,LES 压力大部分是正常的。

4.继发性贲门失弛缓症

锥虫病、淀粉样变性、特发性假性肠梗阻、迷走神经切断术后等也可以引起类似贲门失弛缓症的表现,食管测压无法区别病变是原发性或继发性。但这些疾病均累及食管以外的消化道或其他器官,借此与本病相鉴别。

七、治疗

目前尚无有效的方法恢复受损的肌间神经丛功能,主要是针对 LES,不同程度解除 LES 的松弛障碍,降低 LES 压力,预防并发症。主要治疗手段有药物治疗、内镜下治疗和手术治疗。

(一)药物治疗

目前可用的药物有硝酸甘油类和钙通道阻滞剂,如硝酸甘油 0.6 mg,每日 3 次,餐前 15 min 舌下含化,或硝酸异山梨酯 10 mg,每日 3 次,或硝苯地平 10 mg,每日 3 次。由于药物治疗的效果并不完全,且作用时间较短,一般仅用于贲门失弛缓症的早期、老年高危患者或拒绝其他治疗的患者。

(二)内镜治疗

1. 内镜下 LES 内注射肉毒毒素

肉毒毒素是肉毒梭状杆菌产生的外毒素,是一种神经肌肉胆碱能阻断剂。它能与神经肌肉接头处突触前胆碱能末梢快速而强烈地结合,阻断神经冲动的传导而使骨骼肌麻痹,还可抑制平滑肌的活动,抑制胃肠道平滑肌的收缩。内镜下注射肉毒毒素是一种简单、安全且有效的治疗手段,但由于肉毒毒素在几日后降解,其对神经肌肉接头处突触前胆碱能末梢的作用减弱或消失,因此,若要维持疗效,需要反复注射。

2. 食管扩张

球囊扩张术是目前治疗贲门失弛缓症最为有效的非手术疗法,它的近期及远期疗效明显优于其他非手术治疗,但并发症发生率较高,尤以穿孔最为严重,发生率为 1%～5%。球囊扩张的原理主要是通过强力作用,使 LES 发生部分撕裂,解除食管远端梗阻,缓解临床症状。

3. 手术治疗

Heller 肌切开术是迄今治疗贲门失弛缓症的标准手术,其目的是降低 LES 压力,缓解吞咽困难。同时保持一定的 LES 压力,防止食管反流的发生。手术方式分为开放性手术和微创性手术两种,开放性手术术后症状缓解率可达 80%～90%,但 10%～46% 的患者可能发生食管反流。

因此大多数学者主张加做防反流手术。尽管开放性手术的远期效果是肯定的,但是由于其创伤大、术后恢复时间长、费用昂贵,一般不作为贲门失弛缓症的一线治疗手段,仅在其他治疗方法失败,且患者适合手术时才选用开放性手术。

(刘言慧)

第三节　胃炎

胃炎(gastritis)是一种病理状态,指胃黏膜对各种损伤的炎症反应过程,通常包括上皮损伤、黏膜炎症反应和上皮细胞再生三个过程。仅有上皮损伤和上皮细胞再生过程的常俗称为胃病。根据临床发病的缓急和病程的长短、内镜与组织学标准,胃炎可以分为急性胃炎及慢性胃炎;其中急性胃炎以中性粒细胞浸润为主,慢性胃炎以淋巴细胞和浆细胞浸润为主。根据病变累及部位,胃炎可分为胃窦胃炎、胃体胃炎和全胃炎。根据不同病因,胃炎可分为幽门螺杆菌相关性胃炎、自身免疫性胃炎、应激性胃炎及特殊类型胃炎等。根据病理改变,胃炎可分为非萎缩性胃炎、萎缩性胃炎。本节按急性单纯性胃炎、急性糜烂性胃炎、急性化脓性胃炎、慢性胃炎进行介绍。

一、急性单纯性胃炎

急性单纯性胃炎(acute simple gastritus)是临床常见多发病,又称急性非特异性胃炎、急性浅表性胃炎,可由化学因素,物理(机械的和温度的)因素、微生物感染或细菌毒素等引起,以后者较为多见。一般短期可以治愈,少数可留有后遗症。

(一)病因与发病机制

1.微生物感染或细菌毒素

在进食污染微生物和细菌毒素的食物引起的急性胃炎中,微生物包括沙门菌属、嗜盐杆菌、幽门螺杆菌(Hp)及某些病毒等,细菌毒素以金黄色葡萄球菌毒素为多见,偶为肉毒杆菌毒素。①沙门菌属:多存在于家畜、家禽、鱼类等的肠腔及内脏中,并可污染各种禽蛋。②嗜盐杆菌:存在于海水中,可污染蟹、螺、海蜇等海产品和腌渍食物。③Hp:主要柄居于胃窦部黏液层与上皮之间,它能产生多种酶和毒素,引起胃黏膜损伤。④金黄色葡萄球菌:易在乳类和肉类食品中繁殖生长,在30 ℃条件下,4～5 h就可产生大量肠毒素,该毒素耐热性强,即使煮沸半小时仍能致病。⑤急性病毒性胃肠炎:大多由轮状病毒及诺沃克病毒引起,轮状病毒在外界环境中比较稳定,在室温中可存活7个月,耐酸,不被胃酸破坏,粪-口途径为主要传播途径;Norwalk病毒对各种理化因子有较强抵抗力,60 ℃ 30 min不能灭活,在pH值2.7环境中可存活3 h,感染者的吐泻物有传染性,污染食物常引起暴发流行,吐泻物污染环境则可形成气溶胶,经空气传播。⑥当患有白喉、猩红热、肺炎、流行性感冒或脓毒血症等全身感染性疾病时,病毒、细菌和(或)其毒素可通过血液循环进入胃组织而导致急性胃炎。

2.化学因素

①药物:主要是NSAIDs,如水杨酸制剂[吲哚美辛(消炎痛)、布洛芬等],能抑制环氧化酶-1的活性,阻断内源性前列腺素E_2和前列腺素I_2的合成,削弱黏膜抵御损害因子的能力;NSAIDs抑制胃黏液的合成和碳酸氢盐的分泌,削弱黏液碳酸氢盐屏障;从而破坏了胃黏膜屏障,前列腺素合成减少,而胃酸分泌相对增加。洋地黄、利血平、金霉素、氯化铵及某些抗癌药物等均可刺激胃黏膜,损害胃黏膜屏障。②误食毒蕈、砷、汞、灭虫药、杀鼠药等化学毒物,均可刺激胃黏膜引起炎症。③酗酒、饮用烈性酒及浓茶、咖啡等一些饮料也可引起急性胃炎。其机制可能是增加H^+向黏膜内的渗透,损伤黏膜内和黏膜下的毛细血管,血管充血、渗出所致,并可使胃酸分泌增加。

3.物理因素

进食过冷、过热或粗糙食物,以及胃内冷冻、放射治疗,均可损伤胃黏膜,引起炎症。

4.其他因素

某些全身性疾病,如尿毒症、肝硬化、慢性肺心病呼吸衰竭及晚期癌肿等均可作为内源性刺激因子,引起胃黏膜急性炎症。

(二)病理

以弥散性病变多见,也可为局限性。胃黏膜充血、水肿,黏液分泌增加,表面覆盖白色或黄色渗出物。黏膜皱襞上常有点状出血和(或)轻度糜烂,深度糜烂可累及腺体,但不超过黏膜肌层。镜检可见表层上皮细胞脱落,固有层血管受损引起出血和血浆外渗,伴多量中性粒细胞浸润,并有淋巴细胞、浆细胞和少量嗜酸粒细胞浸润,严重者黏膜下层亦有水肿。腺体细胞,特别是腺颈部细胞呈不同程度的变性和坏死。

(三)临床表现

临床上以感染或细菌毒素所致急性单纯性胃炎为多见。一般起病急,在进食污染食物后数小时至 24 h 内发病,表现为上腹不适、疼痛、厌食和恶心、呕吐等,常因伴发肠炎而有腹泻,粪便呈水样;由沙门氏菌感染所引起者常有发热。上腹部或脐周有轻压痛,肠鸣音亢进。病程一般自限,数日内症状消失。有药物或物理因素所致急性单纯性胃炎一般主要限于上腹部。

(四)诊断与鉴别诊断

1. 诊断

急性单纯性胃炎是由微生物感染、化学或物理因素引起的急性胃黏膜的非特异性炎症。常有不洁饮食,口服刺激性食物、特殊药物等明确的病因,不洁饮食中被污染葡萄球菌、沙门菌、肉毒杆菌或嗜盐菌及其毒素是最常见原因,其他的病因有服用有明显损害胃黏膜的药物(如非甾体类消炎药、抗癌药),过量饮酒,误食有毒化学品,食物过热、过冷、过于粗糙以及胃部受放射线照射等。患者经常出现上腹痛、不适,伴有严重恶心、呕吐等症状,由细菌或毒素引起发病者,常于进食后数小时起病。伴发腹泻等肠道症状者又称急性胃肠炎,后者常有发热、呕吐、腹泻,严重时可有脱水和(或)酸碱平衡失调。病程较短,多于数日内自愈。

胃镜下胃黏膜充血、水肿,黏液增多,黏膜表面附有白色或淡黄色渗出物,常伴有糜烂或出血点。

2. 鉴别诊断

1)消化性溃疡

在饮酒及服用刺激性食物、非甾体类消炎药等诱发因素的作用下,可引起腹痛、反酸、恶心、呕吐等类似急性胃炎的症状。十二指肠球部溃疡腹痛部位位于中上腹部,或在脐上,或在脐上偏右处;胃溃疡疼痛的位置也多在中上腹但稍偏高处或在剑突下和剑突下偏左处。溃疡病的腹痛多呈节律性、慢性周期性、季节性,病史较长,反复发作。男性、青壮年多见,可并发出现上消化道出血、幽门梗阻及穿孔。确诊需在胃镜下发现典型的溃疡病灶。

2)急性胆囊炎

可有腹痛、恶心、呕吐等类似急性胃炎的症状,但典型的患者,疼痛常与进食油腻有关,位于右上腹,放射至背部,反复发作,可伴有发热,甚至黄染。查体 Murphy 征阳性。对不典型的患者,需行腹部 B 超或腹部 CT 检查确诊。

3)急性胰腺炎

轻型胰腺炎发病可仅有上腹痛、恶心、呕吐、腹胀等症状,一般较急性单纯性胃炎更为剧烈,向腰背部呈带状放射。典型的急性胰腺炎的病因除大量饮酒外,更常见于有胆道疾病及暴饮暴食者,腹痛以左上腹为主,血尿淀粉酶升高,大部分病情有自限性,数日后可完全恢复。饮酒为诱发因素之一,与急性单纯性胃炎有相似之处。重症急性胰腺炎可出现腹膜炎与休克。血尿淀粉酶的动态变化、腹部 B 超及 CT 显示胰腺的变化对确诊有帮助。

(五)治疗

1.去除病因

停止食用一切可能对胃有刺激性的食物及药物。

2.一般治疗

症状严重者应卧床休息。频繁呕吐时可短时禁食,给予输液补充热量,纠正脱水,维持水、电解质及酸碱平衡。症状缓解后可逐渐进食。

3.对症治疗

(1)抗胆碱能药物:可减少胃酸分泌,解除平滑肌和血管痉挛;改善局部黏膜营养和延缓胃排空,从而达到止痛作用。常用的药物有阿托品 0.3 mg,颠茄片 16 mg,溴丙胺太林 15～30 mg,均为 3～4 次/d,餐前 0.5～1 h 口服,必要时可睡前加服 1 次,症状严重者,可肌内注射阿托品 0.5 mg;或山莨菪碱 10 mg,能迅速见效。该类药物可减少支气管黏液的分泌,解除迷走神经对心脏的抑制,使心跳加快、瞳孔散大、眼压升高、兴奋呼吸中枢等,所以临床上还用于抢救感染性休克、治疗缓慢性心律失常、辅助治疗有机磷农药中毒、眼科疾病及用于外科手术麻醉前给药等。常见的药物不良反应有口干、眩晕、皮肤潮红、心率加快、兴奋、瞳孔散大、烦躁、谵语、惊厥。青光眼及前列腺肥大患者禁用。若出现排尿困难可肌内注射新斯的明 0.5～1 mg 或甲氧氯普胺 10 mg,以解除症状。

(2)抗酸药:能中和或减弱胃酸,当胃液 pH 值在 3.5～4.0 时,胃蛋白酶活性即降低,使疼痛缓解,常用药物有氢氧化铝凝胶、复方氢氧化铝片、铝碳酸镁片、铝镁加混悬液等。

(3)止吐药:甲氧氯普胺和多潘立酮为胃肠道多巴胺拮抗药,可提高食管下端括约肌张力,促进胃运动及排空;抑制延脑的催吐化学感受器,具有强的镇吐作用。甲氧氯普胺,口服 5～10mg/次,3～4 次/d,饭前 0.5 h 服用,必要时可肌内注射 10 mg。注意,该药大剂量或长期应用可能因阻断多巴胺受体,使胆碱能受体相对亢进而导致锥体外系反应,表现为帕金森综合征。出现肌震颤、头向后倾、斜颈、双眼向下注视、发音困难、共济失调等,可用抗胆碱药治疗。禁忌证为嗜铬细胞瘤、癫痫、进行放疗或化疗的乳腺癌患者、机械性肠梗阻、胃肠出血、孕妇。多潘立酮,口服,10 mg/次,3 次/d,饭前 0.5 h 口服,不能口服者使用多潘立酮肛栓,成人每日 2～4 枚栓,不良反应少。莫沙必利(加斯清),该药主要是选择性地促进肠肌层神经丛节后处乙酰胆碱的释放,增强食管、胃和十二指肠的收缩与蠕动,改善胃窦十二指肠的协调功能,从而防止胃食管和十二指肠胃反流,加强胃和十二指肠的排空,起到止吐的作用。口服吸收迅速,5～10 mg/次,3 次/d。由于本品系通过促进肠肌层节后,神经释放乙酰胆碱而发挥胃肠动力作用,因此抗胆碱药可降低本品效应。可加速中枢抑制剂如巴比妥类和乙醇等的吸收,引起嗜睡。氟康唑、红霉素及克拉霉素等明显抑制该药的代谢,应禁止同时服用。老年人及肝、肾功能不全患者剂量酌减。

4.抗菌治疗

对食物中毒性胃肠炎,可适当给予抗生素治疗。静脉滴注氨苄西林 4～6 g/d;庆大霉素

16 万～32 万 U 静脉滴注,1 次/d;阿米卡星(丁胺卡那霉素)0.2 g,2 次/d;左氧氟沙星 0.2 g, 2 次/d。腹泻严重时,可服洛哌丁胺(易蒙停)2 mg,2 次/d。

二、急性糜烂性胃炎

急性糜烂性胃炎(acute erosiue gastritis)又称急性糜烂出血性胃炎、急性胃黏膜病变 (AGML),是指由各种病因引起的,以胃黏膜糜烂、出血为特征的急性胃黏膜病变,是上消化 道出血的重要病因之一,约占上消化道出血的 20%。

(一)病因与发病机制

引起急性糜烂性胃炎的常见病因有以下几种。

1. 药物

常见的药物有非甾体抗炎药(NSAIDs)如阿司匹林、吲哚美辛、保泰松,肾上腺皮质激素, 一些抗肿瘤化疗药物等。可能的机制有:非甾体类抗炎药呈弱酸性,可直接损害胃黏膜。同 时,NASID 类药物还可通过抑制环氧合酶 I(COX-I)的合成,阻断花生四烯酸代谢为内源性前 列腺素的产生,而前列腺素在维持胃黏膜血流和黏膜屏障完整性方面有重要作用,从而削弱胃 黏膜的屏障功能。国内外动物研究发现,NASID 药物能够抑制氧自由基清除,氧自由基增加 使膜脂质过氧化,造成胃黏膜的应激性损害。肾上腺皮质激素可使盐酸和胃蛋白酶分泌增加, 胃黏液分泌减少、胃黏膜上皮细胞的更新速度减慢而导致本病。某些抗肿瘤药如氟尿嘧啶对 快速分裂的细胞如胃肠道黏膜细胞产生明显的细胞毒作用。还有一些铁剂、抗肿瘤化疗药物 及某些抗生素等均有可能造成黏膜刺激性损伤。

2. 乙醇

乙醇能在胃内被很快吸收,对胃黏膜的损伤作用较强,其致病机制主要有以下几个方 面。①对胃黏膜上皮细胞的直接损伤:乙醇有亲脂性和溶脂性能,能够破坏胃黏膜屏障功 能及上皮细胞的完整,导致上皮细胞损害脱落。②对黏膜下血管损伤:主要引起血管内皮 细胞损伤、血管扩张、血浆外渗、小血管破裂、黏膜下出血等改变,造成胃黏膜屏障功能破 坏,引起胃黏膜损伤。③黏膜上皮及血管内皮损伤引起局部大量炎症介质产生,中性粒细 胞浸润,局部细胞损伤进一步加重。④部分患者由于黏膜下血管扩张,出现一过性胃酸分 泌升高,加重局部损伤。

3. 应激

引起应激的主要因素有:严重感染、严重创伤、大手术、大面积烧伤、休克、颅内病变、败血 症和其他严重脏器病变或多器官功能衰竭等。由上述应激源引起的急性胃黏膜损害被称为应 激性溃疡,其中由烧伤引起的称 Curling 溃疡,中枢神经系统病变引起的称 Cushing 溃疡。引 起的机制可能有:严重应激可使交感神经兴奋性增强,外周及内脏血管收缩,胃黏膜血流减少, 引起胃黏膜缺血、缺氧,对各种有害物质的敏感性增加;胃黏膜缺血时,不能清除逆向弥散的氢 离子,氢离子损害胃黏膜并刺激肥大细胞释放组胺,使血管扩张,通透性增加;应激状态下可使 HCO_3^- 分泌减少,黏液分泌不足,前列腺素合成减少,削弱胃黏膜屏障功能。同时,儿茶酚胺分 泌增加,胃酸分泌增加,导致胃黏膜损伤,糜烂、出血,严重者可发生急性溃疡。

4. 胆汁反流

幽门关闭不全、胃切除(主要是 Billroth Ⅱ式)术后可引起胃十二指肠反流,反流液中的胆汁和胰液等组成的碱性肠液中的胆盐、溶血卵磷脂、磷脂酶 A 和其他胰酶可破坏胃黏膜屏障，导致 H^+ 弥散，损伤胃黏膜。同时胰酶能催化卵磷脂形成溶血卵磷脂，从而加强胆盐的损害，引起急性炎症。

(二)病理

本病典型表现为广泛的糜烂、浅表性溃疡和出血，常有簇状出血病灶，病变多见于胃底及胃体部，有时也累及胃窦。组织学检查见胃黏膜上皮失去正常柱状形态而呈立方形或四方形，并有脱落，黏膜层出血伴急性炎性细胞浸润。

(三)临床表现

急性糜烂性胃炎是上消化道出血的常见病因之一，呕血和黑便是本病的主要表现。出血常为间歇性，大量出血可引起晕厥或休克。不同病因所致的临床表现不一，轻重不一，可无症状或为原发病症状掩盖。

患者发病前多有服用 NSAID、酗酒、烧伤、大手术、颅脑外伤、重要器官功能衰竭等应激状态病史。短期内服用 NSAID 药造成的急性糜烂性胃炎大多数症状不明显，少数出现上腹部疼痛、腹胀等消化不良的表现，上消化道出血较常见，但一般出血量较少，以黑便为主，呈间歇性，可自行停止。乙醇引起的急性糜烂性胃炎常在饮酒后 $0.5 \sim 8.0$ h 突发上腹部疼痛，恶心、呕吐，剧烈呕吐可导致食管贲门黏膜撕裂综合征，可出现呕血、黑便。应激性溃疡主要临床表现为上消化道出血(呕血或黑便)，严重者可出现失血性休克，多发生在原发疾病的 $2 \sim 5$ d 内，少数可延至 2 周。原发病越重应激性溃疡发生率越高，病死率越高。应激性溃疡穿孔时可出现急腹症症状及体征。胆汁反流易引起上腹饱胀，食欲减退，严重者可呕吐黄绿色胆汁，伴烧心感。

(四)辅助检查

1.血液检查

血常规一般正常。若短时间内大量出血可出现血红蛋白、红细胞计数及红细胞比容降低。

2.大便常规及潜血试验

上消化道出血量大于 $5 \sim 10$ mL 时大便潜血试验阳性。

3.胃镜检查

尤其是 $24 \sim 48$ h 内行急诊胃镜检查可见胃黏膜糜烂、出血或浅表溃疡，多为弥散性，也可局限性。应激所致病变多位于胃体和胃底，而 NSAID 或酒精所致病变以胃窦为主。超过 48 h 病变可能已不复存在。

(五)诊断与鉴别诊断

有近期服药史、严重疾病、大量饮酒史等，短期内出现上腹部疼痛不适，甚至呕血黑便者需考虑本病，结合急诊胃镜检查有助于诊断。必须指出的是急诊胃镜检查须在 $24 \sim 48$ h 内进行。消化性溃疡可以上消化道出血为首发症状，需与本病相鉴别，急诊胃镜检查有助于鉴别诊断。对于有肝炎病史，并有肝功能减退和门静脉高压表现如低蛋白血症、腹水、侧支循环建立等，结合胃镜检查可与本病相鉴别。

(六)治疗

1.一般治疗

去除诱发病因，治疗原发病。患者应卧床休息，禁食或流质饮食，保持安静，烦躁不安时给予适量的镇静剂,如地西泮。出血明显者应保持呼吸道通畅防止误吸,必要时吸氧。加强护理,密切观察神志、呼吸、脉搏、血压变化及出血情况,记录 24 h 出入量。

2. 黏膜保护剂

无明显出血者,可应用黏膜保护剂如硫糖铝混悬剂 2 包口服,3～4 次/d,铝碳酸镁 3 片嚼服,3～4 次/d。近年来多应用替普瑞酮(施维舒)胶囊 50 mg 口服,3 次/d 或前列腺素 E_2 衍生物米索前列醇(喜克溃),常用量为 200 μg,4 次/d,餐前和睡前口服,还可选用胶体果胶铋、吉法酯或麦滋林 S 颗粒等黏膜保护剂。

3. H_2-受体阻滞剂

轻者可口服 H_2-受体阻滞剂(H_2RA),如西咪替丁 1.0～1.2 g/d,分 4 次口服;雷尼替丁 300 mg/d,分 2 次口服;法莫替丁 40 mg/d,分 2 次口服。重者可静脉滴注用药。H_2RA 可有效抑制胃酸的分泌,减轻 H^+ 逆弥散,使用中需注意 H_2RA 的不良反应。

4. 质子泵抑制剂

一般而言,其抑酸作用要强于 H_2RA。轻者可选用口服制剂,如奥美拉唑 20～40 mg/d,兰索拉唑 30～60 mg/d,泮托拉唑 40 mg/d。近年来抑酸作用更强的制剂已应用于临床,主要有雷贝拉唑(波利特),10～20 mg/d,因其药代动力学的特点属非酶代谢(即不依赖肝细胞色素 P_{450} 同 T 酶 CYP2C19 进行代谢),故其抑酸效果无个体差异性;埃索美拉唑,20～40 mg/d,口服。

5. 大出血者应积极采取以下治疗措施

(1)补充血容量:对伴上消化道大出血者应立即建立静脉通道,积极补液,酌量输血,迅速纠正休克及水电解质紊乱,防止微循环障碍及代谢性酸中毒。输液开始宜快,可选用生理盐水、林格液、右旋糖酐等,补液量根据失血量而定,但右旋糖酐 24 h 不宜超过 1 000 mL。输血指征为①血红蛋白<70 g/L,红细胞计数<3×10^{12}/L 或红细胞比容<30％;②收缩压<80 mmHg;③脉率>120 次/min。

(2)局部止血:留置胃管,可观察出血情况、判断治疗效果、降低胃内压力,也可经胃管注入药物止血。①去甲肾上腺素,6～8 mg 加于生理盐水 100 mL 中,分次口服或胃内间歇灌注。②凝血酶,1 000～4 000 U 加水稀释,分次口服或胃管注入。③云南白药,0.5 g 加水溶解后口服,3 次/d。④冰盐水,注入 3～5 ℃冰盐水,每次约 500 mL,反复冲洗,直至冲洗液清亮,总量不超过 3 000 mL,可清除胃内积血,使黏膜下层血管收缩,有利于止血。

(3)止血剂:①卡巴克络(安络血),可以降低毛细血管的渗透性并增加断裂毛细血管断端回缩作用,每 4～8 h 肌内注射 10 mg。②酚磺乙胺(止血敏),能促使血小板凝血活性物质的释放,并增加其集聚活性与黏附性,可用 2～4 g 加入 5％葡萄糖溶液或生理盐水中输入。③也可酌情选用血凝酶(立止血)、氨基己酸、氨甲苯酸等药物。

(4)抑酸剂:抑酸剂可以减少胃酸分泌,防止氢离子逆向弥散,pH 值上升后,可使胃蛋白酶失去活性,有利于凝血块的形成,从而达到间接止血的目的。①H_2RA,如西咪替丁每次 600～1 200 mg,1～2 次/d;法莫替丁每次 20～40 mg,1～2 次/d,加入葡萄糖或生理盐水中静脉滴注。②质子泵抑制剂(PPI),奥美拉唑静脉滴注 40 mg,1～2 次/d;泮托拉唑 40 mg 静脉滴注,1～2 次/d。

(5)生长抑素:人工合成的生长抑素具有减少胃酸和胃蛋白酶分泌及降低内脏血流量的作用,常用奥曲肽首剂 100 μg,皮下或静脉注射,然后以 20～50 μg/h 的速度静脉维持 24～48 h;生长抑素,首次以 250 μg 静脉注射,再以 250 μg/h 静脉持续滴注,必要时剂量可加倍。

(6)内镜下止血:可用 5%～10%孟氏液 30～50 mL 或去甲肾上腺素、凝血酶局部喷洒止血,也可酌情选用电凝、激光、微波凝固止血,常规止血方法无效时可选用内镜下止血方法。

(7)选择性动脉内灌注垂体后叶素:常规止血方法无效时可考虑应用放射介入治疗,方法为经股动脉穿刺插管,将垂体后叶素灌注入腹腔动脉及肠系膜上动脉,每 5 min 0.1～0.3 U,维持 18～24 h。近年来多选用三甘氨酰基赖氨酸加压素(特利加压素)1～2 mg/次灌注,疗效更好且不良反应少。

(8)手术治疗:单纯的广泛糜烂出血性胃炎不宜手术治疗。少数伴有应激性溃疡出血者经24～48 h 内科积极治疗仍难以控制出血时,在急诊胃镜检查后基本明确诊断的基础上,可选用外科手术治疗。手术前准备要充分,并补充足够血容量。

(七)预防

对多器官功能衰竭、脓毒血症、大面积烧伤、严重创伤等应激状态患者应该给予上述抑酸剂或制酸剂药物,以维持胃内 pH 值在 3.5～4,可以有效预防急性胃黏膜病变的发生。对于必须服用 NSAIDs 的患者,应小剂量服用或减少服用次数,加服抑酸剂或前列腺素类似物,可以有效预防急性胃黏膜病变。

三、急性化脓性胃炎

急性化脓性胃炎(acute purulent gastritis)是由化脓性细菌感染所致的以胃黏膜下层为主的胃壁急性化脓性炎症,又称急性蜂窝织炎性胃炎,是一种少见的重症胃炎,病死率高,男性多见,发病年龄多在 30～60 岁,免疫力低下、高龄、酗酒为高危因素,行内镜下黏膜切除和胃息肉切除术为医源性高危因素。

(一)病因与发病机制

急性化脓性胃炎是由化脓性细菌感染侵犯胃壁所致,常见的致病菌为溶血性链球菌,约占70%,其次为金黄色葡萄球菌、肺炎球菌及大肠埃希菌等。细菌主要通过血液循环或淋巴播散侵入胃壁,常继发于其他部位的感染病灶,如败血症、感染性心内膜炎、骨髓炎等疾病;细菌也可通过受损害的胃黏膜直接侵入胃壁,常见于胃溃疡、胃内异物创伤或手术、慢性胃炎、胃憩室、胃癌等可致胃黏膜损伤,吞下的致病菌可通过受损的黏膜侵犯胃壁。胃酸分泌低下致胃内杀菌能力减弱和胃黏膜防御再生能力下降是本病的诱因。

(二)病理

化脓性细菌侵入胃壁后,经黏膜下层扩散,引起急性化脓性炎症,可遍及全胃,但很少超过贲门或幽门,最常见于胃远端的 1/2。病变在黏膜下层,胃黏膜表面发红,可有溃疡、坏死、糜烂及出血,胃壁由于炎症肿胀而增厚变硬。胃壁可呈弥漫脓性蜂窝织炎或形成局限的胃壁脓肿,切开胃壁可见有脓液流出。严重化脓性炎症时,可穿透固有肌层波及浆膜层,发展至穿孔。显微镜下可见黏膜下层大量中性粒细胞浸润、有出血、坏死及血栓形成。

(三)临床表现

本病常以急腹症形式发病,突然出现上腹部疼痛,可进行性加重,前倾坐位时有所缓解,卧位时加重。伴寒战、高热、恶心、呕吐、上腹部肌紧张和明显压痛。严重者早期即可出现周围循环衰竭。随着病情的发展,可见呕吐脓性物和坏死的胃黏膜组织,出现呕血、黑便、腹膜炎体征和休克,可并发胃穿孔、弥散性腹膜炎、血栓性门静脉炎及肝脓肿。

(四)辅助检查

1.实验室检查

外周血白细胞计数升高,多在 $10 \times 10^9/L$ 以上,以中性粒细胞为主,并出现核左移现象,白细胞内可出现中毒颗粒。胃内容物涂片或培养多可找到致病菌。呕吐物检查有坏死黏膜混合脓性呕吐物。腹水、血液细菌培养可发现致病菌。胃液分析胃酸减少或消失。

2.X 线检查

部分患者腹部 X 线片可显示胃扩张或局限性肠胀气,胃壁内有气泡存在。由于 X 线钡餐检查可导致患者胃穿孔,一般应列为禁忌。

3.胃镜检查

胃镜可明确胃黏膜病变范围及程度。胃镜下见胃黏膜糜烂,充血及溃疡性病变,由于黏膜明显肿胀,可形成肿瘤样外观,但超声胃镜检查无明显胃黏膜物影像。

4.B 超检查

显示胃壁明显增厚。

(五)诊断与鉴别诊断

本病缺乏特异性的症状和体征,早期诊断较困难,重要的是提高对本病的警惕性。患者出现上腹部剧痛、发热、恶心、呕吐、存在其他部位感染灶且并发急性腹膜炎,有血白细胞升高、腹部 X 线片见胃腔大量积气、B 超或 CT 检查见胃壁增厚等表现,应怀疑本病。如呕吐物有脓性物或坏死的胃黏膜组织、胃液培养见致病菌,在排除胰胆疾病后,可诊断本病,有转移性右下腹痛者需注意是否为急性阑尾炎。上腹压痛明显经腹部立位 X 线片排除胃肠道穿孔后,可慎重考虑进行胃镜检查,明确为胃黏膜病变者可考虑本病的存在,病理组织学上以中性粒细胞浸润为主,显微镜下可见中性粒细胞聚集并可形成小脓肿,尤其以黏膜下层及固有肌层白细胞浸润为甚,故大块取活检组织有助于发现这些特征性病变。本病需与消化性溃疡穿孔、急性胰腺炎、急性胆囊炎等相鉴别。

消化性溃疡并穿孔多有消化性溃疡病史,起病急,突发上腹部痛很快波及全腹,早期体温不高,腹肌紧张及全腹压痛,反跳痛显著,腹部立位 X 线片多可发现膈下游离气体。

急性胆囊炎亦有发热、上腹部痛,但腹肌紧张及压痛多局限于右上腹部,常放射到右肩部,Murphy 征阳性,并且常伴有黄疸,B 超及 X 线胆道造影可明确诊断,而与本病有区别。

急性胰腺炎患者有突然发作的上腹部剧烈疼痛,放射至背部及腰部,早期呕吐物为胃内容物,以后为胆汁,血尿淀粉酶增高,结合腹部 B 超及 CT 等检查可确诊。

(六)治疗和预后

本病治疗的关键在于及早确诊,对于有全身细菌感染而突发上腹痛、恶心呕吐,且呕吐物呈脓样或含坏死黏膜组织,伴发热,胃扩张并有上腹部明显压痛和局部肌紧张等腹膜炎征象时,应及早积极治疗,包括大量抗菌药物控制感染,纠正休克、水电质平衡紊乱。也可选用胃黏膜保护剂及抑酸剂治疗,如并发胃穿孔,经抗生素积极治疗无效时,且全身一般情况尚好,则可行外科手术治疗,可行胃壁脓肿切开引流或胃次全切除术。

本病预后较差,据报道死亡率高达 48%~64%。

四、慢性胃炎

(一)慢性非萎缩性胃炎

1. 流行病学

慢性非萎缩性胃炎(chronic non-atrophic gastritis)是慢性胃炎的一种类型,指在致病因素作用下胃黏膜发生的不伴有胃黏膜萎缩性改变,以淋巴细胞和浆细胞浸润为主并可能伴有糜烂、胆汁反流的慢性炎症。慢性非萎缩性胃炎在全球均为消化系统常见病,由于多数慢性非萎缩性胃炎患者无任何症状,因此难以获得确切的患病率。目前认为,Hp 感染是慢性胃炎最主要的病因,慢性胃炎可分为非萎缩和萎缩性胃炎,而萎缩性胃炎绝大多数由持续存在的非萎缩性胃炎演变而来,因此,Hp 感染也是慢性非萎缩性胃炎的最常见病因。此外,还有其他一些感染和非感染因素也可引起胃黏膜损伤。慢性非萎缩性胃炎的临床表现缺乏特异性,诊断主要靠胃镜及镜下病理活检,以及 Hp 检测。目前,我国基于内镜诊断的慢性胃炎患病率接近90%,其中慢性非萎缩性胃炎最常见,约占 49.4%。随着年龄的增长,慢性非萎缩性胃炎的比例也呈上升趋势,其中原因主要与 Hp 感染率随年龄增长而上升有关。此外,慢性非萎缩性胃炎的患病率在不同国家和地区间存在较大差异,这可能与 Hp 感染率及遗传背景差异有关。

2. 病因与发病机制

1)感染性因素

(1)Hp:Hp 感染是慢性胃炎的最主要病因,大量研究证实,Hp 感染者几乎都存在胃黏膜活动性炎症反应,同样慢性非萎缩性胃炎也与 Hp 感染密切相关。Hp 毒力致病因子主要是CagA、VacA、BabA、SabA、OipA、DupA 等,其中以 CagA 致病作用最强,这些毒力致病因子具有显著的基因多态性有助于适应宿主的定植环境并且有利于菌株持续感染。Hp 感染早期多表现为非萎缩性胃炎,感染后一般难以自发清除而导致终身感染(极少数患者可出现自然除菌),除非进行根除治疗,长期感染部分患者可发生胃黏膜萎缩和肠化,甚至是异型增生和胃癌,而 Hp 根除后胃黏膜炎症反应可减轻。Hp 的感染呈世界范围分布,我国属于 Hp 感染高发地区,感染率仍高达 50%。

(2)海尔曼螺杆菌:已知的胃内不同于 Hp 的另 1 株革兰氏阴性杆菌,同为螺杆菌属,人类感染率文献报道较少,多为胃镜检出结果,感染率明显低于 Hp(<1%),约有 5% 的患者会同时感染 Hp。海尔曼螺杆菌可在人类胃黏膜定植引起胃黏膜损伤,但与 Hp 相比,胃黏膜急性和慢性炎症程度相对轻,可能与胃黏膜螺杆菌的定植量有关。

(3)其他病菌:细菌(如分枝杆菌)、病毒(如巨细胞病毒、疱疹病毒)、寄生虫(如类圆线虫属、血吸虫或裂头绦虫)、真菌(如组织胞质菌)等感染亦可引起急慢性炎症反应,导致胃黏膜损伤。

2)非感染性因素

(1)物理因素:不良饮食习惯,如进食过冷、过热、过于粗糙或刺激的食物,长期作用可导致胃黏膜的损伤。

（2）化学因素：非甾体抗炎药（NSAIDs，如阿司匹林、吲哚美辛）等药物和酒精可引起胃黏膜损伤。各种原因引起的幽门括约肌功能不全，可导致含有胆汁和胰液的十二指肠液反流入胃，削弱或破坏胃黏膜屏障功能，使胃黏膜遭到消化液所用，导致胃黏膜损伤。

（3）放射因素：一般发生于首次放射治疗后的 2～9 个月内，小剂量放射引起的胃黏膜损伤可以恢复，但高剂量放射导致的黏膜损伤往往是不可逆转的，甚至会引起萎缩以及缺血相关性溃疡。

（4）其他：嗜酸性粒细胞性、淋巴细胞性、肉芽肿性胃炎和 Menetrier 病相对少见。但随着克罗恩病在我国发病率的上升，肉芽肿性胃炎的诊断率可能会有所增加。此外，其他系统的疾病，如尿毒症、心力衰竭、门静脉高压症和糖尿病、甲状腺病、干燥综合征等也与慢性非萎缩性胃炎的发病有关。

3.病理

慢性胃炎的过程是胃黏膜损伤与修复的慢性过程，其主要组织病理学特征是炎症、萎缩与肠化。然而，慢性非萎缩性胃炎的主要组织病理学特征是以淋巴细胞和浆细胞浸润为主要的慢性炎症，同时黏膜内无固有腺体减少。

慢性胃炎观察内容包括 5 项组织学变化和 4 个分级。5 项组织学变化分别为 Hp、慢性炎性反应（单个核细胞浸润）、活动性（中性粒细胞浸润）、萎缩（固有腺体减少）、肠化（肠上皮化生）。慢性非萎缩性胃炎的组织病理学特点中无腺体萎缩和肠上皮化生，因此，主要观察 Hp、慢性炎性反应、活动性 3 项组织学变化。4 个分级分别为 O 提示无，＋提示轻度，＋＋提示中度，＋＋＋提示重度。诊断标准采用我国慢性胃炎的病理诊断标准和新悉尼系统的直观模拟评分法。直观模拟评分法是新悉尼系统为提高慢性胃炎国际交流一致率而提出的。我国慢性胃炎的病理诊断标准较具体，易操作，与新悉尼系统基本类似。但我国标准仅有文字叙述，可因理解不同而造成诊断上的差异。与新悉尼系统评分图结合，可提高与国际诊断标准的一致性。

（1）幽门螺杆菌：观察胃黏膜黏液层、表面上皮、小凹上皮和腺管上皮表面的 Hp。①无，特殊染色片上未见 Hp；②轻度，偶见或小于标本全长 1/3 有少数 Hp；③中度，Hp 分布超过标本全长 1/3 而未达 2/3 或连续性、薄而稀疏地存在于上皮表面；④重度，Hp 成堆存在，基本分布于标本全长。

（2）慢性炎性反应：表现为黏膜层以淋巴细胞和浆细胞为主的慢性炎性细胞浸润，Hp 感染引起的慢性胃炎常见淋巴滤泡形成。根据黏膜层慢性炎性细胞的密集程度和浸润深度分级，两者不一致时以前者为主。正常，单个核细胞（淋巴细胞、浆细胞和单核细胞）每高倍视野不超过 5 个，如数量略超过正常而内镜下无明显异常，病理可诊断为基本正常；轻度，慢性炎性细胞浸润较少，局限于黏膜浅层，不超过黏膜层的 1/3；中度，慢性炎性细胞浸润较密集，浸润深度超过 1/3 而不及 2/3；重度，慢性炎性细胞浸润密集，浸润深度达黏膜全层。

（3）活动性慢性炎性病变：背景上有中性粒细胞浸润时提示有活动性炎症，称为慢性活动性炎症，多提示存在 Hp 感染。轻度，黏膜固有层有少数中性粒细胞浸润；中度，中性粒细胞较多存在于黏膜层，可见于表面上皮细胞、小凹上皮细胞或腺管上皮内；重度，中性粒细胞较密集或除中度所见外还可见小凹脓肿。

4.临床表现

1)症状

大多数患者无明显自觉症状,部分有症状患者临床表现也缺乏特异性,常见表现为中上腹不适、饱胀、钝痛、烧灼痛等,也伴有食欲缺乏、嗳气、反酸、恶心等消化不良症状。症状一般无明显规律性,且严重程度与内镜下表现、胃黏膜病理组织学分级均无明显相关性。如病程时间久,少数患者可伴乏力、体重减轻等全身症状。

2)体征

大多数患者无明显临床体征,部分可有上腹部轻压痛。

5.辅助检查

由于慢性非萎缩性胃炎临床症状无特异性,体征也很少,因此,慢性非萎缩性胃炎的确诊主要依赖于内镜检查和胃黏膜活检,尤其是胃黏膜活检的诊断价值更大。

1)实验室检查

(1)血清胃蛋白酶原检测:胃蛋白酶原(PG)是胃部分泌的胃蛋白酶无活性前体,通常约1%的PG可通过胃黏膜进入血液循环,可分为胃蛋白酶原Ⅰ(PGⅠ)和胃蛋白酶原Ⅱ(PGⅡ)两种Ⅱ型,是反映胃体黏膜泌酸功能的良好指标,可提示胃底腺黏膜萎缩情况。

(2)血清胃泌素检测:胃泌素-17(G-17)是由胃窦G细胞合成和分泌的酰胺化胃泌素,是反映胃窦分泌功能的敏感指标之一,可提示胃窦黏膜萎缩状况。

2)幽门螺杆菌检测

Hp感染是慢性非萎缩性胃炎的最常见病因,因此,需要常规检测Hp。Hp检测方法分为侵入性和非侵入性2大类。侵入性指需要通过胃镜检查获取胃黏膜标本的相关检查,主要包括快速尿素酶试验、组织学检查、Hp培养和组织PCR技术。非侵入性检查指不需要通过胃镜检查获得标本,包括血清抗体检测、^{13}C或^{14}C尿素呼气试验、粪便Hp抗原检测。不同检测方法具有各自优势和局限,需要根据实际情况选择最优方法,目前临床最常用的是^{13}C或^{14}C尿素呼气试验、快速尿素酶试验和组织学检查。

3)胃镜检查

慢性非萎缩性胃炎的诊断包括内镜诊断和病理诊断,确诊应以病理诊断为依据。电子染色放大内镜和共聚焦激光显微内镜对慢性非萎缩性胃炎的诊断和鉴别诊断有一定价值。

(1)普通白光内镜:白光内镜诊断是指内镜下肉眼成像方法所见的黏膜炎性变化,需与病理检查结果结合做出最终判断。内镜下将慢性胃炎分为慢性非萎缩性胃炎和慢性萎缩性胃炎两大基本类型。慢性非萎缩性胃炎内镜下可见黏膜红斑、黏膜出血点或斑块、黏膜粗糙伴或不伴水肿、充血渗出等基本表现,同时可存在糜烂、出血或胆汁反流等征象,这些在内镜检查中可获得可靠的证据。其中糜烂可分为2种类型,即平坦型和隆起型,前者表现为胃黏膜有单个或多个糜烂灶,其大小从针尖样到直径数厘米不等;后者可见单个或多个疣状、膨大皱襞状或丘疹样隆起,直径5~10 mm,顶端可见黏膜缺损或脐样凹陷,中央有糜烂。糜烂的发生可与Hp感染和服用黏膜损伤药物等有关。此外,通过白光内镜的特征性表现,也可以判断是否存在Hp感染。如Hp感染胃黏膜可见胃体胃底部的点状发红、弥散性发红、伴随的集合细静脉的规律排列(RAC)消失、皱襞异常(肿大、蛇形、消失)、黏膜肿胀、增生性息肉、黄斑瘤、鸡皮样、以及黏稠的白色混浊黏液等表现。

（2）电子染色放大内镜：能清楚地显示胃黏膜微结构和微血管，尽管慢性胃炎的放大像丰富多彩，但随着胃炎的进展，变化还是具有一定的规律。从正常胃底腺黏膜的放大像，到萎缩黏膜、肠上皮化生，胃黏膜的变化会具有相应的改变。如观察肠化区域时，内镜窄带成像术（NBI）模式下可见来自上皮细胞边缘亮蓝色的细线样反光，称之为亮蓝嵴（LBC）。研究发现LBC对于肠化诊断有较好的敏感性和特异性。

（3）共聚焦激光显微内镜：共聚焦激光显微内镜光学活检技术对胃黏膜的观察可达到细胞水平，能够辨认胃柱状上皮细胞、胃小凹、上皮下间质、间质内细胞和组织、血管以及胃上皮表面的 Hp，凭借这些变量，对慢性胃炎的诊断和组织学变化分级（慢性炎性反应、活动性、萎缩和肠化生）具有一定的参考价值。同时，光学活检可选择性对可疑部位进行靶向活检，有助于提高活检取材的准确性。慢性非萎缩性胃炎在共聚焦激光显微内镜下观察，主要表现为水肿、Hp 的感染、上皮细胞轮廓不清、胃小凹形态与数目改变、胃小凹间质的增宽等。

（4）血红蛋白指数测定：血红蛋白指数（IHB）测定是一种内镜下光学技术，主要原理是将胃黏膜表层镜下区域内血红蛋白含量通过二维分布近似度以图像显示出来。胃黏膜有丰富微血管分布，IHB 的色调变化可以反映微血管中所含血红蛋白含量，通过以正常的胃黏膜 IHB值设定标准区间，对 IHB 值的高、低部分相应地进行色彩强调处理，从而获取内镜图像中的红色、绿色、蓝色等成分，进而推导出血红蛋白的浓度指数。慢性胃炎患者黏膜色调的改变与炎症程度有一定的关系，设定 IHB 标准数值区间后正常的胃黏膜组织呈绿色；在慢性非萎缩性胃炎的胃黏膜组织中，因为炎症反应的存在，使局部血流量增多导致 IHB 值高造成黏膜颜色增高而呈现偏暖色调，如黄色、红色；而慢性萎缩性胃炎由于黏膜及腺体发生萎缩，微血管减少，血流亦减少故而呈现为蓝色等偏冷色调。已有研究显示，IHB 测定对诊断慢性胃炎的类型，严重程度，以及是否存在 Hp 感染具有意义，因此可提高对慢性非萎缩性胃炎诊断的准确性。

6.诊断与鉴别诊断

1）诊断

多数慢性胃炎患者无任何症状，有症状者主要为消化不良，且为非特异性；有无消化不良症状及其严重程度与慢性胃炎的内镜所见和胃黏膜的病理组织学分级无明显相关性。部分慢性胃炎患者可出现上腹痛、饱胀等消化不良的症状。有消化不良症状的慢性胃炎与功能性消化不良患者在临床表现和精神心理状态上无明显差异。有学者发现功能性消化不良患者中85％存在胃炎，且51％合并 Hp 感染。该比例在不同地区因 Hp 感染率不同而异。部分慢性胃炎患者可同时存在胃食管反流病和消化道动力障碍，尤其在一些老年患者，其下食管括约肌松弛和胃肠道动力障碍尤为突出。

慢性非萎缩性胃炎内镜下可见黏膜红斑、黏膜出血点或斑块、黏膜粗糙伴或不伴水肿、充血、渗出等基本表现。其中糜烂性胃炎分为 2 种类型，即平坦型和隆起型，前者表现为胃黏膜有单个或多个糜烂灶，其大小从针尖样到直径数厘米不等；后者可见单个或多个疣状、膨大皱襞状或丘疹样隆起，直径 5～10 mm，顶端可见黏膜缺损或脐样凹陷，中央有糜烂。慢性非萎缩性胃炎的确诊需要病理诊断，黏膜内慢性炎性细胞（单个核细胞，主要是淋巴细胞、浆细胞）

浸润为主,无肠化生等萎缩表现。

2)鉴别诊断

(1)功能性消化不良:临床较常见,症状与本病相似,主要是上腹饱胀不适、餐后不适、上腹隐痛等非典型症状。常与情绪状态、睡眠质量等主观因素相关,内镜检查可无黏膜改变。

(2)NSAIDs 相关化学性胃炎:常发生于服用 NSAIDs 治疗的患者,轻者可无症状,也可出现烧灼感、上腹痛、恶心及呕吐,少数出现消化性溃疡,甚至消化道出血。内镜下可见红斑、糜烂、微出血灶,甚至弥散性出血及溃疡,特征性病理改变是胃小凹上皮细胞增生,很少或无炎细胞浸润,与本病完全不同。

(3)胆汁反流性胃炎:患者出现上腹痛、胆汁性呕吐、消化不良等症状,结合曾行远端胃切除术、胆系疾病史诊断并不困难。但需进一步行内镜及组织学检查,组织病理学改变类似 NSAIDs 相关化学性胃炎。确诊需进行胃内 24 h 胆红素监测、^{99m}Tc-EHIDA 核素显像等检查。

(4)淋巴细胞性胃炎:临床较少见,症状无特异性,主要表现为体重下降、腹痛、恶心及呕吐。常累及胃体黏膜,内镜可以观察到痘疮样病灶、肥大皱襞、糜烂灶,组织学检查可明确诊断。100 个胃腺上皮细胞内淋巴细胞浸润超过 25 个即可诊断。幽门螺杆菌的检出率约占63%,约 10% 的乳糜泻患者有淋巴细胞性胃炎。

(5)嗜酸性细胞性胃炎:以胃壁嗜酸性细胞浸润为特征,常伴有外周血嗜酸粒细胞升高。病变可浸润至胃壁黏膜层、黏膜下层、肌层及浆膜。病因不甚明确,50% 的患者有个人或家族过敏史(如哮喘、过敏性鼻炎、荨麻疹),部分患者症状可由某些特殊食物引起。血中 IgE 水平增高,被认为是外源性或内源性过敏原造成的变态反应所致。临床表现多样,无特异性,主要有腹痛、恶心、呕吐、腹泻,少数出现腹膜炎、腹水等。诊断依据:①进食特殊食物后出现胃肠道症状;②外周血嗜酸粒细胞升高,镜下活检证实胃壁嗜酸性细胞明显增多。

7.治疗

慢性非萎缩性胃炎的治疗应尽可能针对病因,遵循个体化原则。治疗目的包括去除病因、保护胃黏膜、缓解症状,从而提高患者的生活质量,同时要改善胃黏膜炎症,以阻止非萎缩性胃炎进展,减少或防止萎缩性胃炎、肠上皮化生、上皮内瘤变及胃癌的发生。然而,对于无症状、Hp 阴性的慢性非萎缩性胃炎无需特殊治疗。

目前,某些食物摄入与慢性胃炎症状之间的关系尚无明确临床证据,同时也缺乏饮食干预疗效的相关大型临床研究,但饮食习惯和生活方式的调整一直是慢性胃炎治疗不可或缺的一部分。因此,常规建议患者改善饮食与生活习惯,如避免过多饮用咖啡、大量饮酒和长期大量吸烟,同时尽量避免长期大量服用引起胃黏膜损伤的药物,如 NSAIDs 等。

Hp 感染是慢性非萎缩性胃炎的主要病因,既往 Hp 胃炎是否均需要根除尚缺乏统一意见。随着 Hp 研究深入,目前国内最新 Hp 感染处理共识推荐 Hp 阳性的慢性胃炎,无论有无症状和并发症,均应进行根除治疗,除非有抗衡因素存在(包括患者伴存某些疾病、社区高再感染率、卫生资源优先度安排等)。大量研究证实,及时根除 Hp 后,部分患者消化道症状能得到控制,同时胃黏膜的炎症能明显好转。Hp 根除治疗采用我国第 5 次 Hp 共识推荐的铋剂四联根除方案:PPI＋铋剂＋2 种抗菌药物,疗程为 10 d 或 14 d,推荐抗生素有阿莫西林、呋喃唑酮、四环素、甲硝唑、克拉霉素、左氧氟沙星。同时,根除治疗后所有患者都应常规进行 Hp 复查,评估根除疗效;评估最佳的非侵入性方法是尿素呼气试验,应在治疗完成后至少 4 周进行。

服用 NSAIDs 等药物引起胃黏膜损伤患者,首先应根据患者使用药物的治疗目的评估是否可以停用该药物;对于必须长期服用者,应进行 Hp 筛查并根除,并根据病情或症状的严重程度选用 PPI、H_2-受体拮抗剂(H_2RA)或胃黏膜保护剂。已有多项高质量临床试验研究显示,PPI 是预防和治疗 NSAIDs 相关消化道损伤的首选药物,疗效优于 H_2RA 和胃黏膜保护剂。

胆汁反流也是慢性非萎缩性胃炎的病因之一。胆汁反流入胃可削弱或破坏胃黏膜屏障功能,遭到消化液作用,从而产生炎性反应、糜烂、出血和上皮化生等病变。促动力药如盐酸伊托必利、莫沙必利和多潘立酮等可防止或减少胆汁反流,铝碳酸镁制剂有结合胆酸作用增强胃黏膜屏障功能,从而减轻或消除胃黏膜损伤。此外,有条件者可短期服用熊去氧胆酸制剂。

对于有胃黏膜糜烂和(或)以上腹痛和上腹烧灼感等症状为主者,考虑胃酸、胃蛋白酶在其中所起的重要作用,可根据病情或症状严重程度选用胃黏膜保护剂、H_2RA 或 PPI。以上腹饱胀、恶心或呕吐等为主要症状者,考虑可能与胃排空迟缓相关,结合胃动力异常是慢性胃炎不可忽视的因素,因此,促动力药可改善上述症状。在促动力药物选择中需要注意,多潘立酮是选择性外周多巴胺 D_2-受体拮抗剂,能增加胃和十二指肠动力,促进胃排空。有报道显示多潘立酮在每日剂量超过 30 mg 和(或)伴有心脏病患者、接受化学疗法的肿瘤患者、电解质平衡紊乱等严重器质性疾病的患者、年龄＞60 岁的患者中,发生严重室性心律失常,甚至心源性猝死的风险可能升高。因此,2016 年 9 月多潘立酮说明书有关药物安全性方面进行了修订,建议上述患者应用时要慎重或在医师指导下使用。莫沙必利是选择性 5-羟色胺 D_2-受体激动剂,能促进食管动力、胃排空和小肠传输,临床上治疗剂量未见心律失常活性,对 QT 间期亦无临床有意义的影响。伊托必利为多巴胺 D_2-受体拮抗剂和乙酰胆碱酯酶抑制剂,2016 年"罗马功能性胃肠病"提出,盐酸伊托必利可有效缓解早饱、腹胀等症状,而且安全性好,不良反应发生率低。具有明显的进食相关的腹胀、食欲缺乏等消化不良症状者,可考虑应用消化酶制剂。推荐餐中服用,效果优于餐前和餐后服用,以便在进食同时提供充足的消化酶,帮助营养物质消化,缓解相应症状。我国常用的消化酶制剂包括复方阿嗪米特肠溶片、米曲菌胰酶片、胰酶肠溶胶囊、复方消化酶胶囊等。

中医药治疗可拓宽慢性胃炎治疗途径,在治疗慢性胃炎伴消化不良方面有其独特的理论和经验。根据我国慢性胃炎中医诊疗共识意见,慢性非萎缩性胃炎的基本病机为胃膜受伤,胃失和降;以餐后饱胀不适为主症者,属于中医"胃痞"的范围,以上腹痛为主症者,属于中医"胃痛"范畴。中医药治疗主要采用辨证治疗、随症加减、中成药治疗和针灸治疗等方法,可改善部分患者消化不良症状,甚至可能有助于改善胃黏膜病理状况,但目前尚缺乏多中心、安慰剂对照、大样本、长期随访的临床研究证据。对于常规西医治疗效果不佳的患者,可以采用中医药治疗或者中西医结合治疗。

精神-心理因素与消化不良症状发生相关,尤其是焦虑症和抑郁症患者。抗抑郁药物或抗焦虑药物可作为伴有明显精神心理因素者,以及常规治疗无效和疗效差者的补救治疗,包括三环类抗抑郁药或选择性 5-羟色胺再摄取抑制剂等。在服用抗焦虑或抑郁药期间,要遵从医嘱坚持规律服用药物,定期复诊,调整用药方案,监测药物的不良反应。

8. 预后

慢性非萎缩性胃炎的转归包括逆转、持续稳定和病变加重等情况。多数慢性非萎缩性胃炎患者经积极治疗可好转或痊愈,绝大多数预后良好,特别是不伴有 Hp 持续感染者。但少数患者可能随着疾病发展出现胃黏膜萎缩和(或)肠上皮化生、上皮内瘤变,严重者甚至可发展为胃癌,故应予以高度重视,同时进行早期胃癌筛查及内镜诊治。

9. 预防

针对可引起慢性非萎缩性胃炎的常见病因,健康的饮食习惯和生活方式也是预防的重要一步。建议日常饮食要有节制,宜淡、衡、软、温、缓、细,同时要避免吸烟、酗酒、咖啡、浓茶等不良生活方式。尽量避免长期大量服用引起胃黏膜损伤的药物(如 NSAIDs),若因特殊原因需服用此类药物,则应同时适当使用抑酸剂或胃黏膜保护剂以避免胃黏膜的进一步损伤。Hp 感染是慢性非萎缩性胃炎的最常见病因,《幽门螺杆菌胃炎京都全球共识》提出 Hp 胃炎实际上是一种传染病,具有明确的传染途径,可以在人-人之间传播,感染者和可能包括被污染水源是最主要的传染源。口-口和粪-口是其主要传播途径,以口-口传播为主,此外医源性传播也是途径之一。口-口传播主要通过唾液在母亲至儿童和夫妻之间传播,粪-口传播主要通过感染者粪便污染水源传播。儿童和成人均为易感人群,有家庭聚集性。因此,针对 Hp 的传染源、易感人群,以及传播途径采取措施,预防 Hp 感染是预防慢性非萎缩性胃炎最有效和经济的手段。

(二)慢性萎缩性胃炎

慢性萎缩性胃炎(chronic atrophic gastritis,CAG)是指胃黏膜的固有腺体(幽门腺或胃底腺)的数目减少、消失或腺管长度缩短、黏膜厚度变薄的一种慢性胃炎。胃黏膜萎缩分为单纯性萎缩和化生性萎缩,即肠化生也属于萎缩。根据萎缩性胃炎发生的部位结合血清壁细胞抗体,将慢性萎缩性胃炎分为 A 型(胃体炎、壁细胞抗体阳性)及 B 型(胃窦炎、壁细胞抗体阴性)。目前多数人认为引起胃壁黏膜萎缩的主要原因是幽门螺杆菌的感染。

1. 病理

主要特点为多发分布的萎缩、化生及炎症灶。这种多灶性萎缩性胃炎是慢性萎缩性胃炎最常见的形式。早期的病灶集中于胃窦,胃体也可受累但数量少、程度轻,Hp 的持续感染是其进展到萎缩性胃炎的重要因素。肠化生是萎缩性胃炎的常见病变。肠化上皮由吸收细胞、杯状细胞及潘氏细胞等正常肠黏膜成分构成。根据细胞形态及分泌黏液类型分为小肠型完全肠化生、小肠型不完全肠化生、大肠型完全肠化生和大肠型不完全肠化生。

Whithcad 将萎缩性胃炎分 3 度:①轻度,为只有 1~2 组腺管消失;②重度,为全部消失或仅留 1~2 组腺管;③中度,则介于两者之间。

也有人根据萎缩的程度将其分为 3 级:①轻度,固有腺的萎缩不超过原有腺体 1/3,大部分腺体保留,黏膜层结构基本完整;②中度,萎缩的固有腺占腺体 1/3~2/3,残留的腺体分布不规则,黏膜层结构紊乱、变薄;③重度,2/3 以上的固有腺萎缩或消失,仅残留少量散在的腺体,或萎缩部被增生和化生的腺体所替代,黏膜层变薄,结构明显紊乱。

2.临床表现

临床症状无特异性,常见上腹胀、隐痛、嗳气等消化不良症状,可伴有贫血。

(1)内镜下特征:病变最先从胃窦部小弯侧开始,沿胃小弯逐渐向上发展,呈倒"V"字形,萎缩灶逐渐融合,最后整个胃黏膜可被化生的黏膜所取代。由于萎缩性胃炎是灶性分布,活检需要多点进行,从胃窦、移行部、胃体小弯及大弯侧、前后壁侧各取一块,至少应从胃窦、胃体大弯及小弯、移行部、贲门部的小弯侧各取一块,以防漏诊,并了解萎缩的范围。

3.诊断与鉴别诊断

(1)淋巴细胞性胃炎:临床较少见,症状无特异性,主要表现为体重下降、腹痛、恶心及呕吐,常累及胃体黏膜,内镜可以观察到痘疮样病灶、肥大皱襞、糜烂灶。明确诊断靠组织学检查,100个胃腺上皮细胞内淋巴细胞浸润超过25个即可诊断。

(2)嗜酸粒细胞性胃炎:以胃壁嗜酸性细胞浸润为特征,常伴有外周血嗜酸粒细胞升高,病变可浸润至胃壁黏膜层、黏膜下层、肌层及浆膜。病因不甚明确,50%的患者有个人或家族过敏史(如哮喘、过敏性鼻炎、荨麻疹),部分患者症状可由某些特殊食物引起,血中IgE水平增高,被认为是外源性或内源性过敏原造成的变态反应所致。临床表现多样,无特异性,主要有腹痛、恶心、呕吐、腹泻,少数出现腹膜炎、腹水等。诊断依据:①进食特殊食物后出现胃肠道症状;②外周血嗜酸粒细胞升高;③内镜下活检证实胃壁嗜酸粒细胞明显增多。

(3)胆汁反流性胃炎:患者出现上腹痛、胆汁性呕吐、消化不良等症状,可有胃切除术和胆系疾病史。其组织病理学改变与萎缩性胃炎不同,较少有炎性细胞浸润。确诊需进行胃内24 h胆红素监测、^{99m}Tc-EHIDA核素显像等检查。

(4)消化性溃疡:发病也与食物、环境危险因素及Hp感染有关,可有腹痛、反酸、恶心、呕吐等消化道症状,病史较长。但溃疡病的腹痛多呈节律性、慢性周期性、季节性,发病年龄较萎缩性胃炎更早一些,常合并出现上消化道出血、幽门梗阻及穿孔。确诊需在胃镜下发现典型的溃疡病灶。

4.治疗

(1)胃酸低或缺乏:可给予0.1 mol/L 1‰稀盐酸每次5~10 mL、胃蛋白酶合剂每次5~10 mL,或复方消化酶胶囊1~2粒,3次/d。复方消化酶含有包括胃蛋白酶在内的6种消化酶,并含熊去氧胆酸,故该药除了可用于治疗慢性萎缩性胃炎胃酸低或缺乏造成的消化不良之外,还能促进胆汁分泌,增强胰酶活性,促进脂肪和脂肪酸的分解,带动脂溶性维生素的吸收。恶性贫血患者注意补充营养,给予高蛋白质饮食,补充维生素C,必要时予以铁剂。

(2)胃酸不低而疼痛较明显:可服制酸解痉剂。应用制酸药可以提高胃内pH值,降低H^+浓度,减轻H^+对胃黏膜的损害及H^+的反弥散程度,从而为胃黏膜的炎症修复创造有利的局部环境。同时,低酸又可以促进促胃液素释放,促胃液素具有胃黏膜营养作用,促进胃黏膜细胞的增殖和修复。依据患者的病情选择质子泵抑制药(包括奥美拉唑、兰索拉唑、雷贝拉唑、埃索美拉唑等)。

(3)胃黏膜保护药:主要作用就是增强胃黏膜屏障功能,增强胃黏膜抵御损害因素的能力。按其作用机制及药物成分,有以下6类。①硫糖铝,1 g,3次/d。②三钾二枸橼酸络合铋,是铋剂和枸橼酸的络合盐,该药主要是在局部起到黏膜保护作用,并有杀灭 Hp 的作用,240 mg,2 次/d。③前列腺素类药物,前列腺素(PG)是体内广泛存在的白体活性物质。PG 对胃的作用主要表现为 PGE 和 PGI 均抑制胃酸的基础分泌和受刺激后的分泌;PGE 对胃黏膜具有保护作用,包括促进黏液及重碳酸盐的合成和分泌,增进黏膜血流量及细胞修复等。此外,PG 对人体其他系统如循环系统、血液系统等均有作用。用于胃炎治疗的前列腺素包括恩前列腺素、罗沙前列腺素、米索前列醇等。目前,只有米索前列醇用于临床。④替普瑞酮,亦称施维舒,其功能为促进胃黏膜微粒体中糖脂质中间体的生物合成,促使胃黏膜及胃黏液的主要防御因子高分子糖蛋白和磷脂增加,提高胃黏膜的防御功能,并能促使胃黏膜损伤愈合。该药对胃黏膜的保护作用可能有如下机制:增加局部内源性 PG 的生成,尤其可以促进 PGE 的合成,防止非甾体类消炎药所引的胃黏膜损害;增加黏液表面层大分子糖蛋白,维持黏液层和黏液屏障的结构和功能;能有效地增加胃黏膜血流,促使胃黏膜损害的修复。该药用药量为 50 mg,3 次/d,饭后 30 min 内服。该药可出现头痛、恶心、便秘、腹胀等不良反应,有的出现皮肤瘙痒、皮疹,丙氨酸转氨酶和天冬氨酸转氨酶可轻度上升等,停药后即能恢复正常。⑤依安欣,新型胃黏膜保护药,是一种有机锌化合物,化学名称醋氨己酸锌。它通过增加胃黏膜血流量,促进胃黏膜分泌,促进细胞再生,稳定细胞膜,对胃黏膜具有保护作用。⑥谷氨酰胺,其主要成分为 L-谷氨酰胺。谷氨酰胺是人体内最丰富的游离氨基酸,其对维护体内多种器官的功能起重要作用。研究表明,L-谷氨酰胺对胃黏膜有明显的保护作用,其机制尚不完全清楚。有报道认为,它可以促进黏蛋白的生物合成,使胃黏液量增多。此外,谷氨酰胺还有促进胃黏膜细胞增殖的作用。其代表药物为麦滋林(L-谷氨酰胺呱仑酸钠颗粒)和国产的白维(复方谷氨酰胺颗粒)。药物的不良反应有恶心、呕吐、便秘、腹泻及腹痛。

(4)胃肠激素类:目前已发现的数十种胃肠激素中,有一些对胃黏膜具有明显增强作用及防御功能。①表皮生长因子,分布于涎腺、十二指肠 Brnnner 腺、胰腺等组织。在胃肠道的主要作用为抑制胃酸分泌和促进胃肠黏膜细胞增生、修复。此外,在胃肠激素族中,转化生长因子 α、成纤维细胞生长因子、神经降压素、降钙素基因相关肽、蛙皮素等有胃黏膜保护效应,在增强胃黏膜防御功能方面具有重要作用。②生长抑素,主要由胃黏膜 D 细胞分泌,也分布于中枢神经系统及胃肠道和胰腺等多种组织中。

(5)中医中药治疗:对胃炎的治疗历史悠久,采用辨证施治的治疗取得了良好的治疗效果,在临床应用中较为广泛。某些中成药如增生平等对防止肠化生和不典型增生的加重有一定意义。

因有癌变可能,故对有大肠不完全肠化、不典型增生的 Hp 阳性的患者,应积极根除 Hp,应每 6～12 个月定期进行胃镜复查,及时了解病变发展情况。

(三)多灶萎缩性胃炎

多灶萎缩性胃炎(multifocal atrophic gastritis,MAG)是一种慢性胃炎,其特征是胃黏膜的多个区域发生萎缩。这种病变可能发展成胃癌,因此被认为是胃癌的前期病变。MAG 通常与幽门螺杆菌(Hp)感染有关,但也可能由于自身免疫机制、长期服用某些药物、胆汁反流、酒精摄入等因素引起。

1.流行病学

1992 年 Correa 提出肠型胃癌的发生、发展模式,即正常胃黏膜—慢性浅表性胃炎—慢性萎缩性胃炎—肠上皮化生异型增生—肠型胃癌这一演变过程,因此,萎缩是肠型胃癌发展中的重要一环,有证据表明胃癌发生的危险性与胃黏膜萎缩的范围和程度相关,萎缩是胃癌发生的癌化区域。由于大多数萎缩性胃炎患者并无任何临床症状,很多患者不能被及时诊断,因此,多灶萎缩性胃炎患者的患病率并不清楚,同时,许多国家也缺乏这方面的临床数据。然而,肯定的是多灶萎缩性胃炎在人群中相当普遍,同时不同人群中患病率差别很大,尤其是在中国和日本,明显高于世界其他国家。部分中国和日本研究提示,萎缩性胃炎检出率在检查人群中高达 60%～90%,而其他国家一般低于 50%。此外,萎缩的发生与年龄密切相关,随着年龄的增长,萎缩检出率也增加,70～80 岁人群高达 60%～70%,可以说老年人发生不同程度的胃黏膜的萎缩,是一种生理性的自然老化过程,应该坦然地面对。胃癌高发的亚洲国家,中青年群中萎缩性胃炎的比例明显高于其他国家,然而,中青年出现的萎缩需要引起重视,需要检查病因,并积极干预和治疗。

2.病因与发病机制

(1)Hp:目前认为 Hp 感染是多灶萎缩性胃炎的最主要病因。Hp 胃炎主要有 2 种不同模式和临床结局。其中一种表现为全胃炎,可引起多灶萎缩,萎缩可同时累及胃窦、胃体、胃底等部位。这种模式的胃炎容易发展成胃溃疡和胃癌,在发展中国家及亚洲国家多见。同时,已有大量研究证实,根除 Hp 可显著改善胃黏膜炎性反应,阻止或延缓胃黏膜萎缩、肠化生发生和发展,部分逆转萎缩。

(2)宿主和环境因素:目前认为,Hp 感染是否发展成多灶萎缩性胃炎与患者基因易感性(如白介素 1β 等细胞因子基因多态性)、环境因素(吸烟、高盐饮食等)及菌株毒力(毒力因子)有关。

(3)年龄:年龄与慢性胃炎发病有关,慢性胃炎特别是萎缩性胃炎的患病率随年龄增加而上升。

(4)其他:如物理因素(不良饮食习惯)、化学因素(如 NSAIDs 药物、酒精、胆汁等)也可导致胃黏膜损伤,如损伤持续存在,最终引起萎缩发生。

3.病理

2005 年国际萎缩研究小组提出胃黏膜萎缩程度及范围的分期标准,即慢性胃炎 OLGA 分期评估系统,基于胃炎新悉尼系统对萎缩程度的半定量评分方法,采用胃炎分期代表胃黏膜萎缩范围及程度,将慢性胃炎的组织病理学与癌变危险性联系起来,高危等级 OLGA 分期(Ⅲ或Ⅳ期)与胃癌高风险密切相关,为临床医师预测病变进展和制订疾病管理措施提供更为直观的信息。已有多项研究表明,慢性胃炎 OLGA 分期能够有效将患者按照胃癌发生的危险性进行分层并指导临床治疗与随访。考虑 OLGA 分期在医师间判断的一致率相对低,2010 年又提出根据胃黏膜肠化的 OLGIM 分期标准,与 OLGA 相比,OLGIM 分期系统有较高的医师间诊断一致率,但是一些潜在的胃癌高危个体可能被遗漏。有研究显示,与 OLGA 相比,OLGIM 可使约 1/3 的病例分期下调;按 OLGA 分期定为高危的病例中,小于 1/10 的病例则被OLGIM 定为低危,因此,OLGIM 低危等级不可等同于胃癌发生低危。同样国内研究显示,胃癌组与非胃癌组 OLGA Ⅲ～Ⅳ 期的比例分别是 52.1％和 22.4％,OLGIM Ⅲ～Ⅳ 期的比例分别是 42.3％和 19.9％($P<0.01$)。因此,相比较而言,OLGA 分期更能有效地根据胃癌风险程度将胃炎患者进行风险分层。目前临床实践中,推荐 OLGA 和 OLGIM 分期结合使用,可更精确地预测胃癌风险。

结合我国实际情况和国际相关指南共识,我国中华医学会病理分会消化病理学组于 2017 年制定了《慢性胃炎及上皮性肿瘤胃黏膜活检病理诊断共识》,旨在进一步提高胃黏膜活检标本病理诊断的重复性和准确性,为临床进一步诊疗提供可靠、合理的病理依据。

(1)萎缩:萎缩指胃固有腺减少,分为 2 种类型。①化生性萎缩,胃固有腺被肠上皮化生腺体或被假幽门化生腺体替代;②非化生性萎缩,胃固有腺被纤维、纤维肌性组织替代或炎性细胞浸润引起固有腺数量减少。萎缩程度以胃固有腺减少各 1/3 来计算。轻度,固有腺体数减少不超过原有腺体的 1/3;中度,同有腺体数减少介于原有腺体的 1/3～2/3;重度,固有腺体数减少超过 2/3,仅残留少数腺体,甚至完全消失。

(2)OLGA 分期:按照胃炎新悉尼系统标准对每块活检组织进行萎缩程度 4 级评分。0 分,无萎缩;1 分,轻度萎缩;2 分,中度萎缩;3 分,重度萎缩。然后综合胃窦(包括胃角切迹)和胃体黏膜的萎缩程度评分结果,根据慢性胃炎 OLGA 评估系统分期标准及方法进行分期。

(3)肠上皮化生:轻度,肠上皮化生区占腺体和表面上皮总面积 1/3 以下;中度,肠上皮化生区占腺体和表面上皮总面积的 1/3～2/3;重度,肠上皮化生区占腺体和表面上皮总面积的 2/3 以上。

4.临床表现

1)症状

临床表现缺乏特异性,亦可无明显症状,有症状者可表现为中上腹不适、饱胀、钝痛、烧灼痛等,也可伴有食欲缺乏、嗳气、反酸、恶心等消化不良症状。症状的严重程度与内镜下表现、胃黏膜病理组织学分级均无明显相关。

2)体征

大多数无明显临床体征,有时可有上腹部轻压痛。

5.辅助检查

1)内镜检查

(1)普通白光胃镜检查:可见胃黏膜红白相间,以白为主,皱襞变平甚至消失,部分黏膜血管显露,可伴有颗粒或结节改变。虽然胃黏膜萎缩白光内镜下有相应的特征性改变,但对临床的诊断意义不大,萎缩的确诊需要靠病理活检。内镜病理取材方面建议 5 块活检,2 块取自距幽门 2～3 cm 的胃窦处(1 块取自胃小弯远端,另 1 块取自胃大弯远端),2 块取自距贲门 8 cm 处的胃体(1 块取自胃小弯,1 块取自胃大弯),1 块取自胃角。此外,早期或多灶慢性萎缩性胃炎胃黏膜萎缩呈灶状分布。需注意的是取材于糜烂或溃疡边缘的黏膜常存在腺体破坏,其导致的腺体数量减少不能被视为慢性萎缩性胃炎。此外,活检组织太浅、组织包埋方向不当等因素均可影响萎缩的判断,没看到固有膜全层是不能判断有无萎缩的。此外,内镜下根据萎缩的部位和范围,可采用 Kimura-Takemoto 进行分型,分为闭合型(C-Ⅰ～C-Ⅲ)和开放型(O-Ⅰ～O-Ⅲ)。

(2)电子染色放大内镜:能清楚地显示胃黏膜微结构和微血管,尽管慢性胃炎的放大像丰富多彩,但随着胃炎的进展,变化还是具有一定的规律。从正常胃底腺黏膜的放大像,到萎缩黏膜、肠上皮化生,胃黏膜的变化会具有相应的改变。Sakaki 分型标准将胃小凹分为六大基本类型,分别为 A～F 型,其中萎缩性胃炎胃黏膜胃小凹呈 C 型,即稀疏而粗大的线状小凹,主要存在于轻度或中度萎缩性胃炎的胃黏膜及部分伴有轻度肠上皮化生的胃黏膜;重度萎缩性胃炎胃黏膜胃小凹呈 D 型,即斑块状小凹,主要分布于中重度萎缩性胃炎及伴有中重度肠上皮化生的胃黏膜,表现为较为粗大的小凹所围成的斑块状或网格状形态。此外,观察肠化区域时,内镜窄带成像术(NBI)模式下可见来自上皮细胞边缘亮蓝色的细线样反光,称为亮蓝嵴(LBC)。研究发现,LBC 对于肠化诊断有较好的敏感性和特异性。

(3)共聚焦激光显微内镜:对胃黏膜的观察可达到细胞水平,能够辨认胃柱状上皮细胞、胃小凹、上皮下间质、间质内细胞和组织、血管及胃上皮表面的 Hp,凭借这些变量,对慢性胃炎的诊断和组织学变化分级(慢性炎性反应、活动性、萎缩和肠化生)具有一定的参考价值。固有腺体萎缩在共聚焦激光显微内镜下观察,可表现为胃小凹稀疏、间质增宽、排列不规则,严重时胃小凹数目显著缩减、开口扩张、上皮下毛细血管数目减少。小凹数目减少和开口扩张诊断固有腺体萎缩的敏感性和特异性分别为 83.6% 和 99.6%。肠上皮化生在共聚焦激光显微内镜表现为胃黏膜中可见杯状细胞、柱状吸收细胞、刷状缘和绒毛状上皮结构,诊断敏感性、特异性分别为 98.1% 和 95.3%。

2)胃功能检测

(1)血清胃泌素检测:G-17 是由胃窦 G 细胞合成和分泌的酰胺化胃泌素,主要生理功能为促进胃液,特别是胃酸分泌,同时可促进胃黏膜细胞增殖与分化,其分泌主要受胃内 pH、G 细胞数量和进食(蛋白质是最佳刺激物)的影响。它是反映胃窦分泌功能的敏感指标之一,可以提示胃窦黏膜萎缩状况或是否存在异常增殖。因此,G-17 测定有助于判断萎缩是否存在及其分布部位和程度。胃体萎缩者,泌酸腺减少,胃内呈现低胃酸状态,导致血清胃泌素 G-17 水平升高;胃窦萎缩者,G 细胞的数量减少,血清胃泌素 G-17 水平下降;全胃萎缩者(多灶萎缩)则G-17 降低。

(2)血清胃蛋白酶原检测:PG 可分为 PGⅠ和 PGⅡ2 种亚型。PGⅠ主要由胃底腺的主细胞和颈黏液细胞分泌;而 PGⅡ除了胃底腺分泌外,胃窦幽门腺和近端十二指肠 Brunner 腺也能分泌。PG 是反映胃体黏膜泌酸功能的良好指标,被称为"血清学活检"。当胃底腺萎缩时,主细胞减少,PGⅠ含量下降;当萎缩性胃炎伴有肠化及胃窦幽门腺向胃体延伸,出现胃底腺假幽门腺化生,PGⅡ含量也随之升高,萎缩性胃炎组 PGⅠ/PGⅡ比值降低,且与萎缩部位及程度有显著相关性,随萎缩程度的加重呈进行性下降趋势。以胃体部为主的萎缩性胃炎,PGⅠ和 PGR 比胃窦为主的萎缩性胃炎下降明显。

(3)幽门螺杆菌检查:Hp 感染是多灶萎缩性胃炎的最主要病因,研究显示,根除 Hp 可以改善,甚至逆转萎缩,因此,Hp 检查尤为重要。目前 Hp 检查分为侵入性检查和非侵入性检查,主要有快速尿素酶试验、组织学检查、细菌培养、组织 PCR 技术、血清抗体检测、^{13}C 或 ^{14}C尿素呼气试验、粪便抗原检测等。

6.诊断与鉴别诊断

多灶萎缩性胃炎患者多无临床症状,即使有症状也缺乏特异性,而且缺乏特异性体征,因此根据症状和体征难以做出慢性胃炎的正确诊断。多灶萎缩性胃炎的确诊主要依赖内镜检查和胃黏膜活检组织学检查,尤其是后者的诊断价值更大。萎缩性胃炎的诊断应力求明确病因,考虑 Hp 是最常见病因,因此建议常规检测 Hp。此外,胃泌素、胃蛋白酶原可间接评估胃萎缩部位和程度,结合 Hp 检测,以被广泛用于早期胃癌筛查,但其诊断界限值因地区胃癌发病率,胃癌类型以及检测方法等因素而异。多灶萎缩性胃炎首先需要与自身免疫性胃炎相鉴别,如果怀疑自身免疫所致者建议检测血清维生素 B_{12} 以及壁细胞抗体、内因子抗体等。临床上部分多灶萎缩性胃炎与慢性非萎缩性胃炎患者一样可能同时存在其他消化系疾病,需要注意相鉴别。

7.治疗

多灶萎缩性胃炎的治疗应尽可能针对病因。治疗目的包括,去除病因、缓解症状、改善胃黏膜萎缩和预防癌变。

(1)饮食和生活方式调整:清淡饮食,避免刺激、粗糙食物,避免过多饮用咖啡、大量饮酒和长期大量吸烟,同时尽量避免长期大量服用引起胃黏膜损伤的药物(如 NSAIDs)。

(2)根除 Hp 治疗:Hp 感染是多灶萎缩性胃炎的主要病因,根据目前国内最新 Hp 感染处理共识推荐证实 Hp 阳性的萎缩性胃炎,均应进行 Hp 根除治疗。目前,大量研究也证实,根除 Hp 可显著改善胃黏膜炎性反应,阻止或延缓胃黏膜萎缩、肠化生发生和发展,部分逆转胃黏膜萎缩,但难以逆转胃黏膜肠化生。

(3)对症治疗:上腹饱胀、恶心或呕吐等为主要临床症状者可应用促动力药,如莫沙必利、盐酸伊托必利等;伴胆汁反流者则可应用促动力药和/或有结合胆酸作用的胃黏膜保护剂,如铝碳酸镁制剂;具有明显改善进食相关的腹胀、食欲减退等消化不良临床症状者,可考虑应用消化酶制剂,如复方阿嗪米特、米曲菌胰酶、各种胰酶制剂等。

(4)癌变预防:除了根除 Hp 有较好的预防作用外,还有其他一些化学预防手段,比如阿司匹林和环氧合酶-2 抑制剂也不失为潜在的有效化学预防药物,但其可能的胃肠黏膜损伤和心血管事件的不良反应限制了其应用。关于维生素的预防作用,数十年来有某些争论,但持肯定观点者较多。对于部分体内低叶酸水平者,适量补充叶酸可改善慢性萎缩性胃炎组织病理状态而减少胃癌的发生。此外,某些中药(如摩罗丹等)具有一定的预防癌变作用。

8.预后

HP 长期感染并与其他因素相互作用下,胃黏膜会经历胃炎-萎缩-肠化生-异型增生胃癌这一演变过程,因此,多灶萎缩性胃炎被认为是胃癌最常见的癌前疾病。然而,这个演变过程可能需要数十年的时间,正因为演变过程漫长才给我们提供了早期发现、诊断与干预的时机,从而有效地控制胃癌的发生。

9.预防

目前认为 Hp 感染是多灶萎缩性胃炎的最主要病因和始动因素,因此,早期根除 Hp 是可预防和逆转多灶萎缩性胃炎发生、发展。目前研究认为 Hp 属于感染性疾病,可经过消化道粪-口在人与人之间传播,因此,针对 Hp 的传播途径,做好感染预防是最经济和有效的方法。

(李富强)

第四节 消化性溃疡

消化性溃疡(peptic ulcer)指胃肠道黏膜被胃酸和胃蛋白酶消化而发生的溃疡,定义为黏膜缺损直径至少 0.5 cm 并且深度超过黏膜肌层。好发于胃和十二指肠,也可发生在食管下段、小肠、胃肠吻合口,以及异位的胃黏膜,如位于肠道的 Meckel 憩室。胃溃疡(gastric ulcer,GU)和十二指肠溃疡(duodenal ulcer,DU)是最常见的消化性溃疡。

特殊类型的消化性溃疡:

(1)无症状型溃疡:因其他疾病作检查时偶然被发现的溃疡者,或当出现出血等并发症时。NSAIDs 溃疡占无症状性溃疡 30%～40%。

(2)老年人消化性溃疡:GU 多见,临床表现不典型,多发生于高位胃体的后壁或小弯侧。

(3)幽门管溃疡:中上腹疼痛较为剧烈而无节律性,抑酸疗效差。

(4)球后溃疡:球后溃疡指位于十二指肠乳头近端溃疡,疼痛较剧,治疗效果较差。

(5)复合性溃疡:胃与十二指肠同时存在溃疡,约占消化性溃疡的 7%。

(6)难治性溃疡:难治性溃疡诊断尚无统一标准,指经正规治疗(DU8 周,GU12 周)后,仍有腹痛、呕吐等消化性溃疡的症状,应鉴别其他疾病,如胃泌素瘤、克罗恩病、局部放疗后等。

(7)应激性溃疡:应激性溃疡指在严重外伤和重大疾病等应激的情况下胃或十二指肠黏膜急性糜烂和溃疡。严重烧伤引起的溃疡称为 Curling 溃疡;颅脑外伤或脑神经外科手术引起的溃疡称为 Cushing 溃疡。

(8)Dieulafoy 溃疡:Dieulafoy 溃疡多发生于距贲门 6 cm 以内的胃底贲门处浅表溃疡,黏膜破溃较小,但黏膜下有发育异常的迂曲或瘤样扩张的恒径动脉,一旦黏膜受损,可引起大出血,病情凶险。

(9)Meckel 憩室溃疡:回肠末段憩室内含有胃黏膜,胰腺组织,十二指肠和空肠黏膜异位组织,分泌胃酸引起憩室和周围黏膜产生溃疡。

一、流行病学

消化性溃疡在不同国家、不同地区,发病率相差悬殊。欧美文献报道患病率为 6%～15%,在我国人群中的患病率缺乏大规模流行病调查的确切资料。但文献报道,内镜检查病例中消化性溃疡发病率高达 16%～33%。近年来发病率有下降趋势。

国内资料显示男性发病率高于女性,十二指肠溃疡(DU)比胃溃疡(GU)多见,在胃癌高发区则 GU 多于 DU。DU 多见于青壮年,GU 多见于中老年,前者发病高峰比后者早 10 年。我国南方患病率高于北方,城市高于农村。秋冬和冬春之交是高发季节。根除幽门螺杆菌明显地降低了溃疡的复发率。

二、病因与发病机制

本病的病因与发病机制目前尚未完全阐明,是一种或多种有害因素对黏膜破坏超过黏膜抵御损伤和自身修复的能力所引起的综合结果。1910 年 Schwartz 首先提出"无酸,无溃疡"的概念,这是消化性溃疡病因认识的起点,也是治疗消化性溃疡理论基础之一。1983 年 Marshall 和 Warren 从人体胃黏膜活检标本中找到 Hp,目前已证明 Hp 是消化性溃疡重要的致病因素,而胃黏膜防御作用的削弱与消化性溃疡发病也有密切关系。

(一)胃酸和胃蛋白酶

胃酸与胃蛋白酶自身消化是形成消化性溃疡的原因之一。盐酸是胃液主要成分,胃蛋白酶激活依赖胃酸的分泌。胃酸对消化道黏膜的损害作用一般只有在正常黏膜防御修复功能遭受破坏时才发生。

胃酸分泌受神经、体液调节,当组胺(histamine)、乙酰胆碱(acetylcholine)和胃泌素(gastrin)经壁细胞膜上组胺受体、胆碱能受体和胃泌素受体结合后,激活壁细胞内第二信使,致使 H^+-K^+-ATP 酶(即质子泵)活化,从而促进胃酸分泌。壁细胞上的前列腺素受体和生长抑素受体,则抑制和调控胃酸的分泌。

DU 患者胃酸分泌量明显增加,而 GU 发病过程中除幽门前区溃疡者外胃酸分泌量大多正常甚至低于正常。胃酸分泌增多的因素有:①壁细胞数量增多:壁细胞数量的增加可能与遗传因素和(或)胃酸分泌刺激物(如胃泌素)长期作用相关;②壁细胞对刺激物质的敏感性增强:壁细胞与胃泌素受体结合的亲和力增加或体内抑制胃泌素分泌的物质减少;③胃酸分泌正常反馈抑制机制缺陷:胃窦部的 pH 下降能抑制 G 细胞分泌胃泌素;或食糜和胃酸进入十二指肠后,刺激十二指肠和小肠黏膜释放胆囊收缩素、肠抑胃肽(GIP)和血管活性肠肽(VIP)等激素抑制胃酸分泌的作用。部分 DU 存在胃窦部 G 细胞功能亢进和胃酸反馈抑制作用缺陷。Hp 感染也影响 G 细胞分泌胃泌素的反馈抑制;④迷走神经张力增高:促进乙酰胆碱释放,直接刺激壁细胞分泌胃酸和 G 细胞分泌胃泌素。

(二)幽门螺杆菌

消化性溃疡者的 Hp 感染率高,约 70% GU 及 95%～100% DU 均感染 Hp。Hp 感染者溃疡发生率为 13%～23%,显著高于不伴 Hp 感染者。用抑酸治疗愈合的溃疡,停药后 1 年复发率为 50%～70%,根除 Hp 后溃疡复发率降低达 1%～8%,减少溃疡的并发症。根除 Hp 后,不再抑酸治疗,4 周时溃疡愈合率高于常规抑酸治疗。说明根除 Hp 可有效促进溃疡愈合和缩短溃疡愈合时间。

对 Hp 感染导致消化性溃疡的发病机制尚未完全阐明,不同部位的 Hp 感染引起溃疡的机制有所不同。Hp 感染胃窦后,尿素酶水解尿素产生氨,局部黏膜的 pH 升高,不断刺激 G 细胞分泌胃泌素,局部胃窦黏膜慢性炎症致 D 细胞数量减少,生长抑素分泌降低,胃泌素进一步升高,引起胃酸分泌增加。同时,Hp 直接作用于肠嗜铬样细胞(ECL 细胞),后者释放组胺诱导泌酸增加。这种胃窦部的高酸分泌状态易诱发 DU。Hp 感染胃体部后尿素产生的氨,降低黏液中蛋白的含量,干扰细胞能量代谢,造成细胞变性;Hp 空泡细胞毒素 A(vacuolating cytotoxin A,Vac A)和细胞毒相关基因 A(cytotoxin associated gene A,Cag A)蛋白具有非细胞毒和致免疫的特点;脂多糖的内毒素特征,抑制层粘连蛋白和上皮细胞上受体的结合,破坏黏膜的完整性等损害了局部胃黏膜防御和修复,导致相关 GU 的发生。

Hp 感染者中仅 15% 发生消化性溃疡病,说明除了细菌毒力,遗传易感性也发挥一定的作用。一些细胞因子的遗传多态性与 Hp 感染引发消化性溃疡病密切相关。

(三)非甾体抗炎药

非甾体抗炎药(non-steroidal anti-inflammatory drugs,NSAIDs)近年来临床应用越来越广泛,常见的药物有阿司匹林、吲哚美辛、舒林酸、吡罗昔康、乙酰氨基酚和保泰松等。

NSAIDs 通过局部作用和系统反应 2 方面导致黏膜损伤。其是弱酸脂溶性药物,易通过黏膜细胞膜进入细胞内,使细胞酸化,增加上皮黏膜细胞的通透性,增加氢离子的反弥散,破坏黏液-碳酸氢盐屏障稳定性。此外,NSAIDs 进入血液循环后,抑制环氧合酶-1(COX-1)活性,减少对胃黏膜具有保护作用的前列腺素(PG)合成,引起胃黏膜血供减少,影响胃黏膜的修复和重建,导致黏膜糜烂、溃疡形成。NSAIDs 制剂的改变并不能降低溃疡和并发症的发生率,其药物的系统反应仍对胃黏膜具有损伤作用。

长期使用 NSAIDs 者约半数以上可出现胃十二指肠黏膜病变,表现为浅表性损伤,如糜烂,出血等,或诱发消化性溃疡。NSAIDs 妨碍溃疡的愈合,使溃疡者出现严重并发症的危险性增加 4~6 倍,老年人中消化性溃疡病及并发症发生率和病死率高达 25% 左右。

(四)其他危险因素

1.药物

氯化钾、磷酸盐、糖皮质激素、吗替麦考酚酯、抗肿瘤药物等能诱发消化性溃疡,也是上消化道出血不可忽视的原因之一。特别是广泛使用的抗血小板药物能增加消化道出血的风险,如噻吩吡啶类药物氯吡格雷等。

2.遗传因素

消化性溃疡患者一级亲属中发病率明显高于对照人群,单卵双生儿患溃疡病者的发病率高于双卵双生儿。

3.饮食和生活习惯

吸烟者消化性溃疡发病率高于对照组,与烟草导致的十二指肠持续酸化以及幽门括约肌功能障碍,胆汁反流,破坏胃黏膜屏障有关。高盐损伤胃黏膜,增加 GU 发生的危险性。咖啡、浓茶、烈酒、辛辣食品等,均易引起消化不良症状。

4.胃十二指肠运动异常

胃排空加快,使十二指肠中酸负荷量增加,诱发 DU;胃排空延迟和十二指肠-胃反流刺激胃窦部 G 细胞分泌胃泌素。胃窦收缩功能异常致十二指肠-胃反流,反流液中有胆汁、胰液、溶血卵磷脂等直接损伤胃黏膜屏障。

5.心理因素

长期精神紧张、焦虑或情绪波动者通过迷走神经兴奋影响胃十二指肠分泌、运动及黏膜血流的调节,易罹患消化性溃疡。

6.与消化性溃疡相关疾病

胃泌素瘤、系统性肥大细胞储积病、多发内分泌肿瘤Ⅰ型、慢性肺部疾病、尿毒症、肝硬化和 α-抗胰蛋白酶缺乏症。可能有关的疾病有原发或继发性甲状腺功能亢进、原发性红细胞增多症、克罗恩病、慢性胰腺炎和胆囊纤维化。

三、病理

(一)溃疡的形态特征

1.部位

GU 多发生于胃小弯,尤其是胃角。也可见于胃窦或高位胃体,胃大弯和胃底较少见。在组织学上胃溃疡常发生于胃窦幽门腺和胃体胃底腺移行交界处的幽门腺区侧,随着年龄增大幽门腺区沿胃小弯向胃的近端上移扩大,故老年人溃疡有时发生于胃体中上部,称高位溃疡。胃大部切除术后发生的吻合口溃疡,则多见于吻合口空肠侧。

DU 主要见于球部,约 5% 见于球部以下部位,称球后溃疡。在球部的前后壁或大、小弯侧同时见有溃疡,称对吻溃疡。

2.数目

消化性溃疡绝大多数是单个发生,2 个以上溃疡并存时,称多发性溃疡。

3.大小

十二指肠溃疡的直径一般<1 cm;胃溃疡直径一般<2.5 cm,但直径>2.5~4 cm 的巨大溃疡并非罕见,需与恶性肿瘤相鉴别。

4.形态

典型的活动期溃疡呈圆形或卵圆形,溃疡边缘常有充血水肿,称为"环堤"。溃疡基底光滑、清洁,表面常覆以白或灰黄色苔膜。

5.深度

溃疡深度超过黏膜肌层,有别于糜烂。深者可贯穿肌层,造成穿孔。

(二)溃疡的组织病理变化

溃疡活动期,在溃疡的底部,由表面向深部依次分为 4 层:①第一层为急性炎性渗出物,系由坏死的细胞、组织碎片和纤维蛋白样物质组成;②第二层为以中性粒细胞为主的非特异性细胞浸润所组成;③第三层为肉芽组织层,含有增生的毛细血管、炎症细胞和结缔组织的各种成分;④最底层为纤维样或瘢痕组织层,呈扇形,可扩展到肌层,甚至可达浆膜层。溃疡边缘的黏膜有明显的上皮细胞再生和炎症性变化,并常见腺体有肠化生。

四、临床表现

本病患者临床表现不一,多数表现为中上腹反复发作性节律性疼痛,少数患者无症状,或以出血,穿孔等并发症发生作为首次症状。少部分患者无疼痛表现,特别是老年人溃疡、维持治疗中复发性溃疡和 NSAIDs 相关性溃疡。部分患者还可有唾液分泌增多、胃灼热、反胃、嗳酸、嗳气、恶心、呕吐等其他胃肠道症状。但这些症状均缺乏特异性。

(一)症状

疼痛是本病大多数患者的主要症状。

1.部位

中上腹疼痛为主,或在脐上方,可偏左或偏右处,疼痛的机制尚不十分清楚,食物或制酸药能稀释或中和胃酸,呕吐或抽出胃液均使疼痛缓解,提示疼痛的发生与胃酸有关。胃或十二指肠后壁溃疡,特别是穿透性溃疡时疼痛可放射至背部。

2.程度和性质

隐痛、钝痛、灼痛或饥饿样痛。持续性剧痛提示溃疡穿透或穿孔。

3.节律性

溃疡疼痛与饮食之间可有明显的相关性和节律性。DU 疼痛好发于二餐之间发生,持续不减直至下餐进食或服制酸药物后缓解。部分 DU 患者,可有夜间痛。GU 疼痛的发生较不规则,常在餐后 1 h 内发生,经 1~2 h 后逐渐缓解,直至下餐进食后再复出现。

4.周期性

周期性是消化性溃疡特征之一,尤以 DU 更为突出。上腹疼痛发作几日、几周后,继以较长时间的缓解。以秋末至春初较冷的季节更为常见。部分患者经过反复发作进入慢性病程后,可失去疼痛的节律性和周期性特征。

5.影响因素

疼痛常因精神刺激、过度疲劳、饮食不慎、药物影响和气候变化等因素诱发或加重。可因休息、进食、服止酸药、以手按压疼痛部位、呕吐等方法而减轻或缓解。

(二)体征

溃疡发作期,中上腹部有局限性压痛,程度不重,其压痛部位多与溃疡的位置基本相符。

五、辅助检查

(一)内镜检查

内镜检查确诊消化性溃疡的主要方法,判断溃疡的部位、大小、形态与数目,结合活检病理结果。对不典型的或难愈合的溃疡,要分析其原因,必要时做进一步相关检查超声内镜、共聚焦内镜等以明确诊断。内镜下溃疡将分为 3 期:活动期(A 期),圆形或椭圆形,覆厚黄或白色苔,边缘光滑,充血水肿,呈红晕环绕。愈合期(H 期),溃疡变浅缩小,表面薄白苔,周围充血水肿消退后可出现皱襞集中。瘢痕期(S 期),底部白苔消失,溃疡被红色上皮覆盖,渐变为白色上皮,纠集的皱襞消失。消化性出血性溃疡内镜下一般采用 Forrest 分级方法初步评估溃疡的再出血风险:Ⅰa 喷射性出血;Ⅰb 活动性渗血;Ⅱa 溃疡见裸露血管;Ⅱb 溃疡附着血凝块;Ⅱc 溃疡有黑色基底;Ⅲ溃疡基底洁净。

(二)X 线钡餐检查

钡剂填充溃疡的凹陷部分所造成的龛影是诊断溃疡的直接征象。切面观,壁龛突出胃壁轮廓以外,呈半圆形或长方形。正面观,龛影呈圆形或椭圆形的密度增深影,因溃疡周围组织炎症水肿,龛影周围可见透亮带,或因溃疡纤维组织的收缩,四周黏膜皱襞呈放射状向壁龛集中,达壁龛边缘。而局部组织痉挛、激惹和变形等征象为溃疡间接表现,特异性相对有限。

(三)Hp 的检测

对 Hp 的诊断已成为消化性溃疡常规检测项目。

六、诊断与鉴别诊断

病史是诊断消化性溃疡的初步依据,内镜检查是确诊的手段。本病应与下列疾病相鉴别。

(一)胃癌

内镜活组织病理检查。怀疑恶性溃疡者,多处内镜下活检,阴性者短期内复查内镜并再次活检。

(二)功能性消化不良

功能性消化不良常表现为上腹疼痛、反酸、嗳气、胃灼热、上腹饱胀、恶心、呕吐、食欲减退等,部分患者症状可酷似消化性溃疡。内镜检查示完全正常或轻度胃炎。

(三)慢性胆囊炎和胆石症

疼痛与进食油腻有关,常位于右上腹、并放射至背部、对伴发热、黄疸的典型病例易做出鉴别,对不典型患者,则需借助腹部 B 超或内镜下逆行胆管造影检查。

(四)胃泌素瘤

胃泌素瘤又称 Zollinger-Ellison 综合征,是一种神经内分泌肿瘤,肿瘤往往较小,生长慢,能够分泌大量胃泌素,引起多发性、不典型部位的难治性溃疡,常并发出血、穿孔,并伴有腹泻和明显消瘦。血清胃泌素检测有助于胃泌素瘤定性诊断,生长抑素受体显像有助于 80% 肿瘤的定位,超声内镜及穿刺提高诊断肿瘤的敏感性和特异性。

(五)克罗恩病

克罗恩病累及胃和十二指肠的较少,少数有胃灼热、上腹痛和呕吐等症状。内镜下表现为深溃疡,周围充血、结节样隆起或狭窄。鉴别借助于超声内镜、影像学、肠镜和病理检查。

七、治疗

本病一般采取综合性治疗措施。治疗目的在于缓解临床症状,促进溃疡愈合,防止溃疡复发,减少并发症。

(一)一般治疗

生活避免过度紧张劳累,溃疡活动期伴并发症时,需卧床休息。戒烟酒,避免食用咖啡、浓茶等刺激性食物。对伴有焦虑、失眠等症状者,可短期予镇静药。可诱发溃疡病的药物使用时应慎重。

(二)常用治疗药物

1.降低胃酸药物

(1)碱性制酸药:中和胃酸,缓解疼痛,促进溃疡愈合。

(2)H_2-受体拮抗剂(H_2RA):选择性竞争结合 H_2 受体,降低胃酸分泌,促进溃疡愈合。

(3)质子泵抑制剂(PPI):在酸性环境被激活,对 H^+-K^+-ATP 酶产生不可逆的抑制作用,从而阻断酸分泌的最后步骤。

待新的 ATP 酶合成后,酸分泌才恢复。如奥美拉唑(omeprazole)等,常规剂量下,抑制 24 h 酸分泌≥90%,迅速控制症状和使溃疡愈合。长期应用 PPI 者血清胃泌素可以中度升高(达正常的 2~3 倍),但临床上尚无肿瘤报道。长期抑酸可引起上腹饱胀、腹痛、便秘、恶心等消化不良表现,或诱发胃肠道菌群紊乱。

2.胃黏膜保护药

在酸性环境下与溃疡面的黏蛋白结合,覆盖于胃黏膜上发挥治疗作用,促进胃上皮细胞分泌黏液,抑制胃蛋白酶活性,促进前列腺素的分泌,有利于黏膜细胞的再生。常见有铋剂、硫糖铝、铝碳酸镁等。铋剂能干扰 Hp 的代谢,用于根除 Hp 的联合治疗,但不宜长期使用。

3.胃肠动力药物

部分患者出现恶心、呕吐和腹胀等症状,提示有胃排空迟缓、胆汁反流者,可予胃动力药物。

(三)药物治疗的选择

1.治疗 Hp 感染

对消化性溃疡 Hp 阳性者,都应行 Hp 感染的治疗已得到国际上的共识。有效根除 Hp 感染治疗 1~2 周,溃疡面积较小者可使溃疡直接愈合,对溃疡面积较大,有近期出血并发症者,或症状未缓解者,抗 Hp 感染后应继续抗酸治疗 2~4 周。

2.抑制胃酸治疗

抑酸剂阻止胃酸对胃黏膜的破坏。H_2RA 和 PPI 是消化性溃疡抑酸的首选药物,普遍认为 PPI 疗效优于 H_2RA,这是由于 PPI 使胃内 pH$>$3 以上的时间每日长达 15~17 h,而 H_2RA 仅为 8~12 h。碱性制酸药由于溃疡愈合率低,仅作为止痛的辅助用药。

Hp 相关性溃疡根除 Hp 后,再予 2~4 周(DU)或 4~6 周(GU)抑酸分泌治疗;非 Hp 相关溃疡如 NSAIDs 溃疡,则常规抑酸治疗,DU 疗程 4~6 周,GU 为 8 周。

3.NSAIDs 溃疡

活动性溃疡者尽可能停用或减少 NSAIDs 用量。若病情需要长期服用 NSAIDs,宜选择适当的方法预防溃疡及并发症的发生。危险因素包括:有消化性溃疡史,年龄($>$60 岁),同时应用抗凝剂,肾上腺皮质激素,NSAIDs 的种类、剂量以及慢性疾病特别心血管疾病等。对于高风险者(合并消化性溃疡,大于 2 项以上危险因素),建议停用 NSAIDs,若不能停用者,选择 COX-2 抑制剂+米索前列醇或高剂量 PPI,中风险者(1~2 项危险因素),选用 COX-2 抑制剂或非选择性 NSAIDs+米索前列醇或高剂量 PPI,低风险者(无相关因素),可应用非选择性 NSAIDs。

Hp 感染是 NSAIDs 溃疡的独立的致病因素。长期服用 NSAIDs 者,建议根除 Hp 治疗。对溃疡愈合期内无法停用 NSAIDs 者,根除 Hp 感染并不能缩短 PPI 治疗溃疡愈合的时间。心血管疾病者常选择阿司匹林和抗血小板药物,如氯吡格雷可增加溃疡消化道出血风险,虽然氯吡格雷不是溃疡直接因素,但抗血管生长作用延缓溃疡修复。因此建议消化道出血者若使用抗血小板药物,均建议预防性应用 PPI。

4.溃疡复发的预防治疗

抑酸疗法治愈溃疡者一年内复发率高。使用 NSAIDs 药、Hp 感染、吸烟、以前有过并发症等是导致溃疡复发的重要危险因素,应尽可能地消除上述危险因素。对 Hp 感染阳性的溃疡者,根除 Hp 感染后,溃疡的复发率明显降低。Hp 根治后成人再感染率很低,每年仅 1‰~3‰。有时认为"根除"Hp 后溃疡复发者,常为 Hp 暂时受到抑制而未能检出或检测方法不够可靠所致。

溃疡的愈合需要黏膜下组织结构的修复与重建,从而具备完整的黏膜防御功能。溃疡高质量愈合者 1 年溃疡复发率明显低于低质量愈合者。因此应加强胃黏膜保护剂的应用。

抑酸治疗是预防溃疡复发的一种治疗方法,停止抑酸后溃疡常会复发,根除 Hp 降低溃疡复发率,因此抑酸和根除 Hp 互补治疗疗效更佳。长期抑酸治疗的指征:有复发史的非 Hp,非 NSAIDs 溃疡者,根除 Hp 感染后溃疡仍复发者;Hp 相关性溃疡而 Hp 感染未能根除者;长期服用 NSAIDs 者;高龄或伴有并发症不能耐受者以及伴有严重疾病者都需使用药物治疗。治疗方法:每日 2 次或睡前 1 次服用 H_2RA,也可用标准 PPI 剂量,根据病情维持 3～6 月,长者 1～2 年,对于老年人治疗时间甚至更长。

(四)并发症治疗

1.大量出血

①有休克者,维持生命体征稳定;②局部止血药的使用,用冰水或在冰盐水中加入去甲肾上腺素反复灌洗胃腔,也可口服。老年人慎用强烈血管收缩剂;③全身用药,H_2RA 和 PPI 抑制胃酸分泌;如奥美拉唑 40 mg,每 12 h 1 次,静脉滴注或静脉推注,必要时可增剂量 80 mg 或 8 mg/h 静脉泵入,维持使用。PPI 止血效果显著优于 H_2RA。生长抑制素可直接抑制胃酸和胃泌素分泌,促进前列腺素合成,减少胃黏膜血流量;④内镜下止血是快速而有效的手段。

2.急性穿孔

禁食并放置胃管抽吸胃内容物,防止腹腔继发感染。饱食后发生穿孔,常伴有弥散性腹膜炎,需在 6～12 h 内施行急诊手术。慢性穿孔进展较缓慢,穿孔毗邻脏器,可引起粘连和瘘管形成,必须外科手术。

3.输出道梗阻

功能性或器质性梗阻治疗方法基本相同,包括:①静脉输液,纠正水、电解质代谢紊乱和代谢性碱中毒;补充能量;②放置胃管,以解除胃潴留;③口服或注射 H_2RA 和 PPI;④不全性梗阻可应用促进胃动力药,减少胃潴留。

(五)外科治疗

适应证:①急性溃疡穿孔;②穿透性溃疡;③大量或反复出血,内科治疗无效者;④器质性幽门梗阻;⑤胃溃疡癌变或癌变不能除外者;⑥顽固性或难治性溃疡,如幽门管溃疡、球后溃疡多属此类。

八、预后

由于对消化性溃疡发病机制的深入研究及抗酸药物的不断发展,内科治疗溃疡已取得良好的疗效,95％以上的消化性溃疡都可治愈。

(李富强)

第五节　肝性脑病

肝性脑病(hepatic encephalopathy,HE)是由肝功能障碍和(或)门-体分流导致、除外已知脑部疾病,并以一系列非特异性神经或精神异常为主要表现的临床综合征,是严重肝病的常见并发症和主要死因之一,临床表现可从轻微的人格改变和智力减退到严重的意识紊乱甚至昏迷。隐匿性肝性脑病(CHE)是肝性脑病的早期类型,其症状不明显,因多种原因而延误治疗者并非少见。超过 50％的轻微型肝性脑病患者在确诊 30 个月后会进展为显性肝性脑病,逐渐出现人格改变,如淡漠、易激惹、去抑制状态以及明显的认知和运动功能受损。因此,早发现、早诊治是避免病情进展、改善预后及降低病死率的有效措施。

一、病因与发病机制

(一)病因

引起肝性脑病的常见病因分为以下 3 种。

1.急性肝性肝功能衰竭

如暴发性、重症各种病毒性肝炎、药物性肝炎、化学药品(如四氯化碳或毒蕈)引起的中毒性肝炎以及急性妊娠期脂肪肝等。

2.慢性肝脏疾病伴肝功不全

最常见的病因是各种病因所致的终末期慢性肝病,如终末期肝硬化、晚期肝癌、肝大部分切除术后等。

3.各种原因引起的门脉高压症或门体分流

如终末期肝硬化、布查综合征、经皮经肝门体静脉分流术(TIPS 术)后、外科门体分流手术等。肝性脑病,尤其是慢性肝脏疾病或门体分流所引起肝性脑病常有诱因,在慢性肝病时,大约半数病例可发现肝性脑病的诱因。常见的诱因可归纳为 3 个方面:①增加氨等含氮物质及其他毒物的来源,如进食过量的蛋白质、消化道大出血、肾功能不全等。便秘也是不利的因素,使有毒物质排出减慢。②加重对肝细胞的损害,使肝功能进一步减退,例如手术,肝损药物使用不当、感染和缺氧等。③增加血-脑屏障的通透性或加重脑细胞对氨及其他毒物的敏感性,如止痛、镇静、麻醉药的使用不当、缺氧等。

(二)发病机制

迄今为止,肝性脑病的发病机制仍不甚明了。但动物和临床研究表明肝功能衰竭时,许多有毒物质不能在肝内代谢解毒或由于门-体短路绕开肝脏直接进入体循环,并通过通透性增高的血脑屏障,引起中枢神经系统功能失调,进而导致肝性脑病的发生。这些有害物质包括氨、硫醇、短链脂肪酸、过多的芳香族氨基酸、假性神经递质以及 γ-氨基丁酸等,其中多数为含氮物质。

1.氨中毒学说

目前氨中毒学说仍是肝性脑病发病机制中研究最多、证据较为充分的学说,在肝性脑病的治疗学中有举足轻重的意义。大量临床资料表明,80%～90%的肝性脑病患者,尤其是慢性肝性脑病患者有不同程度的血氨升高;肝硬化患者摄入大量蛋白质后,血氨水平升高,并可诱发肝性脑病;相反,若能有效地降低血氨,病情多有好转。这些事实均表明,肝性脑病的发生与血氨升高有明显关系。但临床上,动脉血氨浓度和肝性脑病的程度并不都平行,血氨过高并不都出现肝性脑病时的脑电图表现,提示除血氨外,可能有其他毒性物质参与肝性脑病的发生。一些研究表明,由肠道细菌产生的硫醇在血内的浓度与肝性脑病的严重程度有关;短链脂肪酸的增加也加重神经症状。很可能是氨、硫醇、短链脂肪酸在肝性脑病的发病中起协同作用。

1)血氨升高的原因和机制

(1)氨的清除不足:①肝脏清除氨的功能减弱:肝脏实质细胞数量减少;肝内鸟氨酸循环的

酶系统严重受损;来自肠道的氨绕过肝脏。ATP 供给不足。②氨经肌肉代谢减少:肝功能障碍时,肌肉即成为重要的氨代谢场所。肝硬化患者肌肉明显萎缩,可促进高氨血症。③肾脏排氨减少:肝功能障碍特别是伴有碱中毒时,肾小管上皮细胞分泌氢离子减少,致使肾排氨减少。

(2)产氨增加:肝功能障碍时引起机体产氨增加的原因如下。①肠道内含氮成分增多,肝硬化时,由于门静脉回流受阻,消化道淤血致使胃肠消化、吸收及排空功能障碍,使肠内积存的蛋白质等含氮成分增多,尤其是高蛋白质饮食或消化道出血后高肠道内含氮物质,导致肠道内氨的生成增多。②尿素的肠肝循环增加,慢性肝病晚期常伴有肾功能不全,由此引起氮质血症,血液中的尿素等非蛋白氮含量增高,弥散到肠腔的尿素大大增加。③肠道淤血,细菌繁殖增加,分泌的氨基酸氧化酶及尿素酶增多,产氨增加。④肾脏产氨增加,肝硬化腹水患者可发生呼吸性碱中毒或以排钾利尿剂利尿时,可使肾小管上皮细胞排钾增加,氢离子排出减少,尿液酸度降低,因而同氨结合生成的铵也减少,氨弥散入血增加。⑤肌肉产氨增加,肌肉组织中腺苷酸分解是产氨的主要方式之一。当肌肉收缩加强时,这种分解代谢增强,产氨增加。

2)氨对中枢神经系统的毒性作用

血氨增高对中枢神经系统产生毒性作用的机制最主要是干扰脑细胞能量代谢。

(1)干扰脑细胞的能量代谢:进入脑内的氨与 α-酮戊二酸、谷氨酸结合生成毒性较低的谷氨酰胺,但此过程使脑组织 ATP 生成减少、消耗增加,导致大脑能量严重不足,难以维持中枢神经系统的兴奋活动而昏迷。

(2)影响脑内神经递质的平衡:大量氨与 α-酮戊二酸结合生成谷氨酸,后者再与氨结合而生成谷氨酰胺,使兴奋性递质谷氨酸减少,而抑制性递质谷氨酰胺增加。此外,氨能抑制丙酮酸脱羧酶的活性,使乙酰 CoA 生成减少,结果导致兴奋性递质乙酰胆碱合成减少。因此,血氨增高使脑内的神经递质平衡失调,兴奋性递质减少,抑制性递质增多,导致中枢神经系统功能紊乱。

(3)对神经元细胞膜的直接抑制作用:氨对神经细胞膜上的 Na^+-K^+-ATP 酶可能有干扰,不仅消耗 ATP,而且影响柠檬酸循环,减少 ATP 的形成,导致脑内能量代谢的障碍。

2.氨基酸代谢异常和假性神经递质形成

肝脏为芳香族氨基酸(AAA)代谢的主要部位,而支链氨基酸(BCAA)主要在肌肉组织和脂库内代谢。肝功能减退时,血内 AAA 升高,而 BCAA 代谢增快,血胰岛素浓度升高也促进了 BCAA 的降解,故血内 BCAA 浓度下降。暴发性肝衰竭时,血浆 BCAA(包括亮氨酸、异亮氨酸和缬氨酸)浓度正常或降低,其余氨基酸浓度增加;慢性肝病时,血浆 BCAA 的浓度下降,而 AAA(包括苯丙氨酸、酪氨酸、色氨酸)的浓度增高。AAA 进入脑内后,竞争性抑制正常神经递质的合成,如苯丙氨酸和酪氨酸作为酪氨酸羟化酶的底物互相竞争,过多的苯丙氨酸抑制了酪氨酸转变成多巴胺和去甲肾上腺素。脑内过量的色氨酸也增加 5-羟色胺的合成,产生神经抑制作用。此外,增多的酪氨酸和苯丙氨酸在肠道内、脑内均可分别变成鳝胺和 β-苯乙醇胺,与正常神经递质的结构十分相似,通过竞争结合于受体部位,但假性神经递质所起的作用仅为正常神经递质的 1%,因此称为假性神经递质,当假性神经递质被脑细胞摄取并取代了突触中的正常递质,则神经传导发生障碍,出现意识障碍与昏迷。

3.抑制性氨基酸神经递质优势学说

γ-氨基丁酸(GABA)是哺乳动物大脑的主要抑制性神经递质。发生肝性脑病时,肠源性的 GABA 在血中聚集,GABA 血浓度增加,透过异常的血-脑屏障和高敏感度的突触后GABA 受体结合产生大脑抑制。突触后 GABA 受体与另两种受体蛋白质紧密相连,一为苯二氮䓬受体,另一为苆防己毒素,在神经细胞膜上形成 GABA 超分子复合物。所有这些受体部位均参与调节氯离子通道。任何一个受体与相应物质结合都使氯离子内流入突触后神经元产生神经抑制作用。苯二氮䓬或巴比妥可增加 GABA 介导的氯离子内流,增加 GABA 介导的神经抑制。

4.其他

肝性脑病的发病机制错综复杂。很可能上述各种有害因子的协同和综合作用导致发病,还可能有未知因子。

二、病理

肝性脑病时,不仅中枢神经系统,而且其他脏器功能也有明显改变。

(一)脑

暴发性肝衰竭时,81%～99%的患者有脑水肿。慢性肝功能衰竭时,也可发生脑水肿。这一方面是由于血-脑屏障的通透性、渗透性增加,使细胞外液体增多,出现血管性水肿。另一方面由于缺氧和毒素的作用,发生脑细胞水肿。深度昏迷患者,脑水肿加重。持续的时间越长,病变损害越难逆转。

(二)心、肺

暴发性肝衰竭、慢性肝病晚期时,心率增快,心排出量增加,周围血管阻力低,血压可低于正常。心排出量增加以保证足够的肝动脉血流。但由于肝内微循环的阻塞,使血流在肝内、外形成短路,肝血流量并不代偿性增多。肝内微循环损害、缺氧为肝功能严重减退的可能机制。同时,肝功失代偿时,肝脏不能代谢内源性或外源性的舒缩血管物质。肠血管活性肽(VIP)和P 物质增加,使血管扩张,周围血管阻力下降,进而反射性刺激交感神经,使血内去甲肾上腺素和肾上腺素增多,导致不合理的血流分布。门静脉与食管周围、纵隔、气管甚至肺静脉可形成交通短路,肺内动、静脉也形成短路,患者常有低氧血症。部分患者的肺血流异常还与高动力的周围循环有关。

(三)肾

急性重型肝炎、肝硬化晚期,尤其有大量腹水、消化道出血或合并感染时,不少患者发生肾衰竭,称为肝肾综合征或肝性肾病。肝肾综合征与急性肾前性肾衰竭很相似,两者都存在肾有效灌注下降、尿少、尿钠排出明显下降、氮质血症。肾脏本身无明显组织解剖的异常。但肾前性者对扩容反应好,而肝肾综合征时扩容无效。引起肾灌注不足可能与交感神经兴奋、肾素-血管紧张素系统的参与有关,更可能由于内毒素的作用,使肾血管持续收缩,肾小球滤过率下降。

(四)电解质和酸碱平衡紊乱

常见的有低钠、低钾,少尿时出现高钾。此外,还可有低镁。低钠常为稀释性的,机体总的可交换钠增加。近曲小管钠的吸收增加,同时醛固酮增加,都造成水钠潴留。此外,还可能有细胞膜缺损,使钠泵受损,细胞内钾外流,而钠内流,进一步使细胞外钠浓度下降。应用强力利尿剂时,血钠可小于 110 mmol/L。但一般的低钠发展慢,机体可以慢慢适应。除利尿剂引起低血钾外,其他的因素如碱中毒、醛固酮增多、胃肠道丢失钾均可引起血钾下降。肾小管酸中毒和低镁均可导致低钾血症。肝功能衰竭时,利尿剂阻碍 Mg^{2+} 再吸收,导致 Mg^{2+} 丢失。肝功能衰竭时酸碱平衡失调呼吸性碱中毒外,低钾时可伴有代谢性碱中毒,出现肾功能衰竭则有代谢性酸中毒,乳酸在肝脏内代谢,肝功能严重减退时,血乳酸浓度增高,故乳酸性酸中毒并非少见。

（五）免疫功能

急性和慢性肝功能衰竭时容易并发感染。90％网状内皮系统,包括库普弗细胞,位于肝内。严重的肝脏病变使肝内网状内皮系统功能明显下降。门静脉高压明显或门-腔短路术后,肝外门静脉血内细菌旁开肝脏,直接流入体循环,导致菌血症,进而细菌可入腹水或细菌直接透过肠壁进入腹水,引起原发性腹膜炎。腹水穿刺、内镜检查、静脉输液、导尿等都容易导致各种感染,使预后凶险。

不少肝性脑病患者如晚期肝硬化或急性重型肝炎肝实质严重损害,使肝功能衰竭,临床上不仅表现为肝性脑病,还有各脏器功能损害,这使临床表现、诊治更为复杂。

三、临床表现

肝性脑病主要表现为脑病、原发肝脏疾病或分流以及并发症等相关症状。

1. 脑病表现

肝性脑病主要表现为意识障碍、智能损害、神经肌肉功能障碍。根据症状、体征轻重可分为四级（表 4-1）。症状可表现为性格,行为改变或异常,定向力和计算能力下降,昏睡、昏迷;神经系统体征表现为肌张力增强、腱反射亢进,可出现踝阵挛、扑击样震颤。随着病情发展,可出现锥体束征。严重时有阵发性惊厥。晚期神经反射消失,全身呈弛缓状态。

表 4-1 肝性脑病的临床分级

级别	症状	体征	脑电图
Ⅰ	轻度性格、行为异常、计算能力下降	一或±	一
Ⅱ	睡眠障碍、精神错乱、行为异常、定向力下降	＋	＋
Ⅲ	昏睡、严重精神错乱	＋	＋
Ⅳ	昏迷	＋	＋

肝性脑病如不及时治疗,尤其Ⅲ、Ⅳ级重度患者,神经损害常不可逆,症状、体征则持续存在。脑电图上可出现异常的 δ 波率,两侧同时出现高电压的慢波。脑电图是一项较敏感的检查方法,但并不特异。

肝性脑病的起病、病程、表现因病因、诱因和病理基础不一而异。急性重型肝炎患者可在数日内进入昏迷,可不经过Ⅰ、Ⅱ级,预后差。肝硬化晚期消化道大出血或伴严重感染时,病情发展也很迅速。而门-腔吻合术后或门体侧支循环广泛形成时,可表现为慢性反复发作性木僵。

2.肝病表现

主要表现为肝功能减退、衰竭,伴有门脉高压症。前者常表现有消化道和全身症状,黄疸、肝臭、出血倾向等。门脉高压症表现为门体侧支循环形成和消化道出血、腹水、脾大、脾功能亢进。有些患者有门-体吻合术史。

3.其他

包括其他各种基础疾病以及肝病的并发症的表现,后者如食管、胃底曲张静脉破裂出血、原发性腹膜炎、严重的电解质紊乱、肝肾综合征等。它们可以成为肝性脑病的诱因或在肝性脑病中同时出现。

四、辅助检查

1.实验室检查

慢性肝脏疾病的基础上发生的肝性脑病和门体分流相关的肝性脑病的症状型肝性脑病多半有血氨升高,但急性肝功能衰竭的肝性脑病患者血氨可正常。

2.脑电图

肝性脑病患者脑电图基本节律变慢,有散在的 θ 波,但仍可见 α 波,随着意识障碍加深,可出现高波幅的 δ 波及三相波。对于轻微型肝性脑病和 I 级肝性脑病患者脑电图改变特异性变化不强,诊断价值相对较小,但在排除其他可能原因,如低血糖、尿毒症、呼吸衰竭等后,仍具有一定的诊断意义。

3.心理测试

使用各种心理智能测验以测试患者在认知或精确运动方面的细微改变。主要测试方法包括数字连接试验和成人智力量表,WCOG 工作小组推荐的主要有 4 种:NCT-A,NCT-B,数字-符号试验和木块图试验。另外,还有线追踪试验和系列打点试验等。这几种方法相对简便、易行、价廉,但单独应用时敏感性低,应至少采用两种或以上的方法,在分析结果时还要注意年龄、性别、职业、教育和文化程度差异的影响。其他的测试方法还有计算机辅助神经心理测试,如连续反应时间测定、扫描测验以及选择反应时间等,这些方法操作简单,不需特殊训练,结果敏感可靠,不受年龄、职业和文化程度的影响。

4.生理神经测试

主要是各种诱发电位的测定,常用的有视觉诱发电位、脑干听觉诱发电位、躯体感觉诱发电位和事件相关电位 P300。其中视觉诱发电位敏感性和特异性相对较低,可作为一种筛选方法;脑干听觉诱发电位比较可靠、客观、灵敏性和特异性相对较好,并且不受教育程度和年龄的影响;躯体感觉诱发电位是刺激出现后潜伏期在 300 ms 左右的第一个正向波,是用听觉或视觉刺激引起的大脑皮质信号(听觉诱发电位或视觉诱发电位),对反映轻度认知功能障碍有较高的敏感度,但这些测试对肝性脑病的诊断及分级的价值尚待进一步研究和更精确评价,如应用计算机辅助技术分析平均优势频率及特殊节律强度等。

5.影像学检查

(1)CT 检查:急性肝性脑病患者进行头部 CT 检查可发现脑水肿;慢性肝性脑病患者可有不同程度的脑萎缩,但其与症状的相关性有待于进一步研究。

（2）MRI 检查：MRI 检查显示，80％以上的肝性脑病患者有不同程度的脑萎缩，特别是额叶，45％轻微型肝性脑病患者亦有脑萎缩。大多数肝硬化患者可出现双侧苍白球及壳核对称的 T_1 加权（T_1-weighted image）信号增强，这些异常高信号可延至基底节区的其他结构和边缘系统或枕叶白质，这可能与顺磁性物质锰在基底神经节的沉积有关，门体分流及胆汁排泄障碍都会引起锰在脑内的异常沉积。有研究表明肝硬化等慢性肝病患者脑含水量增加。

（3）磁共振波谱分析：用质子（H_1）MRS 检测慢性肝病患者能发现脑部的代谢改变，包括谷氨酸或谷氨酰胺增加、肌醇与胆碱减少，因而肌醇与肌酐的比值，胆碱与肌酐的比值降低；而谷氨酸或谷氨酰胺与肌酐的比值增加，但 MRS 与肝性脑病的分级相关性不明显。

（4）正电子发射断层摄影：采用不同的示踪剂可反映脑内不同的生理生化过程，以150-H20 可用来评价脑组织的血流灌注情况。急性肝性脑病时，脑血流量增加；慢性肝性脑病时，脑血流量普遍减低，尤其是额叶、颞叶、顶叶和枕叶等，降低水平与认知障碍程度相关。13N 可用来测定氨代谢，肝硬化患者脑内氨代谢率增高，血-脑屏障对氨的通透面积增加。

（5）临界视觉闪烁频率检测：测定患者视觉功能的变化，判定视网膜胶质细胞的病变，间接反映大脑胶质星形细胞肿胀和神经传导功能障碍，是发现和监测轻微型肝性脑病的一项敏感、简单而可靠的指标，并可对症状性肝性脑病进行定量诊断。

五、诊断与鉴别诊断

肝性脑病的诊断缺乏"金标准"，很难说某种临床表现或某项实验室检查能确定肝性脑病。所以，肝性脑病的诊断是基于进展性肝病或门体分流的基础，有中枢神经系统异常的表现，又除去了其他引起类似神经异常的各种病因而作出的。肝性脑病的完整的诊断程序包括：①什么情况下应该考虑是否有肝性脑病；②明确是否为肝性脑病（即诊断依据和鉴别诊断）；③明确肝性脑病的临床分级、急性或慢性肝性脑病的类型；④进一步调查了解肝性脑病的诱因和肝病的病因，评估肝脏和其他脏器的功能状态。

1.肝性脑病的诊断线索

首先要确定有无脑病存在的可能，临床上对于有以下线索者，宜进一步仔细了解患者近期的表现，详细体检，结合其他检查，以明确是否有肝性脑病的存在。

（1）有较长的肝硬化病史，尤其是肝硬化失代偿期患者出现上消化道大出血、自发性腹膜炎等并发症。

（2）各种原因所致的急慢性肝功能衰竭者。

（3）各种原因的门脉高压症或门体分流者，如 TIPS 术后或外科门体分流术后。

（4）不明原因出现性格行为异常、意识障碍或精神异常以及神经肌肉的异常表现，尤其是有慢性肝脏病病史、肝功能明显改变或肝硬化失代偿表现者。

对于有怀疑的患者，则要进一步检查以明确诊断。

2.肝性脑病的诊断依据和鉴别诊断

肝性脑病的诊断没有"金标准"，其诊断包括两方面：①支持肝性脑病的依据；②同时还应该排除其他疾病。

肝性脑病的主要诊断依据为：①严重肝病或广泛门体侧支循环病史，这是确诊的必需条件。②出现中枢神经功能紊乱的表现,如行为性格异常、精神紊乱、昏睡或昏迷,可有神经体征如扑翼样震颤、腱反射亢进、肌张力、踝阵挛、锥体束征的改变等;但值得注意的是,一些轻微型患者的中枢神经功能紊乱的表现轻微而不典型,易被忽视。③肝性脑病的诱因。④明显肝功能严重失调或障碍的临床表现和实验室检查异常或血氨增高。在进行相关辅助检查并排除其他导致精神症状的疾病后,就可诊断。扑翼样震颤和典型的脑电图改变有重要参考价值。对肝硬化患者进行数字连接试验和心理智能测验可发现轻微肝性脑病。

以精神症状为唯一突出表现的肝性脑病易被误诊为精神病,因此凡遇精神错乱患者,应警惕肝性脑病的可能性。另外,某些疾病可能伴有颅内病变,酒精性肝病常伴酒精性脑病,此时宜仔细询问病史,结合体格检查和实验室辅助检查手段加以鉴别。有肝性脑病还应与可引起昏迷的其他疾病,尤其是某些肝脏疾病患者合并有其他疾病或用药的情况下,如糖尿病、低血糖、尿毒症、脑血管意外、脑部感染和镇静药过量等,若出现嗜睡或昏迷的情况,应进一步追问现病史和既往病史,检查有无肝脏疾病的相关体征、神经系统定位体征,结合肝功能、血氨、脑电图等将有助于诊断与鉴别诊断。

本病的诊断在有符合肝性脑病的诊断依据的基础上,排除其他相关的情况,可明确诊断。

3.临床分型

根据 2003 年世界消化病学大会(WCOG)工作小组出台的《肝性脑病的定义、命名、诊断及定量》,建议将肝性脑病分为 3 型。

(1)A 型:急性肝衰竭相关的肝性脑病。

(2)B 型:门体分流相关的肝性脑病,无肝细胞实质性病变。

(3)C 型:肝硬化、门脉高压或门体分流相关的肝性脑病,是发生在慢性肝病、肝硬化基础上的肝性脑病。根据肝性脑病的不同表现、持续时间和特性,C 型又可分为以下 3 个亚型。

C1 发作性肝性脑病,在慢性肝病的基础上在短时间内出现意识障碍或认知改变,不能用先前存在的有关精神失常来解释,可在短期内自行缓解或在药物治疗后缓解。发作性肝性脑病根据有无诱因又可分为:

C1-1 诱因型:有明确的、可追踪的诱发因素,如上消化道出血、大量排钾利尿、脱水、大量放腹水、高蛋白饮食、使用镇静催眠药或麻醉药等精神类药物、便秘、尿毒症、外科手术、感染及电解质(高血钾、低血钾或低血钠和酸碱平衡失调等)紊乱。

C1-2 自发型:无明确的诱发因素。

C1-3 复发型:指 1 年内有 1 次或 1 次以上肝性脑病发作。

C2 持续性肝性脑病,在慢性肝病的基础上出现持续性的神经精神异常,包括认知力下降、意识障碍、昏迷甚至死亡。根据患者自制力和自律性受损的严重程度可进一步划分。

C2-1 轻型:即肝性脑病Ⅰ级。

C2-2 重型:即肝性脑病Ⅱ～Ⅳ级。

C2-3 治疗依赖型:经药物治疗可迅速缓解,若间断治疗,症状又会加重。

C3 轻微肝性脑病,以前曾称为亚临床肝性脑病(SHE),是指某些慢性肝病患者无明显症状性肝性脑病(发作性肝性脑病或持续性肝性脑病)的临床表现和生化异常,但用精细的智力试验或神经电生理检查可见智力、神经精神的异常而诊断的肝性脑病。患者虽无肝性脑病的临床表现,但操作能力和应急反应能力减弱,在从事高空作业、机械或驾驶等工作时容易发生意外。由于亚临床肝性脑病这个词有一定的误导性,易被误认为亚临床型肝性脑病发病机制独立于肝性脑病之外或临床意义不大,近年来逐渐改称为轻微肝性脑病,以强调其作为肝性脑病发展过程中的一个特殊阶段。

West Haven 精神分级根据患者意识、智力和行为改变,West Haven 标准将肝性脑病分为 Ⅰ～Ⅳ级。

Ⅰ级:轻微的认识不清、欣快或焦虑、注意力集中时间缩短、数字加减能力减退。

Ⅱ级:嗜睡,定向力和计算力轻度失常、人格改变、行为失常。

Ⅲ级:嗜睡至半昏迷,但可唤醒应答,神志不清,定向力障碍。

Ⅳ级:昏迷,对言语刺激或强烈刺激无反应。

对 West Haven Ⅲ级和Ⅳ级患者,还可采用 Glasgow 昏迷分级以减少测试主观性,主要测试睁眼反应、语言行动反应、运动反应及神经障碍定量。

六、治疗

(一)治疗原则

肝性脑病的治疗应全面考虑,综合治疗,不同病因,不同病情,不同类型肝性脑病的治疗可能有所不同。对 A 型肝性脑病患者,宜采取综合治疗措施(如抗病毒治疗、促进肝细胞再生、支持对症治疗等)治疗急性肝衰竭;对 B 型或 C 型某些与门体分流相关的自发型肝性脑病患者,临床上可用介入治疗技术(如金属圈、气囊、油剂、无水乙醇)或手术阻断门体侧支循环,以降低肝性脑病的复发率。C 型肝性脑病患者应尽快行肝移植,包括原位肝移植和肝细胞移植。目前的外科和免疫抑制技术的发展使肝移植得以广泛开展,因此,对于有适应证的患者,肝移植是肝性脑病的最理想和最根本的治疗手段。

轻微型肝性脑病的预防和治疗,要增强对轻微型肝性脑病重要性的认识,对高危人群及早进行筛查,早期预防和治疗。对从事潜在危险性工作的轻微型肝性脑病患者进行教育,治疗上可采用乳果糖、口服非吸收抗菌药长程维持治疗,也有口服 L-鸟氨酸-L-天门冬氨酸(OA)的报道,可以起到改善神经心理测验结果、提高生活质量,以及降低临床型肝性脑病发病率的作用,但由于上述药物治疗轻微型肝性脑病的研究均是小样本,短疗程的研究,因此,其效果宜从循证医学角度看尚需通过大样本,随机对照临床研究来证实。

(二)临床型肝性脑病的治疗

1.严密观察病情变化

肝性脑病常发生于严重或终末期肝脏疾病,病情重,死亡率高,故宜严密观察病情变化,包括生命体征、神志、尿量、血清生化学、肝功能、血氨、凝血功能等。

2.去除诱因

多数肝性脑病的发生有明确的诱因,控制或消除这些诱因常可有效地逆转肝性脑病的发展。例如肝功能失调或障碍时,宜严格控制肠道内蛋白质的摄入;防治便秘;维持水、电解质和酸碱平衡;食管曲张静脉破裂大出血后常出现肝性脑病,应积极止血、清除肠道积血,并纠正贫血、避免输库存血等可以抑制肝性脑病的发生。并发感染时,肝功能恶化,可促发肝性脑病,应尽早发现和给予抗生素治疗。值得重视的是,严重肝脏疾病时,感染的发生率较高,其临床表现可很不典型,且容易被原发病所掩盖,故要警惕。对躁动的患者,主要是治疗肝性脑病,应慎用镇静剂,尤其是苯巴比妥类药物,以免加重病情。

3.营养支持治疗

改善肝细胞功能肝性脑病患者往往食欲缺乏或已处于昏迷状态,进食少,甚至不能进食,仅靠一般的静脉输液远远不能满足机体的需要。

(1)饮食:每日热量<6 000~8 000 kJ,应以碳水化合物为主,每日葡萄糖总量可达300~400 g;蛋白质摄入的控制取决于病情轻重和基础病,肝性脑病发作时,严格控制肠道内蛋白质摄入(可经静脉适当补给蛋白质)(尤其是急性肝功能衰竭诱发的肝性脑病),但禁食蛋白质食物不宜过长时间(<4 日);待病情改善后,每日经胃肠道摄入蛋白质量宜控制在1~1.5 g/(kg·d),选择植物蛋白质和奶制蛋白质为佳,因其有较高的产热量和提供食物纤维,有利于胃肠正常菌群和酸化肠道。可少量多次鼻饲或必要时辅以经中心静脉予肠道外营养。

(2)维持水、电解质和酸碱平衡:记录每日液体出入量,定期查血钾、钠、氯、二氧化碳结合力、血尿素氮、血细胞比容、尿钾、尿钠等。每日入液量应量出而入,一般为2 000 mL 左右,不宜超过2 500 mL。有腹水、水肿、脑水肿者,应减少液量,并限钠,氯化钠量<3~5 g/d。如水潴留和低血钠同时存在,多为稀释性低钠血症,应同时限制水,不主张补给高钠液体。但如重度缺钠时,水中毒对机体造成威胁,尤其是可能出现脑水肿时,可酌情补给适量高渗盐水,同时严格限水(每日700~1 000 mL)。血钠水平纠正到120 mmol/L 以上即为安全范围。此外,透析治疗可用于纠正严重的低钠,以移去过多的水。对缺钠性低钠、低钾血症,以补钾为主,补钠为辅。进食困难者,要静脉补钾,每日给氯化钾3 g,低钾碱中毒时,补钾量还要增加。如伴有低镁血症,也应予以补镁。

肝性脑病患者如出现肝肾综合征时,预后很差。要注意有无引起急性肾前性肾功能衰竭的各种因素。可试给右旋糖酐40、清蛋白扩容,并在此基础上,再给多巴胺以增加肾小球灌注,然后静脉推注100~200 mg 呋塞米。应严格限制入液量(1 000~1 500 mL/d 或以前一日尿量加上1 000 mL 为当日输液总量)。也有主张应用血透或腹膜透析,但疗效较差。

对肝功能衰竭时各类酸碱失衡,主要针对原发病因处理。

(3)维生素和能量合剂:宜给予各种维生素,如B族维生素、维生素C、维生素K,此外还有维生素A、维生素D、叶酸。有人认为不宜给维生素B_6,因为它使周围神经的多巴转变成多巴胺,影响多巴进入脑部,因而减少中枢神经系统内神经递质的形成。此外,可给ATP 20 mg,每日1~2次,肌内注射或静脉滴注;辅酶A 50 U,每日1~2次,肌内注射或静脉滴注。可酌情补给锌剂。

(4)加强支持治疗:酌情输血、血浆及清蛋白;胃肠道大出血或放腹水引起肝性脑病时,可输血、血浆及清蛋白,可维持胶体渗透压。补充清蛋白对肝细胞的修复和提高机体抵抗力也有利。

4.抗感染治疗

感染是Ⅲ、Ⅳ级和部分Ⅱ级肝性脑病患者的常见并发症。最常见的病原体为革兰氏阳性(金黄色葡萄球菌和链球菌)和革兰氏阴性细菌。30%患者可发生真菌感染,主要是念珠菌属。严密监测,包括每日血、尿培养和胸片,可早发现早治疗,对改善预后非常重要。避免不必要的静脉置管。

抗生素运用有 3 种方法。①预防性运用:联合注射和口服抗生素的预防方案未能改善预后或生存率,不推荐常规运用;②治疗:有细菌培养的药物敏感试验结果或胸片异常;③超前治疗:当临床病情恶化,如肝性脑病加重或出现全身炎症反应综合征(SIRS),即使没有培养结果也应抗菌治疗,宜选用广谱抗生素。SIRS 还可反映因细胞因子释放和激活产生的全身炎症表现。

5.降低血氨的浓度或拮抗氨及其他有害物质,改善脑细胞功能

1)减少肠道内氨及其他有害物质的生成和吸收

清洁肠道,口服缓泻剂,如乳果糖、乳梨醇、20％甘露醇、50％硫酸镁及大黄等,维持稀软大便 2～4 次/d(不能口服或意识障碍时进行清洁灌肠),使肠内保持酸性环境,减少氨的吸收(其中乳果糖口服或灌肠是目前国内外认为最有效的治疗)。

(1)导泻或灌肠:清除肠道内积食或积血,减少氨、含氮物质及其他有害物质的来源,是一重要的辅助治疗。如无上消化道出血,可口服 50％硫酸镁 40 mL 导泻。肝硬化患者上消化道大出血后合并肝性脑病时,口服 20％甘露醇 100～200 mL,能使血 NH_3 和氨基酸浓度迅速下降。

(2)不吸收的双糖包括乳果糖和乳梨醇。

乳果糖:是人工合成的双糖(乳糖和果糖),人类小肠细胞的微绒毛无分解乳果糖的双糖酶,所以乳果糖不被小肠吸收。起效的初始部位在结肠,乳果糖被结肠菌丛酵解,能增加大便次数,从而减少肠道谷氨酰胺转换成氨或 α-酮戊二酸的能力,从而减少氨负荷,降低血氨水平。乳果糖有糖浆剂和粉剂,每日 30～100 mL 或 30～100 g 分 3 次口服,宜从小剂量开始,调节至每日 2～3 次软便,粪 pH 值 5～6。有研究显示,乳果糖减少肠道需氧菌数量,降低粪便pH 值,降低血氨浓度,能有效改善肝性脑病患者的心理智能测试结果。有学者建议对 TIPS术后患者和门静脉高压的肝硬化患者预防性的常规应用乳果糖。但近年来,对乳果糖治疗肝性脑病的疗效有一定的争议。另外,乳果糖引起腹胀等不良反应有不少报道。

乳梨醇:是乳果糖的衍生物,作用机制与乳果糖相似,口服更易被吸收。应用乳梨醇后厌氧菌和乳酸杆菌占肠道细菌总量的比值增加,产氨的细菌和需氧菌占肠道细菌总量的比值减少,同时,肠道 pH 值下降,排便次数增加,大便多为软便,患者血氨浓度下降,精神状态改善,扑翼样震颤减轻,且因乳梨醇的口感更好,不良反应更少,易于携带,故更易耐受。剂量均遵从个体化,以保持每日 2 次软便为宜。

(3)口服抗生素:轻度肝性脑病患者可口服一些不吸收的抗生素被认为是一种与不吸收双糖制剂一样有效的治疗肝性脑病的措施。口服新霉素、卡那霉素、庆大霉素、甲硝唑或替硝唑、氟喹诺酮类、利福昔明等曾被应用于肝性脑病的治疗,以减少细菌对蛋白质的分解,从而减少氨和内毒素的产生(但这些药物都有一定的不良反应,有可能造成菌群失调),也可使用乳酸杆菌、双歧杆菌等肠道有益活菌制剂,抑制肠道有害菌群的繁殖,减少氨的生成,但新霉素等氨基糖苷类药物由于其潜在的肾脏毒性已渐渐被弃用;而甲硝唑引起胃肠道反应大,近年来临床应用越来越少。近年来,喹诺酮类药物在防治肝性脑病的报道越来越多。另外,利福昔明的报道也逐渐引起人们的重视,利福昔明是利福霉素的衍生物,抑制细菌 RNA 的合成。口服给药实际上不吸收,仅作用于胃肠道局部。临床试验证明利福昔明治疗肝性脑病至少与乳果糖和新霉素作用同样有效,同时耐受性更好。对不耐受新霉素和肾功能损害的患者,利福昔明是首选

的抗生素。有研究发现,利福昔明联合乳果糖治疗肝性脑病更能有效控制患者症状、体征,且耐受性良好,无不良反应发生。在减少产氨菌丛方面,两药合用有协同作用。对需接受长时间治疗的肝性脑病患者,利福昔明和双糖联合使用因其有效性和耐受性良好应首先考虑。

(4)其他:如粪肠球菌(SF68),SF68是通过发酵乳酸而产生的一种尿素酶阴性的细菌,对几种肠道抗生素均耐药。它能抑制其他肠道细菌的复制。有研究发现 SF68 对慢性肝性脑病患者的治疗作用至少与乳果糖同样有效,且无不良反应,治疗中断 2 周也不会失去其有效作用。

2)增加氨等毒性物质的排除

(1)L-鸟氨酸-L-天门冬氨酸(OA):OA 通过刺激谷氨酰胺合成而降氨。OA 是安全、有效的治疗肝硬化伴肝性脑病患者的药物。口服 OA 是安全、耐受良好的治疗肝性脑病的药物。OA 在临床上开始应用,初步证实是安全有效的,OA 中的鸟氨酸为鸟氨酸循环的底物,并能增加氨基甲酰磷酸合成酶的活性,天冬氨酸能促进谷氨酰胺的形成,从而达到促进氨的转化与尿素合成的目的,降低血氨水平,减轻脑水肿(这是目前认为可以较为有效地降低血氨的静脉用药物)。

(2)苯甲酸盐:苯甲酸盐与氨结合后以马尿酸盐的形式排泄而使血氨下降。但其疗效尚有待进一步研究。临床上常用的有谷氨酸钠、谷氨酸钾、门冬氨酸钾镁及盐酸精氨酸等。但均为经验用药,其确切疗效仍有争议(谷氨酸钠与谷氨酸钾可与氨结合形成谷氨酰胺,但可导致或加重碱中毒,并且在腹水、少尿和水肿时限制了钾盐和钠盐的使用)。盐酸精氨酸在理论上可促进鸟氨酸循环,但对于 A 型肝性脑病患者,由于肝衰竭时缺乏鸟氨酸氨基甲酰转移酶和精氨酸酶而导致效果较差;B 型疗效可能较好(因精氨酸为酸性,适用于有碱中毒者)。

(3)其他:如补充锌,动物实验证实脑中锌含量下降与肝性脑病的神经抑制有关,肝性脑病患者在限制蛋白质摄入的同时也限制了锌的摄入,蔬菜又阻碍了锌的吸收,而尿素循环中有两种酶依赖锌,故理论上认为给乙酸锌可改善症状。但在两项大样本研究中,发现口服锌(200 mg,每日 3 次)能提高血浆锌浓度,但不能改善 PSE 指数。L-卡尼汀能显著降低血液和脑内的氨水平,对氨中毒导致的肝性脑病有明显的保护作用,故有人试用于各型肝性脑病的治疗。

3)基于假性神经递质的治疗

主要使用支链氨基酸。有研究显示,支链氨基酸治疗肝性脑病,可能有助于患者的症状、体征好转,摄入足量富含支链氨基酸的混合液对恢复患者的正氮平衡是有效和安全的。但支链氨基酸用于预防和治疗慢性肝性脑病,在权威著作上意见分歧。目前临床上支链氨基酸预防和治疗肝性脑病,仅用于不耐受蛋白质的进展期肝硬化患者。

4)基于假性神经递质和"GABA/BZ 符合受体"假说的治疗

针对假性神经递质学说和 GABA/BZ 复合受体学说,许多研究者进行了相关的探索,如左旋多巴、多巴胺受体激动剂——溴隐亭、苯二氮䓬受体拮抗剂——氟马西尼、阿片受体拮抗剂——纳洛酮等,但实际疗效有差异,评价不一,临床工作中不做常规推荐。氟马西尼对 70% 的肝性脑病患者可产生短暂而明显的改善,氟马西尼口服吸收达高峰浓度需 20～90 min,静脉应用 20 min 遍布全身,因起效快,排泄快,故多用静脉注射。马西尼不是对所有肝性脑病有效,可能同时存在颅压升高、脑水肿、低氧、低血糖等症状;在肝衰竭终末期,某些物质,尤其是苯二氮䓬类药物,可能与肝性脑病发生有关,因为它们可以作为苯二氮䓬受体的配体起作用。

6.防治脑水肿和其他并发症,积极治疗原发疾病

(1)防治脑水肿:对严重肝昏迷(HE)的脑水肿处理仍有争议。①Ⅲ、Ⅳ级肝性脑病者,若动脉血氨>150 μmol/L 有发生脑疝的危险,若>200 μmol/L 有高度危险性。降低血氨水平的手段有限,但可用透析,正如在儿童尿素环化酶缺乏症中的所用。②建议行 CT 扫描排除其他颅内病变,但对脑水肿的发现敏感性差。③ICP 监测仍有争议。其引起颅内出血的危险性在近来的 ALF 学组系列中已降至 10%(2/58),20 世纪 90 年代早期为 22%。可能永远无法进行 ICP 监测的随机对照研究。有用与未用 ICP 对肝移植预后影响的研究发现两组在移植后生存率上相似,用 ICP 监测的患者治疗脑水肿的频率更多。颅内压>60 mmHg 造成的神经系统损伤可能在移植后数月才表现出来。ALF 学组将对此进行前瞻性研究。脑水肿在 ALF 出现以下情况的患者中更为显著,有快速临床恶化的患者如对氨基乙酰酚诱导的肝损伤,严重高血氨症(>2 000 μg/L),血钠低于 125 mmol/L(潜在的高血氨诱导的脑水肿)和那些获得性感染者。在肝移植候选者中,ICP 监测可能有助于对无益处的肝移植及时决定终止和手术中管理 ICP。大多数中心避免在没有肝移植可能的患者中用此方法。处理时基础措施很重要:患者应置于安静的环境,30°半卧位,避免过度扩容。发热可加重颅内高压,应及时处理。输注高张盐水被认为可防止颅内高压的发展。甘露醇以 0.5 mg/kg 剂量快速输注,可升高脑部血管的渗透压,是治疗高 ICP 的主要方法。应监测血清渗透压。因为可以引起动脉低血压,巴比妥盐冬眠法极少使用。治疗目标为 ICP<20 mmHg 和维持 CPP 50~80 mmHg,此基于对其他疾病高 ICP 的研究结果而制订。但 CPP<40 mmHg 时也有成功施行肝移植的报告,此应视为特例。CPP<40 mmHg 超过 2 h 或严重的难治的持续颅内高压(>40 mmHg)是凶险的征兆。

(2)凝血机制异常:肝性脑病患者常有明显的凝血机制异常,由合成功能低下(如维生素 K 依赖性因子)、血小板功能异常和纤溶所造成,但是罕见明显的出血。现有的凝血异常检测方法往往不能恰当反映肝硬化患者的出血危险性。主要的出血发生于侵袭性操作或诊断性检查中的皮肤组织穿刺伤,通常用新鲜冰冻血浆预防。

(3)预防与治疗胃肠道出血:首选质子泵抑制剂,也可使用 H_2-受体拮抗剂。

(4)肾衰竭:肝性脑病患者常发生肾衰竭,缘于感染和(或)肝衰竭本身导致的严重动脉血管扩张,临床表现为急性肾小管坏死。通过中央静脉导管可以评估血管内容量,但可能需更多的 ICU 内特异检测来辅助。Swan-Ganz 导管的安全性日益受到质疑,已很少用于 ALF 处理。现在,对抗动脉血管扩张的缩血管疗法不推荐用于肾衰竭。特利加压素已越来越多地用于肝硬化和肝肾综合征,但发现可增加颅内压力,即使没有动脉压力增高时亦如此。动物实验也发现血管升压素通过 H_2-受体诱导脑部充血,加重脑水肿。严重肝性脑病患者脑血管自我调节功能丧失,所以那些可以增加动脉压力的药物都有可能增加脑血流量,加重脑水肿。出现尿毒症、容量超负荷和其他代谢紊乱(酸中毒、高钾血症)的肾衰竭,人工肾疗法是标准措施。推荐使用连续血液透析,如持续静脉/静脉血滤(CV/VH),相比较于间歇性血透更加安全,可以使 ICP 上升减少、心血管系统更为稳定和脑部灌注更好。若要清除血氨更倾向于用连续性静-静脉血液透析(CVVHD)。近年来血管升压素在防治肝肾综合征方面有一定的效果。

(5)循环衰竭:循环衰竭是动脉血管扩张状况的更晚期表现,预后凶险。平均动脉压(MAP)

明显下降($<$65 mmHg)可影响大脑灌注,大脑灌注压(CPP)=MAP-ICP,当 CPP$<$40 mmHg 时极可能导致大脑缺血。应当排除肾上腺功能不足引起的心血管功能衰竭,补充氢化可的松可改善对去甲肾上腺素的反应,后者通常用于治疗此类循环功能不全。

7. 人工肝支持系统

包括机械人工肝支持系统和生物人工肝支持系统。后者尚处于实验研究阶段。临床上常用的机械人工肝支持系统包括血浆置换、血液透析、血液灌流、分子吸附再循环系统等,主要用于 A 型肝性脑病患者,主要是通过清除血液中的氨和其他毒性物质,并可补充蛋白质及凝血因子,纠正水、电解质紊乱及酸碱平衡失调。实际工作中要针对患者的具体情况,选择不同的方法,以达到最佳效果。其疗效有待进一步验证。

8. 肝移植和肝细胞移植

肝性脑病常发生于终末期肝脏疾病或严重肝功能衰竭患者,肝移植和肝细胞移植是最终治疗肝性脑病的重要而且非常有效的治疗手段,尤其对于终末期肝脏疾病,有条件的应尽快行肝移植或肝细胞移植。

(1)肝细胞移植:肝细胞移植目前尚处于临床研究阶段,技术尚不成熟。前期研究表明肝细胞能移植、扩增,对慢性肝功能不全的患者提供代谢支持。

(2)原位肝移植:近年来,随着肝移植的开展,肝脏移植手术在技术上趋于成熟,手术成功率和生存率越来越高,对于许多目前尚无其他满意治疗方法可以逆转的慢性肝性脑病,肝移植是一种有效的治疗方法。肝移植的成功为肝硬化并发症如肝性脑病等的治疗提供了新的解决思路,但供体不足仍然是目前的主要困难之一。

9. 门体分流栓塞术

主要用于门体分流性肝性脑病的治疗。门体分流栓塞术常用的途径有经皮逆行经腔静脉栓塞术、经皮经肝门静脉栓塞术。栓塞材料可为不锈钢螺栓或乳胶气囊。研究发现,栓塞术后分流消失且血氨下降、脑电图改善者未再发生肝性脑病。门体分流栓塞术的并发症有发热、一过性胸腔积液、腹水和轻微的食管静脉曲张,对于轻微的食管静脉曲张无严重后果不需治疗。另有学者提出,TIPS 术后患者用乳胶气囊能栓塞分流,并改善脑病的症状、体征。然而,患者依然有发生门静脉高压并发症的危险。

（李富强）

第五章　神经内科疾病

第一节　短暂性脑缺血发作

　　1965 年美国第四届脑血管病普林斯顿会议将短暂性脑缺血发作(transient ischemic attack,TIA)定义为:突然出现的局灶性或全脑的神经功能障碍,持续时间不超过 24 h,且排除非血管源性原因。这一基于"时间和临床"的定义认为 TIA 是一种良性、可逆性脑缺血综合征。随着神经影像学的发展,MRI 显示传统定义的 TIA 患者约 28％可以检出与症状相对应的梗死灶,而当 TIA 的持续时间＞1 h,梗死灶的检出率可高达 80％。因此,美国 TIA 工作组在 2002 年提出了新的 TIA 定义:由于局部脑或视网膜缺血引起的短暂性神经功能缺损发作,典型临床症状持续不超过 1 h,且在影像学上无急性脑梗死的证据。但这一定义仍强调了症状的持续时间是区别 TIA 和脑梗死的要点。2009 年 6 月,美国卒中协会(ASA)在 Stroke 杂志上发布了 TIA 的最新定义:TIA 是指由脑、脊髓或视网膜局灶性缺血所致的、不伴急性梗死的短暂性神经功能障碍。但鉴于脊髓缺血的诊断临床操作性差,目前推荐采用以下定义:脑或视网膜局灶性缺血所致的、不伴急性梗死的短暂性神经功能障碍。这一定义进一步淡化了时间的概念,而以是否存在梗死作为区别 TIA 与脑梗死的根本。因此,TIA 的一过性缺血性症状可以引起持续性脑损害,TIA 和脑梗死只是缺血性脑损伤这一动态过程的不同阶段,TIA 是神经内科的一个临床急症。

一、病因与发病机制

(一)病因

　　TIA 与动脉粥样硬化、动脉狭窄、心脏疾病、血液成分异常和血流动力学变化等有关,TIA 是由多因素所致的临床综合征。

(二)发病机制

　　(1)微栓子学说:微栓子常来源于心脏(房颤、心瓣膜病),也可来源于颅部大动脉的斑块破裂。

　　(2)血流动力学改变:颅内动脉严重狭窄时,一过性血压的降低可使原来靠侧支循环维持的脑区发生一过性缺血。此外,心律不齐、房室传导阻滞、心肌损害亦可使脑局部血流量突然减少而发生 TIA。

　　(3)血液成分改变:严重贫血、红细胞增多症、白血病、血小板增多症等均可能成为 TIA 的触发因素;纤维蛋白原含量增高也与 TIA 的发病有关。

(4)其他:无名动脉或锁骨下动脉狭窄或闭塞所致的椎动脉-锁骨下动脉盗血、颅内动脉炎、脑血管受压等也可引发 TIA。TIA 属于脑血管病范畴,其常见的危险因素与脑血管病相似,主要包括高血压、心脏病、吸烟、酗酒、血脂异常、血糖异常等。

二、临床表现

TIA 多见于中老年人,男性多见。起病突然,迅速出现局灶性神经功能缺失的症状,数分钟达到高峰,持续数分钟或十余分钟缓解,症状持续最长时间不超过 24 h,不遗留后遗症;具有突发性、反复性、短暂性和刻板性发作的特点。患者多合并高血压、糖尿病、心脏病和高脂血症等基础疾病。

1.颈动脉系统 TIA

主要表现为突然出现的偏身运动障碍,突然出现的偏身感觉障碍,单眼一过性黑矇,一过性语言障碍等。

2.椎基底动脉系统 TIA

主要表现为突然出现的眩晕发作、平衡障碍,一过性单侧或双侧视觉缺失(皮质盲),复视、眼球运动障碍,吞咽困难、构音障碍,交叉性运动/感觉障碍,跌倒发作,短暂性全面遗忘症等。

三、辅助检查

1.头颅 CT 和 MRI

头颅 CT 有助于排除与 TIA 有类似表现的颅内病变,如肿瘤、慢性硬膜下血肿、巨动脉瘤、血管畸形、脑内小的出血灶等。头颅 MRI 的阳性率更高,但是临床并不主张常规应用 MRI 进行筛查。

2.头部 SPECT 及 PETTIA

SPECT 在发现脑血流量减低区的时相上较头部 CT 及 MRI 发现得早。PET 是利用 CT 技术和弥散性放射性核素测定局部脑血流量和局部脑代谢率的方法,是当前研究脑功能、缺血性脑血管病的病理生理和进行脑血流和脑代谢监视最有效的工具之一。但 SPECT 及 PET 的检查费用昂贵。

3.超声检查

(1)颈动脉超声:应作为 TIA 患者的一个基本检查手段,可显示动脉硬化斑块。但其对轻-中度动脉狭窄的临床价值较低,也无法辨别严重的狭窄和完全颈动脉闭塞。

(2)经颅彩色多普勒超声:是发现颅内大血管狭窄的有力手段,能发现严重的颅内血管狭窄,判断侧支循环情况,进行栓子监测,在血管造影前评估脑血流循环的状况。

(3)经食管超声心动图(TEE):与传统的经胸心脏超声相比,TEE 提高心房、心房壁、房间隔和升主动脉的可视性,可发现房间隔的异常(房间隔的动脉瘤、未闭的卵圆孔、房间隔缺损)、心房附壁血栓、二尖瓣赘生物及主动脉弓动脉粥样硬化等多种心源性栓子来源。

4.脑血管造影

(1)脑血管 DSA:是评估颅内外动脉血管病变的“金标准”。但脑血管造影价格较昂贵,且为有创检查,有一定的风险。

(2)脑血管 CTA/MRA:是无创性血管成像技术,但是提供的脑血管情况不如 DSA 详尽和准确。

5.其他检查

对＜50 岁的人群或未发现明确原因的 TIA 患者,或是少见部位出现静脉血栓、有家族性血栓史的 TIA 患者应做血栓前状态的特殊检查。如发现血红蛋白、血细胞比容、血小板计数、凝血酶原时间或部分凝血酶原时间等常规检查异常,须进一步检查其他的凝血指标。

四、诊断与鉴别诊断

(一)诊断

TIA 的诊断主要是依靠详细病史。中老年人突然出现局灶性脑损害的症状,符合颈内动脉或椎基底动脉系统及其分支缺血表现,短时间内(一般不超过 1 h)症状可完全恢复,结合头颅 CT/MRI 等影像学检查未发现责任病灶而诊断,但必须排除其他脑血管病。

(二)鉴别诊断

(1)癫痫的部分性发作:癫痫发作常为刺激性症状,如抽搐、麻木等,常按皮质的功能区扩展。头颅 CT/MRI 常可查到器质性病灶。可有异常脑电图改变(如癫痫波等)。

(2)有先兆的偏头痛:其先兆期易与 TIA 相混淆,但多起病于青春期,常有家族史,发作以偏侧头痛、呕吐等自主神经症状为主,而局灶性神经功能缺失少见。每次发作时间较长,麦角胺治疗有效。

(3)梅尼埃病:多见于中青年女性,常有发作性眩晕、恶心、呕吐,伴耳鸣。除眼球震颤、共济失调外,很少有其他神经功能损害的体征和症状。发作时间多较长,可超过 24 h,反复发作后常有持久的听力下降。

(4)晕厥:亦为短暂性发作,但多有意识丧失,无局灶性神经功能损害,发作时血压多偏低。心源性晕厥常见。

(5)颅内占位病变:偶有颅内肿瘤、脑脓肿、慢性硬膜下血肿等占位病变,在早期或因病变累及血管时,引起短暂性神经功能损害。但详细检查可发现神经系统阳性体征,长期随访可发现症状逐渐加重或出现颅内压增高,头颅 CT/MRI 等影像学检查有助于鉴别。

五、治疗

TIA 治疗目的是消除病因、减少及预防复发、保护脑功能。对短时间内反复发作的病例应采取有效治疗,防止脑梗死发生。

(一)病因治疗

针对病因明确者进行病因治疗。应有效控制脑梗死危险因素,如动脉粥样硬化、高血压、心脏病、糖尿病、高脂血症等,消除微栓子来源和血流动力学障碍,戒烟限酒,坚持体育锻炼。

(二)药物治疗

1.抗血小板聚集药物

对非心源性栓塞性 TIA 患者应首先考虑选用抗血小板药物。目前常用的抗血小板药物如下。

(1)阿司匹林:为环氧化酶抑制剂,50～325 mg,每日 1 次。仍有 TIA 发作时可与其他抗血小板药联用。不良反应包括消化不良、恶心、腹痛、腹泻、皮疹、消化性溃疡、胃炎及胃肠出血等。

（2）双嘧达莫：为环核苷酸磷酸二酯酶抑制剂，25～50 mg，每日 3 次，饭前服用。双嘧达莫缓释剂联合应用小剂量阿司匹林（25 mg/d）可加强其药理作用。

（3）盐酸噻氯匹定：主要抑制二磷酸腺苷（ADP）诱导的血小板聚集，125～250 mg，每日 1～2 次。不良反应，为皮疹、腹泻，偶可发生严重但可逆的中性粒细胞减少症，用药 3 个月应定期检查血常规。

（4）氯吡格雷：与噻氯匹定同属 ADP 诱导血小板聚集的抑制剂，但不良反应较噻氯匹定少。常用剂量为 75 mg/d。推荐单独使用或与小剂量阿司匹林（50～150 mg/d）联用。可有腹泻、皮疹、出血等不良反应。

（5）其他：已有一些静脉注射的抗血小板药物，如奥扎格雷等也可考虑选用，但其有效性目前尚缺乏大规模临床试验证实。

2.抗凝药物

用于心源性栓塞性 TIA 及既往有颈动脉狭窄，症状频繁发作或症状持续时间长需预防脑梗死发生者。非心源性栓塞性 TIA 不推荐常规抗凝治疗。主要抗凝药物有，普通肝素、低分子量肝素和华法林。可选择普通肝素缓慢静脉滴注，每日至少测定一次部分凝血活酶时间（APTT），根据 APTT 调整剂量；或用低分子量肝素 4 000～5 000 U，每日 1～2 次，腹壁皮下注射，连用 7～10 d。短期使用肝素后可改用华法林口服维持治疗，保持国际标准化比值（INR）在 2.0～3.0。消化性溃疡、严重高血压及有出血倾向者禁忌。近年来，一些新型的口服抗凝药如达比加群酯可用于存在一个或多个危险因素的成人非瓣膜性房颤患者的脑梗死和全身性栓塞的预防及治疗。

3.扩容药物

主要用于血流动力性 TIA。如：低分子左旋糖酐具有补充血容量、纠正低灌注、稀释血液和改善微循环的作用。

4.溶栓药物

对于频繁发作或持续时间超过 1 h 的 TIA，如考虑到大动脉狭窄或动脉-动脉性栓塞为病因，可考虑行溶栓治疗。rt-PA 是目前唯一被美国 FDA 批准的溶栓药物，但我国"九五"和"十五"国家脑血管病攻关课题均证实尿激酶静脉溶栓的有效性。

5.降纤药物

高纤维蛋白原血症可选用降纤药改善血液高凝状态，如巴曲酶、安克洛酶和蚓激酶等。

6.钙离子拮抗剂

钙离子拮抗剂尼莫地平具有改善脑供血、降低钙超载、保护脑细胞的作用。但尼莫地平有一定的扩张外周血管作用，应注意血压下降与低灌注的发生。

7.他汀类药物

具有 TIA 风险的人群，如果有血脂异常，应调控血脂，包括改变生活方式，合理膳食，联合他汀类药物治疗；胆固醇水平正常伴有动脉粥样硬化易损斑块者，推荐他汀类药物治疗，减少 TIA 风险；有 TIA 的患者，应尽早完善血脂检查，基线 LDL-C＞2.6 mmol/L（100 mg/dL）者，建议他汀类药物治疗，将 LDL-C 降至 2.6 mmol/L（100 mg/dL）以下，并定期监测血脂水平；对于有确切的大动脉粥样硬化易损斑块证据或有动脉-动脉栓塞证据和伴有多种危险因素的

TIA 的极高危患者(伴有冠心病、糖尿病、不能戒断吸烟、代谢综合征之一者),无论胆固醇水平是否升高,均推荐强化他汀药物治疗,应将 LDL-C 降至 2.1 mmol/L(80 mg/dL)以下或 LDL-C 降低 40%以上,并定期监测血脂水平。

8.中药

活血化瘀性中药制剂对 TIA 可能具有一定的治疗作用,但缺乏循证医学的依据。

(三)手术治疗

主要针对中至重度颈内动脉狭窄患者,为减少颈内动脉 TIA 或脑梗死的发生,可行颈动脉内膜切除术(carotid endarterectomy,CEA)或颈动脉支架成形术(carotid artery stenting,CAS)。TIA 手术治疗的适应证:6 个月内发生 1 次或多次 TIA,且同侧无创性血管成像显示颈动脉狭窄程度≥70%或 DSA 显示狭窄程度>50%,同时围术期并发症和死亡风险<6%。若患者颈动脉完全闭塞,由于不存在栓子继续脱落,手术并不能降低脑梗死发生率,故不推荐手术治疗。CEA 是颈内动脉狭窄的标准手术治疗方案。CAS 由于操作方便、创伤小、恢复快,住院时间大为缩短,可作为 CEA 的替代手术方法。但 CAS 在围术期并发症及远期预后方面与 CEA 相比是否确有优势,仍有待进一步的研究证实。

六、预后

TIA 是脑梗死的重要危险因素。TIA 患者的脑梗死风险 7 d 内为 4%~10%,第 1 个月为 4%~8%,90 d 为 10%~20%(平均为 11%),第 1 年为 12%~13%,前 5 年为 24%~29%。发作频繁、症状持续时间长尤其症状逐步加重的 TIA 是脑梗死的极高危信号。TIA 也是心血管病的重要危险因素,TIA 患者发生心肌梗死和猝死的风险明显增加。TIA 除部分发展为脑梗死外,部分可反复发作,也有部分可自行缓解。

(李富强)

第二节　蛛网膜下隙出血

蛛网膜下隙出血(subarachnoid hemorrhage,SAH)的最常见原因是颅脑外伤。而自发性 SAH 最常见的原因为颅内动脉瘤(囊状动脉瘤)破裂,占比超过 80%。其他的少见原因包括良性中脑旁出血(被认为是静脉出血)、动脉夹层、血管畸形、药物滥用、凝血障碍疾病、镰形细胞性贫血等。

一、流行病学

不同地区不同人群的 SAH 发病率存在很大区别。一般认为动脉瘤破裂引起自发性蛛网膜下隙出血的年发生率为 6/10 万~35.3/10 万。最近一个 Meta 分析得到的年发病率数据是 10.5/10 000。地区分布上,中国、印度和中东地区的发病率最低,为每年 1/10 万~2/10 万。日本和芬兰发病率较高,为每年 26.4/10 万~96.1/10 万。北美每年约有 28 000 人罹患自发 SAH,其中导致死亡或伤残者 1.8 万人。有饮酒史、高血压病史、吸烟史以及一级亲属患 SAH 的患者 SAH 发作风险增高。

二、临床表现

动脉瘤性 SAH 起病后的典型表现是突发的剧烈头痛（"一生中经历的最严重头痛"），伴有恶心、呕吐和畏光。但是有 19% 的患者，头痛是在数分钟或者更长时间内逐渐进展的。接近 70% 的患者起病前出现少量漏血症状，如轻微头痛等，被称为"前哨出血"。其他常见症状包括意识改变甚至昏迷（见于 ≤25% 的患者）、局灶性神经功能缺损等。由于这些症状大多不具特异性，导致最初的误诊率达 23%~37%。体检的阳性体征包括颈强直、视盘水肿、玻璃体下出血、脑神经麻痹（尤其是第Ⅲ对和第Ⅵ对脑神经）、双侧下肢力弱、意志缺乏、眼球震颤、偏瘫、共济失调、失语和忽视。提示 SAH 预后不良的 3 个最佳基线指标分别是入院时的神经病学状态、年龄和起始 CT 时的蛛网膜下隙出血量。

三、并发症

以往，再出血是最主要的急性并发症。随着早期动脉瘤钳夹手术的施行，再出血发生率较前明显减少，而脑血管痉挛和迟发性神经缺损成为最显著的并发症。传统上认为起病初头颅 CT 显示的蛛网膜下隙血量越大，脑血管痉挛发生风险越大；但是现在这种观点已经受到质疑。有关脑血管痉挛的病理生理机制目前尚未完全明了，但研究认为炎症和内皮功能不良可能参与了其发生发展。

四、辅助检查

1.脑脊液检查

目前脑脊液检查尚不能被 CT 检查所完全取代。由于腰椎穿刺有诱发再出血和脑疝的风险，在无条件行 CT 检查和病情允许的情况下，或颅脑 CT 所见可疑时才可考虑谨慎施行腰椎穿刺检查。均匀一致的血性脑脊液是诊断 SAH 的"金标准"，脑脊液压力增高，蛋白含量增高，糖和氯化物水平正常。起初脑脊液中红、白细胞比例与外周血基本一致（700∶1），12 h 后脑脊液开始变黄，2~3 d 后因出现无菌性炎症反应，白细胞数可增加，初为中性粒细胞，后为单核细胞和淋巴细胞。腰椎穿刺阳性结果与穿刺损伤出血的鉴别很重要。通常是通过连续观察试管内红细胞计数逐渐减少的三管试验来证实，但采用脑脊液离心检查上清液黄变及匿血反应是更灵敏的诊断方法。脑脊液细胞学检查可见巨噬细胞内吞噬红细胞及碎片，有助于鉴别。

2.颅脑 CT 检查

CT 检查是诊断蛛网膜下隙出血的首选常规检查方法。急性期颅脑 CT 检查快速、敏感，不但可早期确诊，还可判定出血部位、出血量、血液分布范围及动态观察病情进展和有无再出血迹象。急性期 CT 表现为脑池、脑沟及蛛网膜下隙呈高密度改变，尤以脑池局部积血有定位价值，但确定出血动脉及病变性质仍需借助于数字减影血管造影（DSA）检查。发病距 CT 检查的时间越短，显示蛛网膜下隙出血病灶部位的积血越清楚。CT 显示蛛网膜下隙高密度出血征象，多见于大脑外侧裂池、前纵裂池、后纵裂池、鞍上池、环池等。CT 增强扫描可能显示大的动脉瘤和血管畸形。须注意 CT 阴性并不能绝对排除 SAH。

部分学者依据 CT 扫描并结合动脉瘤好发部位推测动脉瘤的发生部位，如蛛网膜下隙出血以鞍上池为中心呈不对称向外扩展，提示颈内动脉瘤；外侧裂池基底部积血提示大脑中动脉瘤;前纵裂池基底部积血提示前交通动脉瘤;出血以脚间池为中心向前纵裂池和后纵裂池基底部扩散,提示基底动脉瘤。CT 显示弥散性出血或局限于前部的出血发生再出血的风险较大,应尽早行 DSA 检查确定动脉瘤部位并早期手术,MRA 作为初筛工具具有无创、无风险的特点,但敏感性不如 DSA 检查高。

3.数字减影血管造影

确诊 SAH 后应尽早行数字减影血管造影(DSA)检查,以确定动脉瘤的部位、大小、形状、数量、侧支循环和脑血管痉挛等情况,并可协助除外其他病因如动静脉畸形、烟雾病和炎性血管瘤等。大且不规则、分成小腔(为责任动脉瘤典型的特点)的动脉瘤可能是出血的动脉瘤。如发病之初脑血管造影未发现病灶,应在发病 1 个月后复查脑血管造影,可能会有新发现。DSA 可显示 80% 的动脉瘤及几乎 100% 的血管畸形,而且对发现继发性脑血管痉挛有帮助。脑动脉瘤大多数在 2～3 周内再次破裂出血,尤其以病后 6～8 d 为高峰,因此对动脉瘤应早检查、早期手术治疗,如在发病后 2～3 d 内,脑水肿尚未达到高峰时进行手术则手术并发症少。

4.MRI 检查

MRI 对蛛网膜下隙出血的敏感性不及 CT。急性期 MRI 检查还可能诱发再出血。但 MRI 可检出脑干隐匿性血管畸形;对直径 3～5 mm 的动脉瘤检出率为 84%～100%,而由于空间分辨率较差,不能清晰显示动脉瘤颈和载瘤动脉,仍需行 DSA 检查。

5.其他检查

心电图可显示 T 波倒置、QT 间期延长、出现高大 U 波等异常;血常规、凝血功能和肝功能检查可排除凝血功能异常方面的出血原因。

五、诊断与鉴别诊断

1.诊断

根据以下临床特点,诊断 SAH 一般并不困难,如突然起病,主要症状为剧烈头痛,伴呕吐;可有不同程度的意识障碍和精神症状,脑膜刺激征明显,少数伴有脑神经及轻偏瘫等局灶症状;辅助检查 LP 为血性脑脊液,脑 CT 所显示的出血部位有助于判断动脉瘤。

2.鉴别诊断

(1)脑出血:脑出血深昏迷时与 SAH 不易鉴别,但脑出血多有局灶性神经功能缺失体征,如偏瘫、失语等,患者多有高血压病史。仔细的神经系统检查及脑 CT 检查有助于鉴别诊断。

(2)颅内感染:发病较 SAH 缓慢。各类脑膜炎起病初均先有高热,脑脊液呈炎性改变而有别于 SAH。进一步脑影像学检查,脑沟、脑池无高密度增高影改变。脑炎临床表现为发热、精神症状、抽搐和意识障碍,且脑脊液多正常或只有轻度白细胞数增高,只有脑膜出血时才表现为血性脑脊液;脑 CT 检查有助于鉴别诊断。

(3)瘤卒中:依靠详细病史(如有慢性头痛、恶心、呕吐等)、体征和脑 CT 检查可以鉴别。

六、治疗

SAH 的治疗对于神经内科医师来说仍然是一个巨大的挑战。在本节中,我们主要介绍 SAH 的急性期治疗(手术夹闭之前的处理),以及相关并发症的处理。

(一)一般治疗

头颅 CT 平扫对 SAH 的诊断敏感性为 85%～90%。CT 上的出血部位能够提示破裂动脉瘤的部位。如果 CT 结果是阴性的,须进行腰椎穿刺了解有无出血或者脑脊液黄变。脑血管造影是检测动脉瘤的"金标准",但仍有 10%～30% 的病例可能是假阴性,对这部分患者应在 1～2 周内进行重复血管造影(此时 10%～20% 的患者结果为阳性)。螺旋 CTA 能够提供三维图像,其敏感性达 77%～97%,特异性 87%～100%,对于不能耐受血管造影而且需要手术治疗的患者可以考虑。

SAH 发病后需立即入院进行密切监护。在进行基本的 ABC 评估(气道、呼吸和循环)后,应早期给予足够的镇痛药物以助于减轻烦躁、控制血压。口服或直肠给予对乙酰氨基酚,或者静脉注射麻醉剂如芬太尼均可考虑。但是麻醉剂由于具有镇静作用而影响意识状态的判断,限制了其在伴有意识障碍或严重患者中的应用。虽然在急性期频繁的神经功能评估是必要的,但是应尽量减小对患者的刺激。患者需要气管插管时,应进行常规的麻醉诱导以减轻喉镜刺激对血流动力学的影响。

足够的静脉通道至关重要。虽然一般来说早期外周静脉通路已经足够,中心静脉通路也常常需要,特别是对于需输注高渗液体或者使用血管加压药物较长的患者。中心静脉通路也可以帮助进行血流动力学监测,通过持续监测中心静脉压指导出入量的控制。

发热是常见症状之一,同时可能促发或加重脑血管痉挛。研究证明发热与脑外伤或脑缺血患者的不良预后相关。因此,控制体温非常重要。同时应积极寻找病原学证据,对进行脑室置管引流及颅骨切开术的患者行脑脊液培养。但是部分患者可能并非感染性发热,而属于"中枢性发热"。常用降温措施有口服或直肠给予对乙酰氨基酚、物理降温方法(冰毯、冰袋、酒精擦浴等)。国外报道可利用血管内导管进行降温治疗,但其费用昂贵,属于有创操作,限制了其广泛使用。

所有动脉瘤性 SAH 患者均应口服尼莫地平,但是尚不清楚其作用机制在于缓解脑血管痉挛还是神经保护。常规的起始剂量为每 4 小时 60 mg(如果较大剂量导致低血压,也可每 2 小时 30 mg),持续使用 3 周。第 1 个 24 h 再出血的发生率为 4%～15%,但仍可能被低估了。发病后 2 周内,约有 20% 的患者发生再出血,而这是一个导致预后不佳的主要因素。以往,抗纤溶药物的使用降低了再出血发生率,但是同时增加了缺血性并发症的风险。对于无法早期行动脉瘤闭塞、再出血风险很高且没有明显禁忌证的患者,可给予短期(<72 h)氨基己酸或氨甲环酸治疗降低早期再出血风险。最近,有学者在一个小的队列研究中测试了重组 aⅦ因子的疗效:没有发生再出血,但是该试验因血栓并发症发生率较高而被叫停。

回顾性研究发现,SAH 发病后 2 周,达 20% 的患者至少发生 1 次痫性发作,但是迟发性癫痫或者痫性发作的发生率为 6%～8%。术后持续的神经功能缺损、意识障碍超过 1 h、硬膜下血肿及缺血性脑卒中均与癫痫发作相关。在 SAH 急性期,可预防性使用抗惊厥药物,但是不推荐对所有患者长期常规应用,除非患者存在已知的迟发性痫性发作的危险因素,如既往有痫性发作、脑实质血肿、难治性高血压、缺血性脑卒中或大脑中动脉瘤。对这些患者可选择静脉注射苯妥英或者磷苯妥英(20 mg/kg)预防癫痫发作,而且在住院期间持续使用保证血药浓度维持在治疗水平(150～200 ng/L)。常见的不良反应包括皮疹、低血压、低钠血症和药物热。如果苯妥英使用有禁忌,可以选择丙戊酸代替。如果患者病情平稳,抗癫痫药物可以在 1 个月后停用;但是如果晚发性癫痫的可能性很大,如合并缺血性脑卒中或脑脓肿,则应该继续使用更长时间。

由于糖皮质激素可以抑制炎症反应、前列腺素作用和脂质过氧化，故被广泛研究能否用于治疗 SAH，特别是防止血管痉挛。一个包含 22 例患者的临床研究显示，给予糖皮质激素治疗的患者结局比对照组好两倍，而病死率下降了一半。但是这样的结果没能被重复，因此缺乏良好的临床数据。一般建议可在围术期短期应用激素，时间不要太长，其主要目的在于控制疼痛和炎症反应。

10％～34％的患者因负性钠平衡而发生低血容量，即脑耗盐综合征。SAH 合并低钠血症时若限制液体会增加脑缺血的风险。因此，保持正常的循环血容量是预防迟发性缺血脑损害的重要措施。两个非随机研究支持这个观点，建议保证每日液体摄入量在 3 L 以上，一般选择生理盐水。如果采取了中心静脉插管及中心静脉压监测，应保持中心静脉压在 $8\sim12$ cmH$_2$O。有时使用氢化可的松以促进水、钠潴留，特别是发生脑耗盐综合征时。

另外需特别注意血红蛋白和红细胞比容。为了使携氧功能达到最佳化，应使血红蛋白水平维持在 $100\sim110$ g/L，红细胞比容维持在 30％～34％。必要时应输血，严重贫血者可考虑应用 EPO。鉴于目前有相关研究认为对于一些其他的重症患者，应用较低的输血阈值时，输血是不良预后的独立预测因子。因此，对于 SAH 患者，原有的输血阈值也受到了挑战。

急性期高血压很常见，具体原因包括焦虑、疼痛、颅内压升高或者烦躁等。一方面，高血压理论上可能导致动脉瘤再破裂，但是激进的降压治疗又可能降低脑灌注压，特别是对于颅内压升高的患者。虽然这种情况下最佳的血压范围并未确定，但是某项观察性研究发现，降压措施并未降低动脉瘤再破裂的发生率，相反却增加了脑缺血的风险。通常建议在行动脉瘤夹闭或者弹簧圈栓塞治疗之前，收缩压保持在 160 mmHg 以下，舒张压在 80 mmHg 以下，平均动脉压在 110 mmHg 以下；只有在出现终末器官损伤时，才进行强化的降压治疗。最常用的降压药物包括拉贝洛尔、肼屈嗪和尼卡地平等，后者可同时降低血管痉挛的发生率。

患者的呼吸状况应定期评估，必要时给氧。如果发生误吸、神经源性肺水肿或者意识障碍时，应行气道保护。起病初即应进行胸部 X 线检查和动脉血气分析，如果患者病情发生变化应及时复查。在动脉瘤被处理后，应穿弹力袜、使用间歇充气加压装置及皮下注射肝素来预防肺栓塞。同时，患者的胃肠道状况应予以充分关注，预防应激性溃疡和便秘，特别是服用麻醉性止痛药的患者。质子泵抑制剂、H$_2$ 受体阻滞剂、硫糖铝及其他多种药物可早期使用。恶心也应予以积极的药物治疗，如甲氧氯普胺、奋乃静、多拉司琼或者昂丹司琼等。手术或者介入治疗前 $24\sim48$ h 内需禁食。存在吞咽障碍或者意识不清者应在术后予以鼻饲以保证充足的营养。对于此类患者，浓稠的高钠食物更为合适。

（二）并发症的治疗

1. 脑血管痉挛

SAH 后行血管造影可发现约 60％患者出现脑血管痉挛，但是其中只有一半出现症状。最终，约有 16％的患者出现迟发性缺血性脑损害。一般来说，脑血管痉挛在发病后 $3\sim5$ d 内出现，$7\sim10$ d 达高峰期，然后在 $2\sim4$ 周内自发缓解。脑血管痉挛由一系列血管活性介质介导，包括氧合血红蛋白、自由基、前列腺素、NO 活性下降、炎性介质，以及血管收缩肽如内皮素等。

脑血管痉挛的临床表现包括反应性下降,意志力缺乏,局灶性神经功能损害包括偏瘫、失语等。如未及时发现和处理则病死率可达 30%、致残率达 35%。脑血管痉挛的最佳预测指标是 SAH 发病 3 d 内头颅 CT 所示出血量(Fisher 分级)。当怀疑脑血管痉挛时,应行头颅 CT 以排除结构性损害。

虽然传统的脑血管造影被认为是诊断脑血管痉挛的"金标准",但是应常规每日对组成 Willis 环的大动脉行 TCD 检查,了解有无脑血流速度异常以便能及时发现。总体来说,TCD 检测脑血管痉挛的敏感性在 65%～80%,血流速度<120 cm/s 时阴性预测值为 94%、血流速度>200 cm/s 时阳性预测值接近 90%。但事实上,当发生脑血管痉挛时,脑血流速度通常降至 120～200 cm/s,这时 TCD 的敏感性和特异性都将大打折扣。大脑中动脉平均流速与颈外动脉平均流速之比(林德加德指数,LI)可帮助相鉴别脑充血与脑血管痉挛,前者 LI<3,后者 LI>3。24 h 内脑血流速度增加 50 cm/s 被认为是脑血管痉挛的一个特异性指标。与 TCD 相比,CT 或 MRI 脑灌注成像可更准确显示低灌注区域,对于大脑中动脉供血区的证据最佳,故有助于识别潜在的脑缺血区域。

20 世纪 70 年代"三高"治疗(即扩容、升血压及血液稀释)开始被引入 SAH 的治疗,并一直成为脑血管痉挛的主流疗法,虽然其有效性并没有被任何一项随机对照试验所证实。在存在动脉狭窄的情况下,脑血流自调节功能受损、脑血流大小将依赖于血压的高低,这是升压治疗脑血管痉挛的原理;但基线高血压和心功能不全患者禁忌。血液稀释也被认为可以降低血液黏滞度从而有利于血液通过痉挛的血管。

发生缺血性脑损害时,除了在监测中心静脉压的同时进行积极的水化治疗(生理盐水静脉滴注)以外,也推荐应用血管加压药物。通常首选是苯肾上腺素,但因具有反应性心动过缓的不良反应而限制了其应用。平均动脉压通常可在用药后升高 20% 达 140 mmHg 左右,故患者状况需要反复地再评估。升压治疗的主要并发症包括肺水肿和心肌梗死,故需对患者每日复查胸部 X 线片和心电图。有些专家建议常规插入肺动脉导管以指导治疗,保持肺毛细血管楔压不要超过计算出的胶体渗透压。

正性肌力药如多巴酚丁胺可以增加心排血量而对血压影响较小,已被证明可以成功增加 CBF、改善脑血管痉挛。同时,多巴酚丁胺对可能同时合并存在的心功能不全有益。如果经最佳药物治疗 2～4 h 后患者状况仍无改善,应考虑行血管造影和介入治疗。经皮腔内血管成形术(percutaneous transluminal angioplasty,PTA)被认为是一种有效而相对安全的措施(血管破裂或动脉夹层罕有发生),可扩张颅内大血管、增加远端 CBF,但是其价值并没有在设置对照的临床试验中证实。如果出现弥散性或者较小动脉分支的脑血管痉挛,应考虑使用罂粟碱、维拉帕米或者尼卡地平,但是这些均属于短效药物。

2.低钠血症

约 30% 的 SAH 患者可出现低钠血症,且与循环血容量不足和脑缺血相关。绝大多数情况下低钠血症都源于脑耗盐综合征(cerebral salt wasting,CSW)。SAH 发病后,利钠肽大量释放而肾素和醛固酮分泌减少,从而导致脑耗盐综合征,最常见于累及前循环的动脉瘤,高峰期常在发病后第 7～10 d;临床表现包括尿钠增高、低钠血症和低血容量。

脑耗盐综合征需与抗利尿激素分泌失调综合征(syndrome of inappropriate secretion of antidiuretic hormone,SIADH)相鉴别。后者常为等容量性或轻度高容量性低钠血症,因此没有脱水表现。血清尿酸水平(在 SIADH 中下降)、血浆渗透压(在 SIADH 中下降)、中心静脉压(在 SIADH 中正常或升高)也可有助于鉴别。补充足够血容量、维持正钠平衡是治疗的基石。口服氯化钠片剂、2%或 3%高渗盐水(当钠离子浓度<130 mmol/L 时使用)、氟氢可的松均可用于纠正低钠血症。虽然血浆钠浓度的快速下降会导致脑水肿,但同时纠正低钠血症过快也可能导致脑桥中央髓鞘溶解症。而对合并脑血管痉挛患者不可限制液体量。

3.脑积水

可为非交通性(通常见于急性期)和交通性(最常见于亚急性期或为迟发性)脑积水。患者常出现进行性嗜睡、定向力和注意力缺陷等症状。如果急性期头颅 CT 显示脑室扩大,可行脑室内置管引流脑脊液缓解症状。对于交通性(非梗阻性)脑积水,腰椎穿刺置管持续引流或者反复腰椎穿刺放脑脊液疗法均可考虑,较分流手术创伤小。但如果无效且出现慢性脑积水,则需行脑室-腹腔分流或者脑室-胸腔分流手术。据估计,SAH 发病后 30 d,约有 20%的患者需行脑室-腹腔分流。

(三)手术和介入治疗

虽然并非所有的动脉瘤都必须治疗,但当发生破裂出现 SAH 后,未来 6 个月发生再破裂的风险是 50%。动脉瘤再破裂病死率较首次出血显著增高,因此需尽快干预处理。外科治疗的目的是完全闭塞动脉瘤,彻底消除再出血障碍风险。一种方法是开颅直视下夹闭瘤蒂,另一种为血管内栓塞方法,通过动脉瘤腔内填塞弹簧圈,或者在球囊/支架的帮助下填塞动脉瘤腔,使瘤腔内血栓形成,最终与正常血液隔离。虽然血管内治疗比开颅手术创伤小,但对于瘤颈大小、动脉瘤部位都有一定要求,因此仍有其限制。而且,仅有 60%～70%的患者能够在血管内治疗后达到动脉瘤的完全闭塞,其余的患者仍有复发风险。

七、预后

动脉瘤性 SAH 预后较差,发病后约 20%的患者在到达医院前死亡,30%在住院期间死亡,只有约 16%的患者最终能够不伴有认知障碍地独立生存。即使对于这部分患者,也只有不到 50%能够恢复以前的工作水平。

(李富强)

第三节 脑梗死

脑梗死(cerebral infarction,CL)是指局部脑组织由于血液供应缺乏而发生的坏死。脑梗死占全部脑血管病的 70%,由于其高发病率、高残障率,目前已经是引起痴呆的第二大原因,是引起老年癫痫的最常见原因,也是引起抑郁的常见原因。

一、病因与发病机制

脑梗死的病因主要是血液供应障碍。血管壁、血液成分和血压的改变均可造成脑供血动脉缺血,其中最常见的是脑动脉粥样硬化,其次是各种原因造成的脑栓塞。目前临床常用的脑梗死病因分型方法是 TOAST 分型。经典的 TOAST 分型将缺血性脑卒中的病因分为 5 类:大动脉粥样硬化性血栓形成、心源性栓塞、腔隙性梗死、其他原因、不明原因。

近些年,随着影像学的发展和流行病学的发现,经典的 TOAST 分型受到挑战,新的分型方法和改良的 TOAST 分型不断涌现,但是大致原则没有改变。

二、病理

(一)病理解剖

病理检查可见粥样硬化血管呈乳白色或黄色,粗细不匀,管壁变硬,血管伸长或弯曲,有的部分呈梭形扩张,血管内膜下可看到黄色的粥样硬化斑块。有的血管改变明显,但脑部却无甚异常。有的脑部表现为脑回变窄,脑沟深宽,脑膜增厚而不透明。脑回表面可有颗粒状或虫咬样萎缩区。脑重量减轻。切面上可见脑室扩大,灰质变薄,白质内可见血管周围间隙扩大,并有灶性硬化小区。发生脑梗死处的脑组织软化、坏死,周边组织水肿和毛细血管周围点状渗血。后期病变组织萎缩,坏死组织由格子细胞清除,留下有空腔的瘢痕组织,空腔内可充满浆液。

(二)病理生理

脑缺血后,缺血中心区和周边区血流量不同,在一定时间内缺血周边区血流下降,而氧和葡萄糖代谢仍保留,称这部分受影响但仍存活的区域为缺血半暗带(ischemic penumbra),半暗带细胞存活的时间为治疗时间窗(therapeutic time window)。而且,缺血后大部分周边区的血流可自发恢复(有时可高于正常水平,为高灌注状态),但如不在治疗时间窗内恢复灌注,则周边区内细胞仍无法存活。

缺血半暗带另外一种定义是围绕梗死中心的缺血组织,其电活动中止,但仍保持正常的离子平衡和结构完整的区域。缺血半暗带存在时间的长短和范围取决于局部脑血流下降的程度和速度。脑组织的缺血再灌注损伤机制已经比较明确。急性脑缺血后神经组织的细胞能量代谢衰竭,细胞膜去极化而膜内、外离子平衡紊乱,继而兴奋性氨基酸和神经递质释放,通过各种渠道导致细胞内钙离子超载,激活细胞的蛋白酶、磷脂酶和过氧化系统,产生蛋白质水解和各种自由基,损伤神经组织。这些改变几乎是同时或在极短的时间内次序发生,故称之为瀑布效应。这些变化共同引起神经细胞肿胀、细胞器溶解、细胞外膜的破裂及局部针对溢出的细胞成分的炎症反应。

三、临床表现

脑梗死表现为一组突然发生的局灶性神经功能缺失症候群,症状取决于损害的部位和大小。主要的特点是起病急骤,可数分钟达到高峰,也有患者呈进展性,于病后 1～3 d 达到高峰。根据供血动脉的分布区可分为以下各组症候群。

1.大脑前动脉综合征

大脑前动脉供应整个额叶和顶叶的内侧面、胼胝体前 4/5、额底的皮质、间脑前部和其他深部结构。主要支配对侧小腿的运动和感觉,膀胱抑制或排尿中枢。单纯大脑前动脉梗死不常见,占脑梗死的 0.6%～3.0%。临床表现为对侧小腿的瘫痪、感觉缺失和尿潴留。其他包括无动性缄默、意志缺失和其他的精神异常、顺行性遗忘、病态抓握现象等。

2.大脑中动脉综合征

在缺血性脑血管病中,大脑中动脉病变最为多见。大脑中动脉供应绝大部分的大脑皮质(外侧面)和深部皮质下结构。大脑中动脉皮质支分上侧分支,供应支配对侧面部、手和手臂的运动感觉皮质及优势半球的语言表达区(Broca 区);皮质下侧分支则供应视放射、视皮质(黄斑视力)和部分感觉皮质及优势半球的语言感受区(Wernicke 区)。发自近大脑中动脉主干的豆状核纹状体动脉(豆纹动脉)则供应基底节、内囊膝部和后肢的下降运动传导束(对侧面部、手、手臂和下肢)。

大脑中动脉上侧皮质支损害时,出现对侧面部、手和手臂的偏瘫及相应的偏身的感觉缺失,但是不伴有同向偏盲。如损害优势半球,可以出现 Broca 失语(损害语言的表达)。单独大脑中动脉下侧皮质支病变少见,导致对侧同向偏盲,对侧肢体的图形、实体和空间感觉的障碍,可有疾病否认、肢体失认、穿着失用、结构失用等显著的皮质感觉的损害特征。如损害优势半球,可以出现 Wernicke 失语(损害语言的感受);如损害非优势半球,临床表现可出现急性精神错乱状态。

大脑中动脉分叉处,即分出皮质上下侧支和(或)大脑中动脉的病变,临床症状重,合并上、下侧皮质支综合征的表现,往往面部、上肢重于下肢,优势半球损害则完全性失语(表达和感受语言障碍)。大脑中动脉主干(发出豆状核纹状体动脉前)损害,临床表现出整个供血区的障碍,对侧偏身的瘫痪和感觉缺失,因内囊受损,上、下肢损害程度无明显差异。

3.颈内动脉综合征

颈内动脉来源于颈总动脉,其分支除前面讨论的大脑前、中动脉外,尚发出眼动脉供应视网膜。缺血性脑血管病中约 1/5 为颅内或颅外颈内动脉阻塞。可有短暂性脑缺血发作的先兆或同侧眼动脉缺血导致一过性单眼黑矇。颈动脉阻塞可以是无症状性的。有症状的颈动脉综合征类似大脑中动脉综合征。

4.大脑后动脉综合征

一对大脑后动脉发自基底动脉的尖端,供应枕叶皮质、颞叶内侧面、丘脑和中脑头端。通常由于栓塞发生在基底动脉的尖端,可以阻塞一侧或双侧后动脉,栓子可崩解而不出现症状,或导致部分大脑后动脉梗阻。

临床大脑后动脉闭塞导致对侧视野的同向偏盲,而黄斑视力保存(黄斑视力的枕叶皮质由大脑中动脉和大脑后动脉双重供血)。大脑后动脉起始段闭塞影响中脑上端,出现眼球运动异常,包括垂直凝视麻痹、动眼神经麻痹、核间性眼肌麻痹和眼球垂直分离性斜视。大脑后动脉闭塞影响优势侧半球(多数是左侧)枕叶,特征性表现为命名性失语、失读症(而无失写)和视觉失认,视觉失认是由于胼胝体损害切断了右侧视皮质和左侧语言皮质的联系。双侧大脑后动脉闭塞引起皮质盲和因颞叶损害的记忆障碍。

5.基底动脉综合征

基底动脉起自双侧椎动脉(某些个体仅仅有一支椎动脉),行进于脑干腹侧,于中脑水平分叉为大脑后动脉。基底动脉分支供应枕叶、颞叶内侧面、丘脑内侧、内囊后肢和整个脑干及小脑。基底动脉血栓形成往往因为累及多组分支动脉,临床表现通常不一致。如累及椎动脉(单侧或双侧)其表现类似基底动脉血栓形成。发生在基底动脉近端的血栓,影响脑桥背侧部分,出现单侧或双侧滑车神经麻痹,水平性眼球运动异常,并可有垂直性眼震和眼球沉浮,瞳孔缩小而光反射存在(下降的交感神经传导束损害),偏瘫或四肢瘫和昏迷多见。

基底动脉综合征如损害脑桥腹侧部(不影响脑桥背侧),临床出现四肢瘫痪,而意识完好,患者仅仅利用眼睛闭合和垂直眼球运动来示意,通常称为闭锁综合征。此状态多与昏迷易混淆,脑电图有助于相鉴别。

发生在基底动脉远端的闭塞,影响中脑上行网状结构、丘脑和大脑脚,通常出现特征性的意识障碍和单侧或双侧动眼神经麻痹,偏瘫或四肢瘫,临床称为基底动脉尖综合征,此类情况多见于栓塞性病变。

6.椎-基底动脉长旋支综合征

椎-基底动脉长旋支是小脑后下动脉、小脑前下动脉和小脑上动脉,供应脑干背外侧,包括位于背外侧的脑神经核和进出小脑传导束的小脑脚。常见的是小脑后下动脉闭塞导致的延髓背外侧综合征(Wallenberg综合征),表现为同侧的小脑性共济失调、Horner综合征和面部感觉缺失,对侧痛、温度觉损害,眼球震颤,眩晕,恶心呕吐,呃逆,吞咽困难和构音障碍,无运动障碍。小脑前下动脉闭塞导致脑桥下端外侧部的损害,常见同侧面部肌肉瘫痪、凝视麻痹、耳聋和耳鸣,无Horner综合征、呃逆、吞咽困难和构音障碍。

脑桥上端外侧部的损害多由于小脑上动脉闭塞,临床表现相似小脑前下动脉闭塞的表现,但是无听神经损害,而出现视动性眼球震颤和眼球反侧偏斜,对侧出现完全性感觉障碍(包括触觉、振动觉和位置觉)。

7.椎-基底动脉旁正中支综合征

椎-基底动脉旁正中支行于脑干腹侧至第四脑室底,供应脑干的内侧面,包括大脑脚内侧、感觉传导通路、红核、网状结构和内侧的脑神经核(Ⅲ、Ⅳ、Ⅵ、Ⅻ)。表现为病灶同侧展神经与面神经麻痹,对侧肢体瘫痪和偏身感觉障碍,眼球震颤及病变同侧小脑性共济失调。

四、辅助检查

影像学和实验室检查基本与TIA的检查一致。因为梗死灶的形成,在CT或MRI上可发现相应的病灶。头部CT在梗死发病24 h内可为阴性,但MRI尤其是DWI可以早期发现梗死病灶,有助于疾病的诊断。近年来,新的影像学技术,如CTA和CTP、DWI和PWI等技术的联合应用,有助于对缺血半暗带的判断,为溶栓患者的选择和超时间窗溶栓提供了理论依据。

五、诊断与鉴别诊断

(一)诊断

静息或活动状态下突然起病,很快出现局灶性神经功能缺损的症状和体征,并符合动脉供血区的分布特点,临床应考虑急性脑梗死可能。CT或MRI发现梗死灶可明确诊断。诊断明确后,需要通过各种辅助检查措施明确脑梗死的病因,进行TOAST分型诊断。以便更有针对性地进行二级预防。

(二)鉴别诊断

颅内肿瘤、血肿、脓肿可呈卒中样发病,多发性硬化、低血糖发作、癫痫后的Todd麻痹、静脉系统的血栓形成、有先兆的偏头痛、高血压脑病、Wernicke 脑病、中毒等都是需要鉴别的疾病。

六、治疗

脑梗死经过多年的实践已经形成了"时间就是大脑"的紧急救治观念,多个大型临床试验的结果也确立了一些有效的治疗方式,包括溶栓治疗和手术及介入治疗,随之的二级预防乃至一级预防的原则和方式多已明确,这一疾病的治疗已经进入以循证医学为主,兼顾个体化治疗的时代。下面主要介绍脑梗死的急性期治疗,其二级预防策略与 TIA 基本相同。

(一)院前急救和处理

对于疑似脑梗死的患者,院前急救措施会影响后续处理的效果。首先,对疑似脑梗死的患者需要进行 ABC 的评估,判断是否有需要紧急处理的状况,随后,使用 NIHSS 评分量表对患者进行神经科检查,并判断病情的严重程度和可能的血管分布,随后立即进行影像学检查和相关的实验室检查。由于溶栓治疗时间窗窄,因此,要尽快完成上述评估和检查,尽快给予治疗。

(二)早期支持治疗

1.呼吸管理

脑梗死后由于上呼吸道梗阻、通气不足、肺不张、吸入性肺炎等原因导致血氧饱和度下降,而缺氧会导致脑组织损伤的加重。此时应该吸氧,维持血氧饱和度>94%。必要时进行紧急气管插管辅助呼吸。

2.体温管理

高热也会加重组织损伤。动物实验显示,体温的升高会导致梗死面积的扩大,导致病死率增加和神经功能的恶化。任何发热的脑梗死患者均应给予退热治疗,必要时使用冰毯。需要查找致热源并纠正。

3.血糖管理

急性脑梗死患者理想的血糖水平是 7.8~10.3 mmol/L。大约有 60% 既往无糖尿病史的患者会发生脑梗死后的高血糖。大面积脑梗死或累及皮质的急性脑梗死,常并发高血糖,并提示预后不良。高血糖可能是脑梗死后的一个应激反应,一些患者血糖水平会自动下降,而且在脑梗死后首个 24 h 内静脉应用生理盐水并且避免使用葡萄糖溶液,就可以降低血糖水平。因此,即便是对血糖很高的患者,使用胰岛素治疗时,也应注意血糖的监测,以免发生低血糖。低血糖(<2.8 mmol/L)可引起类似急性梗死的症状,应予静脉团注10%葡萄糖注射液或 10%~20%葡萄糖注射液。

4.营养和补液

急性期不宜过度限制液体摄入量,保证每日 2 000~2 500 mL 的液体是必需的。脱水及营养不良患者病情恢复较慢,同时脱水也是下肢深静脉血栓形成的潜在原因。所有患者均需进行吞水试验了解吞咽功能。多数患者最初需接受静脉输液治疗,如有必要,应置入鼻胃管或经鼻十二指肠管,以提供营养及药物。3 个月后仍无法自主进食者,考虑经皮内镜下胃造瘘(PEG)。置管常用于那些需要长时间通过管道进行喂养的患者。

5.康复训练

脑梗死后如果可以,24 h 内即可开始康复治疗。

6.深静脉血栓和肺栓塞的预防

对于自主活动缺乏的患者,应使用气垫床预防压疮,弹力袜预防深静脉血栓,或皮下注射肝素或低分子量肝素预防深静脉血栓形成。脑梗死后大约 10% 的患者死于肺栓塞,可发现 1% 的脑梗死患者存在该并发症。肺栓塞的栓子通常来源于下肢静脉血栓,不能活动的患者及严重脑梗死的老年人发生深静脉血栓的风险最高。预防措施包括:早期活动、使用抗栓药物及使用外部加压装置。对重症患者要使用抗凝药物预防深静脉血栓形成及肺栓塞。首选低分子量肝素皮下注射,每日 2 次。长期治疗通常需要口服抗凝药,如华法林,低强度的抗凝就可以起到预防作用,但具体的抗凝水平仍未确定。

(三)血压的管理

1.原则

脑梗死患者血压升高是常见的现象,国际卒中试验发现 54% 的患者 SBP>160 mmHg,高血压可能与近期和远期预后不良相关,也可能导致水肿扩大和向出血转化,但是由于大多数患者在发病后 4~10 d 内血压会自动下降,因此降压治疗存在影响半暗带灌注和脑血流量的可能,而且一些研究也提示升压治疗可能有益。目前的观点是,应根据不同的脑梗死亚型选择对血压的处理方式和药物。

2.高血压急症的处理

在存在下述情况时,应该使用降压治疗,并严密监测血压变化。

3.溶栓患者的血压管理

在溶栓之前,患者的血压要≤185/110 mmHg,如果不能达到这个指标,就不能进行溶栓治疗,溶栓后 24 h 内,血压要保持在 180/105 mmHg 以下。

4.一般患者的血压管理

2018 年 AHA/ASA 发布的《急性缺血性卒中早期治疗指南》建议,患者血压>220/120 mmHg 时给予降压治疗,且发病最初 24 h 内,血压的下降幅度约为 15%。患者病情稳定后,仍存在高血压的患者要持续给予降压药物进行二级预防。Meta 分析表明降压药物能够降低缺血性脑卒中或 TIA 复发。但对于怀疑为血流动力学性卒中或双侧颈动脉狭窄的患者,血压不宜过度降低,在大动脉狭窄已经解除的情况下,可以考虑将血压逐渐控制到目标值以下。某些情况下,一些患者会出现低血压,其处理原则是寻找低血压的原因,可以使用生理盐水纠正低血容量,并改善心律失常。

(四)脑梗死急性期的抗栓或取栓治疗

1.急性期药物抗栓治疗

1)静脉溶栓治疗

目前国际公认的溶栓治疗时间窗是发病 4.5 h 内。重组组织型纤溶酶原激活物(rt-PA, 0.9 mg/kg,最大剂量 90 mg)进行溶栓治疗,可以显著改善急性脑梗死患者预后,治疗开始越早,患者的结局越好。

2)抗凝治疗

目前临床仍在广泛应用,但就药物的选择、用药常规、开始治疗时静脉团注的剂量、抗凝的水平以及治疗持续的时间存在分歧。

特殊情况:患者如果有出血性脑卒中合并症状性深静脉血栓形成或肺栓塞,为防止血栓进展,应该使用抗凝治疗或深静脉放置血栓过滤器。用药方法如下。

(1)普通肝素:根据 2002 年 Toth 在其"TIA 和卒中急性期肝素治疗试验"提出的方案,肝素先静脉团注 5 000 U,然后以 10～12 U/(kg·h)的剂量加入生理盐水中持续 24 h 静脉滴注,使用 6 h 后抽血测量 APTT,24 h 内使 APTT 达到对照值的 1.5～2.5 倍(或 APTT 达到 60～109 s),然后每日监测 APTT,待病情稳定可改为华法林口服。

(2)低分子量肝素:达肝素钠(法安明,dalteparin)100 U/kg 皮下注射,每日 2 次或依诺肝素(enoxaparin)1 mg/kg,皮下注射,每日 2 次,疗程 2～3 周,然后口服抗凝药治疗。

(3)华法林:心源性栓塞患者使用肝素或低分子量肝素 5～7 d 后,需要继续使用华法林治疗。由于华法林起效需要 3～5 d,故应该在停用肝素和低分子量肝素前 3 d 开始同时给予华法林治疗,起始剂量为 5～10 mg/d,连用 2 d,然后改为维持量,INR 目标值为 2～3,如果有心脏机械瓣置换术史,INR 需达到 2.5～3.5。

未达治疗范围前每日测量 1 次,当其剂量合适,监测指标稳定后,可改为每周 1 次,长期应用者至少每月 1 次;每日应在同一时间服药。发热、气候热、腹泻、营养不良可使凝血时间延长导致出血;高脂饮食和富含维生素 K 的食物(如卷心菜、花菜、菠菜、洋葱、鱼肉、肝)可干扰华法林的疗效;某些抗生素、镇痛剂、降糖药、调脂药、抗癌药、抗癫痫药和口服避孕药均能影响其抗凝效果。华法林可通过胎盘致畸,孕妇不宜使用华法林,可使用肝素和低分子量肝素。应该进行抗凝后出血风险的评估。评分≥3 分,抗凝后出血的风险增加,严重出血的年发生率为 6%。

3)抗血小板治疗

对于不能溶栓和抗凝治疗的患者,均建议给予抗血小板治疗。脑梗死后 24～48 h 内,口服阿司匹林(初始剂量为 325 mg)有急性期治疗作用。氯吡格雷、替罗非班等药物的急性期治疗作用尚未得到肯定。

脑梗死后应尽早开始二级预防,对于防止卒中的早期复发有益。至于抗血小板药物的选择,大致原则与 TIA 的抗血小板治疗一致。应用抗血小板治疗仍发生脑梗死的患者,建议重新评价其病理生理学和危险因素。

4)扩容治疗

多数患者不需要扩容治疗,但是对于血流动力学性脑梗死(分水岭脑梗死),应停用降压药物及血管扩张剂,适当给予扩容治疗,病情稳定后需考虑血管内治疗或 CEA 以解除血管狭窄。

2.介入和手术治疗

(1)动脉溶栓治疗:对严重的神经功能缺损(NIHSS 评分≥10 分)、症状出现在 3～6 h、近期有大手术,以及主要的颈部和(或)颅内血管的闭塞,这些不能进行静脉溶栓的脑梗死患者进行动脉 rt-PA 溶栓的效果是可能有益的。但是不能作为常规治疗的首选,不能妨碍静脉溶栓治疗,而且必须在有经验的卒中中心进行。如同静脉溶栓那样,动脉溶栓从症状出现到再灌注的时间越短,临床结局越好。应当尽量减少治疗前的延误。

(2)机械取栓术:美国 FDA 已经批准机械取栓器用于脑供血动脉的再通。总的原则是有静脉溶栓禁忌证的患者,使用动脉溶栓或机械取栓是合理的。对于大动脉闭塞、静脉溶栓失败的患者,可进行补救性动脉内溶栓或机械取栓治疗。

选择机械取栓时,支架取栓器(如 Solitaire FR 和 Trevo)通常优先于螺旋取栓器(如 Merci)。而 Penumbra 系统的相对有效性尚不明确。对于仔细选择的患者,Merci、Penumbra 系统、Solitaire FR 和 Trevo 取栓器可以单用或与药物溶栓联用以使血管再通,但效果尚不确定。需要继续通过随机对照试验明确其有效性。

(3)急诊颅内血管成形术和(或)支架植入术(CAS)、急诊 CEA:脑梗死急性期 CAS 和 CEA 的有效性尚不确定。仅在某些特殊情况下可以考虑使用这些技术,如治疗颈部动脉粥样硬化或夹层导致的急性脑梗死。

(4)大面积脑梗死的手术治疗:大面积梗死患者并发脑水肿和颅内压增高的风险大。建议在脑梗死后第 1 日,采取措施减少水肿风险、密切监护患者神经功能恶化征象。应当考虑将存在恶性脑水肿风险的患者早期转运到有神经外科专家的医院。用减压术治疗恶性大脑半球水肿有效,可降低患者的病死率,但存活者多数存在严重的残疾。手术的方法是半侧颅骨切除术及切除颞叶的硬脑膜切除术。症状没有改善的年轻患者需要进行额外的手术,即切除部分额叶或颞叶的梗死脑组织的"梗死灶切除术"。上述减压术的时机和指征仍不清楚。小脑梗死有占位效应时,减压手术能够有效预防和治疗脑疝和脑干压迫。小脑梗死的患者发生急性脑积水时,可通过脑室内导管引流脑脊液快速降低颅内压,枕骨下颅骨切除术可缓解小脑梗死导致的脑积水及脑干受压。

3.神经保护剂的应用

脑缺血后神经保护治疗的环节包括抑制兴奋性氨基酸(如谷氨酸)的毒性作用、跨膜钙离子流、细胞内蛋白酶的激活、凋亡、自由基损伤、炎症反应及膜损伤。虽然很多干预措施在实验性研究中具有发展前景,但在临床试验中结果并不理想,联合溶栓治疗和神经保护治疗具有一定的前景。

（赵丽薇）

第四节　偏头痛

偏头痛(migraine)是临床常见的原发性头痛,以反复发作、中重度搏动样头痛为主要特征,一般持续 4～72 h,常伴有恶心、呕吐、畏光、畏声,日常活动可加重头痛。

一、流行病学

偏头痛在我国的患病率为 9.3%,女性患病率约为男性的 3 倍。偏头痛可发生于任何年龄,首次发病多于青春期;青春期后女性患病率远高于男性,40 岁前后达到高峰。偏头痛对患者的生活质量影响很大,严重时使患者丧失正常生活、工作能力,在全球失能性疾病中排名第七。

二、病因与发病机制

偏头痛的病因和发病机制至今不明确,目前认为是在遗传基础上多因素致病的疾病。约 50%的患者具有偏头痛家族史,至今仅发现家族性偏瘫型偏头痛的致病基因。外在的诱发因素包括某些食物(如奶酪、红酒)、药物(如血管扩张剂)、精神压力、天气变化、少食、紧张、焦虑等也是偏头痛的诱发因素。功能影像学研究提示大脑皮质的高兴奋性、脑干核团及三叉神经血管系统在偏头痛发病机制中有重要作用。关于它的发病机制有"血管扩张学说""三叉神经血管学说""神经源性炎症学说""脑功能障碍学说"等。但每一种学说均不能完全解释其核心症状。

三、临床表现

偏头痛的发作可分为前驱期、先兆期、头痛期和恢复期,但并非所有患者发作均有上述四期表现。①前驱期:在偏头痛发作之前的数日,患者有激惹、疲乏、食欲改变、反复哈欠等不适症状,常不引起注意;②先兆期:先兆为头痛发作之前出现的可逆性局灶性脑功能障碍,分为视觉先兆、感觉先兆、运动先兆和语言先兆。视觉先兆最常见。先兆通常持续 5～30 min,不超过 60 min;③头痛期:头痛以单侧为主,也可双侧,多位于颞部,为中重度的搏动样头痛,日常活动可加重头痛;发作时患者喜欢在光线暗弱的空间内安静地躺着。常伴有恶心、呕吐、畏光、畏声;④恢复期:头痛持续 4～72 h 后可自行缓解。

根据国际头痛协会(IHS)2013 年制定的《头痛疾患国际分类》第三版(ICHD-3 beta)分类标准,无先兆偏头痛是最常见的偏头痛类型,约占 80%;有先兆偏头痛约占偏头痛患者的10%。慢性偏头痛每月头痛发作≥15 d,连续 3 个月以上。偏头痛持续状态是指发作持续时间≥72 h,而且疼痛程度严重。

四、诊断与鉴别诊断

(一)诊断

目前偏头痛的诊断,仍然主要依据患者头痛的临床特征,包括头痛的性质、发作持续时间、头痛的部位、伴随的症状等。阳性家族史和明确的发作诱因也能为诊断提供帮助。详细的体格检查及辅助检查有助于排除继发性头痛。以下为 ICHD-3 beta 的无先兆偏头痛和伴典型先兆的偏头痛诊断标准。

1.无先兆偏头痛诊断标准

(1)符合(2)～(4)项特征的发作至少 5 次。

(2)头痛发作(未经治疗或治疗无效)持续 4～72 h。

(3)至少有下列 4 项中的 2 项头痛特征:①单侧性;②搏动性;③中或重度疼痛;④日常活动(如走路或爬楼梯)会加重头痛或头痛时避免此类活动。

(4)头痛过程中至少伴随下列 1 项:①恶心和(或)呕吐;②畏光和畏声。

(5)不能归因于其他疾病。

2.伴典型先兆的偏头痛性头痛诊断标准

(1)符合(2)～(3)项特征的发作至少 2 次。

(2)至少有下列 1 种完全可逆性先兆症状:①视觉症状;②感觉症状;③言语功能障碍;④运动症状;⑤脑干症状;⑥视网膜症状。

(3)至少符合下列 4 项中的 2 项:①至少 1 个先兆症状逐渐发展的过程≥5 min,和(或)2个或更多先兆症状接连发生;②每个先兆症状持续 5～60 min;③至少 1 个先兆症状是单侧的;④在先兆症状同时或在先兆发生后 60 min 内出现头痛。

（4）不能归因于其他疾病，并排除短暂性脑缺血发作。

（二）鉴别诊断

对于有下列特征的患者，需谨慎对待，可能存在继发性病因：①突然发生的头痛、进展性加重的头痛、头痛模式改变（与之前的头痛性质、发作频率不同）；②伴有发热；③神经系统检查有局灶体征（如视盘水肿、感觉异常、颈项僵硬等）；④头痛与体位变化相关；⑤有免疫缺陷、脑血管病高危因素患者；⑥50 岁以后新发头痛。

五、治疗

偏头痛的治疗包括非药物治疗和药物治疗。

（一）非药物治疗

包含心理支持、行为干预、物理治疗等方面。向患者分享偏头痛基础知识，解除患者的恐惧心理、树立患者信心；帮助患者制订可行的治疗目的，避免患者产生过高的期望值，虽然偏头痛不能"治愈"，但通过合理的治疗计划，可以很好地控制头痛发作频率；指导患者写头痛日记，客观记录发作次数、使用药物、治疗反应，以及头痛的触发因素（如缺乏睡眠、压力、饮用红酒、饥饿、月经等），避免可能诱发偏头痛发作的诱因；帮助患者保持健康的生活方式，通过行为干预方式减少头痛发作次数，特别是对于儿童、孕妇等不能服药的患者更重要。物理治疗包括针灸、生物反馈、经颅磁刺激、枕神经刺激等，能缓解患者部分临床症状。

（二）药物治疗

药物治疗分为发作期治疗和预防性治疗。

1. 发作期治疗

发作期治疗的目的是迅速终止发作，避免复发，减少药物的用量，使患者恢复正常生活功能。治疗药物包括非特异性药物（非甾体类消炎药物和阿片类药物）和特异性药物（如曲普坦类和麦角类）。药物使用应在头痛的早期使用，延迟使用可使疗效降低、头痛复发及不良反应的比例增高。有严重的恶心、呕吐症状时，应选择胃肠外给药。甲氧氯普胺（胃复安）等胃动力药物不仅治疗伴随症状，还可促进其他药物的吸收。由于患者偏头痛的发作频率、疼痛程度、患者的耐受性以及伴随症状各不相同，因此，合理的分层、个体化治疗尤为重要，治疗要考虑患者个体的特殊性，并结合之前治疗成功和失败的经验。

（1）轻-中度头痛治疗：首选非特异性治疗药物，常用非甾体消炎药（NSAIDs）及其复方制剂，在症状出现的早期服用，对于成人及儿童偏头痛发作均有效。布洛芬可用于 6 个月以上儿童，双氯芬酸钠可用于体重＞16 kg 的儿童，萘普生可用于 6 岁以上或体重＞25 kg 儿童。对乙酰氨基酚（口服制剂或肛栓剂）可在整个妊娠期使用，其他的 NSAIDs 仅可在妊娠的第二阶段后使用。对于疼痛发作频率高的患者，每周服用止痛剂超过 3～4 次，为避免出现药物过量性头痛，建议使用预防性治疗药物。

（2）中-重度头痛治疗：对于中-重度疼痛患者，非特异性止痛药物的效果往往不佳，需服用特异性抗偏头痛药物。曲坦类药物是一种选择性 5-羟色胺 1B/1D 受体激动剂，作用于三叉神经尾状核和三叉神经末梢，抑制和减少血管活性神经肽的释放。曲坦类药物能迅速缓解偏头痛，发作开始时即刻服用效果最佳；由于曲坦类药物不能减少先兆发作，对伴先兆的偏头痛，患者最好等到先兆症状消失、头痛开始时服用。不良反应有胸部不适、面色潮红、感觉异常、头晕、嗜睡、恶心；禁忌证包括冠心病、变异型心绞痛、未控制的高血压、妊娠、基底型偏头痛和合用单胺氧化酶抑制剂。

曲坦类口服剂型有舒马曲普坦、佐米曲普坦和利扎曲普坦，这 3 种药物效果相似，大部分患者服用后 1～2 h 起效；由于半衰期短，首次服用后数小时，常有头痛反复；24 h 内可以重复使用不超过 3 次；与非甾体类消炎药物或止吐药物联合使用，能增强止痛效果。利扎曲普坦有口腔崩解片，方便患者发作时无饮用水时使用；那拉曲普坦，与上述 3 种曲普坦比较，半衰期长，起效慢，但药效维持时间长，适合发作时间相对较长的患者。

对于偏头痛发作时伴有恶心症状的患者，发作早期即联合使用甲氧氯普胺，以增强其他口服药物的吸收，异丙嗪和丙氯拉嗪也可以用于缓解恶心、呕吐症状。对于发作早期恶心、呕吐症状明显，可以通过非口服途径给药。舒马曲普坦有皮下注射剂型，吸收起效快，不良反应与口服剂型相似。

麦角胺也是 5-羟色胺 1B/1D 受体激动剂，但由于选择性比曲坦类差，不良反应多，口服吸收不稳定，已经逐渐被曲坦类药物取代。双氢麦角胺来源于麦角胺，不良反应比麦角胺少，目前作为二线药物用于偏头痛发作期治疗。由于双氢麦角胺不能口服吸收，只能通过肌内注射、皮下注射、静脉或鼻喷雾剂给药；常与甲氧氯普胺联合应用，以减少恶心的不良反应。麦角类的使用禁忌：控制不佳的高血压、冠心病、变异型心绞痛、周围血管病、肾脏病、脑血管病、肝功能不全。

(3)难治性偏头痛：如果患者头痛持续数日，伴有恶心或其他自主神经症状，使用一线治疗药物不佳，临床医师首先要重新梳理患者病情，审视诊断，排除类似偏头痛的其他继发性疾病（如蛛网膜下隙出血、脑膜炎）。一旦确定患者无其他继发性疾病，可以选择以下措施，皮下注射舒马曲普坦，双氢麦角胺皮下或肌内注射，经鼻吸入布托啡诺，使用止吐栓剂，使用阿片类药物，注射止吐药物，短时大剂量类固醇激素（如泼尼松 80 mg，使用 2～3 d）。

2.预防性治疗

预防性治疗适用于：①反复发作的偏头痛，影响日常生活和工作；②频发的头痛导致急性期治疗药物的过度使用；③对急性期治疗有禁忌；④少见的变异型偏头痛，如基底型偏头痛；⑤患者个人意愿（接受预防性治疗）。目前预防性治疗只能减少发作频次、缩短发作病程和疼痛程度，提高急性期药物治疗的反应性，降低失能，并不能完全消除偏头痛发作。

预防性药物应从小剂量单药开始服用，逐渐增加至合适剂量；在确定一种药物预防效果之前，服用时间至少 1～2 个月，不要频繁换药。偏头痛发作频率减少 50% 以上可认为预防性治疗有效。有效的预防性药物治疗应持续 6～12 个月，之后可以逐渐减停。如果症状反复，重新开始之前的预防方案。若单药治疗无效，可联合治疗。

(1)β-受体阻滞剂：普萘洛尔、美托洛尔、阿替洛尔等对偏头痛预防均有效果，特别适合伴高血压、心绞痛、室上性心动过速、恐惧发作、震颤或焦虑的患者。β-受体阻滞剂能导致心境低落、运动耐力下降，不适合抑郁患者和运动员。相对禁忌证有哮喘、雷诺现象、心动过缓、胰岛素依赖型糖尿病。有效剂量范围差异大，大多数患者服用中高剂量才能获得最佳预防效果。

(2)抗抑郁药物：阿米替林和去甲替林对偏头痛有预防作用，由于有嗜睡的不良反应，适用于合并失眠和抑郁的偏头痛患者。小剂量(如睡前 20～30 mg)就能获得令人惊奇的效果,远低于治疗抑郁的剂量;推荐从小剂量(如睡前 10 mg)开始服用,避免出现患者过度嗜睡。不良反应有体重增加和抗胆碱作用。文拉法辛对偏头痛预防很可能有效,每日剂量 75～150 mg,常见不良反应为恶心、呕吐、嗜睡等。选择性 5-羟色胺再摄取抑制剂(如氟西汀)对每日头痛和紧张型头痛可能有效,但对偏头痛预防效果不确定。

(3)抗癫痫药物:丙戊酸和托吡酯不仅对发作性偏头痛有预防效果,而且对慢性偏头痛预防亦有作用。丙戊酸适用于合并癫痫、躁狂-抑郁疾病或焦虑的患者;由于该药有致畸性,生育年龄的女性患者服用要特别慎重;常见的不良反应有脱发、体重增加、消化不良、震颤;每日500～750 mg 的剂量可起到预防作用。托吡酯不良反应有意识模糊、感觉异常、体重减轻、肾结石等。加巴喷丁的预防作用不确切。拉莫三嗪对预防偏头痛无效。奥卡西平可能无效。

(4)钙通道阻滞剂:氟桂利嗪预防偏头痛预防效果肯定,剂量为每日 5～10 mg。维拉帕米对于基底型偏头痛和其他伴先兆的偏头痛预防有特殊效果,对于不能耐受 β-受体阻滞剂的高血压患者,也值得一试。

(5)血管紧张素拮抗剂和血管紧张素转化酶抑制剂:赖诺普利和坎地沙坦酯预防偏头痛可能有效。赖诺普利 10～20 mg,每日 1 次,不良反应有咳嗽、头晕等;坎地沙坦酯 16 mg,每日 1次,不良反应包括头晕、疲劳感等。

(6)A 型肉毒毒素:仅对慢性偏头痛有确切的预防作用,其预防效果与托吡酯相当,不良反应少,患者的耐受性好。一般间隔 12 周后可重复注射,取得满意效果至少需要 2～3 个治疗周期。目前作为慢性偏头痛的一线预防药物。

(7)其他预防药物:二甲麦角新碱预防有效,但因有严重不良反应,仅推荐为短期使用(治疗期最长 6 个月),经 4～6 周的洗脱期后可重新使用。另外 2012 年美国偏头痛防治指南将款冬根的提取物作为 A 级推荐,该药能减少偏头痛的发作次数和发作频率;而非诺洛芬、布洛芬、萘普生、酮洛芬、MIG-99(小白菊提取物)、镁、核黄素和组胺作为 B 级推荐,上述药物很可能有预防效果;对阿司匹林、吲哚美辛的预防效果仍存在争议。

(赵丽薇)

第五节　颅内静脉及静脉窦血栓形成

颅内静脉及静脉窦血栓形成(cerebral vein and sinus thrombosis,CVST)是一种少见的脑血管疾病,仅占脑卒中的 0.5%～1.0%。其临床表现与动脉系统血栓形成明显不同,往往需要更长的时间才能确诊,多数患者 7 d 左右才能确诊(3～16 d),而延迟诊断对预后有着显著影响。近年来,随着 MRV 和 DSA 等影像学技术的发展,此类疾病的诊出率明显提高。

一、病因与发病机制

硬脑膜静脉窦是位于硬膜的骨膜层和脑膜层之间的管道,内部是复杂的小梁状结构,没有瓣膜。硬脑膜静脉窦收集浅部及深部大脑静脉、脑膜及颅骨的血液。主要的硬膜静脉窦包括双侧上、下矢状窦,直窦,横窦,乙状窦,岩上窦,岩下窦和海绵窦。

颅内浅静脉的变异较大。主要有大脑上静脉、中静脉及下静脉,汇集大脑半球的静脉血液。大脑上静脉收集半球皮质大部分的血液流入上矢状窦。最大的浅静脉为大脑中静脉,它不仅流入上矢状窦,且流入海绵窦,故有沟通以上两窦的功能。大脑下静脉在半球的腹侧面形成,进入侧窦或海绵窦。

颅内深静脉中最大、最重要的静脉是大脑内静脉(internal cerebral vein,ICV),两侧的大脑内静脉联合并与两侧的基底静脉联合,形成大脑大静脉(Galen 静脉)。两个重要的深静脉是基底静脉(Rosenthal 静脉)和 Galen 静脉。基底静脉在侧裂内深部近颞叶的钩部起始,大脑前、中深静脉以及引流脑岛和大脑脚的静脉汇合成基底静脉。大脑内静脉与基底静脉在胼胝体压部之下联合形成大脑大静脉,与下矢状窦汇合形成直窦。静脉系统血栓形成的原因众多,大致可以分感染性和非感染性。

二、临床表现

CVST 是脑血管病中的一种特殊临床类型,其临床表现与动脉系统血栓有明显不同。如 80%~90% 患者具有头痛、呕吐等颅内压增高症状,常常伴发痫性发作,可以发热,这些都是动脉系统血栓不常见的症状。如果是单纯的皮质静脉血栓形成,则病情较轻,可表现为单瘫、偏瘫、单纯的感觉障碍、认知障碍、语言障碍或痫性发作,因病变位置不同而有不同的表现形式,容易误诊和漏诊。

1. 上矢状窦血栓形成

上矢状窦是最常见的非化脓性静脉窦血栓形成的部位。主要原因有易栓症,口服避孕药,妊娠和分娩后的 1~3 周等。化脓性上矢状窦血栓形成较少见,可来自相毗邻部位感染的扩散。临床特点是起病急骤,早期即可出现颅内压增高的症状,以头痛、呕吐、视盘水肿、视力下降等主要表现,可伴有淡漠、精神异常或意识障碍甚至昏迷。常伴有癫痫发作,可以为偏瘫或下肢为主的四肢瘫。部分患者可以失语、凝视障碍、偏盲、皮质感觉障碍及尿便障碍。脑脊液压力高,可见红细胞或黄变,感染者可见炎症反应。MRI 增强扫描及 MRV 可显示静脉窦的血栓。DSA 可明确诊断。

2. 横窦、乙状窦血栓形成

横窦、乙状窦紧密相连,发生血栓时多同时受累。主要是由邻近部位的感染迁延而来,如乳突炎、中耳炎或副鼻窦炎。一侧横窦血栓可无症状,当对侧横窦或窦汇先天异常或血栓蔓延到上矢状窦、直窦时,可出现颅内压增高的症状和体征,如果延及颈内静脉,可导致静脉增粗、局部有压痛;如果累及颈静脉孔,可出现舌咽神经、迷走神经、副神经导致颈静脉孔综合征;如果影响了岩上、下窦,可出现患侧展神经及三叉神经眼支受损;如果影响窦汇、上矢状窦和直窦,颅内压明显增高,可昏迷、抽搐等。因为以感染病因为主,患者可有发热、血白细胞增高、脑脊液炎性改变。腰椎穿刺做压颈试验,压患侧颈静脉时脑脊液压力不升高,压健侧时压力迅速上升,为 Tobey-Ayer 征阳性。

3. 海绵窦血栓形成

海绵窦血栓形成通常起源于鼻窦、眼眶或面部危险三角区的化脓性感染。非化脓性海绵窦血栓形成较少见。此外,海绵窦也可被肿瘤、外伤或动静脉血管瘤部分或全部堵塞。通常急性发病,患者呈急性病容,败血症样发热。眼睛疼痛,眼眶压痛。眼睑、眼结膜、额部头皮肿胀。眼眶肿胀造成眼球突出,球结膜水肿及眼睑下垂。由于海绵窦内的动眼神经、滑车神经、展神经及三叉神经眼支受到不同程度的影响,可出现复视、眼球活动受限,甚至眼球固定。瞳孔可大可小,对光反应可消失。部分患者视力减退、角膜混浊及角膜溃疡。通常先出现一侧海绵窦症状,在数日内很快扩展到对侧,呈现双侧眼球突出、充血及固定,这具有很高的诊断价值。外周血白细胞增高,脑脊液炎性改变,细菌培养可能阳性。

4.脑静脉血栓形成

单纯的脑静脉血栓形成很少见,可见于易栓症、高热、感染性疾病、中耳炎、乳突炎、副鼻窦炎等。可导致皮质梗死或出血,从而出现相应的症状和体征,常伴发癫痫发作,根据损伤的部位和范围可出现意识、精神障碍、单瘫或偏瘫、感觉障碍、语言障碍等。多数病情较轻,预后较好。如果大脑大静脉等深部静脉血栓,病情多较为严重,可累及间脑和基底节,出现昏迷、高热等,如果诊治不及时,可导致遗留严重的后遗症或死亡。

三、辅助检查

感染性静脉系统血栓形成血白细胞增多,约半数患者在血中能找到致病菌。脑脊液显示典型的非化脓性脑脊液改变,压力增高,外观呈轻微浑浊,白细胞轻度增高,糖含量正常。除非已形成细菌性脑膜炎,通常脑脊液培养是无菌的。非炎性血栓形成则以脑脊液压力增高为主,可有血性脑脊液改变。影像学检查包括头部 CT、MRI 和 DSA 等。其中 CTV 或 MRV 可以发现静脉系统的血栓,而 MRI 增强可以在各个窦的径路上发现血栓信号,DSA 可以发现静脉系统血液回流的迟滞以及显影不良等征象。

四、诊断与鉴别诊断

不同部位的 CVST 临床表现不同,Bousser MG 将 CVST 分为 4 种类型。

1.单纯颅内压增高型

单纯颅内压增高型仅表现为头痛、呕吐、视盘水肿及第 6 对脑神经的对称性麻痹,与良性颅内压升高相似。

2.局灶性损伤综合征

局灶性损伤综合征可出现失语、偏瘫、偏身感觉障碍、偏盲及癫痫发作等。

3.亚急性脑病型

亚急性脑病型表现为意识水平的下降或精神异常,有时伴有癫痫,无明确的定位体征或可识别的颅内压升高的特点,易误诊。

4.海绵窦综合征

海绵窦综合征以眼部症状为主,表现为眼眶疼痛、结膜水肿、眼球突出、动眼神经麻痹等。鉴别诊断有颅内肿瘤、动静脉瘘等。海绵窦血栓形成需与球后蜂窝织炎、眼眶内肿瘤、视神经孔胶质瘤、脑膜瘤和其他蝶骨区域的肿瘤,甲状腺功能亢进症的恶性突眼及海绵窦内动脉瘤或动静脉瘘等相鉴别。

五、治疗

感染性血栓首先需要使用抗生素治疗,需根据不同的病原菌选择相应的抗感染治疗,如果找不到病原菌,可根据经验使用大剂量青霉素、头孢曲松等容易通过血-脑屏障的抗生素,因为鼻旁窦来源的感染常伴发厌氧菌感染,可同时使用甲硝唑。在抗感染的同时,需加用抗凝治疗。

非感染性血栓主要是抗凝治疗。可用普通肝素或低分子量肝素抗凝治疗,鉴于抗凝治疗的有效性,相关指南指出:即便存在静脉窦血栓形成相关的脑出血,也应该使用抗凝治疗。病情稳定后,可改为华法林治疗,需要维持 INR 2.0～3.0,口服抗凝药 3 个月后,根据病因选择后续治疗。如果 CVST 的病因已经解除,可停止药物治疗;如果不能解除,低血栓风险者可改为阿司匹林治疗,但血栓一旦复发需重新开始长期的抗凝治疗,高血栓风险者需长期抗凝治疗。

其他如乙酰唑胺或甘露醇控制颅内压,抗癫痫等对症和支持治疗。如果出血量较大或水肿严重,有脑疝风险,需要去骨瓣减压治疗。必要时可采用动脉溶栓或血管内取栓的治疗措施。

(赵丽薇)

第六节　血管性认知障碍

血管性认知障碍(vascular cognitive impairment,VCI)是指脑血管病危险因素(如高血压、运动减少、糖及脂代谢异常、腹型肥胖、抽烟等)、明显(如症状性缺血性脑卒中、出血性脑卒中等)或不明显的脑血管病(如无症状性腔隙性脑梗死和脑白质病、慢性脑缺血等)引起的,从轻度认知障碍到痴呆的一大类综合征,包含了血管性认知损害从轻到重的整个发病过程。VCI 的概念是在血管性痴呆(vascular dementia,VaD)的基础上逐步完善与发展出来的,其临床意义在于尽早发现血管病变导致的认知变化,以便早期诊断、早期干预,以延缓血管性认知障碍的进程。

一、流行病学

我国 65 岁以上老年人 VaD 的患病率为 1.1%～3.0%,年发病率在 5～9/1 000 人,VCI 的流行病学资料还不完善,但考虑到脑血管病及脑血病危险因素仍未得到很好的控制,呈增加趋势的庞大的脑血管病患群和脑血管病高危人群,VCI 的患者群是非常巨大的,至少是千万以上,但目前临床重视脑血管病造成的瘫痪,对认知障碍未给予充分的重视,以致常常漏诊(尤其在没有发展到痴呆和认知障碍下降不明显未被患者和家属注意到时更易漏诊),才会让临床医务人员看不到如此巨大的 VCI 患者群。

二、病因与发病机制

(一)病因

VCI 的病因极其复杂,可能为灰质神经元的急性大量死亡或慢性小量累积性变性和死亡,从而导致胆碱和去甲肾上腺素的递质丢失;长期慢性缺血导致的传导纤维的脱髓鞘改变和轴突运输受损,或者是两者兼而有之。鉴于 VCI 的治疗最根本的是病因治疗,因此理清 VCI 病因分类就非常重要。

(二)发病机制

所有类型的脑血管病几乎都可导致轻重不同的VCI,发病机制为只要是脑血管病或其危险因素引起的病变涉及颞叶、额叶、边缘系统的神经元变性死亡达到一定的数量,或白质的脱髓鞘病变严重到降低传导束神经电信号的传递速度甚至轴突运输受损,使信息传递发生损害,都可导致脑认知功能的下降,如记忆、注意、执行、视空间、语言等功能障碍。

三、临床表现

VCI临床表现因病因的不同而有着明显的差异,按起病形式可以分为:①急性或突然起病,如多发性脑梗死、关键部位梗死或颅内出血所致的认知障碍;②慢性或隐匿性起病,如脑小血管病所致的认知障碍。

按照认知损害的程度还可以分为未达到痴呆的血管性认知障碍(vascular cognitive impairmentno dementia,VCIND)和VaD。

1.未达到痴呆的血管性认知障碍

未达到痴呆的血管性认知障碍多有脑血管危险因素,如高血压、运动减少、糖及脂代谢异常、腹型肥胖、抽烟等,有症状性或无症状性脑血管病史或影像学发现(如陈旧性腔隙性脑梗死、脑白质病),但未达到痴呆的诊断标准。

认知损害可以突然出现,也可隐匿起病,表现为记忆力下降、抽象思维、判断力损害,可伴有个性的不明显改变,但日常生活能力基本正常。

2.血管性痴呆

血管性痴呆多在60岁以后发生,有脑卒中史,呈阶梯式进展,也可隐匿进展(主要见于皮质下小血管病导致的痴呆),波动病程,表现为认知功能显著受损达到痴呆标准,伴有局灶神经系统受损的症状、体征。VaD患者的认知功能障碍表现为执行功能及视空间功能下降,常伴有近记忆力下降和抽象思维能力下降。

可伴有表情淡漠、少语、抑郁、焦虑或欣快感、激越、脱抑制等精神症状,但相对于老年性痴呆即阿尔茨海默病(Alzheimer disease,AD),能相对较好地保持人格完整,例如患者有尊重自己和别人的意识,卫生状况较好,有时有竭力掩饰自己智能下降的表现,但有求医意识和主动接受治疗,这和AD患者的无痴呆意识和被动接受治疗有着较明显的区别。虽然不同病因的脑血管病,就有着不同类型的痴呆,但肯定都有痴呆、运动障碍的表现(可以是锥体系和或锥体外系的),都有轻重不同的情绪、精神症状。

四、诊断与鉴别诊断

(一)诊断

诊断VCI需具备3个核心要素。

(1)认知损害:主诉或知情者报告有认知损害,而且客观检查也有认知损害的证据和(或)客观检查证实认知功能较以往减退。

(2)血管因素:包括血管危险因素、脑卒中病史、神经系统局灶体征、影像学显示的脑血管病证据,以上各项不一定同时具备。

(3)认知障碍与血管因素有因果关系:通过询问病史、体格检查、实验室和影像学检查确定认知障碍与血管因素有因果关系。并能除外其他导致认知障碍的原因。

(二)鉴别诊断

(1)AD:AD 起病隐匿,进展缓慢,记忆障碍突出,是大脑功能逐步全面衰退,人格不完整明显,后期都有较严重的精神行为异常,神经影像表现为显著的脑皮质萎缩,Hachinski 缺血量表评分≤4 分支持 AD 诊断。

(2)Pick 病(额颞叶痴呆):起病较早(多在 50～60 岁),进行性痴呆,早期即有明显的人格改变,如脱抑制而致社会行为失范或行为刻板、记忆等认知功能的障碍出现相对较晚。影像学主要是显著的额叶和(或)颞叶萎缩且不对称。

(3)路易体痴呆(dementia with Lewy bodies,DLB):三大核心症状波动性认知障碍、反复生动的幻觉、锥体外系症状。

(4)帕金森病痴呆(Parkinson disease dementia,PDD)认知障碍一般出现在晚期,记忆力下降不突出,以注意力、视空间能力下降明显。

五、治疗

(一)病因治疗

预防和治疗脑血管病及其危险因素,提倡健康的生活方式是 VCI 治疗的基础和根本方法。脑血管病的一级、二级预防都应包括个体化、动态化、最优化的血压、血脂、血糖管理,注意预防由脑血管病合并的认知障碍和情感障碍,可以理解为脑血管病的"三级预防"。考虑到脑血病的危险因素与 VCI 的密切相关性,应积极提倡健康生活方式:少吃多动、戒烟限酒、心平气和,不让高血压、运动减少、糖及脂代谢异常、腹型肥胖、抽烟、情绪障碍表现在患者身上,努力做好 VCI 的"零级预防",也将最大限度、最低成本减少脑血管病和血管性认知障碍的发生,既能避免血管性痴呆发生时,多种药物不得不同时服用时的药物之间的相互作用带来的肝脏、肾脏损伤,也将为个人、家庭、国家减低巨大的医疗开支和护理负担,这在中国非渐进式而是阶梯式跳进(深度老年化社会)有着无比重大的意义。

(二)认知症状的治疗

乙酰胆碱脂酶抑制剂和非竞争性 NMDA 受体拮抗剂(美金刚)可以改善 VaD 的认知症状,但循证医学证据较多、效果比其他乙酰胆碱脂酶抑制剂和美金刚较好一些的是多奈哌齐 5～10 mg,每日 1 次口服。

有临床研究支持尼莫地平也可以改善 VaD 患者的词语流畅成绩,减缓了 MMSE 得分下降的时间,虽然尼莫地平(尼莫同,30 mg,每日 3 次口服)治疗 VaD 的临床研究较少,但可以和多奈哌齐(安理申)的联合用药,因为尼莫地平与其他钙通道阻滞剂一样,有时可能出现心率轻度增加的不良反应,这正好可以缓冲了多奈哌齐轻度心率减慢的不良反应,高血压患者还可能起到轻度降压作用,但对于高龄的血压偏低的 VaD 患者,应用尼莫地平需观察血压有无降低,以决定是否坚持联合用药。其他一些药物如尼麦角林、己酮可可碱、奥拉西坦及中药银杏制剂等对 VaD 疗效尚存争议。

到目前为止,尚无乙酰胆碱脂酶抑制剂和美金刚治疗 VCIND 的随机、双盲、安慰剂对照,但有循证医学证据支持多奈哌齐治疗 VCI 持续 6 个月后,能够改善 VCI 患者的认知功能、临床总体印象和日常生活能力。

鉴于尼莫地平扩展脑血管、增加脑血流量尤其也可增加脑小动脉血灌注的机制明确,尼莫地平和中药中的活血化瘀类药物,如临床较为广泛应用的通塞脉、养血清脑颗粒、步长脑心通、脉络通等中成药,值得进行随机、双盲、安慰剂对照临床研究,为临床广泛使用提供确实依据和应用指南。

(三)对症治疗

血管性认知障碍患者,因运动受限、智能下降尤其语言功能下降时,极易合并情绪障碍,而抑郁症状和认知障碍又相互促进形成恶性循环,因此,对患者的情绪障碍一定给予充分的重视,不仅可以选用选择性5-羟色胺再摄取抑制剂(SSRIs),还要进行心理疏导和心理治疗,对老年人最害怕的"瘫、呆、忧"俱存的患者,是非常需要医护人员的仁爱之心,对患者发自内心的关爱本身就是很有效的治疗手段,希望越来越多的临床医师对此能深有体会。因为VaD患者常伴有多种躯体疾病,需要同时使用其他药物,因此,使用SSRIs时还应考虑其对肝脏P450酶的影响和药物相互作用。

相对而言,艾司西酞普兰、西酞普兰和舍曲林对P450酶的影响较小,药物相互作用小,安全性较好。对出现精神行为异常的痴呆患者,可以短期、按需、小剂量服用非典型抗精神病药物,神经科医师可选用安全性较好及剂量较易掌握的奥氮平,根据患者的年龄和一般情况具体应用剂量为 $2.5\sim10.0$ mg,对于依从性较差,不肯服用药物的患者,可采用奥氮平口崩片,利培酮 $1\sim2$ mg 也可改善精神症状。但所有的非典型抗精神病药物均增加患者脑血管病和死亡的风险。目前指南建议首先使用抗痴呆药物,非典型抗精神病药物作为二线药物只能短时间使用。

(四)康复治疗

对同时合并脑血管病运动障碍甚至肢体瘫痪和失语的VCI患者,康复训练不仅促进肢体和语言功能的康复,同时对认知功能也有很好的促进恢复作用,如在康复治疗中有意识地注重认知功能的特殊性康复训练,将更有利于促进认知功能的提高和患者抑郁的改善,神经系统的超级网络性,使得认知障碍、运动障碍、情感障碍在认知功能康复的有效性方面密切相关。总之,血管性认知障碍是个大而复杂的综合征,它的防治同样是全面性的治疗、个体化的治疗和从"零级预防"到"三级预防"的终身防治。

六、预后

VCI诊断越早,干预越早,预后越好,最大程度地减少各种类型脑血管病的发生和复发,就能最大程度地延缓血管性认知障碍的发展。

(赵丽薇)

第六章 内分泌科疾病

第一节 糖尿病酮症酸中毒

糖尿病酮症酸中毒(diabetic ketoacidosis,DKA)是由于体内胰岛素水平绝对或相对不足或升糖激素显著增高引起糖、脂肪和蛋白质代谢严重紊乱,所致血糖及血酮体明显增高及水、电解质平衡失调和代谢性酸中毒为主要表现的临床综合征,严重者常致昏迷及死亡。是糖尿病较常见的急性并发症,应予紧急抢救。

一、病因与发病机制

(一)病因

1型糖尿病有发生DKA的倾向;2型糖尿病亦可发生。常见的诱因有急性感染、外源性胰岛素用量不当或突然大幅度减量或停用、饮食不当(过量或不足、酗酒等)、胃肠疾病(呕吐、腹泻等)、创伤、手术、妊娠、分娩、精神刺激等,有时可无明显诱因,尤其在1型或重症患者。

糖尿病患者常在上述各种诱因下发生酮症酸中毒,DKA按病情程度可分为轻、中和重度。轻度者仅有酮症,无酸中毒,又称糖尿病酮症;中度者除酮症外,尚有轻、中度酸中毒;重度者常伴意识障碍或重度酸中毒(二氧化碳结合力低于10 mmol/L)。

(二)发病机制

DKA的发病机制较为复杂,近年来国内外多从激素异常和代谢紊乱两个方面对本病的发病机制进行认识和阐述。

1.激素异常

近年来国内外学者普遍认为DKA的发生原因是一种双激素异常,这一学说涉及胰岛素水平的降低,拮抗激素如胰高血糖素、肾上腺素、生长激素和皮质醇水平的升高。在生理状态下,人体胰岛素与拮抗激素的分泌处于神经内分泌系统的调节控制之下,保持着严密的动态平衡并维持着正常的生命活动。

在病理状态下,胰岛素的分泌相对或绝对不足;更重要的是拮抗激素的分泌增多,甚至高出基础值2~4倍,破坏了这一严密的激素分泌动态平衡,出现了以高血糖、高酮血症、代谢性酸中毒为特征的DKA。

(1)胰岛素的绝对或相对分泌不足:胰岛素是一种强而有力的储能和同化激素,生理状态下由胰岛 β-细胞分泌,葡萄糖的刺激对这一分泌功能有着灵敏的反应,β-细胞在葡萄糖的刺激下,细胞内的葡萄糖代谢产生三磷酸腺苷(ATP),使细胞膜上的钾通道关闭,导致细胞去极化,具有电压依赖性的 Ca^{2+} 通道开放,细胞内 Ca^{2+} 水平升高,引起胰岛素的释放,胰岛素进入血循环后,被转运至靶细胞,随之与位于靶细胞膜上的胰岛素受体结合而发挥生物效应。当胰岛素绝对或相对不足时,可使这一正常的生物效应停止或减弱,而向着病理的方向发展,最终发生 DKA。

(2)胰高血糖素分泌过多:在拮抗激素中,胰岛的 α 细胞分泌胰高血糖素的作用最强,对 DKA 的发生起着主要作用。1-型糖尿病患者不仅胰岛素的分泌绝对不足,而且存在着胰高血糖素的分泌调节障碍。胰高血糖素与邻苯二酚胺对肝糖原的分解、糖原的异生、脂肪的动员分解有重要作用。

(3)其他反调节激素分泌失控:DKA 使肾上腺素、皮质醇和生长激素的水平升高,胰岛素治疗者还可引起更明显的升高。应激因素也可使这一类激素的分泌增加。DKA 本身又是一种应激因素,即使给予胰岛素治疗,也持续存在反调节激素的分泌过多,延长了 DKA 中毒状态的持续时间。

2.代谢紊乱

在生理状态下,体内的糖、脂肪、酮体、电解质、水等物质的代谢处于神经内分泌系统的精确调节控制之下保持着动态平衡状态,胰岛素作为一种贮能激素,在代谢中起着促进合成、抑制分解的作用。当胰岛素的分泌相对或绝对不足时,拮抗胰岛素的一组激素相对或绝对增多而促进了体内代谢分解,抑制合成,尤其是引起葡萄糖的代谢紊乱。能量来源于脂肪和蛋白质,于是脂肪和蛋白质的分解加速,而合成受到抑制,出现了全身代谢紊乱。

(1)脂肪的动员分解:正常人体内的大部分脂肪以三酰甘油形式贮存于脂肪组织中。胰岛素具有促进三酰甘油合成、抑制其分解的功能,拮抗胰岛素的一组激素作用于激素敏感性脂肪酶,促进三酰甘油分解为磷酸甘油与游离脂肪酸。当胰岛素的分泌相对或绝对不足时,脂肪的分解大于合成,于是大量游离脂肪酸进入血液,经血循环进入肌肉,及肝脏等组织器官,大量的脂肪酸使肝脏对葡萄糖的代谢移向异生,游离脂肪酸成为不限量的酮体生成的前体物质。

(2)酮体生成增多:在生理状态下,当胰岛素达到生理水平时,随血循环进入肌肉的部分游离脂肪酸被氧化和利用,部分进入肝脏的游离脂肪酸与磷酸甘油化合成三酰甘油,又与前 β-脂蛋白结合成极低密度脂蛋白而进入血循环。当胰岛素相对或绝对分泌不足时,由于胰高血糖素等拮抗激素分泌增多,游离脂肪酸分解加速,大部分游离脂肪酸在肝脏细胞线粒体内经 β-氧化成为乙酰辅酶 A,最后缩合成酮体。

(3)酮体和 DKA 的形成:酮体由乙酰乙酸、β-羟丁酸和丙酮组成。生理状态下,游离脂肪酸在肝细胞线粒体中经 β-氧化形成乙酰辅酶 A。乙酰辅酶 A 与草酰乙酸结合后经三羧酸循环氧化产生能量与二氧化碳及水。当胰岛素分泌相对或绝对不足时,草酰乙酸减少,乙酰辅酶 A 不易进入三羧酸循环,便滞留堆积,最后在肝脏内转化成乙酰乙酸;乙酰乙酸脱去羧基成为丙酮;大量的乙酰乙酸在 β-羟丁酸脱氢酶的作用下,还原为 β-羟丁酸。在血酮体中,白羟丁酸占 $65\% \sim 70\%$。乙酰乙酸与 β-羟丁酸为较强的有机酸,其积聚超过一定量时便发生 DKA。

二、临床表现

1.症状

各类糖尿病患者,原有症状在各种诱因、应激下加重,有上述临床表现者应高度警惕本症。

2.体征

(1)脱水:脱水量超过体重5%时,尿量减少,皮肤黏膜干燥,眼球下陷。如脱水量达到体重15%以上,由于血容量减少,出现循环衰竭、心率加快、血压下降、四肢厥冷,即使合并感染体温多无明显升高。

(2)心动过速或其他类型的心律失常。

(3)呼吸深快(Kussmaul呼吸),动脉血LpH低于7.0时,由于呼吸中枢麻痹和肌无力,呼吸渐浅而缓慢。呼出气体中可能有丙酮味(烂苹果味)。

(4)腹痛、腹肌紧张、肠鸣音减少或消失。

(5)神志状态有明显个体差异,早期感头晕、头疼、精神萎靡。渐出现嗜睡、烦躁、迟钝、腱反射消失,甚至昏迷,经常出现病理反射。

三、辅助检查

1.实验室检查

(1)血糖升高:常在16.7～33.3 mmol/L(300～600 mg/dL),若超过33.3 mmol/L(600 mg/dL)多有高渗状态或肾功能障碍。

(2)血酮体升高:多在4.8 mmol/L(50 mg/dL)以上。血二氧化碳结合力和pH降低,剩余碱负值增大(>-2.3 mmol/L),阴离子间隙增大等。血钠、血氯常降低,也可正常或升高。补液后可出现低血钾,应警惕。血尿素氮和肌酐可轻、中度升高。血清淀粉酶、门冬氨酸转氨酶和丙氨酸转氨酶可一过性增高,一般在治疗后2～3 d可恢复正常。末梢血白细胞数常升高。

(3)尿糖、尿酮体阳性或强阳性:当肾功能严重损害时,尿糖、尿酮体阳性的程度可与血糖、血酮体不相称,可有蛋白尿和管型尿。

(4)血常规:即使未合并感染,白细胞总数也可高达(15～30)×10^9/L,中性粒细胞升高,红细胞和血细胞比容升高。白细胞总数>25×10^9/L多提示合并感染。

2.其他检查

胸部X线检查有助于发现诱因或伴发疾病,心电图检查可发现无痛性心肌梗死,并有助于监测血钾水平。

上述检查均应在治疗过程中随病情转归随时复查、监控,直至病情好转、稳定后再定时按需复查。

四、治疗

(一)治疗原则

酮症酸中毒发生的主要因素是胰岛素缺乏,因此,本病在一般支持疗法基础上尽早补充胰岛素是治疗的关键,一般采用小剂量多次给予的治疗方案,这样既可有效地降低血糖,抑制酮体的生成,缓解代谢紊乱,又可避免血糖、血钾和血浆渗透压降低过快后所致各种危险的发生。

应按病情采取不同的方案。

（二）用药策略

1.轻、中度病例治疗

可在一般支持疗法的基础上，采用快速、短效（正规）胰岛素 10～20 U 皮下或肌内注射，以后依据血糖水平分次给予，直至血糖降至 14.0 mmol/L 以下时转至常规治疗。同时应口服足量盐水或静滴盐水，并积极治疗诱因和伴发症。一般采用小剂量胰岛素治疗方案，开始以 0.1 U/(kg·h)胰岛素，如在第 1 h 内血糖下降不明显，且脱水已基本纠正，胰岛素剂量可加倍。每 1～2 h 测定血糖，根据血糖下降情况调整胰岛素用量，要求血糖下降速度为 3.9～6.1 mmol/(L·h)为宜。当血糖降至 13.9 mmol/L 时，胰岛素剂量减至 0.05～0.1 U/(kg·h)。目前提倡的小剂量胰岛素的具体用法，有人推荐三阶段给药法较为合理。

第一阶段：DKA 的诊断一经确定（或血糖＞16.7 mmol/L），先静脉滴注生理盐水，在生理盐水内加入普通胰岛素，剂量依据输液的速度，每小时输入 4～6 U（假如生理盐水为 500 mL，需 2 h 滴完，生理盐水内应加普通胰岛素 8～12 U）持续滴定。2 h 后复查血糖，如血糖的下降幅度小于滴注前的 30％，则胰岛素的用量应加倍。如血糖的下降幅度大于 30％，则按原剂量继续滴注到血糖下降为≤13.9 mmol/L(2 500 mg/L)时改为第二阶段治疗。

第二阶段：当患者的血糖水平下降为≤13.9 mmol/L 时，可视血清钠的水平或血浆渗透压的情况，将生理盐水改为 5％葡萄糖注射液或糖盐水。这时胰岛素的用量则按葡萄糖与胰岛素之比（2～6）：1（即 2～6 g 糖给 1U 胰岛素，如在 5％葡萄糖 500 mL 中加入普通胰岛素为 4～12 U）的浓度继续点滴。使血糖水平维持在 11.1 mmol/L 左右，酮体（一），尿糖（＋）时改为第三阶段治疗。

第三阶段：当患者的血糖持续稳定，尿糖（＋），酮体消失，胰岛素的用量可过渡到常规治疗。但在停止静脉滴注胰岛素前 1 h，应皮下注射 1 次胰岛素，剂量根据当时测定的血糖值而定。

对于重症 DKA 患者，在静脉滴注胰岛素治疗，至酮症消失后，改皮下注射胰岛素，应每 6 h 皮下注射 1 次。待病情稳定后，再根据 4 段尿和 4 次尿糖测定，结合血糖测定调整胰岛素的用量，改为三餐前 30 min 常规皮下注射治疗。

如果胰岛素治疗有效，在 4～8 h 内可出现血 HCO_3^- 增高，阴离子间隙和血酮体下降，血 pH 值升高，一般在 7～10 h 内可逆转 DKA。对于极少见的高度胰岛素抵抗者，需要大剂量胰岛素的应用。如果胰岛素用量达 100 U/h 以上，应同时给予肾上腺皮质激素治疗。有人报道胰岛素用至 1 000 U/d，这时使用浓缩胰岛素（800 U/mL）则更为方便。有人报道胰岛素样生长因子(IGF-1)用于治疗极度胰岛素抵抗的 DKA 取得显著效果。

2.重症病例治疗

重症病例指有严重高血糖、脱水、酮症酸中毒及昏迷者。

（1）补液：补液治疗能纠正失水，恢复肾灌注，有助于降低血糖和清除酮体。补液速度应先快后慢，并根据血压、心率、每小时尿量及周围循环状况决定输液量和输液速度。严重 DKA 患者，脱水严重，常规开放两条静脉通道，第一个 24 h 补充体重的 10％左右液体。要求在前

4 h 补充总失水量的 1/3,前 8 h 补 1/2。患者清醒后鼓励饮水。需要注意的是:①老年或有心血管疾病者,最好参考中心静脉压调节输液速度;②如有休克和(或)收缩压<10.7 kPa(80 mm-Hg),补液后不升,应考虑输血浆或血浆代用品;③血糖降至 13.9 mmol/L 可输入 5%葡萄糖,<11.1 mmol/L 可输入 10%葡萄糖。

在开始 1～2 h 内可补充生理盐水 1 000～2 000 mL,以后根据脱水程度和尿量每 4～6 h 给予 500～1 000 mL,一般 24 h 内补液 3 000～5 000 mL,严重脱水但有排尿者可酌情增加。伴高钠血症(血钠高于 155 mmol/L)明显高渗症状而血压仍正常者,可酌情补充 0.45%低渗盐水,直至血钠降至 145 mmol/L。当血糖下降至 14 mmol/L 时,改用 5%葡萄糖生理盐水。氯过高伴有高氯性酸中毒时,可适当应用乳酸林格溶液。对有心功能不全及高龄患者,有条件的应在中心静脉压监护下调整滴速和补液量,补液应持续至病情稳定、可以进食为止。

(2)纠正电解质平衡紊乱:通过输注生理盐水,低钠低氯血症一般可获纠正。在开始胰岛素及补液治疗后,患者的尿量正常,DKA 一般总存在钾的丢失,血钾低于 5.5 mmol/L 即可静脉补钾[每小时补充氯化钾 1.0～1.5 g(13～20 mmol/L),24 h 总量 3～6 g]。治疗前已有低钾血症,尿量≥40 mL/h 时,在胰岛素及补液治疗同时必须补钾。严重低钾血症(<3.3 mmol/L)可危及生命,此时应立即补钾,当血钾升至 3.5 mmol/L 时,再开始胰岛素治疗,以免发生心律失常、心搏骤停和呼吸肌麻痹。待病情控制、患者能进食时,改为口服钾盐,约 1 周。酮症常并发低血磷,但常无临床症状,故一般不必补磷,但若发病开始时即有明显的低血磷,可酌情补充磷酸盐缓冲剂,治疗中需防止发生低血钙及低血镁。

(3)具体治疗措施如下。

补钾:DKA 时体内总钾量明显减少,平均丢失钾 3～5 mmol/kg,初期由于失水,血钾常升高,也可正常或降低,所以 DKA 初期的血钾水平不能真实地反映缺钾的程度。DKA 治疗期间离子的分布会出现显著变化:胰岛素驱使钾离子重新进入细胞内;血糖水平下降使水分向细胞内移动,同时带入钾离子;细胞内糖原与钾一同贮存。酸中毒纠正,钾与细胞内的 H$^+$ 进行交换。所以在治疗过程中患者常在 1～4 h 后发生低血钾。因严重的低血钾可引起心搏骤停,因此,对低血钾的发生应引起高度重视。在整个治疗过程中,应预防性补钾,尽可能使血钾维持在正常水平,至少应>3.5 mmol/L。如患者肾功能尚好,有足够的尿量,心电图未显示除 T 波高尖以外的高血钾图像,即应开始补钾。补钾量为:开始 2～4 h 通过静脉输液,每小时补钾 13～20 mmol(1.0～1.5 g 氯化钾),或用氧化钾和磷酸钾缓冲液各一半,以防止治疗过程中出现高氯血症。如治疗前血钾正常,每小时尿量在 40 mL 以上,可在输液和胰岛素治疗的同时即开始补钾;若每小时尿量少于 30 mL,宜暂缓补钾,待尿量增加后再开始补钾以后最好在心电图监护下,结合尿量和血钾水平,调整补钾量和速度。等病情稳定,患者能进食时,改为口服补钾,3～6 g/d。为补充细胞内缺钾,口服补钾需维持 1 周以上。

补碱:DKA 时是否应该补碱,多年来一直意见不一致。提倡者坚持补碱是治疗严重的 DKA 的必要措施;反对者认为 DKA 治疗中补碱毫无益处,补碱既不能使血糖迅速降低,也不能缓解酮症。通过胰岛素的治疗,抑制了丙酮酸的产生,DKA 的酸中毒可自然被纠正,因此不主张补碱。一般认为,应根据实际情况,对于严重的酸中毒应适量补碱,补碱的指征为:①血 pH<7.0 或 HCO$_3^-$<5.3 mmol/L,并伴有明的酸中毒者;②血 K$^+$>6.5 mmol/L 的严重高钾血症;③对输液无反应的低血压;④治疗过程中出现的严重高氯性酸中毒。补碱量:首次给 5％碳酸氢钠 100～200 mL,用注射用水稀释成等渗(1.25％)。以后再根据 pH 及 HCO_3^- 决定用量,当 pH 恢复到 7.1 以上时,停止补碱。补碱过程中要防止出现低血钾。

补磷:DKA 初期血磷多正常或偏高。DKA 进展时由于尿中丢失磷,使体内实际总体磷酸盐的储备减少,体内出现缺磷。补磷的指征一般不很明确,而且对磷的需要量很小,6 h 内每千克体重需元素磷 2～5 mg,每毫升磷酸钾中含元素磷 3 mmol(90 mg)及钾 4 mmol。使用时成人 1 000 mL 生理盐水中加入磷酸钾不能超过 2 mL,6 h 内输完为合适剂量。有人报道 DKA 补磷期间可引起血钙降低,应给予注意。

(4)纠正酸中毒:轻、中度患者,一般经上述综合措施后,酸中毒可随代谢紊乱的纠正而恢复。仅有严重酸中毒[pH 低于 7.1 和(或)二氧化碳结合力低至 4.5～6.7 mmol/L(10％～15％容积)]时,应酌情给予碱性药物如碳酸氢钠 60 mmol/L(5％NaHCO₃ 100 mL),用蒸馏水稀释至等渗液 14％浓度后静滴。但补碱忌过快过多,每 2 h 监测血 pH,直到上升至 7.0 以上。当 pH 高于 7.1,二氧化碳结合力升至 11.2～13.5 mmol/L 或 $c(HCO_3^-) > 10$ mmol/L 时,即应停止补碱药物。

(5)糖类:当血糖降低至 13.9 mmol/L 以下后,应补充葡萄糖液体,特别是对于不能进食者每日必须至少补充 150～200 g 葡萄糖。

(6)去除诱因和治疗并发症:如感染、休克、心力衰竭和心律失常、脑水肿和肾衰竭等。

3.并发症的治疗

(1)休克:如休克严重,经快速输液后仍未纠正,考虑可能合并感染性休克或急性心肌梗死,应仔细鉴别,及时给予相应的处理。

(2)感染:常为本症的诱因,又可为其并发症,以呼吸道及泌尿系统感染最为常见,应积极选用合适的抗生素治疗。

(3)心力衰竭、心律失常:老年或合并冠状动脉性心脏病者,尤其合并有急性心肌梗死或因输液过多、过快等,可导致急性心力衰竭和肺水肿,应注意预防,一旦发生应予及时治疗。血钾过低、过高均可引起严重的心律失常,应在全程中加强心电图监护,一旦出现及时治疗。

(4)肾衰竭:因失水、休克或原已有肾病变或治疗延误等,均可引起急,性肾衰竭,强调重在预防,一旦发生及时处理。

(5)脑水肿:为本病最严重的并发症,病死率高。可能与脑缺氧、补碱不当、血糖下降过快、补液过多等因素有关。若患者经综合治疗后,血糖已下降,酸中毒改善,但昏迷反而加重,应警惕脑水肿的可能。可用脱水剂、呋塞米和地塞米松等积极治疗。

(6)急性胃扩张:因酸中毒引起呕吐可伴急性胃扩张,用 5％碳酸氢钠液洗胃,用胃管吸附清除胃内残留物,预防吸入性肺炎。

(高惠静)

第二节　尿崩症

尿崩症(diabetes iusipidus)是由于下丘脑-神经-垂体病变引起精氨酸加压素(AVP;又称

抗利尿激素 ADH)分泌不足(中枢性尿崩症,CDI),或肾脏病变引起肾远曲小管、集合管上皮细胞 AVP 受体和(或)水孔道蛋白(AQP)及受体后信息传递系统缺陷,对 AVP 失去反应(肾性尿崩症 NDI)所致的一组临床综合征。其临床特点是多尿、烦渴、低比重尿和低渗尿。

一、病因与发病机制

(一)中枢性尿崩症(CDI)

任何导致 AVP 合成、分泌与释放受损的情况均可引起本病,CDI 的病因有原发性、继发性与遗传性 3 种。

1.原发性尿崩症

原因不明,占尿崩症的 50%～60%。部分患者在尸检时可发现下丘脑视上核及室旁核细胞明显减少或消失,Nissil 颗粒耗尽,AVP 合酶缺陷,且在血循环中存在针对下丘脑神经核团的自身抗体。

2.继发性尿崩症

(1)头颅外伤及垂体下丘脑手术:是 CDI 的常见病因。以脑垂体术后一过性 CDI 最常见。如手术造成正中隆突以上的垂体柄受损,则可导致永久性 CDI。

(2)肿瘤:尿崩症可能是蝶鞍上肿瘤所致的最早临床症状。常见肿瘤包括垂体瘤、颅咽管瘤、胚胎瘤、松果体瘤、胶质瘤、脑膜瘤、转移癌(肺癌、乳腺癌、直肠癌、白血病)等。

(3)肉芽肿:结节病、组织细胞增多症、类肉瘤、黄色瘤等。

(4)感染性疾病:脑炎、脑膜炎、结核、梅毒等。

(5)血管病变:动脉瘤、主动脉冠状动脉搭桥。

(6)其他:自身免疫性病变也可引起 CDI,血清中存在抗 AVP 细胞抗体。

变异型 AVPNPⅡ蛋白的致病作用来源是:①生物活性下降;②变异型 AVP-NPⅡ蛋白不被正常降解而具有毒性,可导致细胞凋亡。

此外,视上核神经元和室旁核神经元的自身免疫损害是中枢性尿崩症的重要原因。妊娠后期和产褥期可发生轻度尿崩症与其血液中 AVP 降解酶增高有关。希恩综合征应用可的松治疗后也可表现出尿崩症症状。

3.遗传性尿崩症

可为 X-连锁隐性、常染色体显性或常染色体隐性遗传。X-连锁隐性遗传方式者由女性遗传,男性发病,杂合子女孩可有尿浓缩力差,一般症状轻,可无明显多饮多尿。家族性常染色体显性遗传可由于 AVP 前体基因突变,AVP 载体蛋白基因突变引起。家族性 CDI 患者存在 AVP-NPⅡ基因突变。AVP 突变可引起前体折叠、加工、降解等方面的障碍,继而引起 AVP 神经元的损害。本症可以是 DIDMOAD 综合征的一部分,临床症状包括尿崩症、糖尿病、视神经萎缩和耳聋,为一种常染色体隐性遗传疾病,但极为罕见。Wolfram 综合征基因(WFS1)突变导致 Wolfram 综合征(WFS)。

(二)肾性尿崩症

是由于肾脏对 AVP 不反应或反应减弱所致,NDI 病因有遗传性和继发性两种。

1.遗传性

约 90% 患者与 V_2 受体基因突变有关,系 X 性连锁隐性遗传疾病;约 10% 患者是由于编码 AQP-Ⅱ的基因突变所致,系常染色体隐性遗传疾病。

2.继发性

NDI可继发于多种疾病导致的肾小管损害,如慢性肾盂肾炎、阻塞性尿路疾病、肾小管性酸中毒、骨髓瘤、肾移植等。代谢紊乱如低钾血症、高钙血症也可致 NDI。多种药物可导致 NDI,如庆大霉素、头孢唑啉钠、诺氟沙星、阿米卡星、链霉素、大剂量地塞米松、碳酸锂等。

二、病理

ADH 由下丘脑视神经上核及室旁核分泌,通过垂体柄下达并储存于神经垂体。在垂体后叶,ADH 与后叶激素运载蛋白相结合,于必要时释放入血循环。神经垂体细胞是一种类似神经胶质细胞的支持组织,没有分泌功能。

ADH 进入血循环后消除较快,大多数经肝脏及肾脏灭活,半衰期仅 4 min。在正常饮水情况下,血浆 ADH 基础浓度为 1~5 ng/mL,而在水负荷时降低,禁饮时上升。

ADH 的释放主要受 3 种因素的影响。

(1)血浆渗透压:在正常情况下,血浆渗透压稳定在 285~295 mOsm/kg。当渗透压出现 1%~2%的波动时,就能作用于视丘下部的渗透压感受器,对 ADH 的分泌进行调节。当血浆渗透压上升时,ADH 分泌增加;反之,ADH 分泌减少,导致利尿。可见 ADH 的分泌对渗透压的变化非常敏感。

(2)血容量:在血浆渗透压恒定的条件下,血容量改变也能影响 ADH 的释放,有关调节中心位于左心房、主动脉弓及颈动脉窦的容量感受器及压力感受器。当容量减少时,ADH 分泌增多;而容量增多时,ADH 分泌减少,但一般需要血容量改变达 80%时,方能活跃容量调节系统。

(3)精神刺激:如疼痛可促使 ADH 释放而引起抗利尿作用,但当去除神经垂体后即不发生此反应。

ADH 对水的调节主要作用于远曲肾小管和集合管,使之对水的渗透性增强,导致水回吸收增多,从而出现尿浓缩。目前已确定 ADH 可激活远曲小管细胞膜内的腺苷酸环化酶,催化ATP,使之生成 cAMP,因 cAMP 浓度增加而加强肾小管内水分的运转。

很多药物亦可影响垂体后叶功能。增加 ADH 释放的药物有乙酰胆碱、吗啡、缓激肽、长春新碱和氯贝丁酯等;而乙醇、阿托品、苯妥英钠等起抑制作用。氯磺丙脲、卡马西平可以增强 ADH 的周围作用;而锂、去甲金霉素可以抑制其周围作用。

三、临床表现

CDI 可见于任何年龄,但以青年人多见,男性多于女性,男女之比为 2:1。一般起病日期明确,常突发多尿(>2.0 L/d)、烦渴与多饮。夜尿显著增多,尿量一般在 4 L/d 以上,极少超过18 L/d,但也有报道达 40 L/d 者。尿比重 1.001~1.005,尿渗透压 50~200 mOsm/(kg·H_2O),明显低于血浆渗透压[300±10 mOsm/(kg·H_2O)]。长期多尿可导致膀胱容量增大,因此排尿次数有所减少。部分患者症状较轻,每日尿量在 2.5~5 L,如限制水分致严重脱水时,尿比重可达 1.010~1.016,尿渗透压可超过血浆渗透压,达 290~600 mOsm/(kg·H_2O),称为部分性尿崩症。

由于低渗性利尿,血浆渗透压常轻度升高,兴奋口渴中枢,患者常口渴严重,多喜冷饮,如饮水不受限制,仅影响睡眠,体力受损,智力、体格发育接近正常。多尿、烦渴在劳累、感染、月经周期和妊娠期均可加重。当肿瘤及颅脑外伤手术累及渴觉中枢时,除定位症状外,患者口渴感觉减退或消失,如未及时补充大量水分,可出现严重失水、血浆渗透压与血清钠明显升高,出现极度虚弱、发热、精神症状,甚至死亡。一旦尿崩症合并腺垂体功能减退时尿崩症可减轻,糖皮质激素替代治疗后症状再现或加重。

遗传性 NDI 较罕见,大多数有家族史。多以女性遗传,男性发病。出生后即有多尿、多饮,如未及时发现,多因严重失水、高钠血症和高渗性昏迷而夭折。如能幸存,可有生长缓慢,成年后症状减轻或消失。因患者在婴儿期反复出现失水和高渗,可致智力迟钝和血管内皮受损,颅内和血管可有弥漫性钙化。继发性 NDI 尚有原发疾病的临床表现,多见于成年人,主要表现为多饮、多尿,特别是夜尿增多,较少因失水引起严重后果。

四、辅助检查

1.尿量

尿量超过 2 500 mL/d 称为多尿,尿崩症患者尿量多可达 4～20 L/d,比重常在 1.005 以下,部分性尿崩症患者尿比重有时可达 1.010。

2.血、尿渗透压

患者血渗透压正常或稍高[血渗透压正常值为 290～310 mOsm/(kg·H$_2$O)],尿渗透压多低于 300 mOsm/(kg·H$_2$O)[尿渗透压正常值为 600～800 mOsm/(kg·H$_2$O)],严重者低于 60～70 mOsm/(kg·H$_2$O)。

3.血浆 AVP 测定

正常人血浆 AVP(随意饮水)为 2.3～7.4 pmol/L(RIA 法),禁水后可明显升高。但本病患者则不能达到正常水平,禁水后血浆 AVP 值也不增加或增加不多。

4.AVP 抗体和抗 AVP 细胞抗体测定

有助于特发性尿崩症的诊断。

5.禁水-加压素试验

正常人禁水后血渗透压升高,循环血量减少,二者均刺激 AVP 释放,使尿量减少,尿比重及尿渗透压升高,而血浆渗透压变化不大。

方法:禁水 6～16 h(一般禁水 8 h),视病情轻重而定。试验前测体重、血压、血浆渗透压和尿比重。以后每小时留尿测尿量、尿比重和尿渗透压。待尿渗透压达到平顶状态时[即 2 次尿渗透压之差<30 mOsm/(kg·H$_2$O),且继续禁饮尿渗透压不再增加时,此时尿渗透压值称为平顶值],测定血浆渗透压,尔后立即皮下注射加压素水剂 5 U,再留取尿液测定 1～2 次尿量和尿渗透压。

正常人禁水后体重、血压、血浆渗透压变化不大[<295 mOsm/(kg·H$_2$O)],尿渗透压可>800 mOsm/(kg·H$_2$O)]。注射加压素后,尿渗透压升高不超过 9%,精神性多饮者接近或与正常人相似。CDI 患者在禁水后体重下降>3%,严重者可有血压下降、烦躁等症状。根据病情轻重可分为部分性尿崩症和完全性尿崩症。前者血浆渗透压平顶值不高于 300 mOsm/(kg·H$_2$O),

尿渗透压可稍超过血浆渗透压,注射加压素后尿渗透压可继续上升,完全性尿崩症血浆渗透压平顶值>300 mOsm/(kg·H$_2$O),尿渗透压低于血渗透压,注射加压素后尿渗透压升高超过9%,甚至成倍升高。NDI患者在禁水后尿液不能浓缩,注射加压素后仍无反应。

6.高渗盐水试验

正常人静脉滴注高渗盐水后,血浆渗透压升高,AVP大量释放,尿量明显减少,尿比重增加。尿崩症患者滴注高渗盐水后尿量不减少,尿比重不增加,但注射加压素后,尿量明显减少,尿比重明显升高。本试验对高血压和心脏病患者有一定危险,现已少用。

7.其他检查

继发性CDI需测定视力、视野、蝶鞍摄片、头颅CT、MRI等,以明确病因。针对AVP(包括AVP-NPⅡ)基因、AVP受体基因、AQP-2基因等突变分析可明确部分NDI的分子病因。

五、诊断与鉴别诊断

(一)诊断

典型的尿崩症诊断不难,凡有烦渴、多饮、多尿及低比重尿者应考虑本病,必要时可进行禁水－加压素试验及血尿渗透压测定,多可明确诊断。尿崩症诊断成立后,则应进一步鉴别其性质为CDI或NDI,并根据临床表现和实验室检查结果区分部分性尿崩症与完全性尿崩症,以指导治疗。

1.CDI的诊断

其诊断要点为:①尿量多,可达8～10 L/d或更多;②低渗尿,尿渗透压低于血浆渗透压,一般低于200 mOsm/(kg·H$_2$O),尿比重低,多在1.003～1.005;③饮水不足时,常有高钠血症,伴高尿酸血症,提示AVP缺乏,尿酸清除减少致血尿酸升高;④应用兴奋AVP释放的刺激(如禁水、高渗盐水试验等)不能使尿量减少,不能使尿比重和尿渗透压显著增高;⑤应用AVP治疗有明显效果,尿量减少,尿比重及尿渗透压升高。

部分性CDI临床诊断条件包括:①经至少2次禁饮后尿比重达1.012～1.016;②尿比重峰值的尿渗透压/血渗透压比值>1,但<1.5;③对加压素试验敏感。

2.NDI诊断

其诊断要点为:①有家族史,或者患者母亲怀孕时羊水过多史,或可引起继发性NDI的原发性疾病病史;②多出生后即有症状,婴儿患者有尿布更换频繁、多饮、发育缓慢或不明原因发热,儿童及成年患者有多尿、口渴、多饮症状;③尿浓缩功能减低,每日尿量明显增加,比重<1.010,尿渗透压低,多低于300 mOsm/(kg·H$_2$O);④禁水加压素试验常无尿量减少、尿比重和尿渗透压升高反应,尿渗透压/血渗透压比值<1。继发性NDI除了尿浓缩功能减退外,其他肾功能亦有损害。

(二)鉴别诊断

尿崩症应与下列以多尿为主要表现的疾病相鉴别。

1.精神性烦渴

主要表现为烦渴、多饮、多尿与低比重尿,与尿崩症极为相似,但AVP并不缺乏,主要由于精神因素引起烦渴、多饮而导致多尿与低比重尿。这些症状可随情绪而波动,并伴有其他神经官能症状。上述诊断性试验均正常。

2.糖尿病

有多尿、烦渴症状,但血糖升高,尿糖阳性,糖耐量曲线异常,容易相鉴别。

3.慢性肾脏疾病

慢性肾脏疾病,尤其是肾小管疾病、低钾血症、高钙血症等均可影响肾脏浓缩功能而引起多尿、口渴等症状,但有相应原发疾病的临床表现,且多尿的程度也较轻。

4.头颅手术时液体潴留性多尿

头颅手术期间发生多尿有两种可能,即损伤性尿崩症与液体潴留性多尿,有时两者的鉴别相当困难,如果于下丘脑垂体手术时,或头颅创伤后立即发生多尿,则提示为手术损伤性尿崩症。头颅手术后出现多尿也可能是手术期间液体潴留的后果。手术时,患者因应激而分泌大量 AVP,当手术应激解除后,AVP 分泌减少,潴留于体内的液体自肾排出,如此时为平衡尿量而输注大量液体,即可导致持续性多尿而误认为尿崩症。暂时限制液体入量,如尿量减少而血钠仍正常,提示为液体潴留性多尿;相反,如果血钠升高,而且在给予 AVP 后尿渗透压增高,尿量减少,血钠转为正常,则符合损伤性尿崩症的诊断。

此外,尿崩症患者因血液浓缩和 AVP V₁ 受体功能障碍而致尿酸清除减少,血尿酸升高,而液体潴留性多尿及精神性多饮患者血液被稀释,尿酸清除正常,所以尿酸无升高。据报道,血尿酸>50 g/L 有助于两者的鉴别,并强烈提示为损伤性尿崩症。

六、治疗

(一)中枢性尿崩症

针对具体病因积极治疗相关疾病,以改善继发于此类疾病的尿崩症病情。对轻度尿崩症患者仅需多饮水,如长期多尿,每日尿量>4 000 mL 时因可能造成肾脏损害而致肾性尿崩症,则需要药物治疗。

1.抗利尿激素制剂

(1)1-脱氨-8-右旋精氨酸血管升压素(DDAVP):为治疗尿崩症的首选药物,可由鼻黏膜吸入,每日 2 次,每次 10~20 g(儿童患者为每日 2 次,每次 5 g 或每日 1 次,每次 10~15 g),肌内注射制剂每毫升含 4 g,每日 1~2 次,每次 1~4 g(儿童患者每次 0.2~1 g)。口服制剂,如去氨加压素,为第 1 个肽类激素口服制剂,剂量为每 8 h 1 次,每次 0.1~0.4 mg。去氨加压素安全性较好,部分病例应用 DDAVP 后因过分的水负荷,可在完全无症状的情况下表现有血渗透压下降,过剩的水排出延迟,严重者致水中毒,故建议每日剂量分 2~3 次给予,忌 1 次大剂量。保持每日 2 000 mL 以上的稀释尿。

(2)长效加压素(鞣酸加压素油剂):每毫升油剂注射液含 5 U,从 0.1 mL 开始肌内注射,必要时可加至 0.2~0.5 mL,疗效持续 5~7 d,长期应用可产生抗体而减效,过量可引起水潴留致水中毒。应从小剂量开始,逐渐调整用药剂量与间隔时间。

(3)粉剂加压素:每次吸入 20~50 mg,每 4~6 h 1 次。长期应用可致萎缩性鼻炎。

(4)神经垂体后叶素水剂:皮下注射,每次 5~10 U,每日 2~3 次,作用时间短,适用于一般尿崩症。

（5）神经垂体后叶素喷雾剂：赖氨酸血管升压素与精氨酸血管升压素均有此制剂，疗效与粉剂相当，久用亦可致萎缩性鼻炎。

2.其他药物

（1）氢氯噻嗪：其作用机制可能系利钠大于利水，血容量减少而刺激 AVP 分泌与释放，肾小球滤过率减少，适用于轻型或部分性尿崩症及肾性尿崩症，长期服用可能会损害肾小管浓缩功能，需长期补钾，易引起胃肠道反应、血糖、血尿酸水平升高。小儿每日 2 mg/kg，成年人每次 25～50 mg，每日 3 次，服药过程中应限制钠盐摄入，同时应补充钾。

（2）氯磺丙脲：其作用机制可能是增加远曲小管 cAMP 的形成，刺激下丘脑视上核或神经垂体促进 AVP 的合成与释放。每次 0.125～0.25 g，每日 1～2 次。服药 24 h 后开始起作用，4 d 后出现最大作用，单次服药 72 h 后恢复治疗前情况。

（3）氯贝丁酯：为降血脂药物，其抗尿崩作用可能是兴奋下丘脑分泌释放 AVP 或可能延缓 AVP 降解。用量为每次 0.5～0.75 g，每日 3 次，24～48 h 迅速起效，可使尿量下降，尿渗透压上升。与 DDAVP 合用，可对抗耐药，长期应用有时可致肝损害、肌炎及胃肠道反应。

（4）卡马西平：为抗癫痫药物，其抗尿崩作用机制大致同氯磺丙脲，用量每次 0.1 g，每日 3 次，作用迅速，尿量可减至 2 000～3 000 mL，不良反应为头痛、恶心、疲乏、眩晕、肝损害与白细胞减少等。

（5）吲达帕胺：为利尿、降压药物，其抗尿崩作用机制类似于氢氯噻嗪（双氢克尿塞），用量为每次 2.5～5 mg，每日 1～2 次。用药期间应监测血钾变化。

（二）肾性尿崩症

继发性者病因治疗就可以恢复正常。如果为家族性的，可限制钠盐摄入，应用噻嗪类利尿药，前列腺素合成酶抑制药，如吲哚美辛，可将尿量减少约 80％。

七、预后

特发性中枢性尿崩症患者，通过充分饮水和适当的抗利尿治疗，可维持正常生活，女性患者妊娠和分娩亦不受影响，DDAVP 在妊娠期应用，也未观察到对胎儿有明显损害。特发性中枢性尿崩症患者继发于颅脑肿瘤或全身性疾病，往往预后不良。少数患者存在渴觉减退或缺乏，易发生严重脱水，引起低血容量性休克或中枢神经系统损害，预后严重。

（高惠静）

第三节　甲状腺癌

甲状腺癌（thyroid carcinomas）是常见的内分泌恶性肿瘤之一，占头颈部肿瘤的首位，约占全身恶性肿瘤的 1％，临床发现的甲状腺结节中有 5％～10％为甲状腺癌。除髓样癌外，多数甲状腺癌起源于滤泡上皮细胞。我国甲状腺癌发病率呈逐年增加趋势，女性发病率高于男性。因甲状腺解剖复杂，血供丰富，且甲状腺癌手术范围大，术后并发症发生率高，甚至危及患者生命。

一、流行病学

甲状腺癌约占全部头颈部肿瘤的 1/3，是内分泌系统中发病率最高的恶性肿瘤。近年来甲状腺癌的发病率显著增高,已经成为发病率增长速度最快的恶性肿瘤之一,其中女性的甲状腺癌发病率在一些国家和地区已位列所有恶性肿瘤发病率的第5位。甲状腺癌可发生在各个年龄,发病年龄从20岁开始明显上升,30～40岁达到高峰。但也有文献报道女性好发于45～49岁,男性好发于65～69岁。资料显示,我国沿海地区甲状腺癌的发病率明显高于内陆,且近年有明显上升趋势,天津等地近20年由0.8/10万上升到2.5/10万,增长了3倍,在浙江沿海男性为2.22/10万,女性为9.80/10万。欧美国家的甲状腺癌发病率也呈显著增加的态势,美国近30年来增加了2～3倍,女性是男性的2～3倍,且女性每年以6.2%的比例升高。法国20世纪90年代儿童甲状腺癌发病率是80年代的2.06倍,比较1950年与2004年,甲状腺癌的发病率上升310%,而病死率却下降44%。

二、病因与发病机制

甲状腺功能正常的单个或多个甲状腺结节颇为多见,常见的病因为结节性甲状腺肿、甲状腺腺瘤及退行性囊肿,发生率随年龄增大而增加,其他有慢性淋巴细胞性甲状腺炎及甲状腺癌。良性结节与恶性结节的鉴别诊断和合理治疗极为重要。

在甲状腺恶性肿瘤中,腺癌占绝大多数,而源自甲状腺间质的恶性肿瘤仅占1%。甲状腺癌约占全身肿瘤的1.5%,占甲状腺全部肿瘤的2.7%～17%。甲状腺癌以女性发病较多,男女之比为1：2.58,以年龄计,从儿童到老年人均可发生,但与一般癌肿好发于老年人的特点不同,甲状腺癌较多发生于青壮年,其平均发病年龄为40岁左右。

具体确切的病因目前尚难肯定,但从流行病学调查、肿瘤实验性研究和临床观察来看,甲状腺癌的发生可能与下列因素有关。

(1)放射性损伤:用X线照射实验鼠的甲状腺,能促使动物发生甲状腺癌。实验证明[131]I能使甲状腺细胞的代谢发生变化,细胞核变形,甲状腺素的合成大为减少。可见放射线一方面引起甲状腺细胞的异常分裂,导致癌变;另一方面使甲状腺破坏而不能产生内分泌素,由此引起的促甲状腺激素(TSH)大量分泌也能促发甲状腺细胞增殖,而接受上纵隔或颈部放射治疗的儿童尤易发生甲状腺癌,这是因为儿童和少年的细胞增生旺盛,放射线是一种附加刺激,易促发其肿瘤的形成。在临床上,很多事实说明甲状腺癌的发生与放射线的作用有关。特别令人注意的是,在婴幼儿期因胸腺肿大或淋巴结增生而接受过颈部放射治疗的患者,日后发生甲状腺癌的情况较为罕见。

(2)碘和TSH:摄碘过量或缺碘均可使甲状腺的结构和功能发生改变。如瑞士地方性甲状腺肿流行区的甲状腺癌发病率为2%。较柏林等非流行地区高出20倍。相反,高碘饮食也易诱发甲状腺癌,冰岛和日本是摄碘量最高的国家,其甲状腺癌的发病率较其他国家高。这可能与TSH刺激甲状腺增生的因素有关。实验证明,长期的TSH刺激能促使甲状腺增生,形成结节和癌变。

(3)其他甲状腺病变:临床上有甲状腺腺瘤、慢性甲状腺炎、结节性甲状腺肿或某些毒性甲状腺肿发生癌变的报道,但这些甲状腺病变与甲状腺癌的关系尚难肯定。以甲状腺腺瘤为例,甲状腺腺瘤绝大多数为滤泡型,仅2%～5%为乳头状瘤;如甲状腺癌由腺瘤转变而成,则绝大多数应为滤泡型,而实际上甲状腺癌半数以上为乳头状癌,推测甲状腺腺瘤癌变的发生率也是很小的。

(4)遗传因素:5%～10%甲状腺髓样癌有明显的家族史,而且往往合并有嗜铬细胞瘤等,推测这类癌的发生可能与染色体遗传因素有关。

三、临床表现

由于甲状腺癌具有多种不同的病理类型和生物学特性,其临床表现也因此各不相同。它可与多发性甲状腺结节同时存在,多数无症状,偶发现颈前区有一结节或肿块,有的肿块已存在多年而在近期才迅速增大或发生转移。有的患者长期以来无不适主诉,到后期出现颈淋巴结转移、病理性骨折、声音嘶哑、呼吸障碍、吞咽困难甚至 Horner 综合征才引起注意。局部体征也不尽相同,有呈甲状腺不对称结节或肿块,肿块或在腺体内,随吞咽而上下活动。待周围组织或气管受侵时,肿块即固定。

(1)乳头状癌:是一种分化好的甲状腺癌,也是最常见的一种,约占总数的 3/4;病灶一般为单发,体积大小不等,最小的直径在 0.5 cm 以下,称为微癌;直径在 1 cm 以下的称之为隐癌,大的病灶直径可大于 10 cm。小的肿瘤常常是实质性病灶,而大的肿瘤往往伴有囊性变。囊性变者可见囊壁有葡萄簇样结节突出囊腔,腔内存有陈旧性血水。

该型癌肿一般无包膜,仅 5%有不完整包膜。在显微镜下有些肿瘤细胞排列成乳头状,乳头大小不等,长短不一,常见三级以上分支,乳头中心为纤维血管囊,细胞大小均匀;核小、分裂少见。乳头状癌常伴有滤泡状癌的成分,但肿瘤的命名仍为乳头状癌,而不称为滤泡状癌或者混合型。如果乳头状癌中含有未分化癌的成分,而命名应为未分化癌,也意味着这一种未分化癌可能是乳头状癌的进一步恶化。有时肿块很小,颈部淋巴结转移常被发现。本癌恶性度较低,10 年存活率可达 88%。乳头状癌在临床上常有甲状腺区孤立性结节,直径多在 1 cm 以上。隐性癌多见于尸检,或在已发生颈区淋巴结转移时发现肿块。

(2)滤泡状癌:占甲状腺癌总数的 10%～15%,肉眼检查时看到滤泡状癌是一种实质的具有包膜的肿瘤,包膜上常密布着丰富的血管网,较小的癌肿和甲状腺腺瘤很相似。切面呈红褐色,常可见到纤维化、钙化出血和坏死。组织学上,由不同分化程度的滤泡所构成分化良好者,滤泡结构较典型,细胞异型性亦较小。这时与腺瘤不易区别,需依靠包膜或血管浸润来确定病理诊断。分化不良者滤泡结构较少,细胞异型较大,核分裂象亦多见,可呈条索状实性的巢状排列。有时癌细胞穿出包膜进入多处静脉中形成癌栓,常常成为远处转移的起点,所以滤泡状癌多见于血道转移,文献报道占 19%～25%。滤泡状癌多见于 40～60 岁的中老年妇女,临床表现与乳头状癌相类似,但癌块一般较大,较少局部淋巴结转移,而较多远处转移。少数滤泡状癌浸润和破坏邻近组织,可能出现呼吸道阻塞等症状。

(3)甲状腺髓样癌:在 1951 年由 Hom 首先描述,1959 年 Hazard 等进一步阐明了这种特殊类型的癌,并命名为髓样癌。占甲状腺癌总数的 3%～10%,瘤体一般呈圆形或卵圆形,边界清楚,质硬或呈不规则形,伴周围甲状腺实质浸润,切面灰白色或淡红色,可伴有出血坏死及钙化,肿瘤直径平均 2～3cm。显微镜下癌细胞呈卵圆形、多边形或梭形,核分裂少至中等;细胞排列呈巢状、束带状或腺腔状。间质中含有数量不等的淀粉样物,癌细胞多时,淀粉样物较少,反之淀粉样物就多;转移灶中也如此。甲状腺髓样癌是一种中度恶性的肿瘤,可发生于任何年龄,男女发病率无明显差异,大多数是散发性,约 10% 为家族性。临床上除了和其他甲状腺癌一样有甲状腺肿块和颈淋巴结转移,还有其特有的症状。约 30% 患者有慢性腹泻史并伴有面部潮红,似类癌综合征或 Cushing 代谢综合征,与肿瘤细胞产物有关。

家族性髓样癌的特征如下:①发病年龄较轻,诊断时平均年龄 33 岁,散发性髓样癌诊断时平均年龄超过 55 岁。②均为双侧性癌腺和多中心病变,肿瘤分布和形态不对称,可能一侧有巨大肿物而对侧仅有组织学征象,但无一例外地均为双侧病变。散发性者多为单侧肿物。③家族性髓样癌癌块较小,由于筛查,也有隐性发现。散发性者癌块直径多超过 4 cm。④家族性者淋巴转移较少见,远处转移更少见,可能因发现较早之故。⑤家族性髓样癌多位于滤泡旁细胞集中处,即腺叶上中三分之一交界处。⑥家族性髓样癌常伴有嗜铬细胞瘤或甲状旁腺功能亢进。

(4)甲状腺未分化癌:系高度恶性肿瘤,较少见,占全部甲状腺癌的 5%～10%,好发于老年人。未分化癌生长迅速,往往早期侵犯周围组织。肉眼观癌肿无包膜,切面呈肉色,苍白,并有出血、坏死,组织学检查未分化癌可分为菱形细胞型及小细胞型两种。主要表现为颈前区肿块,质硬、固定、边界不清。常伴有吞咽困难、呼吸不畅、声音嘶哑和颈区疼痛等症状。颈部两侧常伴有肿大淋巴结,血道转移亦较常见。

四、诊断与鉴别诊断

甲状腺结节的诊断,关键在于根据临床表现和辅助检查判断结节的性质和甲状腺的功能状态。

(1)血清甲状腺激素和-TSH 测定:甲状腺的功能,一般功能不受影响。高功能腺瘤甲状腺激素水平升高,慢性淋巴细胞性甲状腺炎后期甲状腺激素水平可正常或降低。

(2)甲状腺核素扫描:高功能腺瘤多为"热"结节;"温"结节大多为结节性增生、腺瘤,良性居多,但少数也可为恶性。"凉"结节或"冷"结节需除外恶性,但腺瘤和囊肿亦可为"凉"或"冷"结节。

(3)超声检查:有助于诊断结节的性质,囊性常为甲状腺囊肿,混合性应考虑慢性淋巴细胞性甲状腺炎。甲状腺癌多为实性结节,少数有部分囊性变。

(4)甲状腺结节穿刺活检及针吸细胞学检查:对鉴别良性和恶性意义较大,但可遗漏小癌肿,假阴性和假阳性的发生率因方法和技术水平差异而不同,必要时可重复进行。

(5)血清 TG-Ab 和 TPO-Ab 检查:阳性提示慢性淋巴细胞性甲状腺炎,但不排除恶变。甲状腺髓样癌有降钙素的特征性分泌,故可测定血清降钙素作鉴别。

(6)颈部 X 线检查:乳头状癌组织中常可见钙化灶。

(7)血清甲状腺球蛋白(Tg)测定:分化良好的甲状腺癌及其手术切除后复发或转移时,血清 Tg 测定值常升高。

对甲状腺髓样癌,可应用血清降钙素测定以及给钙或五肽胃泌素刺激试验来作出诊断。个别患者所患的甲状腺癌恶性度较高,首先表现为因转移癌而肿大的颈淋巴结,原发甲状腺癌反而未被患者察觉,一般说来,甲状腺单发结节较多发结节或结节性甲状腺肿更有可能为恶性。

五、治疗原则与用药策略

(1)甲状腺功能正常(或减退)的良性结节(结节性增生、腺瘤、囊肿、慢性淋巴细胞性甲状腺炎),主要治疗是给予甲状腺激素。甲状腺激素能抑制 TSH 的分泌,使良性结节缩小。一般不用碘剂治疗,因无持久疗效且可促使甲状腺自身免疫反应,使腺瘤转化为功能自主性结节,引起甲状腺功能亢进症或促进慢性淋巴细胞性甲状腺炎的发生及甲状腺功能减退。

(2)"温"结节可考虑先用甲状腺激素抑制治疗,左甲状腺素钠片(L-T4)每 $50 \sim 200~\mu g$,分 $2 \sim 3$ 次口服,随访 TSH 是否被有效抑制。严密观察 $2 \sim 3$ 个月,如结节缩小,多为良性病变;如结节无明显变化或增大,应予细针穿刺活检或手术切除,术后长期服用甲状腺激素以防复发。

(3)"冷"结节应先行细针穿刺活检,未能证实恶性者不一定立即手术,亦可先试用甲状腺激素治疗,密切观察,对高度怀疑恶性肿瘤者应首选手术治疗。

对可疑甲状腺癌性结节的处理:比较合理的方案是进行筛选,对所有甲状腺结节常规做[131]I扫描。除了[131]I扫描显示为功能性或炎性结节外,都采用手术探查。尤其有下列情况者更应早期手术治疗:①癌性不除外的结节;②直径大于 $3 \sim 5~cm$ 囊性结节,或穿刺检查找到癌细胞或 $2 \sim 3$ 次穿刺后不消失者;③超声检查为实质性肿物。对单发结节的术式选择,由于单发结节癌的发生率高,可达 $5\% \sim 35\%$,至今又无可靠方法判断,甚至术中冰冻切片检查也有个别漏诊者,而且单纯结节摘除后,术后复发率较高,可达 16.7%。

化学药物治疗:分化型甲状腺癌对化疗反应差,仅选择和其他治疗方法联用于一些晚期局部无法切除或远处转移的患者。以阿霉素最有效,反应率可达 $30\% \sim 45\%$,可延长生命,甚至在癌灶无缩小时长期生存。相比而言,未分化癌对化疗则较敏感,多采用联合化疗,常用药物有阿霉素(ADM)、环磷酰胺(CTX)、丝裂霉素(MMC)、长春新碱(VCR),如 COA 方案。

内分泌治疗:甲状腺素能抑制 TSH 分泌,从而对甲状腺组织的增生和分化好的癌有抑制作用,对乳头状癌和滤泡状癌有较好的治疗效果。因此,在上述类型甲状腺癌手术后常规给予抑制 TSH 剂量甲状腺素,对预防癌复发和转移灶的治疗均有一定效果,但对未分化癌无效。国内一般每日用干燥甲状腺片 $80 \sim 120~mg$,以维持高水准的甲状腺激素水平。

放射治疗:各种类型的甲状腺癌对放射线的敏感性差异很大,几乎与甲状腺癌的分化程度成正比,分化越好,敏感性越差,分化越差,敏感性越高。因此,未分化癌的治疗主要是放射治疗。甲状腺癌有一定吸碘能力。

(4)甲状腺囊肿经穿刺活检排除恶性者,体积较小者可不处理,较大者需配合囊肿穿刺排液后注入硬化剂(如无水乙醇)治疗或手术切除。

(高惠静)

第四节　甲状腺功能减退症

甲状腺功能减退症(hypothyroidism)简称甲减,是由各种原因导致的甲状腺激素合成和分泌减少或组织利用不足而引起的全身性低代谢综合征,其病理特征是黏多糖在组织和皮肤堆积,表现为黏液性水肿。在引起甲减的病因中,原发性甲减约占 99%,而继发性甲减或其他原因只占 1%。

一、流行病学

各个地区甲减的患病率有所差异。国外报道的临床甲减患病率为 0.8%～1.0%，发病率为 3.5/1 000。在美国，临床甲减患病率为 0.3%，亚临床甲减患病率 4.3%。我国学者报道临床甲减患病率为 1.0%，发病率为 2.9/1 000。新生儿甲减筛查系统显示，甲减（几乎全为原发性甲减）的患病率为 1/3 500。成年后甲减患病率逐年上升，女性较男性多见。老年人及一些种族和区域甲减患病率升高。

二、分类

（一）根据病变发生的部位分类

1. 原发性甲减

由于甲状腺腺体本身病变引起的甲减，占全部甲减的 99%。其中 90% 以上原发性甲减是由自身免疫、甲状腺手术和甲亢[131]I治疗所导致。

2. 中枢性甲减

由下丘脑和垂体病变引起的促甲状腺激素释放激素（TRH）或者促甲状腺激素（TSH）合成和分泌减少所致的甲减。垂体外照射、垂体大腺瘤、颅咽管瘤及产后大出血是其较常见的原因。由于下丘脑病变使 TRH 分泌减少，导致垂体 TSH 分泌减少引起的甲减又称三发性甲减，主要见于下丘脑综合征、下丘脑肿瘤、炎症、出血等。

3. 甲状腺激素抵抗综合征（RTH）

由于甲状腺激素在外周组织实现生物效应障碍引起的综合征。

（二）根据病变的原因分类

自身免疫性甲减、药物性甲减、[131]I治疗后甲减、甲状腺手术后甲减、特发性甲减、垂体或下丘脑肿瘤手术后甲减、先天性甲减等。

（三）根据甲状腺功能减退的程度分类

临床甲减和亚临床甲减。临床甲减：实验室检查表现为血清 TSH 升高和 FT_4 或 TT_4 降低。亚临床甲减：临床上可无明显甲减表现，血清 TSH 的升高，FT_4 或 TT_4 正常。

三、病因与发病机制

甲状腺功能减退症的病因与发病机制如下。

（一）获得性甲减

治疗后甲状腺功能减退是成人患者的常见病因。一个病因是甲状腺癌患者甲状腺全切术后，尽管通过放射碘扫描证明可残存有功能的甲状腺组织，但仍然会发展为甲减。另一个病因是弥漫性甲状腺肿 Graves 病患者或结节性甲状腺肿患者进行甲状腺次全切除后，是否发展为甲减取决于有多少组织剩余，但是 Graves 病患者自身免疫对剩余甲状腺的持续损害也可能是一个病因。放射性碘破坏甲状腺组织造成甲减很常见。放射性碘的剂量、甲状腺对放射性碘的摄取量决定甲减发生概率，但也受年龄、甲状腺体积、甲状腺激素升高幅度、抗甲状腺药物的应用等因素的影响。对于甲亢患者，由于治疗前 TSH 的合成长期受到抑制，尽管治疗后患者游离 T_4 浓度降低，但是手术或[131]I治疗后几个月内 TSH 仍然会处于较低水平。

（二）先天性甲减

甲状腺发育异常可能是甲状腺完全缺如或是在胚胎时期甲状腺未适当下降造成。甲状腺组织缺如或异位甲状腺可经放射核素扫描确定。与甲状腺发育不全有关的原因包括甲状腺特异性转录因子 PAX8 基因、甲状腺转录因子 2 基因突变；Gs 蛋白-亚基变异导致促甲状腺激素受体反应性下降；SECISBP2 基因突变导致甲状腺素向 T_3 活化缺陷。

（三）暂时性甲减

暂时性甲减常发生在临床患有亚急性甲状腺炎、无痛性甲状腺炎或产后甲状腺炎的患者。暂时性甲减患者有可能被治愈。低剂量左甲状腺素（L-T_4）应用 3～6 个月能使甲状腺功能恢复。

（四）损耗性甲减

损耗性甲减是由于肿瘤等原因引起的甲减。尸检显示增殖性皮肤血管瘤中 D_3 活化水平高于正常的 8 倍左右。这样的甲减患者血清反 T_3 急剧升高，同时血清甲状腺球蛋白水平明显升高。

（五）中枢性甲减

中枢性甲减由下丘脑与垂体疾病引起 TSH 减少所致，其原因有获得性和先天性。在许多情况下，TSH 的分泌减低伴随着其他垂体激素的分泌减低，如生长激素、促性腺激素、促肾上腺皮质激素减少。单一的 TSH 明显减低少见。垂体性甲减的表现轻重不同，轻者由于性腺和肾上腺皮质激素不足的表现而掩盖了甲减的症状，重者有甲减的显著特点。中枢性甲减临床症状不如原发性甲减严重。

（六）甲状腺激素抵抗

少见，多为家族遗传疾病。由于血中存在甲状腺激素结合抗体，或甲状腺激素受体数目减少及受体对甲状腺素不敏感，使甲状腺激素不能发挥正常的生物效应。大约 90% RTH 的患者是甲状腺激素受体 b(TRb)基因突变，影响甲状腺激素受体对 T_3 正常反应的能力。TRb 基因突变的性质决定了甲状腺激素抵抗的临床表现。

（七）碘缺乏

中度碘缺乏地区，血清 T_4 浓度通常在正常范围的低值；而重度碘缺乏地区 T_4 浓度就会降低，然而这些地区的大多数患者却不表现为甲状腺功能减退，因为在 T_4 缺乏时 T_3 合成会增加，同时甲状腺内脱碘酶-1 和脱碘酶-2 的活性也会增加。TSH 水平处于正常范围的高值。

（八）碘过量

碘致甲状腺肿和甲状腺功能减退只在一定的甲状腺功能紊乱的情况下发生。易感人群包括自身免疫甲状腺炎患者、接受过放射碘治疗后的 GD 患者、囊性纤维化病患者。甲状腺肿大和甲状腺功能减退，两者可以独立存在，也可以同时存在。碘过量常常都是由于长期大剂量补充有机或是无机形式的碘诱导所致，碘造影剂、胺碘酮和聚乙烯吡咯碘酮是常见的碘来源。

大剂量的碘可以快速抑制碘有机化结合。尽管长期不断地给予补碘，但是正常人可以很快地适应碘的这种抑制效应（急性 Wollf－Chaikoff 效应和逃逸现象）。碘致甲状腺肿或甲减是由于对碘有机化结合更为强烈的抑制作用和逃逸现象的失效；由于甲状腺激素合成减少和TSH 水平的增加，碘的转运得到加强。抑制碘的有机化结合，使 TSH 水平增高，从而使甲状腺内碘的浓度不断增加,如此形成一个恶性循环。

(九)药物

服用一些可以阻断甲状腺激素合成或释放的药物可以引起甲状腺功能减退。除了治疗甲亢的药物之外,抗甲状腺的物质还包含在治疗其他疾病的药物或食品中。锂通常被用来治疗双相躁狂抑郁型精神病,服用含有锂的药物患者可以发生甲状腺肿大,伴或不伴有甲状腺功能减退。与碘相似,锂可以抑制甲状腺激素释放,高浓度的时候可以抑制碘的有机化结合,在抑制有机化过程中碘和锂二者有协同作用。其他药物偶尔可以引起甲减,包括对氨基水杨酸、苯基丁胺酮、氨鲁米特和乙硫异烟胺。像硫脲类药物一样,这些药物不但干扰甲状腺碘的有机化,还可能在甲状腺激素合成的更晚阶段发挥作用。应用酪氨酸激酶抑制药——舒尼替尼,可引起甲状腺破坏而致甲减。

(十)细胞因子

患有慢性丙型肝炎或是各种不同恶性肿瘤的患者可能给予干扰素-α 或是白细胞介素-2 治疗。这些患者可能会产生甲减,这种甲减通常是一过性的,但也有发展为永久性的甲减。这些药物主要激活免疫系统,使一些潜在的自身免疫性疾病恶化,如发生产后甲状腺炎,发生伴有甲亢的 Graves 病。TPOAb 阳性的患者提示已经存在甲状腺自身免疫异常,在使用上述两种细胞因子治疗的时候很容易合并自身免疫性甲状腺炎,应该加强监测甲状腺功能。

四、病理

甲减引起皮肤和结缔组织 PAS 染色阳性的透明质酸和硫酸软骨素 B 的沉积,从而改变了真皮和其他组织中基质的构成。透明质酸是吸湿性的,可引起黏液性水肿,这可以解释所有甲减患者皮肤增厚的特征和水肿的表现。黏液性水肿的组织呈现典型的沼泽状和非腐蚀状,明显见于眼周、手和脚的背部以及锁骨上窝。黏液性水肿还可以导致舌增大和咽喉黏膜增厚。肌肉组织苍白肿大,肌纤维肿胀,失去正常的纹理,有黏蛋白沉积。心肌纤维肿胀,有 PAS 染色阳性的黏液性糖蛋白沉积以及间质纤维化,称甲减性心肌病变。

五、临床表现

在成年人,甲减常隐匿发病,典型症状经常在几个月或几年后才显现出来。这是由于甲状腺的低功发展缓慢和甲状腺彻底衰退的临床表现发展缓慢两者造成的。甲减早期症状多变且不特异。

(一)能量代谢

基础体温的降低反映了能量代谢和产热量的减少。蛋白质合成和分解都会减少,而分解减少更明显,所以机体通常处于轻度正氮平衡。蛋白质合成的减少影响了骨骼和软组织的生长。

微血管对蛋白质的通透性增加是大量蛋白漏出和脑脊液中蛋白质水平升高的原因。另外,因为清蛋白的分解的减少与其合成减少相比更明显,所以清蛋白水平增加。葡萄糖在骨骼肌和脂肪组织的利用减少、糖异生减少。通常,这些改变的总体效应是甲减对血糖影响轻微。胰岛素的降解减慢,并且对外源性胰岛素的敏感性可能会增强,所以,已患糖尿病的甲减患者胰岛素的需求可能减少。

甲状腺激素一方面促进肝脏胆固醇的合成,另一方面促进胆固醇及其代谢产物从胆汁中排泄。甲状腺激素不足时,虽胆固醇合成降低,但其排出的速度更低,血中总胆固醇浓度增加。久病者出现明显的脂质代谢紊乱,如高胆固醇血症、高脂蛋白血症、高低密度脂蛋白胆固醇(LDL-C)血症。C-反应蛋白升高。所有这些异常改变都可通过治疗来缓解。甲状腺激素替代治疗后,LDL-C的减少程度一般取决于最初的 LDL-C 和 TSH 水平,初始水平越高,LDL-C 的减少越明显,一般情况下会在初始水平上减少 5%～10%。

几项研究表明,甲减是动脉粥样硬化和心血管疾病的一个危险因素,但其他研究没有表明这种关联。在鹿特丹的研究中,对 1 149 名 TSH 大于 4.0 mU/L 而且 FT$_4$ 正常的荷兰绝经期妇女进行前瞻观察。主动脉粥样硬化(比值比,1.7;可信区间,1.1～2.6)及心肌梗死(比值比2.3;可信区间,1.3～4.0)患病率增加,在血脂水平和体重调整之后仍有相关性。一项日本的前瞻性研究表明:亚临床甲减的男性而不是女性,其缺血性心脏病的风险增加。惠克姆研究对亚临床甲减的患者进行 20 多年的随访,结果发现,亚临床甲减患者的心血管发病率没有增加。一项美国的前瞻性研究,对 65 岁以及 65 岁以上的男性和女性进行了 10 年以上的随访,没有显示临床或亚临床甲减与心血管疾病产生或发病相关。

脂肪细胞因子在代谢调节中越来越受关注。啮齿类动物的甲减与其瘦素的减少及抵抗素的增加有相关性。在脑室中注入瘦素可以改变甲减所致的某些代谢异常,包括改善糖代谢和减少骨骼肌脂肪。然而在对人类的研究中,还未发现甲减时脂肪细胞因子的这种改变。

(二)皮肤及附属器

黏液水肿,这个词以前用来作为甲状腺功能减退的同义词,指的是患者在严重的甲减的状态下,皮肤和皮下组织的表现。这种严重的甲减现今已十分少见,但是仍然保留黏液水肿这个词用来描述皮肤的体征。

皮肤黏液水肿为非凹陷性,见于眼周、手和脚的背部以及锁骨上窝。黏液性水肿面容可以形容为虚肿面容、表情呆板、淡漠,呈"假面具样",鼻、唇增厚。舌大而发音不清,言语缓慢,音调低哑。由于表皮血管收缩,皮肤苍白且凉。贫血可以导致皮肤苍白;高胡萝卜素血症使皮肤呈蜡黄色,但不会引起巩膜黄疸。汗腺和皮脂腺分泌减少,导致皮肤干燥和粗糙。皮肤伤口愈合的趋势缓慢。由于毛细血管脆性增加,皮肤易擦伤。头发干且脆,缺少光泽,易脱落。眉毛常颞侧脱落,男性胡须生长缓慢。指甲脆且生长缓慢,表面常有裂纹。腋毛和阴毛稀疏脱落。

(三)精神神经系统

甲状腺激素对中枢神经系统的发育十分重要。胎儿期或者出生时的甲状腺激素缺乏会影响神经系统的发育,如果这种缺乏没有在出生后及时补足会导致不可逆的神经损害。成年人出现的甲状腺激素缺乏往往表现为反应迟钝,理解力和记忆力减退。嗜睡症状突出,在老年患者中由此造成的痴呆可能被误诊为老年痴呆症。精神错乱可以是躁狂和抑郁型的,从而引起焦虑、失眠。经常会有头痛的症状。血液循环所致的大脑缺氧可能诱发癫痫性发作和晕厥,这种发作可能持续时间较长或者导致木僵或休克。上述症状更容易发生在寒冷、感染、创伤、通气不足造成的二氧化碳潴留和服用抗抑郁药物的患者。

夜盲是由于缺乏合成暗适应所需色素。感觉性耳聋多是由于第Ⅷ对脑神经黏液水肿和浆液性中耳炎,也可能不是甲减自身引起的。行动缓慢并且动作笨拙,而且可能会出现小脑共济失调。四肢骨骼的麻木和刺痛常见,这些症状可能是由于黏多糖沉积在腕管正中神经及其周围(腕管综合征)造成挤压而造成的。腱反射变化具有特征性,反射的收缩期往往敏捷,而松弛期延缓,跟腱反射减退,大于 350 ms 有利于诊断(正常为 240～320 ms)。这种现象是因为肌肉收缩和舒张频率减慢而不是神经传导延迟。膝反射多正常。

脑电图变化包括慢波活动和广泛的波幅丢失。脑脊液中蛋白质的浓度增加,但是脑脊液的压力正常。

(四)肌肉和关节

肌肉松弛无力,主要累及肩、背部肌肉。肌肉僵硬和疼痛,寒冷时加重。由于间质的黏液水肿,肌块会渐渐增大,并且变硬。缓慢的肌肉收缩和舒张导致活动迟缓和腱反射延迟。还可能有肌痉挛。肌电图可能是正常的或显示杂乱的电释放、高易激性和多相动作电位。关节也常疼痛,活动不灵,有强直感,受冷后加重。发育期间骨龄常延迟,骨质代谢缓慢,骨形成与吸收均减少。

(五)心血管系统

由于每搏量减少和心率减慢,静息时心排血量降低,外周血管阻力增加,血容量减少。这些血流动力学的改变导致脉压减小,循环时间延长及组织血供减少。由于组织耗氧量和心排血量的减低相平行,故心肌耗氧量减少,很少发生心绞痛和心力衰竭。但是,甲减患者在应用甲状腺激素治疗中心绞痛会出现或者加重。严重的原发性甲减心脏轮廓扩大,心音强度减弱,这些表现大多是富含蛋白质和黏多糖的心包液渗出的结果,同时心肌也会扩张。但是甲减所致的心包积液很少能达到引起心脏压塞的程度。10%患者伴有血压增高。久病者易并发动脉粥样硬化。

心电图改变包括窦性心动过缓,P-R 间期延长,P 波和 QRS 波群低电压,ST 段改变,T 波低平或倒置。严重的甲减患者,心包积液很可能是低电压的原因。超声心动图显示静息左心室舒张期功能障碍。这些表现在甲减治疗后可恢复正常。

甲减患者,血清同型半胱氨酸、肌酸激酶、AST 酶和乳酸脱氢酶水平增高。同工酶的构成表明肌酸激酶和乳酸脱氢酶的来源是骨骼肌,而不是心肌。治疗后所有酶的水平会恢复正常。

心脏扩大、血流动力学、心电图的改变及血清酶的变化,这些联合起来称为黏液水肿性心脏病。在经甲状腺激素治疗后,如没有并存的器质性心脏病,可纠正黏液水肿性心脏病的血流动力学、心电图及血清酶的改变,同时使心脏大小恢复正常。

(六)消化系统

食欲减退,体重增加,潴留在组织里的亲水清蛋白导致体重增加,但是增长幅度不会超过体重的 10%。肠道蠕动减慢和进食减少常导致便秘,偶尔会导致黏液水肿性巨结肠或麻痹性肠梗阻。甲减通常不会引起腹水。1/3 的患者抗胃壁细胞抗体阳性,从而导致胃黏膜萎缩。50%患者胃酸缺乏或无胃酸。12%的患者有恶性贫血。恶性贫血和诸如原发性甲减在内的其他自身免疫病同时存在,说明自身免疫在这些疾病发病机制中起着重要作用。肝脏功能检查通常正常。氨基转氨酶升高可能是因为清除功能障碍。胆囊运动减慢和扩张,甲减与胆结石的关系尚不明确。

(七)呼吸系统

可有胸腔积液,只在极少情况下才引起呼吸困难。肺容量通常正常,但最大换气量和弥散量减少。严重的甲减,呼吸肌黏液性水肿、肺泡换气不足和二氧化碳潴留,会导致黏液水肿性昏迷。阻塞性睡眠呼吸暂停比较常见,而且在甲状腺功能恢复正常后是可逆的。

(八)生殖系统

不论男性还是女性,甲状腺激素都会影响性腺的发育及功能。婴儿期甲减如果不及时治疗将会导致性腺发育不全。幼年期甲减会造成无排卵周期、青春期延迟。但是,在少数情况下,甲减也可能引起性早熟,这大概是过高的 TSH 分泌刺激了 LH 受体的原因。

在成年女性,重度甲减可能伴发性欲减退和排卵障碍。由于 LH 分泌不足和(或)分泌频率及幅度紊乱,致使孕酮不适当分泌和子宫内膜持续性增生,可造成月经周期紊乱和经血增多。继发性甲减可能导致卵巢萎缩和闭经。即使大多数甲减患者会成功妊娠,然而总体上生育率下降,自然流产和早产概率增加。原发性卵巢功能衰竭作为自身免疫内分泌病的一部分也可发生于桥本甲状腺炎患者。男性甲减可致性欲减退、阳痿和精子减少。

(九)内分泌系统

长期甲减可引起腺垂体肥大,在影像学上可看到垂体凹变大。垂体增大影响其他垂体细胞的功能并引起垂体功能低下或视野缺损。重度甲减患者由于受高水平的血清 TRH 分泌的刺激可有催乳素水平升高,且部分患者可有泌乳现象。甲状腺激素替代治疗可使催乳素和TSH 水平降至正常,并使泌乳现象消失。

在啮齿类动物,甲状腺激素直接调节生长激素的合成。而在人类,甲状腺激素不直接对生长激素进行调节,但甲状腺激素会影响生长激素轴。甲状腺功能减退的儿童生长发育迟缓,而且生长激素对刺激的反应可能是低下的。

由于肝 11-羟基类固醇脱氢酶-1(11-HSD-1)的减少导致的皮质醇代谢速度减慢,24 h 尿皮质醇和17-羟皮质类固醇水平也相应下降,但由于外源性促肾上腺皮质激素和美替拉酮的作用使血浆 17-羟皮质类固醇常在正常水平或者也可能下降。血皮质醇对胰岛素诱导的低血糖的反应可能会受损。如本病伴特发性肾上腺皮质功能减退症和 1 型糖尿病属多发性内分泌腺自身免疫综合征的一种,称为 Schmidt 综合征。醛固酮的代谢率可下降,血管紧张素 II 的敏感性也可能降低。交感神经的活性在甲状腺激素缺乏时降低,胰岛素降解率下降且患者对胰岛素敏感性增强。

(十)泌尿系统及水电解质代谢

肾血流量、肾小球滤过率及肾小管最大重吸收和分泌量都会减少,尿量减少。也有可能出现轻微的蛋白尿,血尿素氮和血肌酐水平正常,尿酸水平可能会升高。尽管血浆容量减少,但是,肾排水功能受损,以及组织中亲水物质引起的水潴留都会导致体内水的增加,这就解释了偶然发现的低钠血症。血清钾水平通常正常,血清镁浓度可能会增加。

(十一)血液系统

由于需氧量减少及促红细胞生成素生成不足,红细胞的数量减少,发生大细胞性和正色素性贫血。临床和亚临床甲减患者伴有恶性贫血的患病率分别为 12% 和 15%。由于吸收不良或者摄入不足所致叶酸缺乏也可能引起大细胞性贫血。频繁的月经过多和因胃酸缺乏导致铁吸收不足将会引起小细胞性贫血。

白细胞总数和分类计数通常正常,尽管血小板黏附功能可能会受损,但是血小板的数量正常。血浆凝血因子Ⅷ和Ⅸ浓度下降,加之毛细血管脆性增加及血小板黏附功能下降,都可以解释发生的出血倾向。

(十二)骨骼系统和钙磷代谢

骨骼正常的生长和成熟需要甲状腺激素。甲状腺激素在青春期之前对骨骼的成熟起着重要作用。婴幼儿期甲状腺激素的缺乏会引起发育异常,骨化过程中次级骨化中心有斑点状的表现(骨骼发育不全)。线性生长受损导致侏儒症。持续一段时间的甲减患儿即使得到了适当的治疗,也不会达到根据父母身高计算出来的高度。

随着肾小球滤过率的变化,尿钙排泄减少,但是肠道钙磷排泄不变。血清中钙磷的水平通常正常,有时可能会轻微升高。钙的排泄更新速度减慢反映了骨形成和吸收的减慢。血清甲状旁腺激素和$1,25(OH)_2$胆固醇常升高。婴幼儿和青少年中碱磷酶积分常降低,骨密度可能会增加。

六、辅助检查

(一)一般检查

血红蛋白及红细胞有不同程度降低。由于甲状腺激素不足,影响促红细胞生成素合成,骨髓造血功能减低,可致轻、中度正常细胞型正常色素性贫血;月经过多可引起小细胞低色素性贫血;由于胃酸减少,缺乏维生素B_{12}或叶酸可致巨幼细胞贫血。所有心肌酶如AST、LDH、CPK、CK-MB等均可升高。血糖正常或偏低,而总胆固醇、三酰甘油、低密度脂蛋白胆固醇及载脂蛋白均可升高,但高密度脂蛋白胆固醇的含量改变不明显。

(二)甲状腺激素测定

血清总T_3(TT_3)、总T_4(TT_4)、游离T_3(FT_3)、游离T_4(FT_4)及反T_3(rT_3)水平降低。其中以FT_4变化最敏感,TT_4变化其次。正常老年人的血T_4、T_3及FT_4水平均较成年人低,而TSH较成年人的数值高,在分析结果时应予以考虑。

(三)TSH测定

原发性甲减者TSH升高为最早的改变。血清基础TSH水平在原发性甲减均明显增高,周围性甲减患者血清TSH一般高于正常范围,但T_3、T_4也显著升高。FT_4降低而TSH正常或偏低,属继发性甲减。有资料显示,TSH在继发性和三发性甲减者40%在正常范围,35%低于正常,25%稍高于正常。

(四)TRH兴奋试验

即静脉注射TRH 200～500 g后,观察血清TSH的变化。垂体性甲减者TSH无反应,下丘脑性甲减则可呈正常反应或迟发反应;而原发性甲减的患者,TSH本已升高,此时可呈过度反应。值得注意的是,TRH试验的临床价值有一定的局限性,采用单次注射法一般很难鉴别下丘脑和垂体性甲减。一组研究表明,在下丘脑-垂体性甲减病例中只有31% TSH对TRH刺激的反应减低,而在所有TSH反应减低者中只有59%是下丘脑-垂体性甲减,还有41%属于正常甲状腺功能者。

（五）甲状腺自身抗体测定

甲状腺球蛋白抗体（TGAb）及 TPOAb 测定以确定是否有慢性淋巴细胞性甲状腺炎引起甲减的可能。自身免疫性甲状腺炎患者血清 TGAb、TPOAb 阳性率 50%～90%，阻断性 TSH 受体抗体（TBAb）阳性率 20%～30%。

（六）甲状腺摄碘功能测定

一般均降低或明显减低。但在缺碘性甲减一般仅轻度降低或升高。

（七）基因检测

基因检测在先天性甲减的诊断中占有重要位置。如碘转运异常者，可以通过检测钠碘同向转运体基因，发现其突变位点。甲状腺激素抵抗的患者可以检测到甲状腺激素受体基因异常。

（八）心电图和超声心动图

心电图表现为低电压，窦性心动过缓，P-R 间期延长，T 波低平，可有完全性房室传导阻滞等。超声心动图示室间隔不对称性肥厚，心脏收缩时间间期，尤其射血前间期延长，并且可显示心包积液及其严重程度。

（九）影像学检查

1. 甲状腺 B 超

一般来说，对甲减诊断的临床价值有限。有时，可以发现甲状腺血流减少，对甲状腺结节可鉴别囊性和实质性。对 HT 或亚急性甲状腺炎者可见低回声征象，有时伴有单个或多发性结节。

2. 甲状腺核素扫描

对有甲状腺肿大的甲减观察甲状腺核素的分布有一定的临床价值。例如，桥本甲状腺炎的甲状腺同位素摄取分布不均匀。此外，甲状腺扫描对甲状腺异位和缺如有确诊价值。

3. CT 或 MRI

甲减者不必常规进行 CT 或 MRI 检查。对于下丘脑-垂体性甲减可适当施行头颅或蝶鞍影像学检查，以期明确病因。

（十）甲状腺穿刺病理学检查

在定位技术设备帮助下行粗针或细针穿刺检查，通过组织学或细胞学检查对自身免疫性甲状腺炎等的诊断确定有一定的参考价值，尤其是诊断 HT 和亚急性甲状腺炎具有较大的价值。

七、诊断与鉴别诊断

（一）诊断

1. 诊断依据

（1）病史：甲减的病因不同，病史特点各异。自身免疫性甲状腺疾病可以阳性家族史。

（2）临床表现：由于病程和严重程度的差异，甲减患者的临床表现并非完全相同。一般而言，甲状腺激素减少可引起机体各系统功能减低及代谢减慢，病情较严重时，出现典型的甲减临床征象。此外，不同患病年龄的临床症群也有较大差异。有些患者以特殊表现为主，临床上应高度重视。

(3)辅助检查:主要根据 TSH、FT_4 和 FT_3 等确定甲减的诊断,必要时行甲状腺摄碘率、过氯酸钾释放试验以及甲状腺穿刺细胞学检查等以确定甲减的病因。

2.诊断标准

(1)原发性甲减:①具有甲减的临床特征;②血清 FT_4 降低,FT_3 正常或降低;③血清 TSH 升高。TRH 兴奋试验,TSH 呈过度反应。

(2)继发性或三发性甲减:①血清 FT_3、FT_4 降低;②血清 TSH 降低。部分患者 TSH 正常,甚至轻度升高。TRH 兴奋试验,TSH 无反应(垂体性甲减)或延迟反应(下丘脑性甲减)。

(3)亚临床甲减:①血清 FT_3、FT_4 正常;②血清 TSH 升高。

(4)甲减心脏病:①甲减的临床症状、体征和实验室检查结果;②电图异常,如窦性心动过缓、肢体导联 QRS 波低电压、P-R 间期延长和 T 波平坦或倒置等;③影像学检查提示心包积液征象;④心功能测定见明显的心率减慢及心排出量减少,且每搏输出量及心肌耗氧量均降低;⑤心肌活检提示典型甲减性心肌病的病理特征。

3.诊断步骤

(1)明确是否为甲减(功能诊断):根据典型临床表现,并参考实验室检查结果,如甲状腺激素及 TSH 水平等,甲减的诊断并不困难。

(2)确定甲减的类型和病因(病因诊断):这是甲减诊断最为困难而关键的一步。临床上需借助病史、TSH、甲状腺自身抗体、甲状腺摄碘率测定等措施综合判断。必要时需要进行 TRH 兴奋试验、甲状腺穿刺细胞学检查及头颅或蝶鞍影像学检查方可确诊。

(3)了解甲减的并发症:确诊甲减的存在,并明确其类型后,还必须对患者有一个全面的评估,以了解有无甲减心脏病等严重并发症。此时,应进行相应的辅助检查,如心电图、超声心动图等。

(二)鉴别诊断

(1)低甲状腺激素综合征的鉴别:主要需与低 T_3 综合征和肾上腺皮质功能减退症相鉴别。

(2)甲减病因的鉴别:即区别原发性、中枢性和周围性甲减。

(3)甲减与亚临床甲减的鉴别:主要根据 FT_3、FT_4 和 TSH 检查结果确定。

(4)甲减常见症状的鉴别:主要包括水肿、贫血、高血压、浆膜腔积液和肝功能异常等。

(5)与其他系统疾病鉴别:如青春期延迟、垂体性侏儒、肾病综合征、冠心病和垂体瘤等。

八、治疗

(一)一般治疗或对症治疗

甲状腺功能减退症患者应注意休息,给予高蛋白质和高热量饮食。去除或治疗诱因。感染诱因占 35%。有贫血者可以补充铁剂、维生素 B_{12} 和叶酸等,胃酸低者应补充稀盐酸,但必须与甲状腺激素合用才能取得疗效。自身免疫性贫血者宜限制碘的摄入。

(二)病因治疗

大多数甲状腺功能减退症缺乏有效的对因治疗方法,对缺碘引起的甲状腺功能减退症,需要及时补充适量的碘剂。药物所致的酌情停用相关药物。

(三)激素替代治疗

1.治疗目标

用最小剂量纠正甲状腺功能减退症症状和体征而不产生明显不良反应。疗效观察应以血 TSH 水平调整至正常范围,成年人一般需要 3～4 个月调整到最佳替代剂量,少儿则应在 3～6 周内达标。孕妇最好在妊娠 8 周内达到 TSH<2.5 mU/L。足量用药后 2～3 周开始利尿,体力增加,皮肤湿润,直至黏液性水肿完全消失。一般 T_3、T_4 水平于 2～3 周恢复,TSH 3～4 周恢复。T_4 半衰期较长,调至满意剂量需要一定时间,在调节药量过程中应每 4～6 周测定 T_4 及 TSH。治疗中注意一些桥本甲状腺炎患者由于抗体类型转变,由甲状腺功能减退症转为甲状腺功能亢进症。

2.常用制剂

甲状腺激素制剂有甲状腺片、左甲状腺素钠(L-T_4)、左旋三碘甲状腺原氨酸(L-T_3),以及 L-T_3/L-T_4 的混合制剂,后两者作用强,持续时间短,但目前使用尚有争议。

3.用药方法

(1)甲状腺片:药物可以很快吸收 2～4 h 产生高于生理的 T_3。由于该药的甲状腺激素含量及 L-T_3/L-T_4 比例不恒定,治疗效果差异,但因其来源丰富、价格低廉等优点,目前仍为国内使用最多的制剂。剂型每片 40 mg,开始作用时间为 4 d,作用持续时间为 10 d 左右。一般开始用量宜小。重症或伴心血管疾病者及年老患者尤其要注意从低剂量开始,每日 10～20 mg,逐渐加量,直至满意为止,维持剂量一般为每日 40～120 mg。

(2)L-T_4:比较稳定,价格较便宜。需在 20～25 ℃储存,避光防潮。剂型有 50 g 和 100 g 两种,L-T_4 在体内可转变为 T_3,故血中 T_3 亦可升高。作用较慢而持久,服药后 1 个月疗效明显。半衰期约 7 d,生物利用度为 80%,每日早餐前 30～60 min 或晚饭后 4 h(睡前)口服 1 次,不必分次服。起始剂量为 25～50 g/d。1～2 周后每 4 周增加 25～50 g,临床症状缓解后需长期维持治疗,其剂量一般为每日 1.4～1.7 g/kg,即 75～200 g。

(3)L-T_3:作用快,持续时间短,需要每日多次服药,且血中波动较大,一般不用于常规替代治疗。可以用于黏液性水肿昏迷的抢救。甲状腺癌及手术切除甲状腺的患者,需定期停药扫描检查者以 L-T_3 替代较为方便。对于 NYHAⅢ级和Ⅳ级心力衰竭低 T_3 患者使用可能获益,但需在临床内分泌医师评估患者后才能开始甲状腺激素治疗。

在替代过程中,必须重视个体的临床表现,要根据患者的生活、工作具体情况而定,必要时可做血 TSH、T_3、T_4、血脂等的复查。

4.其他治疗

目前尚无证据证实饮食补充可以帮助已经开始用甲状腺激素替代治疗的甲状腺功能减退症患者。甲状腺激素类似物目前尚在研究中。美国 ATA 不推荐 TRIAC 用于原发及中枢甲状腺功能减退。硒用于治疗和预防自身免疫性甲状腺炎导致甲状腺功能减退症的证据尚不充分。美国 ATA 不推荐任何碘制剂或含碘食物用于治疗碘充足地区的甲状腺功能减退症治疗。

(四)特殊情况用药

1.新生儿

治疗原则是早期诊断,足量治疗。甲状腺激素治疗启动得越早越好,必须在产后 4～6 周之内开始。随访研究发现,如果在 45 d 内启动治疗,患儿5～7 岁时的智商(IQ)与正常儿童相同,延迟治疗将会影响患儿的神经智力发育。治疗药物选择左甲状腺素(L-T$_4$)。L-T$_4$ 起始剂量 10～15 g/(kg·d)。治疗目标是使血清 TT$_4$ 水平尽快达到正常范围,并且维持在新生儿正常值的上 1/3 范围,即 10～16 g/(kg·d)。为保证治疗的确切性,达到目标后要再测定 FT$_4$,使 FT$_4$ 维持在正常值的上 1/3 范围。血清 TSH 值一般不作为治疗目标值。因为增高的 TSH 要持续很长时间,这是因为下丘脑-垂体甲状腺轴的调整需要时间。一过性新生儿甲状腺功能减退症治疗一般要维持 2～3 年,根据甲状腺功能的情况停药。发育异常者则需要长期服药。

2.老年人

老年人足量替代用量比中年人少20％～30％,平均 1.4 g/(kg·d),且治疗目标 TSH 不必替代到完全正常,以缓解症状,TSH 不超过 10 mU/L。注意个体化治疗。患者有吸收不良,使用抗酸药物含铝制剂、硫酸亚铁、洛伐他汀或糖皮质激素、利福平、卡马西平等,甲状腺激素需要适当增加剂量。50 岁以上的患者,以及合并冠心病者更应慎重,以免发生心律失常、心绞痛或急性心肌梗死。增加剂量过程中相隔时间不宜过短及增加剂量不宜过大。一旦出现心绞痛、心律失常或心电图有缺血加重,应给予相应治疗,并可减回原剂量,必要时暂停使用甲状腺激素。

3.孕妇(ATA、AACE、TES)

主张对孕妇做 TSH 常规筛查,我国的指南建议对危险因素患者应在妊娠开始即筛查甲状腺功能。2012 年中国妊娠和产后甲状腺疾病诊治指南明确了孕早期 TSH 参考范围为0.1～2.5 mU/L,孕中期为 0.2～3.0 mU/L,孕晚期为 0.3～3.0 mU/L。一旦确定临床甲状腺功能减退症,立即开始治疗,尽早达到上述目标。达标的时间越早越好(最好在妊娠 8 周之内)。临床甲状腺功能减退症治疗选择 L-T$_4$ 治疗,不推荐给予 T$_3$ 或其类似物及甲状腺片治疗。妊娠前已经确诊的甲状腺功能减退症,需要调整 L-T$_4$ 剂量,使血清 TSH<2.5 mU/L,再考虑怀孕。妊娠期间,L-T$_4$ 替代剂量通常较非妊娠状态时增加 30％～50％。妊娠前半期(1～20 周)甲状腺功能的监测频率是每 4 周测定 1 次,在妊娠 26～32 周至少检测 1 次血清甲状腺功能。产后 L-T$_4$ 剂量降至孕前水平,并需要在产后 6 周复查甲状腺功能。对于亚临床型甲状腺功能减退症且 TPOAb 阳性孕妇,推荐给予 L-T$_4$ 治疗;TPOAb 阴性孕妇的干预的前瞻性研究正在数个国家进行,目前尚无一致的治疗意见。

4.甲状腺癌术后

甲状腺癌术后甲状腺功能减退症患者,甲状腺激素替代治疗目标依据患者甲状腺癌不同风险情况而定,一般替代治疗后 TSH<0.1 mU/L,以免肿瘤复发,强调追踪复查。

5.中枢甲状腺功能减退症

伴有皮质功能不全时用药应该先补充糖皮质激素,3～5 d 后再开始甲状腺激素替代治疗,以免诱发肾上腺危象。

(王文文)

第七章　风湿免疫科疾病

第一节　系统性红斑狼疮

系统性红斑狼疮（systemic lupus erythematosus，SLE）是一种慢性的具有多系统损害的自身免疫性疾病，其病因尚不明确。目前认为，SLE 的发病与遗传、雌激素等内在因素及环境因素等外在因素的作用下，自身免疫反应被激活有关。SLE 好发于育龄期女性，其病理基础是血管炎，主要特征为：产生多种自身抗体且具有复杂多样的临床表现。

一、临床表现

（一）病史要点

SLE 具有复杂多样的临床表现，任何年龄、性别都可能患病，但 90% 的 SLE 患者为育龄期女性。发病前可有接触有害化学制品、紫外线、感染、药物、手术等诱因，也可无明显诱因。患者常出现发热、体重减轻、疲乏等非特异症状，同时伴有皮疹、口腔溃疡、光过敏、脱发、关节炎、浆膜炎、肾脏受累、血液及消化系统异常、神经精神改变等情况，可有家族史及不良孕产史。

（二）症状要点

1. 皮肤和黏膜

它可表现为急性、亚急性或慢性皮肤黏膜病变。狼疮特异性皮疹包括蝶形红斑、亚急性皮肤型红斑狼疮、盘状红斑、狼疮性脂膜炎、黏膜狼疮、肿胀性狼疮、冻疮性狼疮等。也可出现非特异性皮疹，如光过敏、脱发、甲周红斑、网状青斑、雷诺现象等。还可出现皮肤血管炎皮疹，表现为皮下结节、破溃、紫癜、坏疽等。

2. 肌肉骨骼系统

超过 85% 的患者会有关节痛和关节炎，一般为非侵蚀性关节炎。少部分 SLE 患者（尤其合并抗瓜氨酸化蛋白抗体阳性时）可出现侵蚀性关节炎。同时，长期大量使用糖皮质激素的患者还易合并激素相关骨质疏松，易患骨质疏松性骨折等。股骨头、股骨髁、胫骨平台可出现缺血性坏死，与使用糖皮质激素、狼疮高疾病活动度相关。SLE 也可引起肌炎，表现为肌肉疼痛、无力，伴肌酶升高。

3. 肾脏

大约 74% 的患者在疾病发展过程中肾脏会受累，这常常提示着预后不良。免疫复合物在肾小球沉积，造成补体系统激活和炎症细胞集聚对肾脏造成损害。肾脏的损害除了引发肾小球炎症、坏死及瘢痕形成外，还有肾脏血管损伤造成的血栓性微血管病变和小球外血管炎。患者常表现为血尿、蛋白尿、肾性高血压、水肿,有些病理类型的患者可出现少尿、急性肾功能不全甚至急进性肾小球肾炎。如未及时治疗,有些病理类型的患者可逐渐发展为慢性肾功能不全,甚至出现终末期肾病乃至死亡。有平滑肌受累者可出现输尿管扩张和肾积水。

4.心血管系统

心包炎是 SLE 心脏受累最常见的病变,是 SLE 所致浆膜炎的一种,可无任何症状,也可出现胸骨后持续性疼痛,吸气及咳嗽时加剧,身体向前倾斜时可缓解。除心包炎外,SLE 心脏受累还可能出现瓣膜上长无菌性赘生物(如疣状心内膜炎),二尖瓣最常见,其次是主动脉瓣,可导致二尖瓣或主动脉瓣反流。大约 60% 的患者会出现雷诺现象(遇冷或情绪激动时肢端的动脉阵发性痉挛,肢端血供不足),有时可导致肢端缺血性坏死。其他心血管受累包括心肌炎、冠状动脉缺血等,患者可表现为晕厥、心律失常、活动耐量下降、胸痛等,甚至心功能不全、猝死。

5.肺脏

大约 30% 的患者在 SLE 发展的过程中会出现肺脏受累,其中最常见的表现是胸膜炎。可表现为无症状胸腔积液,也可出现呼吸时胸痛、呼吸困难等。部分患者可出现狼疮性肺泡炎,表现为发热、咳嗽、双肺广泛浸润和低氧血症。SLE 可引起弥散性肺泡出血,表现为气促、咳嗽、咯血、肺泡浸润、血红蛋白下降、低氧血症。肺动脉高压在 SLE 患者中并不少见,主要表现为进行性加重的干咳和活动后气短,严重者出现晕厥、猝死。其他肺部受累包括肺间质病变及肺动脉栓塞。

6.神经精神系统

最常见的 SLE 脑炎表现包括认知功能障碍(17%～66% 的患者)、心境障碍(8% 的患者)、脑血管疾病(5%～18% 的患者)、癫痫发作(6%～51% 的患者)。少数 SLE 患者也可出现颅神经或外周神经损伤。抗核糖体 P 蛋白抗体被证实与神经精神狼疮有关。抗磷脂自身抗体可导致高凝状态,诱发血管血栓及大脑缺血。另外,大脑中的非炎性小血管病变可引起微梗死灶,这是 SLE 患者最常见的脑损伤。

7.消化系统

消化道或肠系膜的血管炎可能会导致腹痛、消化道出血,甚至可出现肠坏死。也有患者表现为假性肠梗阻,出现胃肠道动力异常,常伴有输尿管扩张。血管的病变还可能引起胰腺炎(≤10% 的患者)。腹膜炎较胸膜炎及心包炎少见。SLE 可引起转氨酶升高,通常对激素和保肝药反应良好。也可合并自身免疫性肝炎,导致肝硬化。

8.脾与淋巴结

脾肿大有时可见于 SLE 患者,受累脾脏的病理表现为动脉及小动脉壁出现典型的"洋葱皮"样增厚。约 1/3 的患者在疾病发展过程中有时会发现有淋巴结肿大。肿大淋巴结为无痛性,病理常提示淋巴滤泡增生,有时要与淋巴瘤做鉴别诊断。最近一些多中心的研究发现 SLE 会明显增加患者患血液系统恶性肿瘤的概率,尤其是非霍奇金淋巴瘤。

9.血液系统

可出现全血细胞减少。白细胞减少,尤其是淋巴细胞减少常见于 SLE 患者,与疾病的活动有关。贫血的最常见原因为自身免疫性溶血性贫血,但也需要警惕消化道慢性失血、血栓性微血管病或合并血液系统疾病。血小板减少性紫癜可在 SLE 疾病早期出现,严重者可导致危及生命的大出血。

10.眼部

活动性 SLE 患者可出现眼部受累,最常见病变部位为视网膜,视网膜血管阻塞性疾病可导致视力下降,甚至失明。也可合并巩膜炎等。

(三)查体要点

由于 SLE 可累及全身各个系统,需要进行全面的体格检查。

1.一般检查

发热、淋巴结肿大等。

2.皮肤黏膜

鼻梁和双颧颊部呈蝶形分布的红斑、毛发稀疏、手足掌面和甲周红斑、盘状红斑、结节性红斑、脂膜炎、网状青斑等。口或鼻黏膜溃疡常见。

3.心脏检查

视诊注意心尖搏动位置,触诊有无震颤及心包摩擦感,叩诊心界大小,听诊注意心率、心律、心音强弱、有无杂音。

4.胸部检查

胸部是否有异常呼吸音,有无肺下界抬高。

5.腹部检查

注意患者有无腹部压痛、反跳痛及腹膜刺激征。听诊注意肠鸣音强弱及次数。

6.四肢和关节检查

有无关节肿胀、压痛,有无肌肉压痛、肌力下降。

7.神经精神系统检查

SLE 可累及中枢和外周神经系统,需注意患者感觉、运动功能,有无病理征及脑膜刺激征等。

二、辅助检查

(一)实验室检查

(1)全血常规、尿常规、肝肾功能、尿蛋白、尿肌酐、24 h 尿白蛋白检查。

(2)ESR、CRP、免疫球蛋白水平、补体(C3、C4、CH50)、RF。

(3)抗核抗体、抗 dsDNA 抗体、抗 ENA 抗体谱。

(4)抗磷脂抗体(抗心磷脂抗体、抗 β_2 GP1 抗体、狼疮抗凝物)、梅毒血清试验。

(5)Coomb's 溶血试验。

(6)脑脊液检查:神经精神狼疮无特征性改变,但可排除颅内感染。

(二)影像学检查

(1)胸部 X 线或 CT 检查:评估有无肺脏受累(胸腔积液、胸膜炎、间质性肺病等)。

(2)心电图:若有胸痛,宜行心电图检查,排除是否有心包炎、心肌炎、冠脉病变。

(3)超声心动图:观察有无心包炎、瓣膜病变、心肌病变、心功能不全、肺动脉高压。

（4）磁共振扫描：常规磁共振扫描有助于发现神经精神性狼疮，可以检测出脑血管异常、脑实质损害。近年随着神经功能影像学技术的发展，包括磁共振波谱成像（MRS）技术、基于体素的形态学测量（VBM）技术、磁化传递成像（MTI）技术、弥散张量成像（DTI）技术、功能磁共振成像（fMRI）技术等一系列新的成像技术，也逐渐运用到神经精神性狼疮的诊断中。

（5）腹部增强 CT：有助于发现肠系膜血管炎，表现为"靶征"或"齿梳征"。

（三）其他检查

（1）脑电图检查：有助于诊断神经精神狼疮。

（2）肌电图（EMG）：SLE 患者可有肌肉酸痛无力，少数患者可有肌酶谱增高，行肌电图检查可鉴别多发性肌炎。

（3）狼疮皮肤带活检。

（4）肾活检：肾活检病理分型对 SLE 患者的治疗指导意义重大。2012 年 ACR 提出除非有明确的禁忌证，具有活动性狼疮肾炎临床证据的患者应当在治疗前进行肾活检，明确病理类型，同时可评估肾脏活动性损害和慢性损害指数。

（5）肺穿刺：SLE 患者的肺部可有多种病变，肺穿刺组织学检查可明确肺部病变的病理类型，有助于选择合适的治疗方案及评估患者预后。

三、诊断与鉴别诊断

（一）诊断

目前普遍采用美国风湿病学会 1997 年推荐的 SLE 分类标准。SLE 分类标准的 11 项中，符合 4 项或 4 项以上者，可诊断 SLE。其敏感性为 86％，特异性为 93％。

2012 年 SLE 国际合作组（SLICC）制定的 SLE 分类标准，在临床上诊断 SLE 也同样适用。其敏感性为 94％，特异性为 92％。

SLE 病情活动和病情轻重程度的评估是治疗方案拟定的先决条件。目前，国际上通用的 SLE 活动性判断标准包括：SLEDAI、BILAG、OUT 等，其中以 SLEDAI 最为常用。

SLE 病情轻重的评估：

（1）轻型 SLE：诊断明确或高度怀疑者，但临床无明显内脏损害，SLEDAI 积分＜10 分。

（2）中型 SLE：有明显内脏受累且需要治疗的患者，SLEDAI 积分在 10～14 分。

（3）重型 SLE：具有上述症状，同时伴有一个或数个脏器受累，SLEDAI 积分≥15 分。

（4）狼疮危象：急性的危及生命的重症 SLE，包括急进性狼疮性肾炎、严重的中枢神经系统损害、严重的溶血性贫血、血小板减少性紫癜、粒细胞缺乏症、严重心脏损害、严重狼疮性肺炎、严重狼疮性肝炎、严重的血管炎等。

（二）鉴别诊断

1. 其他风湿性疾病

RA、混合性结缔组织病（MCTD）及皮肌炎。

（1）RA：RA 和 SLE 均有关节炎表现，但 SLE 典型的关节炎为非侵蚀性，关节症状持续时间较短，影像学上可以相互鉴别。对于有关节侵蚀的 SLE 和有系统受累的 RA，需考虑特征性皮疹、免疫学检查、肾脏病理等。如同时符合 RA 和 SLE 分类标准，称为 Rhupus 综合征。

（2）MCTD：MCTD可出现发热、雷诺现象、肌炎、关节炎、血液系统受累等，但双手肿胀、肌炎、食管受累多见，抗U1RNP抗体高滴度阳性，抗Sm抗体、抗dsDNA抗体阴性。

（3）皮肌炎：SLE的肌肉受累通常比较轻，肌酸激酶轻度升高。皮肌炎可有特征性的向阳疹、披肩征、Gottron疹，自身抗体阳性率低。

2.肿瘤

肿瘤（尤其血液系统肿瘤）患者可有发热、皮疹、多系统受累表现，也可出现抗核抗体等自身抗体阳性、免疫球蛋白升高，需根据影像学、骨髓检测、淋巴结及受累脏器的病理结果来鉴别。

3.感染

感染可有全身性表现，包括发热、皮疹、关节痛，甚至伴有免疫学指标的异常，而SLE患者也常合并感染，需根据患者临床表现、影像学特点、病原学检测鉴别两者，可影响治疗方案的选择。

4.药物相关性狼疮

服用某些药物，包括肼屈嗪、异烟肼、氯丙嗪、左旋多巴、卡马西平、谷氨酸、可乐定、维拉帕米等可诱发狼疮样症状，需确认药物与临床症状之间的相关性，抗组蛋白抗体是药物性狼疮常见的特异性抗体，一般无需特殊治疗，停药后狼疮症状即可消失，但血清学异常可持续较长时间。

四、治疗

（一）患者宣教

鼓励患者要有战胜疾病的信心，树立长期治疗的准备。防日晒和紫外线照射，不要随意用药，生育期女性应避免妊娠，避孕药宜选用只含孕激素或雌激素低的药物，最好使用避孕工具，如需妊娠一定要在疾病完全缓解后并经专科医师允许。

（二）药物治疗

药物治疗是治疗SLE最重要的方法，主要药物有五大类。

1.非甾体抗炎药

对发热及关节痛有效，应注意消化性溃疡、出血、肝肾功能损害的不良反应。

2.抗疟药

常用于控制皮疹、关节炎和减轻光过敏，是SLE治疗的基础用药，配合激素使用可提高疗效并减少激素用量，并可以预防疾病复发。常用硫酸羟氯喹$0.2\sim0.4$ g/d，分2次服用。不良反应主要是过敏反应及视网膜病变，应每$6\sim12$个月检查一次眼底。

3.糖皮质激素

是中重度SLE的首选药物，根据病情不同剂量不同，一般采用泼尼松$(0.5\sim1)$ mg/（kg·d），用药$4\sim6$周或疾病活动控制后$10\sim15$ d开始逐步减量，至$5\sim15$ mg/d维持。对于重症患者，一般剂量激素效果不佳者，特别是狼疮危象的患者，可采用甲泼尼龙1.0 g/d冲击治疗，连续3 d，必要时可重复使用，停止冲击后应恢复常规药量，切勿不分病情变化长期大量使用激素或者减量速度过快导致SLE复发。激素可能的不良反应包括：库欣综合征、继发感染、高血压、高血糖、电解质紊乱、精神异常、胃肠道出血,长期使用易导致骨质疏松及股骨头无菌性坏死等。

4.免疫抑制剂

对重症 SLE,特别是重要器官受累的患者应与激素联合应用,以提高疗效,帮助激素减量。

(1)环磷酰胺:适用于狼疮性肾炎、神经精神狼疮及严重的血管炎等。具体用法为 2 mg/(kg·d),国内常用 100 mg/d 口服或 200 mg 静脉注射,隔日 1 次或 400 mg 静脉注射,每周 1次;也可采用环磷酰胺冲击疗法,(0.5～1.0)g/m² 体表面积静脉滴注,每 3～4 周 1 次,持续6～12 个月,病情缓解后改为 3 个月 1 次。环磷酰胺的不良反应主要是骨髓抑制、胃肠道反应、肝功能损害、脱发、性腺抑制、出血性膀胱炎,此外还可增加恶性肿瘤的发生率。

(2)硫唑嘌呤:有助于控制 SLE 的活动性。用法(1.5～2.5) mg/(kg·d),常用剂量为100 mg/d。除无出血性膀胱炎外,不良反应与环磷酰胺类似。

(3)甲氨蝶呤:主要用于关节炎、肌炎、浆膜炎和皮肤损害为主的 SLE。剂量 10～15 mg,每周 1 次。不良反应包括胃肠道反应、口腔溃疡、肝功能损害及骨髓抑制等。应用甲氨蝶呤的第二日可加用 5～10 mg 叶酸,以减轻不良反应。

(4)霉酚酸酯:对有明显血管炎表现的狼疮性肾炎有效,可以有效地控制Ⅳ型狼疮性肾炎活动。用量为 1.5～2 g/d,分 2 次口服。该药的不良反应相对少,尤其在骨髓抑制、性腺抑制、肝肾毒性方面较环磷酰胺有一定的优势,一些患者可以出现胃肠道反应。

(5)环孢素:是治疗狼疮性肾炎的二线用药,适用于上述药物无效的患者。每日剂量 3～5 mg/kg,分 2 次口服。环孢素的优点是无骨髓抑制作用,但是可以导致高血压、血肌酐升高,长期使用会出现震颤、多毛和齿龈增生,用药期间需要密切监测。

(6)来氟米特:有助于 LN 的治疗。剂量为 10～30 mg/d。不良反应包括感染、胃肠道不适、高血压等。

5.生物制剂

单克隆抗体(如抗 CD20 抗体、抗 CD22 抗体、抗 CTLA－4 抗体和抗 BLyS 抗体等)在Ⅱ、Ⅲ期 SLE 临床试验中显示出了一定的治疗前景。

(三)非药物治疗

1.血浆置换

可以清除血循环中的自身抗体和免疫复合物,减轻病情并争取治疗时间,但此方法非常规治疗,仅为短期应急过渡措施。

2.造血干细胞移植

近年来采用造血干细胞移植治疗重症 SLE 取得了一定的疗效,但费用昂贵,远期疗效及如何选择干细胞供体方案有待进一步实验研究和大量临床实践来验证。

(四)狼疮危象

治疗目的在于挽救生命、保护受累脏器、防止后遗症。

1.急进性肾小球肾炎

(1)为判断肾损害的急慢性程度,明确病理类型,应抓住时机肾穿。对明显活动、非不可逆性病变为主的患者,应积极使用大剂量激素治疗,必要时给予冲击治疗。同时应用环磷酰胺冲击治疗。

（2）如环磷酰胺疗效不佳可改用霉酚酸酯或环孢素，或两种以上免疫抑制剂合用。

（3）对于肾功能不全的患者免疫抑制剂应减量应用，避免药物过量。根据病情选择透析或肾移植治疗。

2. 弥散性神经精神狼疮

（1）诊断必须除外中枢神经系统感染，一旦诊断明确，无禁忌证的情况下应采用激素冲击治疗；还可给予地塞米松 10 mg 鞘内注射，每周 1 次，共 2~3 次。

（2）在控制 SLE 药物的基础上强调对症治疗，必要时加用抗癫痫药物。

（3）对于抗心磷脂抗体相关的神经精神狼疮应加用抗凝剂及抗血小板药物治疗。

3. 重症血小板减少性紫癜

（1）血小板＜20×10^9/L，有自发出血倾向，常规激素治疗无效，就应加大激素用量至 2 mg/（kg·d）或冲击治疗。

（2）还可应用长春新碱 1~2 mg，每周 1 次静脉注射，共 2~4 次。

（3）静脉大剂量应用人免疫球蛋白（IVIG）对重症血小板减少性紫癜有效，0.4 g/（kg·d）静脉滴注，连续 3~5 d 为 1 个疗程。IVIG 还具有非特异性抗感染作用。

（4）内科治疗无效可行脾脏切除术。

4. 弥散性出血性肺泡炎

（1）支气管镜有助于明确诊断，常同时伴有大量蛋白尿，预后极差。

（2）治疗包括氧疗、必要时机械通气、控制感染及支持治疗，可使用激素冲击治疗、IVIG 和血浆置换。

5. 严重的肠系膜血管炎

（1）常需 2 mg/（kg·d）以上的激素才能控制病情。

（2）应加强肠外营养支持，一旦发生肠坏死、穿孔、中毒性肠麻痹应及时手术治疗。

（五）妊娠

（1）SLE 患者可以妊娠的条件包括：病情稳定至少 1 年，仅应用小量激素（泼尼松≤10 mg/d），停用细胞毒性药物（环磷酰胺、甲氨蝶呤、霉酚酸酯停用半年，来氟米特停用 2 年）。

（2）妊娠后激素仅能使用泼尼松或泼尼松龙。如妊娠 3 个月内病情明显活动，应终止妊娠。妊娠 3 个月后疾病活动时可加大剂量。

（3）羟氯喹无明显致畸作用，在病情需要的情况下可维持应用以稳定病情，避免复发。

（4）习惯性流产病史和抗磷脂抗体阳性的孕妇应在发现妊娠后及时开始抗凝治疗，或联合抗血小板治疗。

（王文文）

第二节　系统性硬化症

系统性硬化症（systemic sclerosis，SSc），曾称硬皮病、进行性系统性硬化症，是一种病因和发病机制尚不明确的全身性结缔组织病，呈慢性经过，病程长，临床表现各异。特征性病变是小血管功能、结构异常，局限性或弥散性皮肤、内脏纤维化，免疫系统激活和自身免疫。

一、流行病学

此病呈现散发特征，分布广，可见于世界所有地区和种族，与季节、地理无关。确切的发病率和患病率尚不清楚，有研究表明，系统性硬化病的年发病率为 9～19 人/100 万人，患病率约为 19～75 人/10 万人。因系统性硬化病误诊率漏诊率高，而且报告针对的是就诊人群，所以其实际患病率可能高出报告数字。基于群体的调查研究表明，患病率大概在 286 人/100 万人。

SSc 任何年龄都可发病，发病高峰年龄为 30～50 岁；女性多见，发病率大约为男性的 3～4 倍，育龄妇女为发病高峰人群，儿童相对少见。

二、病因与发病机制

系统性硬皮病的确切病因不明。有文献报告与以下因素有关，但尚未在机制上予以阐明。

(1)遗传因素：系统性硬化的遗传比较复杂。双胞胎儿的共同患病率约为 5%，这在单卵双生儿和双卵双生儿之间是相似的。有系统性硬化家族病史的人容易发生此类疾病，一级亲属也更易发现抗核抗体阳性，因此阳性家族史仍然是很强的危险因素，证实了遗传在疾病易感性中的重要作用。

与其他结缔组织疾病相比，HLA 与 SSc 的相关性要弱些。目前发现相关的基因有 *HLADR*1/*DR*2/*DR*3/*DR*5/*A*1 等，个别基因可能与特定的 SSc 亚型有关。当前 SSc 基因研究集中于候补基因的多态性现象。有报道称相关基因的单核苷酸多态性与免疫、炎症、血管功能和结缔组织稳态有关。

(2)病毒：感染人类巨细胞病毒或其他病毒是潜在的触发因素。许多文献报道在系统性硬化患者的血清中检测到了抗人类巨细胞病毒抗体，这些抗体识别的是巨细胞病毒的 UL83 和 UL94 蛋白质表位。系统性硬化患者中存在的抗拓扑异构酶Ⅰ抗体与巨细胞病毒衍生蛋白有交叉反应，证实了巨细胞病毒感染和 SSc 之间存在分子拟态机制。细胞培养实验中 UL94 抗体使内皮凋亡和纤维化，说明抗病毒抗体可能在组织损伤中发挥直接作用。巨细胞病毒还可以刺激人类皮肤成纤维细胞合成多种细胞因子，促进纤维化。小病毒 B19 在系统性硬化的患者中也有描述。

(3)环境、药物、射线：特定环境和职业，以及应用某些药物也是潜在的触发因素。接触二氧化硅、聚氯乙烯、三氯乙烯和有机溶剂的人更易患 SSc。无对照的研究还报道了杀虫剂，染发剂，工业烟尘与 SSc 的相关性。

引起 SSc 样疾病的药物包括博来霉素、喷他佐辛和可卡因等。食欲抑制剂苯氟拉明与肺动脉高压相关。有报道称硅胶隆乳术与系统性硬化发病有关，但大型流行病学研究并未确定两者之间的相关性。恶性肿瘤的放射治疗会引起 SSc 的新发病，并使患有 SSc 的患者病情恶化。

(4)性激素：育龄妇女患病率明显高于男性，提示发病可能与性激素有关。

(5)此外，精神创伤、劳累、寒冷等因素在 SSc 的发生、发展过程中，也起到一定作用。

SSc 的发病机制很复杂，目前还没有完全阐明。动物模型复制出的只是部分病理变化和临床表现。一个完整的发病机制的认识应包括 SSc 的三个重要特征：血管损伤破坏、自身免疫激活、间质与血管纤维化。三个部分复杂且动态的相互影响，是 SSc 组织损伤起始、放大、持续进展的原因。

血管的损伤破坏被认为是 SSc 的起始病变。血管受累出现早且普遍，与疾病结局有关。血管损伤引起内皮细胞活化与功能障碍，使内皮源性血管扩张因子（NO、降钙素基因相关肽、前列环素）生成和应答缺陷，血管收缩和舒张因子平衡被打破，血流受损，缺血再灌注后的氧化应激又加剧了血管损伤，形成恶性循环。血小板暴露于内皮下组织而活化，激活纤溶蛋白级联反应，血栓形成，堵塞血管也是致病因素。最近的研究还指出外周循环中内皮祖细胞数量减少及其分化为成熟内皮细胞能力受损，影响血管修复，这在发病过程中也起了一定作用。

在 SSc 发病早期，先天免疫和后天免疫均活化，而且自身免疫非常显著。活化的 CD4$^+$、CD8$^+$ T 淋巴细胞、单核巨噬细胞、B 淋巴细胞、嗜酸性粒细胞、自然杀伤细胞存在于病变皮肤、肺脏和其他受累器官的血管周围。特别是活化的 T 细胞数量明显增多，推测其可能在组织损伤中起直接作用。以上免疫细胞可分泌多种细胞因子、自身抗体，可引起血管内皮细胞损伤和活化，刺激成纤维细胞合成胶原增多。

目前所有的证据显示，胶原和其他基质成分的堆积是一个继发过程。现在主要的研究问题是确定不同细胞因子和生长因子与 SSc 的相关性，以及它们的作用机制（表 7-1）。

表 7-1 SSc 纤维化病理过程中涉及的信号分子

分子	起源细胞	在 SSc 的水平
TGF-β	炎性细胞、血小板、巨噬细胞、成纤维细胞	升高
PDGF	血小板、巨噬细胞、成纤维细胞、内皮细胞	升高
CTGF/CCN2	成纤维细胞	升高
胰岛素样生长因子-1	成纤维细胞	升高
IL-4，IL-13	Th2 淋巴细胞、肥大细胞	升高
IL-6	巨噬细胞、成纤维细胞、B/T 淋巴细胞	升高
MCP-1，MCP-3	中性粒细胞、上皮细胞，内皮细胞、成纤维细胞	升高
成纤维细胞生长因子	成纤维细胞	升高
ET-1	内皮细胞	升高
5-羟色胺	血小板	升高

以上最重要的可能是 TGF-β，它可以刺激成纤维细胞增殖、迁移、黏附；可以诱导间充质细胞合成胶原；抑制基质降解金属蛋白酶的产生。

三、诊断思路

（一）病史特点

1.皮肤症状

（1）皮肤增厚纤维化：皮肤增厚硬化是 SSc 的重要特征。局限性皮肤硬化的患者，皮肤变化局限于手和面部，个别蔓延至颈部和前臂。病情进展可出现不同变化，有些表现为皮肤水肿,尤其在手指表现明显;有些表现为皮肤萎缩,手指绷紧,皮下组织减少,手指缺血并发溃疡和瘢痕。

弥散性皮肤硬化患者的病变要相对一致。首先出现的典型症状是软组织水肿,易发生在手、腕、和下肢。而后皮肤真皮纤维化增厚,最后硬化,硬化进展迅速,可累及躯干,在严重病例可累及上臂和大腿。

皮肤的病变往往经历早期、确诊期和晚期三个阶段。早期诊断困难,当患者手和足部肿胀,晨起最明显时应高度怀疑此病。水肿挤压神经可出现症状,例如腕管综合征。随后,迅速进展,掌指关节的邻近皮肤出现坚硬、紧张、绷紧,与深部组织粘连,限制了关节的活动,此时可以确诊为 SSc。此阶段皮肤粗糙、色素沉着、干燥。晚期皮肤则出现萎缩,表皮变薄,毛发停止生长,汗腺受损,皮肤皱褶消失。

内脏受累的相对危险性与皮肤累及速度、进程和范围密切相关。因此测量皮肤受累情况是评估患者内脏受累的好方法。有许多评分系统可以量化皮肤硬化。应用最广的是 Rodnan 皮肤厚度积分系统,是 17 个部位的皮肤临床触诊的定性等级量表。最高 51 分,在此量表中,0 为正常皮肤,1 为可疑增厚,2 为明确增厚但与深部组织无粘连,3 为明显增厚并与深部组织粘连。17 个部位是指:面部、前胸、腹部、左右上臂、左右前臂、左右手、左右手指、左右大腿、左右小腿、左右足。其他评价皮肤进展的方法还在考察,比如利用高频超声等。

(2)缺血性溃疡:是局限性和弥散性 SSc 的常见并发症。溃疡发生可引起疼痛和功能障碍,常见于指尖、指褶皱、关节表面的伸肌,皮下钙质沉着等部位。

(3)表皮毛细血管扩张:在局限性和弥散性 SSc 的患者中都可出现,但更常见于局限性 SSc,尤其常见于亚型 CREST 综合征。毛细血管扩张在手掌和嘴唇最明显,典型的为椭圆形外观,并且随着时间推移数量增多,是血管累及部位增多的表现。尽管先前毛细血管扩张看作是局限性 SSc 的标志,但是在弥散性 SSc 晚期广泛的皮肤和黏膜血管受累,也会出现血管扩张。甲褶毛细血管异常,主要表现在血管袢,包括袢的扩张和新生血管形成,是疾病进展的依据。

2.血管病变

(1)雷诺现象:当遇寒冷或情绪激动时,手指或脚趾顺序性出现皮肤苍白、变紫、潮红,同时伴有疼痛麻木,称为雷诺现象。在人群中常见,影响了相当数量的正常人。雷诺现象的成人患病率在世界范围内为 3% ~ 10%,在年轻女性中患病率为 20%。患病率根据气候,肤色,种族,从事振动操作的职业而变化。雷诺现象在临床上分为两类,原发性雷诺现象,病因不明,可能与寒冷损伤,聚氯乙烯和应用振动仪器有关;继发性雷诺现象,指继发于其他明确疾病者,如SSc、混合性结缔组织病、干燥综合征、系统性红斑狼疮等。

继发性雷诺现象往往有以下特点:①儿童发病或大于 45 岁的成年人;②症状严重,且全年发生;③指端溃疡,在原发性雷诺现象罕见;④症状不对称。

尽管雷诺现象可以在很多结缔组织病中出现,但在 SSc 中是普遍存在。SSc 患者雷诺现象可以比其他症状早出现若干年,特别是在局限性硬皮病患者。区别雷诺现象是原发性的还是硬皮病的首发症状很重要,可以从以下方面辨别:甲褶毛细血管的结构是否存在异常,指腹是否存在营养改变、瘢痕或角质栓塞,是否存在抗核抗体。

自身抗体和甲褶毛细血管镜检查共同阳性可以确诊90％以上的SSc患者。有雷诺现象的人群中只有15％的有其中一项或者两项阳性。当只有孤立的雷诺现象,两项全是阴性者不会发展为结缔组织病。

(2)大血管累及:是内脏并发症的重要原因,如肾脏疾病、肠道受累。有研究证实脑和肾脏循环中存在血流异常,而且最易受累的血管是尺动脉。

3.系统表现

1)消化系统表现

不管是局限性还是弥散性SSc,消化道是最易累及的系统,而且每个部位都可能受累,也是死亡的重要原因。

(1)口腔部:临床表现是嘴唇变薄;口周皮肤紧张,出现放射性皱褶,张口困难;口腔黏膜干燥、硬化;舌肌萎缩,舌不能伸出口外;牙周疾患,龋齿、牙齿脱落。

(2)食管:食管蠕动异常和括约肌功能障碍,并继发食管反流在SSc患者中普遍存在。早期临床症状比较轻微,患者可能有夜间胸骨后不适或疼痛。随着时间的迁移,慢性胃食管反流的并发症如:吞咽困难、食管狭窄和Barrett食管炎将会出现。

(3)胃:胃经常被累及,可有胃轻瘫,患者胃排空延迟,导致饱胀和呕吐。"西瓜胃"又被称为胃窦血管曲张,损伤后可有间断出血,是SSc患者慢性贫血的原因。

(4)小肠:小肠蠕动异常和细菌过度繁殖可导致反复发作的腹泻和腹胀,严重时伴有吸收不良,体重减轻,营养不良和恶病质。重症患者可出现慢性假性肠梗阻,影像学上可有"硬币堆集征"。在进展性肠病变的患者偶见肠壁囊样积气,气体胀入肠壁,或胀入腹腔,表现很像肠管破裂。

(5)大肠:大肠受累后蠕动异常,常见症状是便秘,偶可见乙状结肠扭转。

(6)直肠肛门:直肠弛缓,动力不足是早期症状。晚期常见症状是括约肌功能障碍,大便失禁。

(7)肝脏胰腺:肝脏病变不常见,但是原发性胆汁性肝硬化的出现往往与局限性SSc有关,预后比单发的原发性胆汁性肝硬化好。胰腺外分泌不全与吸收不良和腹泻有关。

2)肌肉、骨、关节表现

(1)关节:非特异性关节疼痛和晨僵是SSc典型症状,与SSc纤维化进展累及肌腱、筋膜、韧带、关节囊有关,并可出现关节摩擦音,多见于手指、腕、膝、踝等四肢关节。晚期这些组织挛缩,造成关节僵直,多固定在屈曲畸形位置。临床上明显的关节炎少见,但也有部分患者发展成侵蚀性关节病。

(2)骨骼肌病变:不同程度的骨骼肌受累在SSc都可见到。尽管肌无力和肌萎缩可以继发于关节挛缩或慢性疾病,但是有20％的SSc患者发展成真正的肌病,肌酸磷酸激酶升高,肌电图异常。

(3)骨X线检查可发现骨质疏松,骨破坏和骨萎缩,与肠吸收功能受损、废用和灌注减少有关。病程较长的患者可发生指端吸收和指端骨质溶解。

3)心脏表现

SSc患者心脏受累比较常见,是影响存活率的重要因素。心肌和心包都可受累,但是心包因为积液的出现更容易检测到。大量的心包积液并不常见。SSc 患者的心包积液常与肺动脉高压和硬皮病肾危象合并出现。

心脏受累可出现多种症状如:舒张功能障碍,肌钙蛋白 T 释放增多,节律异常。MRI 是检测心肌纤维化、收缩或舒张异常的有效工具。

4)肺部表现

间质性肺病早就被看作是常见且最显著的 SSc 并发症,肺动脉高压是最近才被认识。尽管两种并发症被看作是各自发病,但常常一起出现。

(1)间质性肺病:间质性肺病隐匿进展,一般都会发展成纤维化。肺的纤维化是不可逆的,因此早期诊断至关重要。常见的始发症状是气喘和干咳(特别是在劳累时)。体格检查常发现肺基底部有湿啰音。放射学特征是网状阴影,对称,在基底部最明显。胸片对肺泡炎和早期纤维化并不敏感,所以用于排除感染或误吸。

SSc 间质性肺病患者有轻微症状时胸片是正常的,肺功能试验相对敏感得多,早期就存在弥散功能降低。高分辨 CT 也是有价值的检测早期纤维化方法。

(2)肺动脉高压:静息状态下平均肺动脉压力超过 25 mmHg,运动后超过 30 mmHg,且无左心衰竭的证据,称为肺动脉高压,局限性和弥散性 SSc 患者都可出现,是死亡的主要原因。SSc 相关的肺动脉高压预后比原发性肺动脉高压差,可能和两者的病理机制不同有关。

肺动脉高压在早期无症状。始发症状包括劳力性呼吸困难,乏力。SSc 患者,定期进行肺功能检测,心脏超声,高分辨 CT,心电图检查有助于早期确诊肺动脉高压。气体弥散功能降低提示肺动脉高压,是最敏感的异常指标。

(3)其他的肺部并发症包括吸入性肺炎、胸膜病、自发性气胸、药物所致肺炎、肺尘埃沉着症(尘肺)、支气管扩张、胸膜炎、胸腔积液、肺癌等。

5)肾脏受累

血管痉挛和损伤引起的内脏受累中,肾脏是最明确且最严重的。血管病变在肺动脉高压患者,进展缓慢,而在硬皮病肾病中进展迅速,可能是因为体循环血压高于肺循环血压。

(1)硬皮病肾危象:硬皮病肾危象发生在 10%~15% 的弥散性 SSc 患者.在局限性 SSc 患者很少见,只有 1%~2%。许多病例发生在该病发病的 12 个月内,而且四分之一的硬皮病肾危象患者,肾脏出现症状时才确诊 SSc。典型的患者表现为急进性高血压和肾功能进行性恶化,表现为剧烈头痛、恶心、呕吐、视力下降、抽搐、癫痫发作、意识模糊甚至昏迷。终末器官损害可导致全身性发作的脑病和一过性肺水肿。微血管病性溶血性贫血常见,也可出现弥散性血管内凝血和血小板减少。

(2)其他形式的肾脏受累:其他的肾脏并发症也可发生,如高血压、蛋白尿、氮质血症,尤其是重叠狼疮性肾炎时。

6)其他症状

(1)神经系统症状:在弥散性 SSc 患者早期,正中神经受压是常见症状。孤立的或多发的脑神经受累也会发生,往往与特定的自身抗体有关,比如抗 U1-RNP。还可有对称性周围神经病变,合并血管炎时,更易出现。

(2)干燥症状:系统性硬化患者常出现眼干、口干症状。

（3）抑郁：是常见的伴随症状，特别是在损毁面容者。

（4）性功能减退：在 SSc 患者比较常见，特别是在男性患者，可因海绵体动脉纤维化导致阳痿。

（5）甲状腺功能减退：与甲状腺纤维化或自身免疫性甲状腺炎有关。

（6）妊娠：受孕率低于正常，出现自发性流产、早产及低体重儿的比率均高于正常人群。妊娠不会加重系统性硬皮病的病情，但可加重反流性食管炎和心脏症状。

4．SSc 分型

根据受累范围及临床特点的不同，本病分为以下四类。

（1）局限型 SSc：特点为皮肤病变局限于手指、前臂远端和膝部，可有颜面和颈部受累，内脏病变出现较晚。CREST 综合征是手指软组织钙化、雷诺现象、食管运动障碍、指端硬化及毛细血管扩张，是局限型的一种特殊亚型。抗着丝点抗体（ACA）阳性率高，病情轻，进展慢，病程长，预后好。

（2）弥漫型 SSc：特点为对称性广泛性皮肤纤维化，除累及肢体远端和近端、面部和颈部外，尚累及胸部和腹部皮肤。本型病情进展快，多伴有内脏病变（肺、心脏、胃肠道或肾脏）损伤，抗拓扑异构酶－1 抗体（Scl－70）阳性率高，抗 ACA 抗体少见，预后较差。

（3）重叠型 SSc：特点为弥漫型或局限型系统性硬化病伴有另一种或一种以上的其他结缔组织病。

（4）无硬皮型 SSc：特点为雷诺现象和明显的内脏受累，伴有 SSc 的血清学表现，但是没有皮肤受累。

（二）辅助检查

1．一般检查

部分患者可有贫血，常见的是增生低下性贫血、缺铁性贫血、巨幼红细胞性贫血。患者可有嗜酸性粒细胞增多，血小板升高。不少患者有低滴度的冷球蛋白血症。肾脏受累时可有蛋白尿、血尿、白细胞尿和各种管型。血肌酐、尿素氮升高，肌酐清除率下降。患者血沉可正常或轻度增快，但 C 反应蛋白一般正常。血白蛋白降低、球蛋白增高。

2．免疫学检查

（1）约 30％病例类风湿因子阳性。

（2）以 Hep-2 做底物检测 ANA，阳性率达 95％，核型为斑点型和核仁型。抗拓扑异构酶-1 抗体（Scl-70）为弥漫型 SSc 的标记性抗体，它以拓扑异构酶-1 为靶抗原，见于约 20％～40％ SSc 患者血清。在临床上抗拓扑异构酶-1 抗体被认为与弥散性皮肤硬化、肺纤维化、指趾关节畸形、远端骨质溶解有关，但此抗体的出现可使钙沉积减少。抗着丝点抗体（ACA）多见于局限型 SSc，尤其在 CREST 综合征较多见。此抗体阳性易出现钙沉积、毛细血管扩张、指溃疡、原发性胆汁性肝硬化，而肺纤维化和肾受累的发生率减少。虽然 UIRNP 为混合性结缔组织病较特异的抗体，但亦见于 5％～10％ 的 SSc 患者中，并与肌炎、关节炎的发生率有关。抗 PM-Scl 抗体也可称作抗 PM－1 抗体，在 SSc 患者中的阳性率只有 3％，此抗体阳性者，多有多发性肌炎或皮肌炎或系统性硬化的部分表现。抗内皮细胞抗体（AECA）阳性者有雷诺现象、肌炎、毛细血管扩张和显著的指端局部缺血等的高发倾向。抗 SSA 抗体亦有时出现，抗双链 DNA 抗体阳性少见。近年发现的新抗体是抗成纤维细胞抗体,这种抗体能与成纤维细胞上的 Fc 受体结合,活化成纤维细胞促使其产生胶原纤维,并能诱导培养的成纤维细胞进入炎症前基因型。

(3)其他:50％的患者可有循环免疫复合物增高,补体 C3、C4 降低。辅助 T 细胞(CD4$^+$)数量增多,抑制 T 细胞(CD8$^+$)数量减少。

3.甲褶检查

甲褶毛细血管显微镜下显示毛细血管袢扩张与正常血管消失。

4.影像学检查

X 线和高分辨 CT 是检测肺部疾病的主要手段。钡餐检查可显示食管、胃肠道蠕动减弱或消失,小肠扩张,结肠袋可呈球形改变。

5.病理活检

小动脉与微血管的非炎性增生、闭塞,胶原增殖与纤维化是 SSc 受累组织和器官的病理特征。血管损伤多发生在纤维化之前,且最具特征性的改变是小动脉和中动脉的内膜增生,血管炎和血管壁免疫复合物沉积比较少见。在疾病的晚期,表现为广泛的纤维素沉积和血管周围纤维化。小动脉和中动脉血管床的广泛增殖和闭塞是各型 SSc 标志性病理变化。

在 SSc 患者,各器官间质和血管的纤维化表现为玻璃样变胶原结缔组织的累积,可直接导致它们功能失偿和衰竭。其中受影响较大的是皮肤、肺、胃肠道、肾脏、心脏和甲状腺等组织。

(1)皮肤:皮肤纤维化是 SSc 最具特征性的表现。SSc 早期皮肤活检显示皮肤深层血管周围有 T 淋巴细胞和单核细胞的浸润,肥大细胞和嗜酸性粒细胞较少见到。随着疾病进展,皮肤进行性萎缩,真皮变薄,钉突消失。

(2)肺脏:在疾病早期肺泡壁可见淋巴细胞、浆细胞、巨噬细胞和嗜酸性粒细胞的片块状浸润。随着疾病进展,肺间质的纤维化和血管损伤占主导地位。纤维化的特征是胶原和其他结缔组织蛋白沉积于肺间质。组织学显示大多数是一种非特异性的肺间质炎,表现为炎症比较缓和,纤维化均匀分布,并伴有Ⅱ型肺细胞增生。

(3)消化道:特征性的病理变化可以发生在消化道的任一水平,从口腔到直肠任何部位。最易受累的是食管,黏膜下层、肌层都可发生纤维化和血管损伤。三分之一的 SSc 患者发展成 Barrett 食管,并发生化生。

(4)肾脏:在肾脏,血管损伤占主要地位,肾小球肾炎比较罕见。SSc 患者发生肾危象时的组织病理学变化与恶性高血压相似,血管损伤主要是在小叶间和弓状动脉,内膜增生明显,伴中层纤维素样坏死。血管壁可见免疫球蛋白和补体 C3 的沉积,但炎性细胞少见。血管腔狭窄造成的慢性缺血使肾小球萎缩并发生其他缺血性改变,如肾小管细胞平展并退化。

(5)心脏:80％的 SSc 患者心脏受累。心包积液比较常见,纤维化和缩窄性心包炎偶尔可见。比较特异的病理学发现是心肌收缩带坏死。在没有临床证实心脏受累的患者已经出现了明显的间质炎和血管周围纤维化。

(6)其他:其他系统也可受累。甲状腺纤维化比较多见,常有甲状腺功能异常,并出现抗甲状腺抗体。唾液腺和泪腺的纤维化可引起或伴随干燥综合征。滑膜活检也显示存在纤维化,并且小动脉发生了特征性病理变化。

(三)诊断标准

SSc 的诊断是建立在临床表现基础上的,如皮肤变硬、雷诺现象、内脏受累,并且被实验室检查支持,如特异性抗核抗体出现。美国风湿病学会(ACR)的一项多中心研究提出了 SSc 的初步分类标准。该标准的敏感性为 91%,特异性为 99%。

1. 主要标准

近端皮肤硬化,即掌指和跖趾关节近端皮肤的对称性增厚、绷紧、肿胀和硬化。这类变化可同时累及四肢、面部、颈部和躯干。

2. 次要标准

(1)指端硬化:硬皮改变局限于手指。

(2)指尖凹陷性瘢痕,指腹消失(缺血所致)。

(3)双肺基底部纤维化:胸部 X 线示双肺呈条索状、网状或结节状密度增高影,以肺基底部最为明显,可呈弥散性斑点或"蜂窝"肺。肺部改变应除外其他肺部疾病所致。

凡具备一个主要标准或两个次要标准即可分类为 SSc。确定 SSc 诊断后,再根据皮肤损害的范围分布和其他临床特点,进一步划分为弥漫型、局限型等亚型。分类标准主要是为在临床的研究中区分 SSc 与其他结缔组织病,而不是诊断。轻型患者或在疾病早期应用这个标准很难作出诊断。

CREST 综合征是局限型的一种特殊类型,具备五大特征性表现中的 3 条或 3 条以上,再加上抗着丝点抗体阳性,可以确定诊断。

(四)鉴别诊断

1. 混合性结缔组织病

患者除有雷诺现象、食管蠕动功能异常等 SSc 的部分表现外,还有系统性红斑狼疮、皮肌炎或多发性肌炎等病的部分混合表现,包括面、手非凹陷性浮肿,手指呈腊肠状肿胀,发热,非破坏性多关节炎,肌无力或肌痛等症状。抗 UIRNP 的抗体可呈高滴度阳性。以上特点有助于与 SSc 鉴别。

2. 局部硬皮病

特点为见于四肢的界限清楚的斑片或条状硬皮改变,累及皮肤和深部组织,无内脏和血清学改变。

3. 以手指和手的皮肤增厚为特点的疾病

博来霉素引起的硬皮病、淀粉样变、糖尿病指端硬化等。

4. 以全身皮肤增厚为特点的疾病

Buschke 成人硬肿症、嗜酸性细胞性筋膜炎、喷他佐辛引起的硬皮病、人类移植物抗宿主病、迟发性皮肤卟啉症、硬化性黏液水肿等。

5. 以相似内脏受累为特点的疾病

原发性肺动脉高压、胶原性结肠炎、浸润性心肌病、特发性肺纤维化。

6. 以血管功能不全为特点的疾病

原发性雷诺现象、其他自身免疫性风湿病、冷球蛋白血症、系统性血管炎、血栓闭塞性脉管炎。

SSc 标志性的自身抗体在硬皮病样疾病中不存在,这是重要的区别点。

四、治疗

(一)治疗原则

SSc 目前尚无有效的根治方法,大多为对症治疗,对有内脏损害者积极治疗,使其预后有所改进。药物治疗包括免疫抑制治疗、血管病变的治疗及抗纤维化治疗。

(二)一般治疗

戒烟,改变不良的生活方式;避免情绪激动;手足和全身均应保暖以预防因受寒刺激而引起的反射性效应;雷诺现象严重的患者应减少因寒冷诱发血管痉挛发作的频率和严重性,预防指端缺血性溃疡的发生;注重皮肤护理,应用富含水分的乳剂,对感染性溃疡及时治疗;注重对患者病情的教育,给予患者积极的心理支持和鼓励。

(三)药物治疗

1. 免疫抑制治疗

(1)糖皮质激素:糖皮质激素对本症效果不显著。作为综合治疗的一部分通常对于皮肤病变的早期(水肿期)、关节痛、肌肉病变、浆膜炎及间质性肺病的炎症期有一定疗效,推荐剂量不一。鉴于前期研究发现泼尼松日剂量大于 15 mg 是硬皮病肾危象的危险因素,且日剂量大于 30 mg 血压正常的硬皮病肾危象风险升高(较血压升高的肾危象类型预后更加不好),在应用激素的患者要密切监测血压、肾功能等指标,调整激素的用量,逐渐减量甚至停用。

(2)免疫抑制剂:常用的有环磷酰胺、霉酚酸酯、环孢素 A、硫唑嘌呤、甲氨蝶呤等。有报道对皮肤、关节或肾脏病变可能有效,与糖皮质激素合用,常可提高疗效和减少糖皮质激素用量。甲氨蝶呤能改善早期皮肤硬化。

(3)生物制剂:抗 CD20 单克隆抗体(利妥昔单抗)、TNFα 制剂及 IL-6 受体拮抗剂(托珠单抗)均有应用于 SSc 的报道,尚有待大规模临床研究的确证。2016 年 EULAR 关于 SSc 治疗意见更新中考虑到制定推荐意见之时,免疫抑制剂及新型生物制剂的疗效证据不够充分,未将上述药物纳入推荐意见更新。

2. SSc 相关的肢端血管病变[雷诺现象(SSc-RP)和肢端溃疡]

应戒烟,手足避寒保暖。推荐使用二氢吡啶类钙通道拮抗剂为 SSc-RP 的一线治疗,对于严重或者钙通道阻滞剂疗效欠佳的患者可以选用磷酸二酯酶 5 抑制剂。静脉注射伊洛前列素 $0.5 \sim 2$ ng/(kg·min)持续静点 $3 \sim 5$ d 或者口服 $5 \sim 150$ μg,每日两次可用于严重的雷诺现象和局部缺血。再应用上述药物后仍存在多发肢端溃疡者可考虑应用波生坦。

3. SSc 相关的肺损害

1)肺动脉高压

(1)氧疗:对低氧血症患者应给予吸氧。

(2)肺动脉血管扩张剂:目前临床上应用的血管扩张剂有内皮-1 受体拮抗剂、磷酸二酯酶 5 抑制剂及前列环素及其类似物等。①内皮素-1 受体拮抗剂:波生坦(62.5 mg 口服每日两次连续 4 周,然后 $125 \sim 250$ mg 每日两次)可改善肺动脉高压患者的临床症状和血流动力学指标。提高运动耐量,改善生活质量和生存率。②磷酸二酯酶 5 抑制剂:西地那非是一种强效、高选择性的磷酸二酯酶 5 抑制剂。西地那非在欧洲被推荐用于治疗 SSc 相关的肺动脉高压，推荐初始剂量 20 mg，每日 3 次。③前列环素类药物：目前国内只有吸入性伊洛前列素上市。该药可选择性作用于肺血管。对于大部分肺动脉高压患者，该药可以较明显降低肺血管阻力，提高心排血量，作为难治性肺动脉高压的备选治疗。

（3）抗凝治疗：可以延缓疾病的进程，从而改善患者的预后。华法林为首选抗凝药。

2）间质性肺炎和肺纤维化

环磷酰胺被推荐用于治疗 SSc 的间质性肺病，环磷酰胺[$1\sim2$ mg/（kg·d）或者静脉冲击]治疗对控制活动性肺泡炎有效。近期的非对照性实验显示抗胸腺细胞抗体和霉酚酸酯对早期弥散性病变包括间质性肺病可能有一定疗效。另外，口服乙酰半胱氨酸对肺间质病变可能有一定的辅助治疗作用。

4. 硬皮病肾危象

肾危象是 SSc 的重症，应使用血管紧张素转换酶抑制剂（ACEI）控制高血压，即使肾功能不全透析的患者，仍应继续使用 ACEI。激素与 SSc 肾危象风险增加相关，使用激素的患者应密切监测血压和肾功能。

5. 消化道受累很常见

质子泵抑制剂对胃食管反流性疾病、食管溃疡和食管狭窄有效。平滑肌萎缩可导致胃轻瘫和小肠运动减弱，促动力药物如甲氧氯普胺和多潘立酮可用于治疗 SSc 相关的功能性消化道动力失调，如吞咽困难、胃食管反流性疾病、饱腹感等。胃胀气和腹泻提示小肠细菌过度生长，治疗可使用抗生素，但需经常变换抗生素种类，以避免耐药。

6. 皮肤损害的治疗

有研究显示甲氨蝶呤可改善早期弥散性皮肤型 SSc 的皮肤硬化，而对其他脏器受累无效。因此，甲氨蝶呤 $10\sim15$ mg 每周一次被推荐用于治疗弥散性皮肤型 SSc 的早期皮肤症状。其他药物如环孢素 A、他克莫司、松弛素、低剂量青霉胺和静脉丙种球蛋白（IVIG）对皮肤硬化可能也有一定改善作用，但缺乏高效度的临床研究。

（努尔敦·吾普尔）

第三节　强直性脊柱炎

强直性脊柱炎（ankylosing spondylitis，AS）是一种古老的疾病，早在古埃及即有关于本病的描述。1691 年有了关于 AS 的正式记录，但它一直被认为是类风湿关节炎（RA）的变异而称之为"类风湿关节炎中枢型"或"类风湿脊柱炎"。直到 1973 年人们发现了 AS 与 HLB-27 相关，以及之后对 AS 认识的不断加深，使得 AS 从 RA 中分离出来成为一种独立的疾病，并成为脊柱关节炎（SpA）的范畴和原型疾病。

一、流行病学

AS 是一种慢性炎性疾病，有明显的家族聚集现象，并与 HLB-27 密切相关。AS 呈世界范围分布，是关节病中最常见的疾病之一，在不同种族及国家，其人群患病率不尽相同。总的来说,不同种族中印第安人发病率最高,其次为白种人,黄种人低于白种人,黑种人发病率最低。我国 AS 的患病率为 0.3％左右,普通人群 HLB-27 阳性率为 6％～8％,患者则为 90％左右,提示我国 13 亿多人口中可能有近 400 万 AS 患者。

AS 可以发生在任何年龄,但通常在 10～40 岁发病,10％～20％ AS 患者在 16 岁以前发病,高峰在 18～25 岁,50 岁以后及 8 岁以下儿童发病者少见。研究发现 AS 发病男女比例大概在(2～3):1,40 岁以上无论成年人或儿童患者,发病初期常常因为症状轻微而不被重视。

一旦症状明显就诊时再追问病史,实际已患病数月或数年。

二、病因与发病机制

(一)遗传因素

1. HLB-27 与强直性脊柱炎

从 1973 年首次报道 HLB-27 与 AS 的关联以来,流行病学调查发现,各人群 AS 的患病率基本与 HLB-27 阳性率平行,流行病学资料的间接证据和来自 HLB-27 转基因鼠的直接证据均提示,HLB-27 在 AS 的发病中起重要作用。

(1) HLB-27 分子结构与功能:HLA 复合体位于人第 6 号染色体短臂 6p,DNA 片段长度约 4 分摩或 3 600 kb。HLB-27 分子结构类同其他 MHC-Ⅰ类分子,是由一个 44 kDa 跨膜重链 α 链和一个 12 kDa 的 β_2 微球蛋白的轻链组成的二聚体。

(2)HLB-27 亚型与 AS 的关系:HLB-27 亚型是由于 HLB-27 等位基因多态性而形成,它们之间仅是一个或数个氨基酸的差别,这些亚型很可能从同一种亚型进化而来。$B*2705$,$B*2704$,$B*2702$,$B*2707$ 被认为与 AS 关联较密切。HLB-27 亚型具有分布不同的种族和人种流行情况,$B*2705$ 和 $B*2704$ 是我国居民中最常见的两种基因亚型。

2.其他遗传因素

(1)主要组织相容性复合物(MHC)基因:研究发现,HLB-27 只提供 AS 遗传风险的 16％～50％,可能还存在其他因素如其他 HLA 基因。与 AS 相关的其他基因包括 HLA-B60 和仅见于 HLB-27 阳性个体的 HLA-B39 等,HLA-B60 增加 AS 的风险可能达 3 倍,并独立于 HLB-27。

(2)非 MHC 基因:非 MHC 基因对于 AS 的易患性可能也起重要的作用。研究发现,若干个非 MHC 基因可能与 AS 相关,特别是最近国内外的研究证实了 IL-23R 和 ERAP1 基因与 AS 发病密切相关。IL-23R 是炎症通路中的一个关键调节因子,介导幼稚的 $CD4^+$ T 细胞分化为 Th17 细胞,IL-23/IL-23R 的靶向治疗有可能预防 AS 的发生,而抑制 Th17 活动则可能是治疗自身免疫性疾病的一种方式。ERAP1 可将肽加工至最佳长度,以形成新生的 HLA-Ⅰ类分子,如 HLB-27。

(二)环境因素

HLB-27 阳性的单合子双胞胎中发病不同,以及 10％ AS 患者不带有 HLB-27,表明环境因素也很重要。非基因致病因子中,以感染较为重要。有学者认为,AS 患者肠道肺炎克雷白杆菌检出率增高且与病情活动相关的结果提示肠道非特异性炎症可能源于持续性或复发性肠道感染,肠道细菌过量生长,加上黏膜通透性改变,有可能促进细菌抗原或代谢产物进入循环,激发免疫性或非免疫性炎症机制,导致关节炎症改变。经过检索发现,HLB-27 抗原中的第 72 ~77 位的 6 个氨基酸序列与 Kp 固氮酶还原酶第 188~193 位的氨基酸序列完全相同。由此推测,当肠道克雷伯菌入侵并经抗原递呈细胞后,通过分子模拟 HLB-27 抗原被作为自身抗原或靶细胞来对待,出现强烈而持续的免疫反应。

AS 的病变部位主要由骶髂关节开始,进而累及腰椎或以上脊柱,而骶髂关节正好位于下胃肠道系膜淋巴结的引流区,在下胃肠道系膜淋巴结内产生的抗体,首先到达邻近的骶髂关节和腰椎部位,与 HLB-27 有关结构发生抗原抗体反应,激活补体级联,诱发关节炎症。当抗体产生较多时,则进入外周循环,引起周围关节炎症反应。在 HLB-27 转基因鼠研究中也发现,转基因鼠生活在无菌环境中,并不发生 AS,提示环境因素是 HLB-27 相关疾病发生不可缺少的条件。但是,尽管很多研究表明 AS 与感染相关,目前为止,没有肯定的证据表明 AS 的启动与致病菌有关,微生物在 AS 中的作用尚不清楚。

(三)细胞因子

肿瘤坏死因子 α(TNFα),是一种通过两种肿瘤坏死因子受体(TNFR1 及 TNFR2)作用的细胞因子,可能会与 AS 的发病机制相关。有研究发现,$TNFR2\ 676T$ 等位基因在 AS 患者及对照组之间的分布不同。AS 患者的野生型 $TNFR2\ 676T$ 等位基因的频率较高,表明了 TNFR2 具有帮助增加 TNFα 介导的免疫活性的功能。免疫组化分析发现 TNFα 是 AS 患者骶髂关节中介导炎症的一种重要细胞因子,这也促成了 TNF 抑制剂用于治疗 AS 的临床试验。

三、病理

(一)附着点炎

附着点是指肌腱、韧带、关节囊和筋膜插入骨的部位,包括插入点结构和附着处的骨结构。这些部位的炎症被称为附着点炎,是 AS 和相关的 SpA 的特征性病变。

(二)外周关节滑膜炎

AS 外周关节受累的关节肿胀、疼痛及活动受限的临床症状与 RA 十分相似,但两者的受累关节进展结果确有很大差别,AS 外周关节受累预后要远远好于 RA。在普通病理学检查中,两者同样具有滑膜组织的增生及血管翳形成伴有炎细胞及纤维素样渗出的典型表现。AS 外周关节滑膜组织病理学特点是滑膜组织增生明显,衬里层细胞层数明显增多,滑膜细胞增生、淋巴细胞浸润和血管翳形成,与 RA 的主要区别在于滑膜乳头样增生少见,少有纤维素样渗出物。

(三)骶髂关节炎

AS 骶髂关节炎的病理改变目前多认为,是由于血管翳或滑膜增生的肉芽组织所致,即 AS 骶髂关节炎是非特异性滑膜炎、软骨下骨板炎和不正常的软骨组织变性所致。初始为滑膜的炎性反应,滑膜内大量淋巴细胞和浆细胞浸润,常见大量 $TNFα\text{-}mRNA$ 表达,产生富含血管的肉芽组织,滑膜呈绒毛样增生并形成血管翳,常始于关节外围韧带,并沿关节间隙向关节内蔓延侵蚀破坏软骨,也可侵入骨内,破坏了关节软骨、骨性关节面及邻近骨;晚期血管翳或滑膜增生纤维化,使关节发生纤维强直,纤维组织可因钙化、骨化产生骨性强直。

四、临床表现

AS 起病大多缓慢而隐匿。男性多见,发病年龄多在 10～40 岁之间,以 20～30 岁为发病高峰。

(一)关节表现

1.炎性腰背痛

AS 患者的初发部位在腰部者占 35%～57%,隐匿起病的慢性下腰痛是最具特征性的早期症状,通常在 16～20 岁出现,为难以定位的钝痛,常感觉在臀部或骶髂区深部。开始为单侧或间断性,数月内逐渐变成持续性、双侧受累,伴下腰区僵硬和疼痛。部分患者的早期症状可以是腰痛,而不是典型的臀部痛。

静止或休息时疼痛或不适加重,轻度活动后缓解是该症状的常见特点。在夜间,疼痛和僵硬影响睡眠,严重者,翻身困难和需要下床活动后方能重新入睡。为了与机械性腰痛相鉴别,此种性质的疼痛被称为炎性腰背痛(IBP)。1977 年,Calmn 等第一次设立了 IBP 的标准,它包括 5 个特点:隐匿性起病;起病年龄<40 岁;背痛的时间≥3 个月;伴有晨僵;活动后改善。如果符合以上 5 条中的 4 条则考虑为 IBP(敏感性 95%,特异性 76%)。

2009 年,国际脊柱关节炎评价协会(ASAS)组织了 13 名来自欧洲和北美的 AS/SpA 方面的风湿病专家讨论并设立了 IBP 的新标准,包括:活动后症状改善;夜间痛;隐匿性起病;40 岁以前发病;休息后症状无改善。如果患者慢性背痛>3 个月,并且符合上面 5 条中的至少 4 条,即考虑为炎性腰背痛,其敏感性为 77%,特异性为 91.7%。

2.晨僵

AS 患者常常有背部发僵,以晨起为著,轻微活动或热水淋浴后可以减轻。保持一个姿势过久可加重腰痛和僵硬感。患者常有早晨起床前困难,晨起后轻度活动疼痛和僵持可缓解。严重者夜间会疼醒,有时需要起床轻度活动后方能重新入睡。

3.外周关节炎

以外周关节炎为首发症状者占 43%,高达 75% 的患者在病程中出现外周关节病变。受累关节以髋、膝、踝关节受累常见,肩、肘和手足小关节也可累及。在儿童或青少年起病的患者,髋关节受累更常见,其发生率在 17%～36% 之间,常为双侧隐匿性起病,并较其他关节受累更易致残。

4.肌腱端炎

AS 患者的另外一个突出的临床特点是肌腱端炎,表现为关节外或关节附近骨压痛可以是本病的早期特点,也可以是部分患者的主要表现。常见发生肌腱端炎的部位有胸肋关节、脊柱棘突、肩胛、髂骨翼、股骨大转子、坐骨结节、胫骨粗隆和足跟。胸椎受累,包括肋脊、横突关节及胸肋区、胸骨柄骨关节的肌腱端炎可以引起胸痛并在咳嗽或打喷嚏时加重,有些患者吸气时不能扩胸。颈椎发僵、疼痛和棘突压痛常在发病数年后出现,但部分患者早期出现这些症状。

5.脊柱强直

AS 患者的脊柱强直主要是由于椎体韧带、椎骨肋骨和胸肋关节的骨化所致,常常导致脊柱的活动度受损,并增加了骨折的风险。脊柱强直是疾病进展的特征之一。某些部位的脊柱强直如腰椎活动度下降被作为诊断标准之一。

6.骶髂关节炎

炎性骶髂关节炎是强直性脊柱炎的特征之一,常常作为诊断标准。放射线上出现骶髂关节炎是 AS 分类诊断标准中最重要的条件,并且有特别高的特异性。然而放射线显示骶髂关节炎往往需要 2～5 年的时间,不利于早期发现和诊断。早期的骶髂关节病变在普通骨盆的放射线上很难发现。因此对于怀疑早期 SpA,应该选择更敏感的磁共振成像(MRI)有利于发现骶髂关节早期骨髓水肿,在新的 ASAS 中轴脊柱关节炎的诊断分类标准已经将 MRI 上显示活动性(急性)炎症高度提示 SpA 相关的骶髂关节炎纳入分类诊断标准中。

7.前胸壁炎症

前胸壁疼痛是由于胸骨柄关节、胸锁关节和肋胸关节炎所致,常常导致 AS 患者的扩胸度下降,因此,大多数 AS 的分类诊断标准都包含有扩胸度受限。

(二)关节外表现

1.全身症状

部分患者可以出现轻度全身症状,如厌食、倦怠或乏力等,但这些症状一般不严重,外周关节受累明显者,全身症状更突出。

2.眼部表现

AS 患者可以有多种关节外表现,包括急性葡萄膜炎(急性虹膜炎),25%～30%的患者可在病程中出现。典型的发病方式为单侧急性发作,主要症状包括眼痛、畏光、流泪、视物模糊。查体可见角膜周围充血、虹膜水肿、病变侧虹膜色素较健侧变淡、瞳孔缩小,如果有后房粘连,瞳孔可能呈不规则状态。

3.心血管表现

AS 患者心血管受累少见,主要病变包括升主动脉炎、主动脉瓣关闭不全和传导障碍。其危险随着年龄、病程以及外周关节炎的出现而增加。

4.肺实质病变

肺实质病变是少见的晚期关节外表现,以缓慢进展的肺上段纤维化为特点,平均在 AS 发病后 20 年出现。X 线检查见索条状或斑片状模糊影,逐渐出现囊性变。

5.神经系统表现

神经系统受累的表现通常与患者发生脊柱骨折、脱位或马尾综合征有关。骨折常发生在颈椎,如引起四肢瘫痪则危及生命,是最严重的并发症。自发性寰枢关节向前半脱位的发生率大约为 2%,主要发生在晚期患者,有外周关节受累者更常见。表现为枕部疼痛,伴或不伴脊髓压迫。马尾综合征在 AS 患者较少见,晚期患者可出现明显症状,如逐渐起病的尿、便失禁,骶部疼痛,感觉丧失和阳痿等表现。

6.肾脏受累

AS 患者继发肾脏的淀粉样变较少见,如表现为蛋白尿和进行性加重的氮质血症应想到淀粉样变性累及了肾脏。IgA 肾病可引起血尿。

(三)体征

早期 AS 患者的体征可能很轻微,但常容易在试图过伸、过度侧弯或旋转时发现腰椎有某种程度的受限。有些早期患者骶髂关节炎症症状不明显,体格检查可能有助于发现早期骶髂关节病变。

1.骶髂关节炎的检查

包括骶髂关节定位试验、"4"字试验、骶髂关节压迫试验、骨盆侧压试验等常用检查方法。

2.附着点的检查

由于韧带、肌腱附着骨的部位发炎是该病的特征,因此,胸肋关节、脊柱棘突、肩胛、髂骨翼、股骨大转子、坐骨结节、胫骨粗隆和足跟等部位按压出现疼痛提示该部位有肌腱端炎。

3.脊柱和胸廓

随着病情进展,脊柱生理曲度逐渐消失。由于椎间韧带钙化、肋胸、肋椎横突关节受累,脊柱、胸廓活动度逐渐减少,胸廓扩张受限,扩胸试验阳性。同时因为腰椎活动受限,Schober 试验阳性。

五、辅助检查

(一)血清学检查

迄今尚未见对 AS 有特异性诊断意义的血清学检查报道,即使是 HLB-27 检测也仅对其临床诊断有帮助,而不能作为诊断和排除诊断的依据。因此,目前临床广泛采用的下列几项检查,主要是用于 AS 的病情活动判定和疗效评估。

1. HLB-27 检测

HLB-27 是人类白细胞表面抗原(HLA)B27 的简称。AS 患者中 HLB-27 阳性率为 90%～95%,但人群中 HLB-27 阳性者仅有约 10% 患 AS(阳性预测值),因此,尽管 HLB-27 检查对于 AS 具有高度特异性和敏感性,但 HLB-27 检测结果既不能作为诊断依据,也不能预见患者的预后,只能增加诊断的可能性。在下列情况,HLB-27 检测结果有助于 AS 诊断:如症状和体征提示患者为 SpA,HLB-27 阳性将显著增加正确诊断机会;患炎性关节病变的儿童,HLB-27 阳性提示发生 AS 的可能性大;预测 AS 患者家庭成员发生 AS 的可能性:AS 患者的子女中 HLB-27 阳性者,发生 AS 的可能性大,反之则可能性小。

2.血细胞沉降率(ESR)

ESR 是一项古老而实用的急性时相指标,正常值为<20 mm/ h,50%～80%患者 ESR 增快,静止期或晚期可降至正常;少数患者有轻度贫血(正细胞低色素性),ESR 可增快,但与疾病活动性相关性不大。检测 ESR 可作为判断 AS 病情活动和评估临床疗效的参考指标。

3. C-反应蛋白(CRP)

是一种急性时相蛋白,在 AS 急性活动期 CRP 水平可以明显升高,但其上升的幅度较活动期 RA 低,当 AS 临床症状控制时 CRP 水平亦随之降低。在反应炎性发生、发展及转归方面,CRP 比血沉敏感,且其结果不易受贫血,高球蛋白血症影响。因此,检测 CRP 有助于监测 AS 病情的活动性及临床疗效。

4.血小板

目前各医院多采用血细胞分析仪测定血小板计数,正常值为$(100\sim300)\times10^9$/L。AS 可有轻度的血小板增高,但发生率不高,一般不超过 20％。AS 病情活动期时,血小板显著高于正常人,因此,血小板数量的变化可作为判断疾病活动情况及评价疗效的实验室检查指标。

5.免疫球蛋白

AS 患者血清 IgA 可轻至中度升高,其升高水平与 AS 病情活动有关,伴外周关节受累者还可有 IgG 及 IgM 升高。

(二)影像学检查

X 线、CT 及 MRI。

1.影像学检查方法的选择

由于 AS 几乎均有不同程度的骶髂关节炎并累及脊柱骨突关节、肋椎关节、坐骨结节、椎旁韧带和椎体终板-椎间盘纤维环附着处,骶髂关节炎的发现对 AS 的影像学诊断具有重要作用,因此,临床上应首选拍摄 X 线骶髂关节正位片及腰椎正侧位片,并依据不同的临床表现选择胸部正位片或其他相关部位的 X 线检查。但因骶髂关节炎常于 AS 发病后数月乃至数年后始能发现阳性 X 线征象,最早也需发病 3 年后才能出现韧带骨化,因此,对可疑病例应于 X 线检查后选择骶髂关节高分辨率 CT 扫描或 MRI 检查,并可同时行腰椎 MRI 检查。目前,对于早期骶髂关节病变的检出,通常采用高分辨率 CT 或 MR 扫描。

2.X 线分级及表现

对 AS 具有诊断意义的证据是 X 线片证实的骶髂关节炎,少数可与临床症状同时出现,但多数则于发病后数月乃至数年后出现,韧带骨化最早也需于发病 3 年后出现。随着病程的进展,病变可自下而上地累及腰椎至颈椎。依据骶髂关节的 X 线表现修订纽约标准分为 5 级:0级,正常;Ⅰ级,有可疑异常;Ⅱ级,有轻度异常,可见局限性侵蚀、硬化,但关节间隙正常;Ⅲ级,明显异常,呈中度或进展性骶髂关节炎,伴有以下 1 项或 1 项以上改变:侵蚀、硬化、关节间隙增宽或狭窄,或部分强直;Ⅳ级,严重异常,完全性关节强直。

(1)骶髂关节:AS 一般从骶髂关节的下 2/3 处开始,多呈双侧对称性。早期表现主要有关节面边界模糊,关节面下周围骨斑片状骨质疏松,软骨下可有局限性毛糙或小囊变,这种改变主要发生于关节的髂骨侧,关节间隙大多正常,其中关节面边界模糊是骶髂关节炎早期重要的 X 线征象。病变至中期时,关节软骨已破坏,表现为关节间隙宽窄不一,关节面不规则,呈毛刷状或锯齿状及囊变,全部或大部分软骨下骨性关节面骨硬化并以髂骨侧显著,可有部分强直。AS 的晚期,关节间隙变窄或消失,有粗糙条状骨小梁通过关节间隙,产生骨性强直,软骨下硬化带消失,并可伴有明显的骨质疏松。

(2)髋关节:髋关节是 AS 最常累及的周围关节,尤其在儿童。AS 累及髋关节常成为其致残的主要原因之一,髋关节受累率可达 28％。髋关节累及的表现为髋臼及股骨头关节面下骨多个大小不等囊性变,关节面虫蚀状破坏,关节间隙均匀一致性狭窄或消失,关节边缘常见明显的增生骨赘形成并以股骨头外侧面显著,继而可出现股骨颈环形骨赘形成,关节面硬化,关节周围骨质疏松,晚期出现髋关节骨性强直。关节间隙均匀一致性狭窄与骨赘并存是 AS 的特征,也有研究认为,髋臼囊变应该是 AS 髋关节病变的早期影像征象,且在所有征象中最具特征性,这些特征对确定 AS 髋关节病变早期诊断有重要价值。

(3)脊柱改变:通常脊柱病变是由骶髂关节自下而上发展而来,并最终累及全脊柱,极少数呈跳跃性发病。X线早期有意义的表现为椎体终板椎间盘纤维环附着处局灶性骨侵蚀及邻近骨硬化,即所谓椎体炎或Romanus病灶,Romanus病灶愈合后则在椎体终板-椎间盘纤维环附着处的椎体前角或后角呈现反应性骨硬化,表现为以椎体前角或后角为中心的扇形或三角形象牙质样亮白区,即"亮角征"。Romanus病灶或"亮角征"是AS早期重要的X线表现。随着椎体上下缘这种局限性或较广泛的骨侵蚀、破坏的进展,使椎体前缘正常的凹面逐渐消失变直,而呈现"方形椎"表现。AS中期关节突关节炎X线表现为椎小关节的关节面模糊、毛糙、小囊性变,软骨下骨硬化及关节间隙变窄,关节强直后则椎小关节间隙消失。于AS的晚期,可见广泛的椎旁软组织钙化,韧带条状或带状骨化,可于椎间隙的一侧形成骨桥。椎间盘纤维环的外层可见钙化,少数患者可出现椎间盘钙化,椎体骨侵蚀常导致跨越于椎间盘边缘的骨质增生,称之为韧带骨赘,是椎间盘纤维环本身骨化的表现。广泛的韧带骨赘形成后,则呈现典型的"竹节状脊柱"。

(4)骨炎:AS可在坐骨结节、耻骨和坐骨、股骨大粗隆、股骨内外上髁嵴、跟骨结节等肌腱附着处发生骨膜增生,表现为"羽毛"状或"胡须"样改变,常伴有局部骨质增生、硬化及囊状侵蚀破坏,一般自肌腱或韧带附着处的骨块开始并逐渐密度增高,直至伸延到韧带和肌腱。

3. 强直性脊柱炎的CT表现

CT在诊断AS尤其是骶髂关节病变的价值上已经得到国内同行普遍的认同,其价值有以下几点。

(1)有较高的空间分辨力和密度分辨力,有利于观察骶髂关节软骨下骨板的微小改变。

(2)清晰显示关节间隙便于测量。

(3)对平片疑诊病变,CT可排除或肯定诊断,对于早期骨病变、椎小关节、椎体骨折及椎管狭窄程度的评价CT可能是最好的方法。

(4)便于随访比较,有利于观察治疗效果。但CT不能显示软骨的病变,故在疾病早期(骶髂关节未发生形态学改变时)存在一定局限。

4. 强直性脊柱炎的MRI扫描序列简要对比及表现

(1)骶髂关节:骶髂关节软骨异常是早期骶髂关节炎较为可靠的征象,研究显示,骨髓水肿与骨侵蚀破坏有明显的相关性。MRI检查显示,骶髂关节炎最早的受累部位通常是髂骨侧背尾侧端,骨侵蚀及软骨下脂肪堆积是骶髂关节炎的特征之一。MRI骶髂关节软骨异常表现为T_1WI和T_2WI上正常线样中等信号消失,软骨不规则增粗、扭曲,软骨表面不规则、碎裂,T_1WI正常的线样中等信号中出现高信号而变为不均匀的混杂信号,T_2WI呈表面不规则的串珠状高信号。静脉注射顺磁性造影剂钆喷酸葡胺(Gd-DTPA)增强扫描后增厚的滑膜和软骨下骨侵蚀区强化,关节积液在T_2WI上呈高信号、T_1WI呈低信号。骶髂关节面下骨髓水肿表现为边界不清的斑片状T1WI低信号、STIR和T_2WI高信号,Gd－DTPA增强后呈局灶性强化。软骨下脂肪堆积见于AS的后期,可能为炎症侵犯骶髂关节软骨下区域后,炎性产物作用于局部脂肪代谢的结果。关节面下骨髓内脂肪堆积则于T_1WI和T_2WI像上均呈斑片状高信号,但抑脂序列则呈低信号,Gd-DTPA增强扫描无强化,STIR或脂肪饱和$FSE－T_2WI$像上均为低或等信号。骨侵蚀表现为低信号的关节面不规则凹陷,且$FSE-T_2WI$序列上见凹陷内出现混杂信号。只有MRI检查能够显示AS骶髂关节炎0级病变,MRI的优势在于通过观察

AS骶髂关节滑膜软骨和关节面下骨的形态和信号改变,达到早期发现和诊断 AS 的目的。

(2)脊柱:AS 活动期,Romanus 病灶表现为以一个或多个椎体终板椎间盘纤维环附着处为中心的扇形或三角形、边界清晰的非侵蚀性且不伴有终板骨侵蚀、骨赘或其结节的 T_1WI 像低信号、STIR 和 T_2WI 像上呈高信号,即"MR 角征",代表骨髓水肿或骨炎;AS 进展期,Romanus 病灶则表现为 T_1WI 和 T_2WI 像上于椎间盘纤维环附着处的椎体终板边缘均呈高信号,代表炎症后局限性脂肪骨髓退变,仅在这一期 X 线片上可见亮角征,但 Romanus 病灶常见于 AS 的早期。

多数研究证实,MRI 不仅能发现 AS 早期 Romanus 病灶,而且可以良好地用于观察和发现正在接受非类固醇类药物、物理治疗或 TNFα 抑制药等治疗后临床症状改善相关的脊柱急性期异常改变的恢复过程。因此,MRI 现已被广泛应用于 AS 的早期诊断和药物疗效评价。

5.肌肉骨骼超声

在过去的二十余年中,超声影像学有了很大发展,肌肉骨骼超声逐渐成为炎性关节炎的评估的有力成像方法,在 AS 肌腱端炎、滑膜炎、滑囊炎及囊肿、骨与软骨病变等方面的判断,以及对 AS 疾病活动性、预后及治疗效果等方面的评估上均有其独特的优势。

超声影像学在检测 SpA 患者肌腱受累和肌腱端炎表现上比临床检查更加敏感,它能够检测到亚临床病变,一项研究显示,以超声作为肌腱端炎金标准,则局部疼痛对肌腱端炎判断的特异性和敏感性分别是 72%和 63%。滑膜炎包括滑膜增生、积液和血管生成都可以被超声检测出来。国外一项对早期寡关节炎的超声研究显示,超声在 33%仅有关节疼痛及 13%无症状的患者中检测出滑膜炎。有国外学者应用能量多普勒评估阻力指数进行半定量检测某个特定区域血管数来评估滑膜炎,超声造影剂可以增加多普勒超声评估滑膜炎敏感性,在欧洲得到广泛使用。超声诊断滑囊炎和腱鞘囊肿准确率可达 97%～100%,国外研究也显示,超声可以发现较临床多 5 倍的贝克囊肿,和较临床多 2 倍以上的髌上滑囊炎,乃至有学者将超声影像学作为囊肿检测的"金标准"。超声还可以发现不同程度的关节面软骨和软骨下骨的糜烂、侵蚀等病变。

超声引导穿刺技术具有比较高的精确性,不仅可以进行超声引导穿刺细胞学检查、组织学活检和经皮穿刺造影术等诊断性检查,还可以进行超声引导下经皮穿刺引流术及药物注射等治疗性检查,尤其是对处于深部的关节如髋关节,或者是结构复杂及局部血流丰富的关节,在临床工作中得到广泛推广。

六、诊断与鉴别诊断

(一)诊断

1.纽约标准

1)临床标准

(1)腰椎在前屈、侧屈和后伸的 3 个方向活动均受限。

(2)腰背疼痛史或现在症。

(3)胸廓扩展范围＜2.5 cm(在第 4 肋间隙水平测量)。

2)放射学标准

X 线证实的双侧或单侧骶髂关节炎:0 级,正常;1 级,可疑;2 级,轻度;3 级,中度;4 级,强直。

肯定的 AS：①双侧 3～4 级骶髂关节炎加上至少 1 条临床标准；②单侧 3～4 级或双侧 2 级骶髂关节炎加上临床标准(1)或者临床标准(2)和(3)。

可能的 AS：双侧 3～4 级骶髂关节炎，但无上述临床表现。

2.修订的纽约标准

1)临床标准

(1)下腰痛至少持续 3 个月，疼痛随活动改善，但休息后不减轻。

(2)腰椎在前后和侧屈方向活动受限。

(3)扩胸度范围小于同年龄和性别的正常值。

2)放射学标准

单侧骶髂关节炎 3～4 级，或双侧骶髂关节炎 2～4 级。

肯定的 AS：满足放射学标准加上临床标准(1)～(3)中的任何 1 条。

3.ASAS 中轴脊柱关节炎分类标准

X 线所示的骶髂关节炎作为诊断 AS 的必备条件已经明显不适于对 AS 的早期诊断和早期治疗，同样，没有 X 线骶髂关节炎的早期患者与那些确诊为 AS 的患者相比无论是在病情活动程度、对疼痛的评价、对治疗的需求、对生活质量的影响上都无明显的差别，这些都提示，对于以中轴症状为主的 SpA 患者而言有无骶髂关节放射学的改变只是同一种疾病不同阶段的表现，放射学骶髂关节的改变提示疾病的慢性化和严重性，而非诊断的必要条件，因而认为，以中轴症状为主要表现的 SpA 与 AS 是同一种疾病，由此就提出了中轴脊柱关节炎的概念，它包括 AS 及以往所说的 SpA 中以中轴受累为主的患者。根据这个原因，就需要制定一个新的中轴脊柱关节炎的诊断分类标准。2004 年，ASAS 启动了一项国际的合作来制定中轴和外周脊柱关节炎的分类标准，并于 2009 年完成了中轴脊柱关节炎的标准，在这个标准中修订的纽约标准所要求的 X 线骶髂关节炎只是作为影像学骶髂关节炎的一部分而非必需条件，对于那些没有放射学骶髂关节炎的患者磁共振所示的骶髂关节炎症也是一个重要的参考指标，同时它也结合了各项临床表现(如炎性腰背痛、关节炎、跟腱炎等)和实验室检查(HLB-27 和 CRP)，这就更加有益于早期疾病的诊断。

1)中轴脊柱关节炎

ASAS 分类标准(适用于发病年龄＜45 岁、时间超过 3 个月的慢性腰背痛患者)影像学骶髂关节炎加上至少 1 条 SpA 的特点或 HLB-27 阳性加上至少 2 条其他的 SpA 的特点。

SpA 的特点：炎性腰背痛、关节炎、跟腱炎、葡萄膜炎、趾炎、银屑病、克罗恩病/结肠炎、NSAIDs 治疗有效、SpA 家族史、HLB-27 阳性、CRP 升高。

影像学骶髂关节炎：MRI 显示的活动性(急性)炎症、高度提示与 SpA 相关的骶髂关节炎、X 线显示符合修订的纽约标准的明确的骶髂关节炎。

2)外周脊柱关节炎的 ASAS 分类标准(适用于慢性腰背痛的患者，发病年龄＜45 岁)

关节炎或肌腱端炎或指(趾)炎 加≥1 项 SpA 临床特征(葡萄膜炎、银屑病、克罗恩病/结肠炎、既往感染史、HLB-27 及影像学所示骶髂关节炎)或≥2 项其他的 SpA 临床特征[关节炎、肌腱端炎、指(趾)炎、炎性背痛(病史)、SpA 家族史]。

(二)鉴别诊断

1.非特异性腰背痛

此类腰背痛患者在临床上最为常见,该类疾病包括腰肌劳损、腰肌痉挛、脊柱骨关节炎、寒冷刺激性腰痛等,此类腰痛类疾病没有 AS 的炎性腰背痛特征,进行骶髂关节 X 线或 CT 检查以及行红细胞沉降率、C-反应蛋白等相关化验容易鉴别。

2.臀肌肌筋膜炎

本病常出现单侧臀上部疼痛,需要和 AS 进行鉴别。但该病疼痛程度不重,一般不引起行动困难,无卧久加重的特点,炎性指标均正常,骶髂关节无炎性病变。

3.腰椎椎间盘脱出

椎间盘脱出是引起炎性腰背痛的常见原因之一。该病限于脊柱,无疲劳感、消瘦、发热等全身表现,所有实验室检查包括血沉均正常。它和 AS 的主要区别可通过 CT 及 MRI 或椎管造影检查得到确诊。

4.髂骨致密性骨炎

本病多见于青年女性,其主要表现为慢性腰骶部疼痛和发僵。临床检查除腰部肌肉紧张外无其他异常。诊断主要依靠骶髂关节前后位 X 线平片或 CT,其典型表现为在髂骨沿骶髂关节之中下 2/3 部位有明显的骨硬化区,呈三角形者尖端向上,密度均匀,不侵犯骶髂关节面,无关节狭窄或糜烂,故不同于 AS。该病无明显坐久、卧久疼痛的特点,且接受 NSAIDs 治疗时不如 AS 那样疗效明显。一些女性 AS 早期的患者,和本病较难鉴别,骶髂关节 MRI 检查可能有一定帮助,但仍需综合临床情况判断,对于较难鉴别的患者建议随访观察。

5.类风湿关节炎

在 AS 早期,单纯以外周关节炎表现为主时特别需要与 RA 进行鉴别。

(1)AS 在男性多发而 RA 女性居多。

(2)AS 以骶髂关节受累为特征,RA 则很少有骶髂关节病变。

(3)AS 为全脊柱自下而上地受累,而 RA 只侵犯颈椎。

(4)外周关节炎在 AS 为少数关节、非对称性,且以下肢关节为主,并常伴有肌腱端炎;在 RA 则为多关节、对称性和四肢大小关节均可发病。

(5)AS 无 RA 可见的类风湿结节。

(6)AS 的类风湿因子阴性,而 RA 的阳性率占 $60\% \sim 95\%$。

(7)AS 以 HLB-27 阳性居多,而 RA 则与 *HLA-DR*4 相关。

6.痛风性关节炎

部分本病患者下肢关节炎发作持续时间较长,且有时发病期血尿酸不出现升高,此时往往需要与 AS 引起的外周关节炎进行鉴别。此时需综合两种疾病的临床特点仔细鉴别。

7.弥散性特发性骨肥厚(DISH)

又称强直性骨肥厚,或 Forestier 病。该病发病多在 50 岁以上男性,是一种非炎症性疾病,常有脊椎痛、僵硬感以及逐渐加重的脊柱运动受限。其临床表现和 X 线所见常与 AS 相似。但是,该病 X 线可见韧带钙化,常累及颈椎和低位胸椎,经常可见连接至少 4 节椎体前外侧的流注形钙化与骨化,而骶髂关节和脊椎骨突关节无侵蚀,晨起僵硬感不加重,血沉正常及

HLB-27 阴性。根据以上特点可将该病和 AS 进行区别。

8.代谢性骨病

甲状旁腺功能亢进、钙磷代谢异常等代谢性骨病常出现脊柱疼痛变形、身高变矮、髋关节疼痛等表现，影像学可以见到骨质明显疏松或硬化，但骶髂关节面没有模糊、破坏，一些特征性的化验检查，如血尿钙、磷离子，血清碱性磷酸酶、甲状旁腺素等异常可与 AS 鉴别。

七、治疗

（一）非药物治疗

（1）对患者及其家属进行疾病知识的教育是整个治疗计划中不可缺少的一部分，有助于患者主动参与治疗并与医师的合作。长期计划还应包括患者的社会心理和康复的需要。

（2）劝导患者要谨慎而不间断地进行体育锻炼，以取得和维持脊柱关节的最好位置，增强椎旁肌肉和增加肺活量，其重要性不亚于药物治疗。

（3）站立时应尽量保持挺胸、收腹和双眼平视前方的姿势。坐位也应保持胸部直立。应睡相对较硬的床垫，多取仰卧位，避免促进屈曲畸形的体位，枕头不宜过高。

（4）减少或避免引起持续性疼痛的体力活动。定期测量身高，保持身高记录是防止不易发现的早期脊柱弯曲的一个好措施。

（5）炎性关节或其他软组织的疼痛选择必要的物理治疗。

（二）一般药物治疗

1.非甾体消炎药（NSAIDs）

NSAIDs 可迅速改善患者腰髋背部疼痛和发僵，减轻关节肿胀和疼痛及增加活动范围，无论早期或晚期 AS 患者的症状治疗都是首选。NSAIDs 最大药效出现在用药 2 周后，因此，只有在足量使用某种 NSAID 2～4 周效果不佳时方考虑换用另一种 NSAID，某位 AS 患者使用至少 2～3 种 NSAIDs 效果不佳才被认为是对 NSAIDs 无反应。不应把本类药物简单理解为止痛药物而忽视其应用，本类药物具有抗炎作用而非单纯止痛，特别是近年有证据表明，NSAIDs 甚至能减缓 AS 结构破坏的发生更说明了该类药物治疗 AS 的重要性，因此，目前主张 AS 患者只要是出现腰髋背部疼痛就应不迟疑地足量、足疗程应用此类药物，不应为防止出现不良反应而忍受疼痛，否则长期疼痛、僵硬很容易逐渐出现脊柱僵直、驼背等畸形。对 NSAIDs 迅速起效、症状得到缓解也是诊断 AS 的一个有用工具，2009 年 ASAS 关于中轴型脊柱关节炎的诊断标准也将对 NSAIDs 反应良好列为脊柱关节炎的特点之一用于诊断。

因为 AS 大多夜间疼痛明显，因此，睡前应用此类药物疗效最为理想。此类药物的不良反应中最常见的是胃肠不适，少数可引起溃疡。选择性 COX-2 抑制药对胃肠的不良反应可能相对较小。其他较少见的不良反应有头痛、头晕，肝、肾损伤，血细胞减少，水肿，高血压及过敏反应等。医师应针对每例患者的具体情况选用一种抗炎药物，同时使用 2 种或 2 种以上的抗炎药不仅不会增加疗效，反而会增加药物不良反应，甚至带来严重后果。

2.糖皮质激素

糖皮质激素长期口服治疗不仅不能阻止本病的发展，还会带来较多的不良反应。对其他治疗不能控制的下背痛，在 CT 指导下行糖皮质激素骶髂关节注射，部分患者可改善症状。本病伴发的长期单关节积液，可行长效皮质激素关节腔注射。重复注射应间隔 3～4 周，一般不超过 2～3 次。

3.柳氮磺吡啶(SSZ)

在治疗 AS 的二线药物中,SSZ 应该是目前使用最为广泛的药物之一。该药可改善 AS 的关节疼痛、肿胀和僵硬,并可降低血清 IgA 水平及其他实验室活动性指标,特别适用于改善 AS 患者的外周关节炎,并对本病并发的前葡萄膜炎有预防复发和减轻病变的作用。至今,该药对 AS 的中轴关节病变的治疗作用及改善疾病预后的作用均缺乏证据。通常推荐用量为 $2\sim 3$ g/d,分 $2\sim 3$ 次口服。本品起效较慢,通常在用药后 $4\sim 6$ 周。为了增加患者的耐受性,一般以 0.25 g,3 次/d 开始,以后每周递增 0.25 g,或根据病情,或患者对治疗的反应调整剂量和疗程,维持 1 年以上。为了弥补 SSZ 起效较慢及抗炎作用欠强的缺点,通常选用一种起效快的非甾体抗炎药与其并用。本品的不良反应包括消化系统症状、皮疹、血细胞减少、头痛、头晕,以及男性精子减少及形态异常(停药多可恢复)。磺胺过敏者禁用。

4.甲氨蝶呤(MTX)

MTX 是一种叶酸抑制药,目前已成为治疗 RA 的首选药物。同时也批准用于治疗克罗恩病、恶性肿瘤和银屑病;但也在临床上被广泛用于治疗 AS,尽管在这方面还缺少足够的循证医学的证据。活动性 AS 患者对 SSZ 治疗无效或有禁忌证时,可选用 MTX。但经对比观察发现,本品仅对外周关节炎、腰背痛、发僵及虹膜炎等表现,以及 ESR 和 CRP 水平有改善作用,而对中轴关节的放射线病变无改善证据。通常以 $7.5\sim 15$ mg,个别重症者可酌情增加剂量,口服或注射,每周 1 次。同时,可并用 1 种非甾体消炎药。尽管小剂量 MTX 有不良反应较少的优点,但其不良反应仍是治疗中必须注意的问题。这些包括胃肠不适、肝损伤、肺间质炎症和纤维化、血细胞减少、脱发、头痛及头晕等,故在用药前后应定期复查血常规、肝功能及其他有关项目。

5.沙利度胺

研究表明,沙利度胺具有特异性免疫调节作用,能抑制单核细胞产生 TNFα。1995 年,有学者发现了 2 例 AS 患者接受沙利度胺治疗后显著改善了中轴疾病和外周临床表现,而且持续降低急性期反应物(如 CRP 等)的水平。有学者应用沙利度胺治疗 7 例 AS 和 3 例未分化脊柱关节病患者显示疾病活动性有一定程度改善,但有 4 例患者因不良反应退出试验。国内黄烽等观察 30 例难治性男性 AS 患者接受沙利度胺(200 mg/d)为期 1 年的开放试验,结果 26 例患者完成了试验,在评价 AS 的 7 个主要指标中有 80% 的患者病情改善>20%。同时发现患者外周血单个核细胞中的 TNFα 的转录水平显著减少。但本品的不良反应相对偏多,常见的有嗜睡、头晕、口渴、便秘、头皮屑增多,少见的不良反应有白细胞下降、肝酶升高、镜下血尿及指端麻刺感等,对选用此种治疗者应做严密观察,在用药初期应每 $2\sim 4$ 周查血和尿常规、肝肾功能。对长期用药者应定期做神经系统检查,以便及时发现可能出现的外周神经炎。妊娠期女性服用该药可导致胎儿呈短肢畸形(海豹胎),因此对于妊娠期女性及近期拟生育的患者(包括男性)应禁用本药。初始剂量每晚 50 mg,每 2 周递增 50 mg,至 $150\sim 200$ mg 维持。该药容易引起困倦,适于晚间服用。

6.来氟米特

来氟米特是一个低分子量、合成的口服免疫抑制药,其作用机制是特异性抑制嘧啶的从头合成。本药对 AS 的外周关节炎疗效较佳,另外,该药对 AS 其他症状,如虹膜炎、发热等亦有较好的改善作用,因此该药在临床上主要用于 AS 的脊柱外表现的治疗。该药通常以 10 mg/d 剂量应用,病情较重者可加至 20 mg/d。该药的最常见不良反应是肝功能损害,建议应用该药期间同时并用护肝药物,且用药初期应每 2～4 周查肝功能,以后每 3～6 个月复查 1 次。食欲减退、瘙痒性皮疹(常于用药较长一段时间出现)、体重下降等亦可在该药治疗过程中出现。

7.中医中药

传统的中医药和针灸疗法对 AS 有一定治疗作用。本病主要病因为肾虚寒证及风寒湿邪瘀阻,总为本虚标实之证。根据辨证论治,则以滋补肝肾、补肾强督、扶正祛邪为基本治法。临床常见寒湿痹阻、湿热痹阻、肾气亏虚、瘀血阻络证候。在论治中因邪之不同,而分别佐以祛风、散寒、祛湿、清热化痰、祛瘀通络等法。

(三)生物制剂治疗

近数十年在细胞学和分子作用途径等研究领域的新发现和进步,推动了生物制剂治疗 RA 等自身免疫性疾病的开发和应用。所谓生物制剂即选择性地以参与免疫反应或炎症过程的分子或受体为靶目标的单克隆抗体或天然抑制分子的重组产物。生物制剂针对风湿病的发病机制,比传统免疫抑制治疗更具特异性,从理论上讲,有可能从根本上控制疾病的进展,而不对正常的抗感染免疫产生影响。该类药物的出现使 AS 等风湿性疾病的治疗进入到一个崭新的阶段。越来越多的证据以及临床实践证实,抗 TNFα 类生物制剂对 AS 及 SpA 具有很好的疗效,且发现该类药物对 AS 及 SpA 的疗效要优于对 RA 的疗效。目前,TNFα 抑制药如依那西普、英夫利西单抗、阿达木单抗等均已被美国 FDA 和我国 SFDA 批准用于治疗 AS。

1.常用的 TNFα 抑制药

(1)依那西普:是将编码人 TNF p75 受体可溶性部分的 DNA 与编码人 IgGIFc 段分子的 DNA 连接后在哺乳动物细胞系表达的融合蛋白,它能可逆性地与 TNFα 结合,竞争性抑制 TNFα 与 TNF 受体位点的结合。推荐用法为:50 mg,皮下注射,每周 1 次或 25 mg,皮下注射,每周 2 次,两种用法对 AS 的疗效相近。国内市场上现有恩利、益赛普和强克三种制药。

(2)英夫利西单抗(类克):是人/鼠嵌合的抗 TNFα 特异性 IgG1 单克隆抗体。其治疗 AS 的推荐用法为:5 mg/kg,静脉滴注,首次注射后于第 2 及第 6 周重复注射相同剂量,此后每隔 6 周注射相同剂量。

(3)阿达木单抗(修美乐):是一个全人源化的抗 TNFα 特异性 IgG1 单克隆抗体,体内和体外试验观察到,该药与可溶性的 TNF 结合进而抑制 TNF 与细胞表面的 TNF 受体结合以达到其抗 TNF 作用。推荐用法为皮下注射 40 mg,每 2 周 1 次。

上述 3 种 TNFα 抑制药均有起效快(几小时到 24 h)、疗效好的特点,大多数患者的病情可迅速获得显著改善,如晨僵、腰背痛、外周关节炎、肌腱末端炎、扩胸度、ESR 和 CRP 等,应用一段时间后,患者的身体功能及健康相关生活质量明显提高,特别是可使一些新近出现的脊柱活动障碍得到恢复。但其长期疗效及对中轴关节 X 线改变的影响尚待观察。

前述药物的推荐用法都是 AS 病情活动期的足量用法,在足量使用该类制剂 2～3 个月病情得到控制后,可以逐渐拉长用药间隔时间,同时并用 NSAIDs 和其他 DMARDs 类药物,很多患者的病情不会出现明显复发。本类制剂价格偏高,目前在国内绝大部分地区尚未进入医疗保险报销范围,限制了其在国内的应用。

2.TNFα 抑制药的不良反应

TNFα 抑制药可降低人体对结核菌感染的抵抗力,因此,在准备使用前必须对患者进行有关结核感染的筛查,包括询问是否有结核病史、肺部影像学检查和结核菌素纯蛋白衍化物试验(PPD 试验),有条件者可进行干扰素释放试验检查。在使用本类药物治疗期间应避免和活动性结核病患者密切接触,如果患者出现疑似结核感染的症状如持续性咳嗽、体重下降和发热,要注意是否有结核感染。

该类制剂尚可能导致其他一些类型的不良反应,包括注射部位皮肤反应、增加感染风险、使隐性感染患者病情活动或活动性乙型病毒性肝炎加重、使原有充血性心力衰竭加重,以及个别患者出现神经脱髓鞘病变等,另外,少数患者对英夫利西单抗可能出现输液反应,建议首次使用该药时应密切观察。

(四)关节镜治疗

关节镜技术的发展和应用极大改变了对关节病变的处理方式。关节镜检查不仅能进行精确的诊断、确认 MRI 和超声所见,还能同时进行治疗。由于关节镜操作的微创性,关节镜手术显著减少了传统开放手术对关节及其周围组织的损伤,患者术后康复期大大缩短。关节镜检查术可用于检查关节软骨、获取滑膜组织。通过关节镜进入病变关节,用旋转刨削刀切除滑膜组织并将其吸出,可以有效地缓解难治性关节滑膜炎症。

(五)外科治疗

髋关节受累引起的关节间隙狭窄、强直和畸形是本病致残的主要原因。对于髋关节间隙出现明显狭窄或股骨头坏死变形的患者,为了改善患者的关节功能和生活质量,可考虑行人工全髋关节置换术。置换术后绝大多数患者的关节痛得到控制,部分患者的功能恢复正常或接近正常,置入关节的寿命90%达10年以上。对于脊柱前屈或侧弯畸形较为严重导致明显生活障碍,如行走时无法看到前方几米外的路,此类患者可考虑脊柱椎体截骨纠正畸形,但该类手术风险较大,可能使脊髓受损而导致下肢截瘫,因此,对于脊柱畸形并不非常严重者不建议手术矫正,应在内科积极治疗下进行体疗康复锻炼,亦可一定程度地减缓或抑制畸形的发展。

(六)心理治疗

AS 的诊断一旦被确立,自然会导致患者产生一系列的情感反应,产生悲观情绪是对这种痛苦体验的正常反应。随着时间发展,严重的慢性疼痛和损伤对患者的躯体、心理和社会功能会带来显著的负面影响,并且会彻底破坏患者的日常生活,当这些负面情绪达到一定程度,符合诊断标准时,就需要进行评估和干预。AS 患者的情绪反应主要表现为焦虑、抑郁、恐惧等;还有一些患者会出现疲劳、述情障碍。最佳的治疗方案是采用躯体治疗和心理治疗相结合的综合性治疗方案,这些心理治疗方法主要包括支持性心理治疗、认知行为治疗、患者教育、家庭支持及教育等。必要时可应用抗抑郁类药物治疗。

九、预后

本病临床表现的轻重程度差异较大,有的患者病情反复持续进展,有的长期处于相对静止状态,可以正常工作和生活。但是,发病年龄较小,髋关节受累较早,反复发作虹膜睫状体炎,诊断延迟,治疗不及时和不合理,以及不坚持长期功能锻炼者预后较差。尽管生物制剂的出现令本病的预后已经有了较大改观,但本病仍是一种慢性进展性疾病,应在专科医师指导下长期随诊。

(努尔敦·吾普尔)

第八章　肾内科疾病

第一节　急性肾小球肾炎

急性肾小球肾炎(acute glomerulone phritis)简称急性肾炎,是一组常见的肾小球疾患。起病急,以血尿、少尿、蛋白尿、水肿及高血压等为其临床特征。任何年龄均可发病,但以学龄儿童为多见,青年次之,中年及老年少见。一般男性发病率较高,男女之比约为2:1。

一、病因与发病机制

(一)病因

急性肾炎可由多种病因所致,其中最常见的为链球菌感染后肾炎。在我国上呼吸道感染引起的急性肾小球肾炎占60%～70%,皮肤感染引起者占1%～20%,除链球菌之外,葡萄球菌、肺炎球菌、脑膜炎双球菌、淋球菌、流感杆菌及伤寒杆菌等感染都可引起肾小球肾炎。

(二)发病机制

本病发病机制多与抗原-抗体介导的免疫损伤有关。机体感染链球菌后,其菌体内某些成分作为抗原,经过2～4周与体内产生的相应抗体结合,形成免疫复合物,通过血液循环,沉积于肾小球内,当补体被激活后,炎症细胞浸润,导致肾小球损伤而发病。肾小球毛细血管的免疫性炎症使毛细血管腔变窄,甚至闭塞,并损害肾小球滤过膜,可出现血尿、蛋白尿及管型尿等,并使肾小球滤过率下降,因而对水和各种溶质(包括含氮代谢产物、无机盐)的排泄减少,发生水钠潴留,继而引起细胞外液容量增加,因此临床上有水肿、尿少、全身循环充血状态如呼吸困难、肝大、静脉压增高等表现。本病的高血压,目前认为是由于血容量增加所致,是否与"肾素-血管紧张素-醛固酮系统"活力增强有关,尚无定论。

近年来,认为链球菌感染后肾炎不止一种抗原,与链球菌有关的内源性抗原抗体系统可能也参与发病。致肾炎链球菌通过酶作用或其产物与机体的免疫球蛋白(Ig)结合,改变Ig化学组成或其抗原性,然后形成免疫复合物而致病。如致肾炎链球菌能产生唾液酸酶使Ig发生改变。目前认为致肾炎链球菌抗原先植入肾小球毛细血管壁,然后与抗体作用而形成免疫复合物(原位形成)是主要的发病机制。

二、临床表现

(一)症状

本病起病较急,病情轻重不等。多数患者有明确的链球菌感染史,如上呼吸道感染、咽炎、扁桃体炎及皮肤感染等。潜伏期相当于致病抗原初次免疫后诱导机体产生免疫复合物所需的时间,呼吸道感染者的潜伏期较皮肤感染者短,一般经过 2~4 周(上呼吸道感染、咽炎、扁桃体炎一般 6~10 d,皮肤感染者约 2 周后)突然起病,首发症状多为水肿和血尿,呈典型急性肾炎综合征表现,重症者可发生急性肾衰竭。本病可见于各年龄组,但以儿童最为常见。

1. 全身症状

起病时症状轻重不一,患者常有头痛、食欲减退、恶心、呕吐、疲乏无力、腰酸等,部分患者先驱感染没有控制,可有发热,咽喉疼痛,体温一般在 38 ℃上下,发热以儿童为多见。

2. 水肿及少尿

常为本病之首发症状,出现率为 80%~90%。在发生水肿之前,患者都有少尿,每日尿量常在 500 mL 左右,少数患者可少至 400 mL 以下,发生尿闭者少见。轻者仅晨起眼睑水肿,面色较苍白,呈"肾炎面容",重者延及全身,体重亦随之增加。水肿多先出现于面部,特别以眼睑为主,下肢及阴囊亦显著。晨起以面部为主,活动后以下肢为主。水肿出现的部位主要决定于 2 个因素,即重力作用和局部组织的张力,儿童皮肤及皮下组织较紧密,则水肿的凹陷性不十分明显,水肿的程度还与食盐的摄入量有密切关系,食盐摄入量多则水肿加重,反之亦然。大部分患者经过 2~4 周,可自行利尿退肿,严重者可有胸腔积液、腹水。产生原因主要是全身毛细血管壁通透性增强,肾小球滤过率降低,而肾小管对钠的重吸收增加致水钠潴留。

3. 血尿

肉眼血尿为常见初起症状之一,40%~70%的患者可见到。尿呈混浊红棕色,为洗肉水样,一般在数日内消失,也可持续 1~2 周才转为显微镜血尿。镜下血尿多在 6 个月内消失,也可因感染、劳累而暂时反复,也有持续 1~3 年才完全消失。此外,也有少数患者肾小球病变基本消退,而镜下血尿持续存在,认为无多大临床意义。

4. 蛋白尿

多数患者均有不同程度蛋白尿,主要为清蛋白,20%~30%表现为肾病综合征(尿蛋白超过 3.5 g/24 h。血浆清蛋白低于 30 g/L),经 2~4 周后可完全消失。蛋白尿持续存在提示病情迁延,或转为慢性肾炎的可能。

5. 高血压

高血压见于 80%的病例,多为轻中度高血压,收缩压及舒张压均增高。急性肾炎之血压升高多为一过性,往往与水肿及血尿同时发生,一般持续 2~3 周,多随水肿消退而降至正常。产生原因主要为水、钠潴留使血容量扩张所致,经利尿、消肿后血压亦随之下降。重度高血压者提示肾损害严重,可并发高血压危象、心力衰竭或视网膜病变等。

6. 神经系统症状

症状主要为头痛、恶心、呕吐、失眠、反应迟钝;重者可有视力障碍。甚至出现昏迷、抽搐。与血压升高及水、钠潴留有关。

(二)体征

急性肾炎的主要体征是程度轻重不一的水肿,以组织疏松及低垂部位为明显,晨起时眼睑、面部可见水肿,活动后下肢水肿明显。随病情发展至全身,严重者可出现胸腔腹腔、阴囊,甚至心包腔的大量积液,重度高血压者眼底检查可出现视网膜小动脉痉挛或视盘水肿。

三、辅助检查

1.尿液检查

血尿为急性肾炎重要所见,或肉眼血尿或镜下血尿,尿沉渣检查中,红细胞多为严重变形红细胞,但应用襻利尿剂时可暂为非变形红细胞,此外还可见红细胞管型,提示肾小球有出血渗出性炎症,是急性肾炎的重要特点。尿沉渣还常见肾小管上皮细胞、白细胞、大量透明和颗粒管型。

尿蛋白通常定性多为(＋)～(＋＋),定量为(1～3) g/d,多属非选择性蛋白,若病情好转,则尿蛋白减少,但可持续数周至数月。如果蛋白尿持续在 1 年以上,多数提示为慢性肾炎或演变为慢性肾炎。

尿常规一般在 4～8 周内大致恢复正常,残余镜下血尿(或爱迪计数异常)或少量蛋白尿(可表现为起立性蛋白尿)可持续半年或更长。

2.血常规检查

严重贫血少见,红细胞计数及血红蛋白可稍低,系因血容量扩大,血液稀释所致,白细胞计数可正常或增高,此与原发感染灶是否继续存在有关。

急性肾炎时血沉几乎都增快,一般在 30～60 mm/h,随着急性期缓解,血沉在 2～3 个月内也逐渐恢复正常。

3.肾功能检查

急性肾炎患者肾小球滤过率(GFR)呈不同程度下降,但肾血浆流量仍可正常,因而滤过分数常减少,与肾小球滤过功能受累相比较,肾小管功能相对良好,肾浓缩功能多能保持。临床常见一过性氮质血症,血中尿素氮、肌酐增高,不限进水的患儿,可有轻度稀释性低钠血症,此外还可有高血钾及代谢性酸中毒。

4.血浆蛋白和脂质测定

血清蛋白浓度常轻度降低,此系水、钠潴留及血容量增加和稀血症所致,急性肾炎病程较短而尿蛋白量少,所以血清蛋白降低不是由于尿中大量蛋白丢失所造成,且利尿消肿后即恢复正常浓度。血清蛋白电泳多见清蛋白降低,γ-球蛋白增高,少数病例伴有 α-和(或)β-球蛋白增高,后者增高的病例往往并存高脂血症。

5.细胞学和血清学检查

急性肾炎发病后自咽部或皮肤感染灶培养出 β-溶血性链球菌的阳性率约 30％,早期接受青霉素治疗者更不易检出,链球菌感染后可产生相应抗体,常借检测抗体证实前驱的链球菌感染,如抗链球菌溶血素,抗体(ASO),其阳性率达 50％～80％。通常于链球菌感染后 2～3 周出现,3～5 周滴度达高峰,半年内恢复正常。判断其临床意义时应注意,其滴度升高仅表示近期有过链球菌感染,与急性肾炎的严重性无直接相关性;经有效抗生素治疗者其阳性率减低,皮肤感染灶患者阳性率也低,尚可检测抗脱氧核糖核酸酶 B 及抗玻璃酸酶(anti-HAse)。并应注意于 2～3 周后复查,如滴度升高,则更具诊断价值。

6.血补体测定

除个别病例外,肾炎病程早期血总补体及 C3 均明显下降,6~8 周后恢复正常,此规律性变化为本症的典型表现。血补体下降程度与急性肾炎病情轻重无明显相关,但低补体血症持续 8 周以上,应考虑有其他类型肾炎之可能,如膜增生性肾炎、冷球蛋白血症或狼疮肾炎等。

7.尿纤维蛋白降解产物(FDP)

血液和尿液测定中出现 FDP 意味着体内有纤维蛋白形成和纤维蛋白原及纤维蛋白分解代谢增强,尿液 FDP 测定能更正确地反映肾血管内凝血。

8.其他检查

部分病例急性期可测得循环免疫复合物及冷球蛋白,通常典型病例不需肾活检,但如与急进性肾炎鉴别困难或病后 3 个月仍有高血压、持续低补体血症或肾功能损害者建议肾活体检查,明确病理类型。

四、诊断与鉴别诊断

(一)诊断

1.前驱感染史

一般起病前有呼吸道或皮肤感染,也可能有其他部位感染。

2.尿常规及沉渣检查

(1)血尿:为急性肾炎的重要表现,肉眼血尿或镜下血尿中红细胞多为严重变形红细胞。因为红细胞通过病变毛细血管壁和流经肾小管过程中,因渗透压改变而变形。此外,还可见红细胞管型,表示肾小球有出血渗出性炎症,这是急性肾炎的重要特点。

(2)管型尿:尿沉渣中常见有肾小管上皮细胞、白细胞,偶有白细胞管型及大量透明管型和颗粒管型,一般无蜡样管型及宽大管型,如果出现此类管型,提示原肾炎急性加重或有全身系统性疾病,如红斑狼疮或血管炎。

(3)尿蛋白:通常为＋~＋＋,24 h 蛋白总量<3.0 g,尿蛋白多属于非选择性。

(4)尿少与水肿:该病急性发作期 24 h 尿量一般为 1 000 mL 以下,并伴有面部及下肢轻度水肿。

3.血常规检查

白细胞计数可正常或增加,与原感染性是否继续存在有关。急性期血沉常变快,一般为 30~60 mm/h。常见轻度贫血,其与血容量增大、血液稀释有关,于利尿消肿后即可恢复,但也有少数患者有微血管溶血性贫血。

4.肾功能及血生化检查

急性期肾小球滤过率(GFR)呈不同程度的下降,但肾血浆流量常可正常。因此滤过分数常下降。与肾小球功能受累相比,肾小管功能相对良好,肾浓缩功能多保持正常。临床常见一过性氮质血症,血中尿素氮、肌酐水平轻度升高,尿钠和尿钙排出减少,不限进水的患者可有轻度稀释性低钠血症。此外,还可出现高血钾和代谢性酸中毒症。

5.有关链球菌感染的细胞学和血清学检查

链球菌感染后,机体对菌体成分及其产物相应的抗体,如抗链球菌溶血 O 抗体(ASO),其阳性率可达 50％～80％,常借助检测此抗体以证实前期的链球菌感染。通常在链球菌感染后 2～3 周出现,3～5 周滴度达高峰,半年内可恢复正常,75％的患者 1 年内转阴。在判断所测结果时应注意,ASO 滴度升高仅表示近期内曾有链球菌感染,与急性肾炎发病的可能性及病情的严重性不直接相关。经有效抗生素治疗者其阳性率降低,皮肤感染者的阳性率也低。另外,起病早期部分患者的循环免疫复合物及血清冷球蛋白可呈阳性,但应注意病毒所致急性肾炎者的前驱期可能短,一般为 3～5 d,以血尿为主要表现,C3 水平不降低,ASO 水平不升高,预后好。

除个别病例外,肾炎病程早期,血总补体及 C3 水平均明显下降,6～8 周可恢复正常,此规律性变化为急性肾炎的典型表现。血清补体水平的下降程度与急性肾炎病情的轻重无明显相关性,但低补体血症持续 8 周以上,应考虑有其他类型肾炎的可能,如膜增生性肾炎、冷球蛋白血症或狼疮性肾炎。

6.血浆蛋白和脂质测定

有少数本证患者的血清蛋白水平常轻度降低,这是水钠潴留,血容量增加和血液稀释造成的,并不是由尿蛋白丢失而致,经利尿消肿后可恢复正常。有少数患者伴有 α、β 脂蛋白水平升高。

7.其他检查

如少尿一周以上或进行性尿量减少伴肾功能恶化,病程超过两个月而无好转趋势,有急性肾炎综合征伴肾病综合征,应考虑进行肾活检以明确诊断,指导治疗。

8.非典型病例的临床诊断

最轻的亚临床病例可无水肿、高血压和肉眼血尿,仅于链球菌感染后或与急性肾炎患者紧密接触,行尿常规检查而发现镜下血尿,甚或尿检也正常,仅血中 C3 水平呈典型的规律性改变,即急性期明显降低,而 6～8 周恢复正常。此类患者如行肾活检可呈典型的毛细血管内增生及特征性驼峰病变。

(二)鉴别诊断

1.热性蛋白尿

急性感染发热的患者可出现蛋白尿、管型或镜下血尿,极易与不典型或轻型急性肾炎相混淆,但前者没有潜伏期,无水肿及高血压,热退后尿常规迅速恢复正常。

2.急进性肾炎

起病过程与急性肾炎相似,但除急性肾炎综合征外,常早期出现少尿、无尿及肾功能急剧恶化为特征,重症急性肾炎呈现急性肾衰竭伴少尿或无尿持续不缓解,病死率高,与本病相鉴别困难时,应及时做肾活检以明确本诊断。

3.慢性肾炎急性发作

发作时症状同本病,但有慢性肾炎史,诱发因素较多,如感染诱发者临床症状(多在 1 周内,缺乏间歇期)迅速出现,常有明显贫血、低蛋白血症、肾功能损害等,B 超检查有的显示双肾缩小。急性症状控制后,贫血仍存在,肾功能不能恢复正常,对鉴别有困难的。除了肾穿刺进行病理分析之外,还可根据病程和症状、体征及化验结果的动态变化来加以判断。

4.IgA 肾病

本病潜伏期短,多于上呼吸道感染后 1~2 d 内即以血尿起病,通常不伴水肿和高血压,链球菌培养阴性,ASO 滴度不升高。一般无血清补体下降,1/3 患者血清 IgA 增高,本病多有反复发作史,鉴别困难时需行肾活检,病理免疫荧光示 IgA 弥散沉积于系膜区。

5.全身系统性疾病引起的肾损害

如过敏性紫癜肾炎、狼疮性肾炎等,虽有类似本病之临床表现,但原发病症状明显,不难诊断。

6.急性泌尿系感染或肾盂肾炎

急性泌尿系感染或肾盂肾炎可表现有血尿、腰痛等与急性肾炎相似的临床表现,但急性肾盂肾炎一般无少尿表现,少有水肿和高血压,多有发热、尿路刺激症状。尿中以白细胞为主,尿细菌培养阳性可以区别,抗感染治疗有效等,均可帮助诊断。

五、治疗

(一)治疗原则

急性肾小球肾炎为自限性疾病,无特异疗法,主要是对症处理,改善肾功能,预防和控制并发症,促进机体自然恢复。

(二)一般治疗

1.休息

急性期应卧床休息,通常需 2~3 周,待肉眼血尿消失、血压恢复、水肿减退即可逐步增加室内活动量。

对遗留的轻度蛋白尿及血尿应加强随访观察而无需延长卧床期,但如病情反复,应继续卧床休息,卧床休息能增加肾血流量,可改善尿异常改变,同时 3 个月内宜避免剧烈体力活动,并应注意防寒、防潮。

2.饮食治疗

(1)控制钠盐摄入:对有水肿、血压高者用无盐或低盐饮食,一般每日摄取钠 1.2 g/d,水肿严重时限制为 0.5 g/d,注意禁用腌制食品,尽量少用味精,同时禁食含碱主食及含钠高的蔬菜,如白萝卜、菠菜、小白菜或酱油。

(2)蛋白质摄入:一般认为血尿素氮<14 mmol/L,蛋白质可不限制;尿素氮如超过 21.4 mmol/L,每日饮食蛋白质应限制到 0.5 g/kg 体重,蛋白质以乳类及鸡蛋为最好,羊肉除营养丰富、含优质蛋白质外,还有消肿利尿的作用,糖类及各种维生素应充分供给。

(3)水的摄入:对严重水肿且尿少者液体也应限制,目前多主张每日摄入水量以不显性失水量加尿量计算。儿童不显性失水每日为 15~20 mL/kg 体重,在条件许可下,每日测量体重,对决定摄入液体量是否合适较有帮助。

(三)药物治疗

1.感染灶的治疗

对有前驱感染且病灶尚存者应积极进行治疗,使其痊愈,即使找不到明确感染灶的急性肾炎患者。也有人主张用青霉素(过敏者用红霉素)常规治疗 10～14 d,也有人主张在 2 周青霉素疗程后,继续用长效青霉素 2～4 周。抗生素对预防本病的再发往往无效。因此不必预防性地使用,对反复扁桃体发炎的患者,在病情稳定的情况下,可做扁桃体切除术。

2.对症治疗

(1)水肿的治疗:对轻、中度水肿,限制钠水入量及卧床休息即可;高度水肿者应使用噻嗪类或髓襻利尿药,如呋塞米 2 mg/kg 体重,每日 1～2 次治疗,一般不主张使用贮钾利尿药及渗透性利尿药,多巴胺等多种可以解除血管痉挛的药物也可应用,以促进利尿。

(2)高血压的治疗:轻度高血压经限制钠盐和卧床休息后可纠正,明显高血压者[儿童舒张压>13.3 kPa(100 mmHg)或成人舒张压>14.7 kPa(110 mmHg)]应使用抗高血压药物。一般采用利尿药、钙离子通道阻滞药、β-受体阻滞药及血管扩张药,如硝苯地平 20～40 mg/d,或肼屈嗪 25 mg,每日 3 次以使血压适当降低。

3.抗凝疗法

肾小球内凝血是急性肾炎的重要病理改变之一,主要为纤维素沉积及血小板聚集。因此,采用抗凝疗法将有助于肾炎缓解,可以应用普通肝素静脉滴注或低分子量肝素皮下注射,每日 1 次,10～14 次为 1 个疗程,间隔 3～5 d,根据患者凝血指标调整,共 2～3 个疗程。双嘧达莫(潘生丁)口服,尿激酶 2 万～6 万单位加入 5% 葡萄糖液 250 mL 静脉滴注,或每日 1 次,10 d 为 1 个疗程,根据病情进行 2～3 个疗程。注意肝素与尿激酶不可同时应用。

4.抗氧化剂应用

(1)超氧化物歧化酶可使 O_2^- 转变成 H_2O_2。

(2)硒谷胱甘肽过氧化物酶,使 H_2O_2 还原为 H_2O。

(3)维生素 E 是体内血浆及红细胞膜上脂溶性清除剂,维生素 E 及辅酶 Q10 可清除自由基,阻断由自由基触发的脂质过氧化连锁反应,保护肾细胞,减轻肾内炎症过程。

5.肾上腺糖皮质激素

一般不用,但急性期症状明显时可小剂量短期使用,一般不超过 2 周。

6.并发症的治疗

(1)高血压脑病:出现高血压脑病时应选用硝普钠 50 mg 溶于葡萄糖注射液 250 mL 中静脉滴注,速度为 0.5 μg/(kg·min),随血压变化调整剂量。

(2)急性心力衰竭:近年研究认为,急性肾炎患者出现胸闷、心悸、肺底啰音、心界扩大等症状时,心排出量并不降低,射血指数亦不减少,与心力衰竭的病理生理基础不同,而是水钠潴留、血容量增加所致的淤血状态,因此洋地黄类药物疗效不理想,且易引起中毒。严格控制水钠摄入,静脉注射速尿、硝普钠或酚妥拉明等多能使症状缓解。

(3)继发细菌感染,急性肾炎由于全身抵抗力较低,易继发感染,最常见的是肺部和尿路感染。一旦发生应及时选用敏感、强效及无肾毒性的抗生素治疗,并加强支持疗法,常用的为青霉素类和第三代头孢菌素或四代抗生素。

（四）透析治疗

目前对急性肾炎所致的急性肾衰竭主张"早期、预防性和充分透析治疗"，早期预防性透析是指在并发症出现之前即进行透析治疗，特别是高分解代谢型急性肾衰竭，可以有效降低病死率，血液透析或腹膜透析均可采用，血液透析疗效快速，适用于紧急透析，其中连续性血液透析滤过治疗效果最佳。腹膜透析适用于活动性出血、无法耐受血液透析和无血液透析设备的情况。

六、预后

本病预后一般良好，儿童85％～99％、成人50％～75％可完全恢复，就儿童急性肾炎来说，6个月内血尿消失者达90％，持续或间歇蛋白尿超过1年者占58％，在2年以上仍有蛋白尿者占32％，急性肾炎演变为慢性肾炎者不超过10％。

（乔　佳）

第二节　急进性肾小球肾炎

急进性肾小球肾炎（rapidly progressive glomerulonephritis，RPGN）是一组病情发展迅速的肾小球疾病，其特点是蛋白尿和血尿症状迅速恶化，患者可能在几周或几个月内出现少尿或无尿，快速进展至终末期肾衰竭，预后通常不良。患者常常伴有贫血和低蛋白血症。病理上，RPGN以肾小囊内的细胞增生和纤维蛋白沉积为特征，因此也被称为新月体性肾炎。

RPGN可分为原发性和继发性两大类。原发性RPGN包括特发性急进性肾小球肾炎和其他原发性肾小球疾病（如膜增生性肾小球肾炎、膜性肾病、IgA肾病等）基础上发展的急进性肾小球肾炎。继发性RPGN可能由多种原因引起，包括感染性疾病（如链球菌感染后肾炎、感染性心内膜炎、乙型肝炎等）、多系统疾病（如系统性红斑狼疮、过敏性紫癜、血管炎综合征、Wegener肉芽肿、冷球蛋白血症、复发性多发性软骨炎、肺癌、淋巴瘤等），以及药物（如青霉胺、别嘌醇、利福平等）的影响。

RPGN肾活检病例中占比约为2.7％，在中国约为2％，男性患者较多，男女比例约（1.5∶3.0），成人更为常见。有报道指出，春季和夏季的发病率较高。及时且有效的治疗对于改善RPGN患者的预后至关重要。

一、病因与发病机制

从免疫学角度来看，RPGN是一种免疫损伤性弥散增生性新月体性肾炎，根据其发病机制可分为三种类型：Ⅰ型是抗肾小球基膜（GBM）型，不伴有肺出血，由抗GBM抗体介导，早期常伴有循环中的抗GBM抗体阳性，免疫荧光显示抗体沿GBM呈线条样沉积；Ⅱ型是免疫复合物型，由免疫复合物介导，免疫荧光可见免疫球蛋白及补体沿GBM呈颗粒状沉积；Ⅲ型则是无免疫球蛋白和补体沉积型，其发病机制尚未完全明确，实际上是一种血管炎综合征，主要表现在肾脏。总体而言，RPGN属于免疫性疾病，其免疫反应过程多样，发病机制上有多种形式，但这些形式可以共存。疾病的预后主要与病理变化相关。

二、病理

光学显微镜检查可见肾小囊内新月体形成为 RPGN 的特征性病理改变,受累肾小球达50％以上,甚至可达 100％,病变范围占肾小囊面积的 50％以上,严重者可充填整个肾小囊。发病初期为细胞性新月体,后期为纤维性新月体(数日至数周形成),本病纤维化发展很快,故及时肾活检、早期诊断,及时治疗是极其重要的。肾小球病变在Ⅰ型 RPGN 主要是 GBM 断裂、突出,但毛细血管内增生不明显,Ⅱ型 RPGN 中毛细血管襻细胞及系膜细胞增生明显,Ⅲ型 RPGN 则可见毛细血管襻节段性纤维素样坏死、缺血,甚至节段性硬化,系膜细胞增生不明显,肾小管及肾间质病变常与肾小球病变的严重程度相关。少数(10％～20％)Ⅲ型 RPGN 在肾间质可见肾小球外的血管炎,如微小动脉、小动脉甚至弓状动脉分支均可受累,少数Ⅲ型 RPGN 还可见肉芽肿形成,免疫病理检查在Ⅰ型 RPGN 的早期 IgG 及 C3 沿肾小球毛细血管壁呈典型的线条样沉积。Ⅱ型 RPGN 可见免疫球蛋白及 C3 沿肾小球毛细血管襻及系膜区呈颗粒样或团块状沉积,而Ⅲ型 RPGN 则多为阴性或微量免疫球蛋白和补体成分,电镜检查可见 GBM 呈卷曲压缩状,可见断裂,Ⅰ、Ⅲ型无或仅少量电子致密物沉积,Ⅱ型在 GBM 的上皮侧、内皮侧、GBM 内及系膜区有电子致密物。

三、临床表现

起病和发展急骤,患者可首先感到疲乏,食欲缺乏等,并出现蛋白尿、血尿、全身性水肿、少尿或无尿性急性肾衰竭等症状,部分患者在发病前 1 个月内有前驱感染病史,少数有蛋白尿、血尿或高血压病史,因病理类型不同,其临床表现也有差异。

1. 肾损害的表现

大多数患者表现为急性肾炎综合征,起病较急,但也有隐匿起病。此前常有先驱感染,在Ⅰ型及Ⅲ型常有流感样综合征,起病后即有尿量减少,甚至少尿,部分患者有肉眼血尿(多见于Ⅰ型和Ⅲ型),镜下血尿普遍存在,蛋白尿一般在 1～2 g/d,部分患者>3.5 g/d,并出现肾病综合征(主要见于Ⅱ型)。

随着病程进展出现高血压及贫血,患者有头昏、目眩、心悸、气促、面色苍白,发病后或发病时即有肾功能减退,肾小球滤过率降低,血清肌酐及尿素氮增高,且呈进行性肾功能不全,短期即见血肌酐>500 μmol/L,继之,肾功能继续降低进入尿毒症阶段。在疾病早期就可见到肾小管功能减退,如尿浓缩功能障碍。

2. 肾外表现

Ⅰ型的部分患者可有咯血、咳嗽、呼吸困难、发热及胸痛,血清抗基膜抗体阳性,Ⅱ型无特异性表现,血清免疫复合物(IC)阳性,Ⅲ型中的微血管炎常有咯血、咳嗽、呼吸困难,胸片见两肺中下部炎症改变,血清 pANCA 及 cANCA 均阳性。Wegener 肉芽肿病多有先侵犯如鼻、鼻旁窦、软腭及肺等炎症性病变(包括坏死性血管炎及肉芽肿),可有发热、皮疹、紫癜、关节肌肉疼痛及单神经炎症状,血清 cANCA 阳性为主(90％),变应性肉芽肿性血管炎多有过敏性哮喘、过敏性鼻炎,血嗜酸性粒细胞增多,常伴有脑、心及皮肤等小血管炎表现,血清 pAN-

CA 阳性。

3.体征

急进性肾炎患者出现少尿或无尿等急性肾衰竭症状后,由于水、钠潴留可见全身性的水肿。

四、辅助检查

1.尿常规检查

尿常规检查见异形红细胞和红细胞管型,蛋白尿常常出现,可以有大量蛋白尿,尿蛋白常常是非选择性的,尿中白细胞异常增多(>3 万/mL),为中性粒细胞、单核细胞、辅助性及抑制性 T 细胞,尿检异常与病变的严重性并不密切相关。

2.血常规检查

常呈严重贫血,有时存在着微血管病性溶血性贫血,有时伴白细胞及血小板增高,与阳性 C—反应蛋白共同存在则提示急性炎症相关。

3.肾功能检查

血清尿素氮和肌酐均呈进行性增高,Cer 可降至 10 mL/min 以下。

4.免疫学检查

抗 GBM 抗体介导的 RPGN 补体各成分基本正常;免疫复合物介导者 Cg 和其他补体成分的血清浓度常常降低,抗中性粒细胞胞质抗体(ANCA)与小血管炎型 RPGN 密切有关,冷球蛋白和循环免疫复合物常可在免疫复合物型 RPGN 中检出。此外,根据不同的发病机制,循环中可分别检出抗 GBM 抗体、免疫复合物和 ANCA,用放射免疫分析法在 95% 以上的抗 GBM 抗体介导的 RPGN 早期即可发现循环中有抗 GBM 抗体,抗 GBM 抗体最多常见的是 IgG,极少数是 IgA,IgG1 亚型更常在男性中发现,IgG2 亚型则女性多见。

5.X 线及超声检查

腹部平片及肾脏超声检查可发现肾脏增大或正常大小而轮廓整齐,但皮髓质交界不清(与肾脏水肿有关)。

五、诊断与鉴别诊断

(一)诊断

有急性肾炎综合征的表现(急性起病、尿少、水肿、高血压、蛋白尿、血尿),且以严重的血尿、突出的少尿及进行性肾衰竭为特征者应考虑本病。因为 RPGN 是一组临床表现和病理改变相似,但病因各异的临床综合征,因此在诊断 RPGN 后需要进一步明确:①组织病理学诊断;②病因诊断。详细询问病史,积极寻找多系统疾病的肾外表现和体征,并进行有关检查(如抗核抗体、抗 ds—DNA 抗体、ANCA、ASO 等)。只有确定了病因、免疫类型、疾病的发展阶段、活动性后,方可权衡治疗的利弊与风险,选择合理治疗,并做出预后评价。因为该病呈进行性进展,若临床医师怀疑为 RPGN,应紧急行肾穿刺。肾活检证实为新月体肾小球肾炎,急进性肾小球肾炎诊断即可确定。肾穿刺前血肌酐过高时,应根据情况实施血液净化治疗以确保肾穿刺顺利进行。

必须指出，Ⅲ型急进性肾小球肾炎血清 ANCA 阳性率为 80％～90％，而Ⅰ型及Ⅱ型急进性肾小球肾炎患者中约有 1/3 阳性，Ⅲ型急进性肾小球肾炎无系统血管炎临床表现者核周型 ANCA 阳性约占 2/3，胞质型 ANCA 阳性约占 1/3。因此，血清 ANCA 阳性对Ⅲ型急进性肾小球肾炎的特异性并不理想，但结合各型的临床特征，就很有诊断价值。

二、鉴别诊断

1.慢性肾炎急性发作

对过去无肾炎病史，出现少尿、无尿及肾衰竭表现的慢性肾炎患者，应根据病情进展速度快慢、B超双侧肾影缩小等情况进行诊断，这些也有助于同急进性肾炎相鉴别。

2.急性肾小管坏死

临床排除肾前或肾后性而确定为急性肾实质性肾衰竭患者，若以蛋白尿为主（即 24 h 尿蛋白定量≥1.5 g），有镜下或肉眼血尿伴或不伴高血压，并有少尿或无尿，应考虑肾小球病变所致的急性肾衰竭，其与急性肾小管坏死临床表现和演变截然不同，后者尿蛋白多数少于 1 g/24 h，常有明确的发病诱因如外科手术、休克、中毒（药物、鱼胆中毒等）、挤压伤、异型输血等。尿钠排泄增多超过或等于 20～30 mmol/L，肾小球性肾衰竭多见于两类疾病，即急进行性肾炎或急性肾炎，后者病情较前者轻，血肌酐小于 400 μmol/L，多为一过性肾衰竭。

3.急性间质性肾炎

24 h 尿蛋白定量一般少于或等于 1 g，少数情况下如严重感染、中毒、药物引起的肾间质损伤造成肾小球基膜通透性增加，产生大量蛋白尿甚至肾病综合征表现，临床类似肾小球病变。此时与急进性肾炎需靠肾脏病理加以区别，这类间质性肾炎的病理肾小球几乎正常，小管间质病变亦很轻。

4.急性坏死性肾乳头炎

急性坏死性肾乳头炎可引起急性肾衰竭，但该病多并发于糖尿病患者，常有较明显的肾区痛及尿路刺激征，尿中白细胞数多，尿培养有致病菌等可资鉴别。

5.其他肾小球疾病转变成急进性肾炎

文献中有少数报道急进性肾炎合并其他类型肾小球病变如膜性肾病、膜增生性肾病、IgA肾病等，亦需依赖肾穿病理鉴别。

六、治疗

(一)治疗原则

急进性肾炎治疗原则上为早诊断，充分治疗，有针对性进行联合治疗；区别对待急性和慢性肾小球损伤，大量细胞新月体和纤维素样坏死，提示病变处于活动期，应积极治疗；纤维性新月体和肾间质纤维化，提示病变进入慢性期，应注意保护肾功能；伴有全身症状的应选用环磷酰胺和甲泼尼龙尽快控制症状。

（二）一般治疗

绝对安静,卧床休息,无盐,低蛋白饮食,维持和调整水电解质平衡,纠正代谢性酸中毒,少尿早期可考虑使用利尿药(甘露醇、山梨醇、呋塞米或依他尼酸等)及血管扩张药。

（三）药物治疗

1.糖皮质类固醇

对无禁忌患者采用甲泼尼龙 500～1 000 mg 静脉滴注每日或隔日 1 次,3～4 次为 1 个疗程,每间隔 1～2 周后可再用 1～2 个疗程,注意甲泼尼龙冲击治疗静脉滴注时间应超过 30 min,冲击间隔和冲击后改为泼尼松口服 1～1.5 mg/(kg·d),每日或隔日口服,3 个月后逐渐减量,糖皮质类固醇维持时间长短根据原发病不同而有异,如抗 GBM 抗体病和多系统疾病维持时间要长。甲泼尼龙冲击疗法对Ⅲ型和Ⅱ型疗效较Ⅰ型为好,患者肾功能好转、尿蛋白减少、细胞性新月体数量亦减少。

2.细胞毒性药物

甲泼尼龙冲击治疗的同时给予环磷酰胺(CTX)冲击治疗,与前者合用相对不良反应小,疗效增强,可用 CTX 0.6～1.2 g/次缓慢静脉推注或静脉滴注(1 000 mL 稀释),每周或每 2 周 1 次,2～3 次后改为每月 1 次,总量勿超过 8～12 g。环磷酰胺或硫唑嘌呤口服治疗对 Wegener 肉芽肿和 M-PAN 很有效,文献报道口服维持治疗时间应 1 年以上,可用 CTX 2～3 mg/(kg·d)或硫唑嘌呤 1～2 mg/(kg·d),必要时强化治疗以减少疾病复发,应用免疫抑制药时应监测血常规和肝功能,注意药物不良反应。

3.抗凝药

在 RPGN 发病过程中,由纤维蛋白原裂解产生的纤维蛋白多肽是一种单个核细胞的化学催化剂,在新月体形成中起一定介导作用。因此,抗凝治疗可减少纤维蛋白多肽产生,阻止或减少新月体的形成,常用的抗凝剂有肝素、华法林、安克洛酶、链激酶和人重组组织纤溶酶原激活物(t-PA)。具体用法是普通肝素 5 000～20 000 U,加入 200～500 mL 5%葡萄糖液中滴入,以凝血时间延长 1 倍或尿 FDP 下降为调节药量指标,或用低分子量肝素 5 000 U,皮下注射,每日 2 次。

Ancrod 是一种蛇毒制剂,能特异地分解纤维蛋白 A 肽,静脉滴注后迅速降低循环中纤维蛋白原水平和血液黏度。常用剂量,首剂 2～3 U/kg 体重,维持静脉滴注 4～6 h,以后 2～3 U/kg 体重,缓慢静脉推注或静脉滴注,每日 1～2 次。用药过程中需密切观察血浆纤维蛋白原浓度及血栓形成时间,t-PA 是一种由 526 个氨基酸组成的糖蛋白,特异性地激活纤溶酶原,用于急进性肾炎治疗,可显著减少肾小球纤维蛋白沉积和新月体形成,改善肾功能。

4.抗血小板制剂

实验研究已证实血小板参与 RPGN 的发病过程,抗血小板制剂可减轻部分肾损害,可选用双嘧达莫(潘生丁)100～150 mg,每日 4 次口服。磺吡酮(苯磺唑酮)0.2 g,每日 3～4 次,或阿司匹林 0.3～0.6 g,每日 1 次,以上 3 种药物可单用,也可联合使用,合用时,药物剂量相应减少。

5.四联疗法

四联疗法即细胞毒药(CTX 或硫唑嘌呤)、糖皮质类固醇、抗凝药(肝素或华法林等)及抗血小板黏附药(双嘧达莫或噻氯匹定)联合应用,细胞毒性药物和皮质类固醇用法同前述,肝素剂量 $50\sim200$ mg/d,维持试管法凝血时间在 28 min 以内,$2\sim4$ 周后改为口服抗凝药。可用华法林 $1.25\sim5$ mg/d,剂量因人而异,PT 延长维持在正常水平的 1 倍左右,亦可使用小剂量尿激酶。

同时监测血纤维蛋白原勿低于 2 g/L,双嘧达莫每日剂量 $300\sim600$ mg,剧烈头痛者适当减量,噻氯匹定 $0.25\sim0.5$ g 每日 1 次口服。抗血小板黏附药可长期使用,今年又有报道应用组织纤溶酶原激活剂治疗实验动物有一定效果,有待进一步验证。上述治疗常同时合用下列药物:①短期广谱抗生素;②H2 受体阻滞药,尤其在甲泼尼龙冲击时;③以往有结核病史者使用抗结核药。须强调指出:大剂量糖皮质类固醇和免疫抑制药治疗应用于早期可逆的肾小球病变(即无明显纤维化的细胞性新月体)疗效较好,当肾小球病变为不可逆,即出现大量纤维性新月体、肾小球硬化、间质纤维化时。不要应用冲击疗法,否则适得其反,药物不良反应大,感染率高,疗效差。

6.抗细胞因子药物的应用

部分学者试用白介素-1 受体拮抗药,发现该药可减轻蛋白尿,改善肾功能,抑制肾小球内细胞增殖,巨噬细胞明显减少,阻止新月体形成及小管间质病变发生。抗细胞间黏附分子-1 和淋巴细胞功能相关抗原-1 的单克隆抗体是继 Nisnikawa 等之后,又一次研究抗巨噬细胞移动抑制因子抗体对兔Ⅰ型 RPGN 的作用,认为该抗体能显著减少蛋白尿,防止肾功能减退,减轻病理损害,抑制白细胞浸润。其治疗效果与防止白介素-1 受体和白细胞黏附分子(ICAM-1,VCAM-1)上调及抑制 NO 合成酶表达有关,有待临床进一步验证。另外,针对其发病机制中的可能因素,目前有提出应用某些细胞因子、生长因子的抑制剂来阻断损伤过程。也有学者提出,RPGN 可能与丙型肝炎病毒(HCV)感染有关,是否需要用抗病毒治疗,尚有待进一步研究。

(四)其他治疗

1.血浆置换疗法

用离心分离或大孔径纤维膜超滤患者放出的大量抗凝全血后,将血浆与血球分离,去除血浆(每次 $2\sim4$ L,每日或隔日 1 次),补充以等量含 4% 人血清蛋白的林格液、健康人的新鲜血或其他代用品,该疗法被用于治疗自身免疫性疾病和某些异常球蛋白血症,以去除循环中的抗原、抗体、免疫复合物及炎症介质等物质,并具有促进网状内皮系统吞噬功能,改善机体内环境等作用。

Ⅰ型患者首选血浆置换,对疾病早期无或少尿、血肌酐低于 $530\sim619\mu mol/L$ 者疗效较好,必须用至血中循环抗 GBM 抗体水平转阴为止,血浆置换疗法同时合用激素和免疫抑制剂如 CTX 维持治疗 8 周以抑制抗体合成,防止疾病反跳,该疗法对Ⅱ型 RPGN 亦有一定疗效。

2.血液透析

若肾组织学检查新月体以纤维性为主伴明显肾小球硬化和纤维化者,不应盲目应用激素冲击和免疫抑制治疗,而应尽早透析,对于那些组织学检查虽为可逆性改变。但有严重肾衰竭的患者,也应进行透析治疗以改善患者全身条件,并且有利于病变肾脏的休息和病情的改善,创造应用皮质激素和免疫抑制药的机会。

3.肾移植

终末期肾衰竭者最好在病情稳定半年后进行肾移植,可减少移植后疾病的复发。

(乔 佳)

第三节 肾病综合征

肾病综合征(nephrotic syndrome)是由多种肾脏疾病引起的具有以下共同临床表现的一组综合征:①大量蛋白尿(尿蛋白定量>3.5 g/24 h);②低蛋白血症(人血白蛋白<30 g/L);③水肿;④高脂血症。病因可以由多种肾小球肾炎引起,分为原发性和继发性两种。原发性肾病综合征是指原发于肾小球本身的病变。继发性肾病综合征是指继发于全身多系统疾病或先天性遗传性疾病,如系统性红斑狼疮、糖尿病、过敏性紫癜、淀粉样变性、多发性骨髓瘤、先天遗传性疾病如奥尔波特综合征等。原发性肾病综合征,分五种病理类型:微小病变型肾病、系膜增生性肾小球肾炎、系膜毛细血管性肾小球肾炎、膜性肾病及局灶节段性肾小球硬化。各种不同病理类型对激素的反应及预后不同,根本上来说均属于免疫介导性疾病。

一、病因与发病机制

(一)病因

肾病综合征可分为原发性及继发性 2 大类,可由多种不同病理类型的肾小球疾病所引起(表 8-1)。

1.原发性肾病

原发性肾病病因尚不明确。随着肾活检技术的广泛开展,在有病变的肾脏组织中发现了免疫球蛋白及补体的沉积。因此目前认为本病的发病与机体的免疫功能紊乱有关。

2.继发性肾病

继发性肾病指在诊断明确的原发病基础上出现的肾病综合征,包括感染、药物、中毒,以及全身性疾病、代谢性疾病、遗传性疾病等。小儿临床以系统性红斑狼疮、过敏性紫癜、乙肝病毒感染最常见。

表 8-1　肾病综合征的分类和常见病因

分类	儿童	青少年	中老年
原发性	轻微病变型肾病	系膜增生性肾小球肾炎	膜性肾病
		微小病变型肾病	无
		局灶节段性肾小球硬化	无
		系膜毛细血管性肾小球肾炎	无
继发性	过敏性紫癜肾炎	系统性红斑狼疮肾炎	糖尿病肾病
	乙型肝炎病毒相关性肾炎	过敏性紫癜肾炎	肾淀粉样变性
	系统性红斑狼疮肾炎	乙型肝炎病毒相关性肾炎	骨髓瘤性肾病
			淋巴瘤或实体肿瘤性肾病

（二）发病机制

发病机制尚未阐明,主要有两种学说。

1.涎酸学说

肾小球滤过膜是由内皮细胞、基膜、上皮细胞组成,上皮细胞表面有一层带阴电荷的涎蛋白,它对保持足突的正常结构和排列起了重要作用,并与血液循环中带阴电荷的蛋白质发生静电排斥。当上皮细胞足突发生肿胀、融合,使原有涎蛋白结构破坏,阴电荷消失,从而使带阴电荷的蛋白质通过滤过膜,形成蛋白尿。

2.免疫学说

（1）细胞免疫功能紊乱:血液循环中 T 细胞数目减少及功能降低。

（2）体液免疫:免疫复合物、免疫球蛋白异常,抗体生成降低。

（3）补体系统:旁路途径因子不足,补体活力下降。

3.其他

氧自由基、细胞因子、血小板活化因子等。

二、病理

（一）大量蛋白尿

在正常生理情况下,肾小球滤过膜具有分子屏障及电荷屏障作用,这些屏障作用受损致使原尿中蛋白含量增多,当其增多明显超过近曲小管回吸收量时,形成大量蛋白尿。在此基础上,凡是增加肾小球内压力及导致高灌注、高滤过的因素(如高血压、高蛋白饮食或大量输注血浆蛋白)均可加重尿蛋白的排出。

（二）血浆蛋白变化

肾病综合征时大量清蛋白从尿中丢失,促进肝脏代偿性合成清蛋白增加,同时由于近端肾小管摄取滤过蛋白增多,也使肾小管分解蛋白增加。当肝脏清蛋白合成增加不足以克服丢失和分解时,则出现低清蛋白血症。此外,肾病综合征患者因胃肠道黏膜水肿导致食欲减退、蛋白质摄入不足、吸收不良或丢失,也是加重低清蛋白血症的原因。

除血浆清蛋白减少外,血浆的某些免疫球蛋白(如 IgG)和补体成分、抗凝及纤溶因子、金属结合蛋白及内分泌激素结合蛋白也可减少,尤其是肾小球病理损伤严重,大量蛋白尿和非选择性蛋白尿时更为显著。患者易产生感染、高凝、微量元素缺乏、内分泌紊乱和免疫功能低下等并发症。

（三）水肿

肾病综合征时低清蛋白血症、血浆胶体渗透压下降,使水分从血管腔内进入组织间隙,是造成肾病综合征水肿的基本原因。后由于肾灌注不足,激活肾素-血管紧张素-醛固酮系统,促进水钠潴留。而在静水压正常、渗透压减低的末梢毛细血管,发生跨毛细血管性液体渗漏和水肿。近年研究表明,约 50% 患者血容量正常或增加,血浆肾素水平正常或下降,提示某些原发于肾内钠、水潴留因素在肾病综合征水肿发生机制中起一定作用。

（四）高脂血症

流行病学研究表明肾病综合征患者发生动脉硬化风险增加。高胆固醇和(或)高三酰甘油血症、血清中 LDL、VLDL 浓度增加,常与低蛋白血症并存。脂蛋白(a)[Lp(a)]也会增高,病情缓解时恢复正常。其发生机制与肝脏合成脂蛋白增加和脂蛋白分解减少相关,目前认为后者可能是高脂血症更为重要的原因。

三、临床表现

(一)蛋白尿

正常成人每日尿蛋白质排泄量不超过 150 mg。大量蛋白尿的产生是由于肾小球滤过膜异常所致。正常肾小球滤过膜对血浆蛋白有选择性滤过作用,能有效阻止绝大部分血浆蛋白从肾小球滤过,只有极小量的血浆蛋白进入肾小球滤液。影响蛋白滤过的因素可能有以下几点。

1.蛋白质分子大小

肾小球毛细血管对某一物质的清除与该物质的有效分子半径成反比,蛋白质分子量越大,滤过越少或完全不能滤过。一般情况下,分子量在 6 万~7 万道尔顿的血浆蛋白质(如清蛋白)滤过较少,分子量大于 20 万道尔顿(如$_1$脂蛋白等)不能滤过,而分子量较小(小于 4 万)的血浆蛋白,如溶菌酶、β_2-mg 和免疫球蛋白的轻链等,则可自由滤过。这种滤过作用因蛋白质分子量不同而异的屏障作用,称为分子选择屏障(机械屏障)。这种屏障作用是由肾小球滤过膜的超微结构决定的。肾小球滤过膜由内皮、肾小球基底膜(GBM)和上皮层组成。内皮细胞间的间隙为 40~100 nm,血浆中全部可溶性物质(包括可溶性免疫复合物)均可通过;GBM 由内疏松层、致密层和外疏松层组成,GBM 上有滤过,孔半径为 3.5~4.2 nm,形成一层粗滤器,可允许部分清蛋白(分子半径 3.7 nm)和转铁蛋白通过。上皮层:上皮细胞的足突之间有裂隙,其上有隔膜,上面有小孔,孔径为 4×14 nm,形成一层细滤器,使比清蛋白较大的分子不能滤过。

2.蛋白质带电荷情况

肾小球基底膜的内层、外层,肾小球血管祥的内皮、上皮细胞表面及系膜基质含有丰富的氨基多糖成分(硫酸肝素)和涎酸,两者均使肾小球滤过膜带阴电荷,构成了静电屏障。通过同性电荷相斥的原理,带阴电荷蛋白质清除率最低,而带阳电荷者清除率最高。研究证明肾小球疾病时,肾小球基膜涎酸成分明显减少,使带阴电荷的清蛋白滤过出现蛋白尿。肾小球阴电荷场除有静电屏障外,还有维持细胞形态和毛细血管结构的功能。因此,临床上单纯静电屏障作用丧失者少见,多伴有组织结构功能异常。

3.蛋白质的形态和可变性

由于上述肾小球机械屏障作用,使排列疏松呈线状形态的分子较排列紧密呈球形的分子更容易通过肾小球滤过膜。

4.血流动力学改变

肾小球滤过膜的通透性与肾小球内压和肾血流量有密切关系。入球小动脉血浆流量下降和膜两侧静水压代偿性增高,是肾小球损害时普遍的血流动力学调节机制。此时单个肾小球滤过分数增高,出球端的蛋白浓度高于正常,使血浆蛋白经肾小球毛细血管壁的弥散增加。肾内血管紧张素Ⅱ增加使出球小动脉收缩,肾小球内毛细血管压力增加,亦可增加蛋白漏出。

电荷屏障异常(如微小病变)主要导致清蛋白漏出,表现为选择性蛋白尿,在光镜下肾小球结构无异常,但用特殊染色技术,可发现肾小球毛细血管壁的阴离子明显减少。清蛋白清除分数增加,可反映电荷屏障缺陷的程度。机械屏障异常,如膜性肾炎,膜增生性肾炎或伴有GBM生化、结构改变的肾小球疾病,如糖尿病、遗传性肾炎等均可有明显的结构改变,使所有的血浆蛋白滤过增加,即表现为非选择性蛋白尿。

(二)低清蛋白血症

低清蛋白血症见于大部分肾病综合征患者,即人血清蛋白水平在30 g/L以下。其主要原因是尿中丢失清蛋白,但二者并不完全平行,因为血浆清蛋白值是清蛋白合成与分解代谢平衡的结果。主要受以下几种因素影响。

(1)肝脏合成清蛋白增加:在低蛋白血症和清蛋白池体积减小时,清蛋白分解率的绝对值是正常的,甚至下降。肝脏代偿性合成清蛋白量增加,如果饮食中能给予足够的蛋白质及热卡,患者肝脏每日可合成清蛋白达20 g以上。体质健壮和摄入高蛋白饮食的患者可不出现低蛋白血症。有人认为,血浆胶体渗透压在调节肝脏合成清蛋白方面可能有重要的作用。

(2)肾小管分解清蛋白能力增加:正常人肝脏合成的清蛋白10%在肾小管内代谢。在肾病综合征时,由于近端小管摄取和分解滤过蛋白明显增加,肾内代谢可增加至16%～30%。

(3)严重水肿,胃肠道吸收能力下降,肾病综合征患者常呈负氮平衡状态:年龄、病程、慢性肝病、营养不良均可影响血浆清蛋白水平。肾病综合征患者摄入高蛋白饮食会导致尿蛋白增加,而血浆清蛋白没有增加或虽有增加但甚少,而在严重营养不良者,如果同时服用血管紧张素转换酶抑制剂(减轻肾小球高滤过),则高蛋白饮食可使血浆清蛋白浓度增加。如果限制蛋白摄入,则尿蛋白会减少,而且血浆清蛋白水平多无改变或虽有则甚微。因此对肾病综合征患者的饮食蛋白摄入量的控制便有了新概念。

由于低清蛋白血症,药物与清蛋白的结合会有所减少,因而血中游离的药物水平升高,即使常规剂量也可产生毒性反应。低蛋白血症时,花生四烯酸和血浆蛋白结合减少,从而促使血小板聚集和血栓素(TXA_2)增加,后者可加重蛋白尿和肾损害。

(三)水肿

水肿的出现及其严重程度与低蛋白血症的程度呈正相关。然而例外的情况并不少见。机体自身具有抗水肿形成能力,其调节机理为以下几点。

(1)当血浆清蛋白浓度下降,血浆胶体渗透压下降的同时,组织液从淋巴回流大大增加,从而带走组织液内的蛋白质,使组织液的胶体渗透压同时下降,两者的梯度差值仍保持正常范围。

(2)组织液水分增加,则其静水压上升,可使毛细血管前的小血管收缩,从而使血流灌注下降,减少了毛细血管床的面积,使毛细血管内静水压下降,从而抑制体液从血管内向组织间逸出。

(3)水分逸出血管外,使组织液蛋白浓度下降,而血浆内蛋白浓度上升。鉴于淋巴管引流组织液蛋白质的能力有限,上述体液分布自身平衡能力有一定的限度,当血浆胶体渗透压进一步下降时,组织液的胶体渗透压无法调节至相应的水平,两者间的梯度差值不能维持正常水平,才产生水肿。

大多数肾病综合征水肿患者血容量正常,甚至增多,血浆肾素正常或处于低水平,提示肾病综合征的钠潴留,是由于肾脏调节钠平衡的障碍,而与低血容量激活肾素血管紧张素醛固酮系统无关。肾病综合征水肿的发生不能仅以一个机理来解释。血容量的变化,仅在某些患者身上可能是造成水钠潴留,加重水肿的因素,但不能解释所有水肿的发生,其真正的形成机制,目前尚未清楚,很可能是与肾内某些调节机制的障碍有关。

(四)高脂血症

肾病综合征时脂代谢异常的特点为血浆中几乎各种脂蛋白成分均增加,血浆总胆固醇(Ch)和低密度脂蛋白胆固醇(LDL-Ch)明显升高,三酰甘油(TG)和极低密度脂蛋白胆固醇(VLDL-Ch)升高。高密度脂蛋白胆固醇(HDL-Ch)浓度可以升高,正常或降低;HDL 亚型的分布异常,即 HDL3 增加而 HDL2 减少,表明 HDL3 的成熟障碍。在疾病过程中各脂质成分的增加出现在不同的时间,一般以 Ch 升高出现最早,其次才为磷脂及 TG。除数量改变外,脂质的质量也发生改变,各种脂蛋白中胆固醇/磷脂及胆固醇/三酰甘油的比例均升高。载脂蛋白也常有异常,如 ApoB 明显升高,ApoC 和 ApoE 轻度升高。脂质异常的持续时间及严重程度与病程及复发频率明显相关,长期的高脂血症可在肾病综合征进入恢复期后持续存在。

肾病综合征时脂质代谢异常的发生机理如下。

(1)肝脏合成 Ch、TG 及脂蛋白增加。

(2)脂质调节酶活性改变及 LDL 受体活性或数目改变导致脂质的清除障碍。

(3)尿中丢失 HDL 增加。在肾病综合征时,HDL 的 ApoA-Ⅰ可以有 50%～100%从尿中丢失,而且患者血浆 HDL3 增加而 HDL2 减少,说明 HDL3 在转变为较大的 HDL2 颗粒之前即在尿中丢失。

肾病综合征患者的高脂血症对心血管疾病发生率的影响,主要取决于高脂血症出现时间的长短、LDL/HDL 的比例、高血压史及吸烟等因素的影响。长期的高脂血症,尤其是 LDL 上升而 HDL 下降,可加速冠状动脉粥样硬化的发生,增加患者发生急性心肌梗死的危险性。近年来,高脂血症对肾脏的影响已引起了不少学者的重视。脂质引起肾小球硬化的作用已在内源性高脂血症等的研究中得到证实。脂代谢紊乱所致肾小球损伤的发生机理及影响因素较为复杂,可能与下述因素有关:肾小球内脂蛋白沉积、肾小管间质脂蛋白沉积、LDL 氧化、单核细胞浸润、脂蛋白导致的细胞毒性致内皮细胞损伤、脂类介质的作用和脂质增加基质合成。

(五)血中其他蛋白浓度改变

肾病综合征时多种血浆蛋白浓度可发生变化。如血清蛋白电泳中 α_2 和球蛋白升高,而 α_1 球蛋白可正常或降低,IgG 水平可显著下降,而 IgA、IgM 和 IgE 水平多正常或升高,但免疫球蛋白的变化同原发病有关。补体激活旁路 B 因子的缺乏可损害机体对细菌的调理作用,是肾病综合征患者易感染的原因之一。纤维蛋白原、凝血因子Ⅴ、Ⅶ、Ⅹ可升高;血小板也可轻度升高;抗凝血酶Ⅲ可从尿中丢失而导致严重减少;C-蛋白和 S-蛋白浓度多正常或升高,但其活性降低;血小板凝集力增加和血栓球蛋白的升高,可能是潜隐的自发性血栓形成的一个征象。

四、并发症

1. 感染

肾病综合征患者对感染抵抗力下降的原因最主要是由于：①尿中丢失大量 IgG。②B 因子（补体的替代途径成分）的缺乏导致对细菌免疫调理作用缺陷。③营养不良时，机体非特异性免疫应答能力减弱，造成机体免疫功能受损。④转铁蛋白和锌大量从尿中丢失。转铁蛋白为维持正常淋巴细胞功能所必需，锌离子浓度与胸腺素合成有关。⑤局部因素。胸腔积液、腹水、皮肤高度水肿引起的皮肤破裂和严重水肿使局部体液因子稀释、防御功能减弱，均为肾病综合征患者的易感因素。在抗生素问世以前，细菌感染曾是肾病综合征患者的主要死因之一，严重的感染主要发生在儿童和老人，成年人较少见。临床上常见的感染有：原发性腹膜炎、蜂窝织炎、呼吸道感染和泌尿道感染。一旦感染诊断成立，应立即予以治疗。

2. 高凝状态和静脉血栓形成

肾病综合征存在高凝状态，主要是由于血中凝血因子的改变。包括 IX、XI 因子下降，V、VIII、X 因子、纤维蛋白原、β-血栓球蛋白和血小板水平增加。血小板的黏附和凝集力增强。抗凝血酶 III 和抗纤溶酶活力降低。因此，促凝集和促凝血因子的增高，抗凝集和抗凝血因子的下降及纤维蛋白溶解机制的损害，是肾病综合征产生高凝状态原因。抗生素、激素和利尿剂的应用为静脉血栓形成的加重因素，激素经凝血蛋白发挥作用，而利尿剂则使血液浓缩，血液黏滞度增加。

肾病综合征时，当血浆清蛋白小于 20 g/L(2.0 g/dL)时，肾静脉血栓形成的危险性增加。多数认为血栓先在小静脉内形成，然后延伸，最终累及肾静脉。肾静脉血栓形成，在膜性肾病患者中可高达 50％，在其他病理类型中，其发生率为 5％～16％。肾静脉血栓形成的急性型患者可表现为突然发作的腰痛、血尿、白细胞尿、尿蛋白增加和肾功能减退。慢性型患者则无任何症状，但血栓形成后的肾瘀血常使蛋白尿加重，或对治疗反应差。由于血栓脱落，肾外栓塞症状常见，可发生肺栓塞。也可伴有肾小管功能损害，如糖尿、氨基酸尿和肾小管性酸中毒。明确诊断需做肾静脉造影。Doppler 超声、CT、IMR 等无创伤性检查也有助于诊断。血浆血栓蛋白增高提示潜在的血栓形成，血中 β_2-抗纤维蛋白溶酶增加也认为是肾静脉血栓形成的标志。外周深静脉血栓形成率约为 6％，常见于小腿深静脉，仅 12％有临床症状，25％可由 Doppler 超声发现。肺栓塞的发生率为 7％，仍有 12％无临床症状。其他静脉累及罕见。动脉血栓形成更为少见，但在儿童中，尽管血栓形成的发生率相当低，但动脉与静脉累及一样常见。

3. 急性肾衰竭

急性肾衰竭为肾病综合征最严重的并发症，常需透析治疗。常见的病因有：①血流动力学改变，肾病综合征常有低蛋白血症及血管病变，特别是老年患者多伴肾小动脉硬化，对血容量及血压下降非常敏感，故当急性失血、呕吐、腹泻所致体液丢失、外科损伤、腹水、大量利尿及使用抗高血压药物后，都能使血压进一步下降，导致肾灌注骤然减少，进而使肾小球滤过率降低，并因急性缺血后小管上皮细胞肿胀、变性及坏死，导致急性肾衰竭。②肾间质水肿，低蛋白血症可引起周围组织水肿，同样也会导致肾间质水肿，肾间质水肿压迫肾小管，使近端小管包曼囊静水压增高，GFR 下降。③药物引起的急性间质性肾炎。④双侧肾静脉血栓形成。⑤血管收缩,部分肾病综合征患者在低蛋白血症时见肾素浓度增高,肾素使肾小动脉收缩,GFR下降。此种情况在老年人存在血管病变者多见。⑥浓缩的蛋白管型堵塞远端肾小管,可能参与肾病综合征急肾衰机制之一。⑦肾病综合征时常伴有肾小球上皮足突广泛融合,裂隙孔消失,使有效滤过面积明显减少。⑧急进性肾小球肾炎。⑨尿路梗阻。

4.肾小管功能减退

肾病综合征的肾小管功能减退,以儿童多见。其机制认为是肾小管对滤过蛋白的大量重吸收,使小管上皮细胞受到损害。常表现为糖尿、氨基酸尿、高磷酸盐尿、肾小管性失钾和高氯性酸中毒,凡出现多种肾小管功能缺陷者常提示预后不良。

5.骨和钙代谢异常

肾病综合征时血循环中的 Vit D 结合蛋白(Mw65000)和 Vit D 复合物从尿中丢失,使血中 $1,25(OH)_2$ Vit D_3 水平下降,致使肠道钙吸收不良和骨质对 PTH 耐受,因而肾病综合征常表现有低钙血症,有时发生骨质软化和甲旁亢所致的纤维囊性骨炎。在肾病综合征进展的肾衰所并发的骨营养不良,一般较非肾病所致的尿毒症更为严重。

6.内分泌及代谢异常

肾病综合征尿中丢失甲状腺结合蛋白(TBG)和皮质激素结合蛋白(CBG)。临床上甲状腺功能可正常,但血清 TBG 和 T_3 常下降,游离 T_3 和 T_4、TSH 水平正常。由于血中 CBG 和 17 羟皮质醇都减低,游离和结合皮质醇比值可改变,组织对药理剂量的皮质醇反应也不同于正常。由于铜蓝蛋白(Mw151000)、转铁蛋白(Mw80000)和清蛋白从尿中丢失,肾病综合征常有血清铜、铁和锌浓度下降。锌缺乏可引起阳痿、味觉障碍、伤口难愈及细胞介导免疫受损等。持续转铁蛋白减少可引起临床上对铁剂治疗有抵抗性的小细胞低色素性贫血。此外,严重低蛋白血症可导致持续性的代谢性碱中毒,因血浆蛋白减少 10 g/L,则血浆重碳酸盐会相应减少 3 mmol/L。

五、辅助检查

怀疑患了肾病综合征时,为明确诊断,应该作以下检查。

1.尿常规检查

通过尿蛋白定性,尿沉渣镜检,可以初步判断是否有肾小球病变存在。

2. 24 h 尿蛋白定量

24 h 尿蛋白定量超过 3.5 g 是诊断的必备条件。

3.血浆蛋白测定

血浆清蛋白低于 3 g/L,是诊断的必备条件。

4.血脂测定

肾病综合征患者常有脂质代谢紊乱,血脂升高。

为了解肾病综合征时肾功能是否受损或受损程度,进一步明确诊断、鉴别诊断,指导、制订治疗方案,估计预后,可视具体情况做如下检查。

(1)肾功能检查常做的项目为尿素氮、肌酐,用来了解肾功能是否受损及其程度。

(2)电解质及二氧化碳结合力测定,用来了解是否有电解质紊乱及酸碱平衡失调,以便及时纠正。

(3)血液流变学检查,这种病患者的血液经常处于高凝状态,血液黏稠度增加,此项检查有助于对该情况的了解。

(4)可根据需要选用项目,血清补体、血清免疫球蛋白、选择性蛋白尿指数、尿蛋白聚丙烯胺凝胶电泳、尿 C_3、尿纤维蛋白降解产物、尿酶、血清抗肾抗体及肾穿刺活组织检查等。

六、诊断与鉴别诊断

(一)诊断

(1)肾病综合征诊断标准:①尿蛋白大于 3.5 g/d。②血浆清蛋白低于 30 g/L。③水肿。④高脂血症。其中(1)(2)两项为诊断所必需。

(2)肾病综合征诊断应包括 3 个方面:①确诊肾病综合征。②确认病因:首先排除继发性和遗传疾病,才能确诊为原发性肾病综合征;最好进行肾活检,做出病理诊断。③判断有无并发症。

(二)鉴别诊断

1. 急性肾小球肾炎

部分急性肾小球肾炎表现有大量蛋白尿,应监测尿蛋白,必要时做肾穿刺明确诊断,指导治疗。

2. IgA 肾病

以大量蛋白尿或蛋白尿加血尿为主要临床表现的 IgA 肾病患者,需做肾穿刺鉴别。

3. 狼疮肾炎

不明原因的大量蛋白尿起病的患者,应做狼疮血清学的检查以明确诊断。

4. 紫癜肾炎

追问有无皮疹史。

5. 乙肝病毒感染相关肾炎

以大量蛋白尿为主要表现的患者应做乙肝六项检查,乙肝表面抗原阳性者应做肾活检明确诊断。

6. 慢性肾小球肾炎

根据病史、临床表现、实验室检查及肾功能评价即可明确诊断。

七、治疗

(一)病因治疗

1. 糖皮质激素治疗

糖皮质激素用于肾脏疾病,主要是其抗炎作用。它能减轻急性炎症时的渗出,稳定溶酶体膜,减少纤维蛋白的沉着,降低毛细血管通透性而减少尿蛋白漏出;此外,尚可抑制慢性炎症中的增生反应,降低成纤维细胞活性,减轻组织修复所致的纤维化。糖皮质激素对肾病综合征的疗效反应在很大程度上取决于其病理类型,一般认为只有微小病变肾病的疗效最为肯定。

激素的制剂有短效(半衰期 6~12 h):泼尼松龙(20 mg);中效(12~36 h):泼尼松(5 mg)、泼尼松龙(5 mg)、甲泼尼龙(4 mg)、氟羟泼尼松龙(4 mg);长效(48~72 h):地塞米松(0.75 mg)、倍他米松(0.60 mg)。激素可经胃肠道迅速吸收,故片剂为最常用的剂型。首治剂量一般为泼尼松 1 mg/(kg·d),儿童 1.5~2 mg/(kg·d)。经治疗 8 周后,有效者应维持应用,然后逐渐减量,一般每 1~2 周减原剂量 10%~20%,剂量越少递减的量越少,速度越慢。激素的维持量和维持时间因病例不同而异,以不出现临床症状而采用的最小剂量为度,以低于 15 mg/d 为满意。在维持阶段有体重变化、感染、手术和妊娠等情况时调整激素用量。经 8 周以上正规治疗无效病例,需排除影响疗效的因素,如感染、水肿所致的体重增加和肾静脉血栓形成等,应尽可能及时诊断与处理。对口服激素治疗反应不良,高度水肿影响胃肠道对激素的吸收,全身疾病(如系统性红斑狼疮)引起的严重肾病综合征;病理上有明显的肾间质病变,小球弥散性增生,新月体形成和血管纤维素样坏死等改变的患者,可予以静脉激素冲击治疗。冲击疗法的剂量为甲泼尼松龙 0.5~1 g/d,疗程 3~5 d,但根据临床经验,一般选用中小剂量治疗,即泼尼松龙 240~480 mg/d,疗程 3~5 d,1 周后改为口服剂量。这样既可减少因大剂量激素冲击而引起的感染等不良反应,临床效果也不受影响。相应的地塞米松冲击剂量为 30~70 mg/d,但要注意加重水钠潴留和高血压等不良反应。

长期应用激素可产生很多不良反应,有时相当严重。激素导致的蛋白质高分解状态可加重氮质血症,促使血尿酸增高,诱发痛风和加剧肾功能减退。大剂量应用有时可加剧高血压、促发心衰。激素应用时的感染症状可不明显,特别容易延误诊断,使感染扩散。激素长期应用可加剧肾病综合征的骨病,甚至产生无菌性股骨颈缺血性坏死。

2.细胞毒性药物

激素治疗无效,或激素依赖型或反复发作型,因不能耐受激素的不良反应而难以继续用药的肾病综合征可以试用细胞毒性药物治疗。由于此类药物多有性腺毒性、降低人体抵抗力及诱发肿瘤的危险,因此,在用药指征及疗程上应慎重掌握。如局灶节段性肾小球肾炎对细胞毒性药物反应很差,故不应选用。目前临床上常用的此类药物中,环磷酰胺(CTX)和苯丁酸氮芥(CB1348)疗效最可靠。CTX 的剂量为 2~3 mg/(kg·d),疗程 8 周,当累积总量超过 300 mg/kg 时易发生性腺毒性。苯丁酸氮芥 0.1 mg/(kg·d),分 3 次口服,疗程 8 周,累积总量达 7~8 mg/kg 则易发生毒性副作用。对用药后缓解又重新复发者多不主张进行第二次用药,以免中毒。对狼疮性肾炎、膜性肾炎引起的肾病综合征,有学者主张选用 CTX 冲击治疗,剂量为 12 mg~20 mg/(kg·次),每周一次,连用 5~6 次,以后按患者的耐受情况延长用药间隙期,总用药剂量可达 9~12 g。冲击治疗目的为减少激素用量,降低感染并发症并提高疗效,但应根据肾小球滤过功能选择剂量或忌用。

3.环孢霉素 A(CyA)

CyA 是一种有效的细胞免疫抑制剂,近年已试用于各种自身免疫性疾病的治疗。目前临床上以微小病变、膜性肾病和膜增生性肾炎疗效较肯定。与激素和细胞毒性药物相比,应用 CyA 最大优点是减少蛋白尿及改善低蛋白血症疗效可靠,不影响生长发育和抑制造血细胞功能。但此药亦有多种不良反应,最严重的不良反应为肾、肝毒性。其肾毒性发生率在 20%~40%,长期应用可导致间质纤维化。个别病例在停药后易复发。故不宜长期用此药治疗肾病综合征,更不宜轻易将此药作为首选药物。CyA 的治疗剂量为 3~5 mg/(kg·d),使药物血浓度的谷值在 75~200 g/mL(全血,HPLC 法),一般在用药后 2~8 周起效,但个体差异很大,个别患者则需更长的时间才有效,见效后应逐渐减量。用药过程中出现血肌酐升高应警惕 CyA 中毒的可能。疗程一般为 3～6 个月,复发者再用仍可有效。

4. 中医中药综合治疗

由于某些肾病综合征对免疫抑制剂治疗反应不佳,持续地从尿中丢失大量蛋白。对于这些患者除对症治疗外,可试用中药治疗。肾病综合征按中医理论,在水肿期,主要表现为脾肾两虚与水津积聚于组织间质,呈本虚而标实的表现,因而治疗宜攻补兼施,即在温肾健脾的基础上利尿消肿。辨证论治为:①脾肾阳虚型,治则以温肾实脾,兼以利水。方药可用真武汤、济生肾气丸加减。②脾肾气虚型,治则为益气健脾温肾,方药可用实脾饮或防己茯苓汤合参苓白术散加减。③肾阴阳俱虚,治则为阴阳双补,方药可用济生肾气丸、地黄饮子加减。

(二)对症治疗

1. 低清蛋白血症治疗

(1)饮食疗法:肾病综合征患者通常是负氮平衡,如能摄入高蛋白饮食,则有可能转为正氮平衡。但肾病综合征患者摄入高蛋白会导致尿蛋白增加,加重肾小球损害,而血浆清蛋白水平没有增加。因此,建议每日蛋白摄入量为 1 g/kg,再加上每日尿内丢失的蛋白质量,每摄入 1 g 蛋白质,必须同时摄入非蛋白热卡 138 kJ(33 kcal)。供给的蛋白质应为优质蛋白,如牛奶、鸡蛋和鱼、肉类。

(2)静脉滴注清蛋白:由于静脉输入清蛋白在 1～2 d 内即经肾脏从尿中丢失,而且费用昂贵。另外大量静脉应用清蛋白有免疫抑制、丙型肝炎、诱发心力衰竭、延迟缓解和增加复发率等不良反应,故在应用静脉清蛋白时应严格掌握适应证:①严重的全身水肿,而静脉注射速尿不能达到利尿效果的患者,在静脉滴注清蛋白以后,紧接着静脉滴注速尿(速尿 120 mg,加入葡萄糖溶液 100～250 mL 中,缓慢滴注 1 h),常可使原先对速尿无效者仍能获得良好的利尿效果。②使用速尿利尿后,出现血浆容量不足的临床表现者。③因肾间质水肿引起急性肾功能衰竭者。

2. 水肿的治疗

(1)限钠饮食:水肿本身提示体内钠过多,所以肾病综合征患者限制食盐摄入有重要意义。正常人每日食盐的摄入量为 10 g(含 3.9 g 钠),但由于限钠后患者常因饮食无味而食欲缺乏,影响了蛋白质和热量的摄入。因此,限钠饮食应以患者能耐受,不影响其食欲为度,低盐饮食的食盐含量为 3～5 g/d。慢性病患者,由于长期限钠饮食,可导致细胞内缺钠,应引起注意。

(2)利尿剂的应用:按不同的作用部位,利尿剂可分为:①袢利尿剂:主要作用机制是抑制髓袢升支对氯和钠的重吸收,如呋塞米(速尿)和布美他尼(丁脲胺)为最强有力的利尿剂。剂量为速尿 20～120 mg/d,丁脲胺 1～5 mg/d。②噻嗪类利尿剂:主要作用于髓袢升支厚壁段(皮质部)及远曲小管前段,通过抑制钠和氯的重吸收,增加钾的排泄而达到利尿效果。双氢氯噻嗪的常用剂量为 75～100 mg/d。③排钠潴钾利尿剂:主要作用于远端小管和集合管,为醛固酮拮抗剂。安体舒通常用剂量为 60～120 mg/d,单独使用此类药物效果较差,故常与排钾利尿剂合用。④渗透性利尿剂:可经肾小球自由滤过而不被肾小管重吸收,从而增加肾小管的渗透浓度,阻止近端小管和远端小管对水钠的重吸收,以达到利尿效果。低分子右旋糖酐的常用剂量 500 mL 2～3 d,甘露醇 250 mL/d,注意肾功能损害者慎用。肾病综合征患者的利尿药物首选速尿,但剂量个体差异很大;静脉用药效果较好,方法:将 100 mg 速尿加入 100 mL 葡萄糖注射液或 100 mL 甘露醇中,缓慢静滴 1 h;速尿为排钾利尿剂,故常与螺内酯合用。速尿长期应用(7～10 d)后,利尿作用减弱,有时需加剂量,最好改为间隙用药,即停药 3 d 后再用。建议对严重水肿者选择不同作用部位的利尿剂联合交替使用。

3.高凝状态治疗

肾病综合征患者由于凝血因子改变处于血液高凝状态,尤其当血浆清蛋白低于 20～25 g/L 时,即有静脉血栓形成可能。目前临床常用的抗凝药物有:

(1)肝素:主要通过激活抗凝血酶Ⅲ(ATⅢ)活性。常用剂量 50～75 mg/d 静滴,使 ATⅢ 活力单位在 90% 以上。有文献报道肝素可减少肾病综合征的蛋白尿和改善肾功能,但其作用机理不清楚。值得注意的是肝素(MW65600)可引起血小板聚集。目前尚有小分子量肝素皮下注射,每日一次。

(2)尿激酶(UK):直接激活纤溶酶原,导致纤溶。常用剂量为 2～8 万 U/d,使用时从小剂量开始,并可与肝素同时静滴。监测优球蛋白溶解时间,使其在 90～120 min 之间。UK 的主要不良反应为过敏和出血。

(3)华法林:抑制肝细胞内维生素 K 依赖因子Ⅱ、Ⅶ、Ⅸ、Ⅹ 的合成,常用剂量 2.5 mg/d,口服,监测凝血酶原时间,使其在正常人的 50%～70%。

(4)潘生丁:为血小板拮抗剂,常用剂量为 100～200 mg/d。一般高凝状态的静脉抗凝时间为 2～8 周,以后改为华法林或潘生丁口服。

有静脉血栓形成者:①手术移去血栓。②介入溶栓。经介入放射在肾动脉端一次性注入 UK24 万单位来溶解肾静脉血栓,此方法可重复应用。③全身静脉抗凝。即肝素加尿激酶,疗程 2～3 个月。④口服华法林至肾病综合征缓解以防血栓再形成。

4.高脂血症治疗

肾病综合征患者,尤其是多次复发者,其高脂血症持续时间很长,即使肾病综合征缓解后,高脂血症仍持续存在。近年来认识到高脂血症对肾脏疾病进展的影响,而一些治疗肾病综合征的药物如:肾上腺皮质激素及利尿药,均可加重高脂血症,故目前多主张对肾病综合征的高脂血症使用降脂药物。可选用的降脂药物有:①纤维酸类药物:非诺贝特每日 3 次,每次 1 mg,吉非罗齐每日 2 次,每次 1 mg,其降血三酰甘油作用强于降胆固醇。此药偶有胃肠道不适和血清转氨酶升高。②HMG-CoA 还原酶抑制剂:洛伐他汀(美降脂),20 mg,每日 2 次,辛伐他汀(舒降脂),5 mg,每日 2 次;此类药物主要使细胞内 Ch 下降,降低血浆 LDL-Ch 浓度,减少肝细胞产生 VLDL 及 LDL。③血管紧张素转换酶抑制剂(ACEI):主要作用有降低血浆中 Ch 及 TG 浓度;使血浆中 HDL 升高,而且其主要的载脂蛋白 ApoA-Ⅰ 和 ApoAⅡ 也升高,可以加速清除周围组织中的 Ch;减少 LDL 对动脉内膜的浸润,保护动脉管壁。此外 ACEI 尚可有不同程度降低蛋白尿的作用。

5.急性肾衰竭治疗

肾病综合征合并急性肾衰竭时因病因不同则治疗方法各异。对于因血流动力学因素所致者,主要治疗原则包括:合理使用利尿剂、肾上腺皮质激素、纠正低血容量和透析疗法。血液透析不仅控制氮质血症、维持电解质酸碱平衡,且可较快清除体内水分潴留。因肾间质水肿所致的急性肾衰竭经上述处理后,肾功能恢复较快。使用利尿剂时需注意:①适时使用利尿剂:肾病综合征伴急性肾衰竭有严重低蛋白血症者,在未补充血浆蛋白就使用大剂量利尿剂时,会加重低蛋白血症和低血容量,肾功能衰竭更趋恶化。故应在补充血浆清蛋白后(每日静脉用10～50 g人血清蛋白)再予以利尿剂。但一次过量补充血浆清蛋白又未及时用利尿剂时,有可能导致肺水肿。②适当使用利尿剂:由于肾病综合征患者有相对性血容量不足和低血压倾向,此时用利尿剂应以每日尿量2 000～2 500 mL或体重每日下降在1 kg左右为宜。③伴血浆肾素水平增高的患者,使用利尿剂血容量下降后使血浆肾素水平更高,利尿治疗不但无效反而加重病情。此类患者只有纠正低蛋白血症和低血容量后再用利尿剂才有利于肾功能恢复。

肾病综合征并急性肾衰竭一般均为可逆性,大多数患者在治疗下,随着尿量增加,肾功能逐渐恢复。少数患者在病程中多次发生急性肾衰也均可恢复。预后与急性肾衰的病因有关,一般来说急进性肾小球肾炎、肾静脉血栓形成预后较差,而单纯与肾病综合征相关者预后较好。

(三)营养治疗

1.能量

充足的能量可提高蛋白质的利用率,氮热比＝1∶200适宜,能量供应按35 kcal/(kg·d)。

2.蛋白质

因蛋白质大量丢失,传统的营养治疗主张高蛋白膳食[1.5～2.0 g/(kg·d)]。但临床实践证明,当能量供给35 kcal/d,蛋白质供给0.8～1.0 g/(kg·d)时,清蛋白的合成率接近正常,蛋白质的分解下降,低蛋白血症得到改善,血脂降低,可达到正氮平衡。如能量供给不变,蛋白质供给＞1.2 g/(kg·d),蛋白质合成率下降,清蛋白分解更增加,低蛋白血症未得到纠正,尿蛋白反而增加。这是因为高蛋白饮食可引起肾小球高滤过,促进肾小球硬化。高蛋白饮食可激活肾组织内肾素血管紧张素系统,使血压升高,血脂升高,肾功能进一步恶化。所以,肾病综合征患者蛋白质适宜的供给量在能量供给充足的条件下,应是0.8～10 g/(kg·d)。如用极低蛋白膳食应同时加用10～20 g/d必需氨基酸。也有建议如采用正常蛋白膳食[1.0 g/(kg·d)],可加用血管紧张素转换酶抑制剂(ACE),可减少尿蛋白,也提高人血清蛋白。

3.碳水化合物

应占总能量的60%。

4.脂肪

高血脂和低蛋白血症并存,应首先纠正低蛋白血症;脂肪应占总能量≤30%,限制胆固醇和饱和脂肪酸摄入量,增加不饱和脂肪酸和单不饱和脂肪酸摄入量。

5.水

明显水肿者,应限制进水量。进水量以前一日尿量加500～800 mL。

6.钠

一般控制在3～5 g/d,水肿明显者应根据血总蛋白量和血钠水平进行调整。

7.钾

根据血钾水平及时补充钾制剂和富钾食物。

8.维生素

适量选择富含维生素 C、B 类维生素的食物。

9.膳食纤维

增加膳食纤维,能辅助降低血氨,减轻酸中毒。

(乔 佳)

第四节 尿路感染

尿路感染(urinary tract infection,UTI)是指微生物(细菌、病毒、衣原体、支原体)直接侵袭尿道、膀胱、输尿管、肾盂乃至肾实质引起相应部位的感染性炎症。可分为上尿路感染和下尿路感染。有时感染的部位难以明确故统称为尿路感染。下尿路感染可以单独存在,上尿路感染往往伴有下尿路感染。本节主要描述细菌感染引起的尿路炎症。

一、病因与发病机制

(一)病因

致病菌以大肠杆菌最多见,约占 70% 以上。其次是变形杆菌、克雷白杆菌、产气杆菌、沙雷杆菌、产碱杆菌、粪链球菌。少数为绿脓杆菌(常为尿路器械检查后)和球菌(性生活活跃妇女)感染。通常致病菌为一种,两种以上细菌混合感染少见。

(二)发病机制

1.感染途径

(1)上行感染:为最常见的感染途径,尿道口及其周围的细菌在机体抵抗力下降或尿路黏膜损伤(月经期、性生活后)时,容易侵袭尿路,细菌沿尿道上行,依次引起尿道炎、膀胱炎、肾盂肾炎甚至肾实质的炎症。致病菌主要为大肠杆菌。女性尿道短而宽,且尿道口距肛门近,故较男性更易发生尿路感染。

(2)血行感染:很少见,仅见于机体免疫力极差或原有严重尿路梗阻患者。体内慢性感染灶(如扁桃体炎、鼻窦炎、皮肤化脓性感染)或有急性感染时,细菌侵入血液形成菌血症,随血液循环到达肾脏引起肾盂肾炎。致病菌主要为金黄色葡萄球菌。

2.机体因素

防御能力正常情况下,尿路有一定的防御能力,能将入侵的细菌杀灭或排出体外。主要表现为:经常性排尿可冲走大部分细菌;尿路黏膜可分泌 IgA、IgG,并有大量吞噬细胞、可杀灭细菌;尿 pH<6,呈酸性,且含有大量尿素,均不利于细菌生长;男性排尿终末时可排泄前列腺液,它有杀菌作用。

3.易感因素

当尿路的防御力受损时,容易发生尿路感染,常见的易感因素如下。

(1)尿流不畅及尿路梗阻:为最常见的易感因素,可见于肾外梗阻(肾盂及肾盂以下尿路的结石、肿瘤、受压、狭窄);或各种原因导致的肾内梗阻(药物结晶、尿酸结晶、肾间质瘢痕等)。细菌在梗阻及梗阻以上部位长时间停留、繁殖致病。

（2）尿路畸形或功能缺陷：如肾发育不良、多囊肾、马蹄肾及膀胱输尿管反流（膀胱输尿管结合处单向活瓣作用受损，膀胱充盈或排尿时，尿液反流至输尿管或肾盂）均可因尿路防御机能减退而致病。

（3）医源性感染：导尿或尿路器械使用可将细菌带入尿路并损伤尿道黏膜，引起尿路感染。据统计一次导尿后尿路感染的发生率约 $1\%\sim3\%$；留置导尿管 3 d 以上尿路感染发生率可达 90% 以上。

（4）尿道内或尿道口附近有感染病灶：如细菌性前列腺炎、妇科炎症等，均易引起尿路感染。

（5）机体免疫力降低及其他因素：如糖尿病、重症肝病、肿瘤及长期使用糖皮质激素或免疫抑制剂，可因机体免疫力低下致病。妊娠子宫压迫输尿管和膀胱输尿管反流时容易发生尿路感染。

二、临床表现

尿路感染的临床表现可轻可重，分述如下。

1.膀胱炎

占尿路感染中的 60%。主要表现为尿频、尿急、尿痛、耻骨弓上不适等，但一般无明显的全身感染症状。常有白细胞尿，约 30% 有血尿，偶可有肉眼血尿。

2.急性肾盂肾炎

除可有尿路刺激征外，还可有腰痛，肋脊角压痛或（和）叩痛和全身感染性症状如寒战、发热、头痛、恶心、呕吐、血白细胞数升高等。血培养可能阳性。一般无高血压及氮质血症。

3.无症状细菌

尿是一种隐匿型尿路感染。即患者有菌尿而无任何尿路感染症状，常在健康人群中进行筛选时，或因其他慢性肾病作常规尿细菌学检查时发现。

三、并发症

1.肾周围脓肿

主要见于糖尿病或尿路梗阻时，肾盂肾炎直接扩散导致肾周围脓肿。原有肾盂肾炎症状加重，持续高热，数周后患侧剧烈腰痛，向健侧弯腰时加重。

2.肾乳头坏死

主要见于肾盂肾炎伴糖尿病或尿路梗阻的患者。表现为高热、剧烈腰痛和血尿，肾盂肾炎症状加重。坏死组织从尿中排出堵塞输尿管时可发生肾绞痛。

四、辅助检查

（一）尿常规

取清洁中段尿，外观多无异常，少数严重者可呈米汤混浊样脓尿。尿沉渣镜检可见大量白细胞或脓细胞（急性期常满布视野，慢性期 >5 个/HP）。若发现白细胞管型，提示肾盂肾炎。尿蛋白阴性或微量。部分患者有镜下血尿，偶见肉眼血尿。

（二）尿细菌学检查

停用抗生素 7 d 后，取早晨中段尿（尿在膀胱内至少要停留 6 h，细菌有足够时间繁殖）。

取尿前应充分清洗外阴、避免污染。

1.尿细菌定量培养

是诊断尿路感染的主要依据。其临床意义为:尿含菌量 10^5/mL,应诊断尿路感染;$<10^4$/mL 多为污染;$10^4\sim10^5$/mL 为可疑,应结合临床表现或复查明确诊断;若无临床症状,但连续两次中段尿培养均 10^5/mL,且为同一菌种,亦应考虑尿路感染;球菌在尿中繁殖较慢,菌落数 0.1 万~1 万/mL 即有诊断意义。

2.尿沉渣涂片镜检

细菌清洁中段尿沉渣涂片直接找细菌,若平均细菌数 11 个/HP,即应考虑诊断尿路感染,是一种快速准确的诊断方法。

3.尿亚硝酸盐

还原试验阳性者提示大肠杆菌或副大肠杆菌感染,但阴性时不能除外其他细菌感染。

(三)尿细胞计数

常用 1 h 尿细胞计数法。其标准为:尿沉渣>30 万个白细胞/h 为阳性;<20 万个白细胞/h 为阴性;介于二者之间需结合临床表现判断。此检查主要用于疑为慢性肾盂肾炎,但多次尿常规及尿培养无阳性结果者。

(四)血常规

急性肾盂肾炎血白细胞明显增高伴中性粒细胞增多及左移,血沉加快。

(五)肾功能检查

急性肾盂肾炎偶可发生一过性肾小管浓缩功能障碍,治疗后可恢复。慢性肾盂肾炎可发展为肾衰竭,早期主要影响肾小管浓缩稀释功能,晚期出现氮质血症。

(六)超声和 X 线检查

B 型超声可了解肾形态、大小及有无畸形、结石、肾盂积水,无创伤性,故常为首选检查方法。X 线检查主要选用静脉肾盂造影和 X 线腹部平片,可了解肾盂肾盏形态;发现尿路结石、梗阻或畸形,有助于诊断和指导治疗。

五、诊断与鉴别诊断

(一)诊断

尿细菌定量培养阳性是确诊尿路感染的唯一证据。其标准为:在排除假阳性的前提下,膀胱穿刺尿细菌培养有细菌生长;清洁中段尿定量培养含菌量 10^5/mL 尿,有相应临床表现即可诊断;‰若无临床表现,则要求连续二次清洁中段尿培养含菌量均 10^5/mL 尿,且为同一菌种,也可确诊尿路感染。

1.急性肾盂肾炎的诊断

有全身感染中毒症状、尿路感染的局部表现,结合尿白细胞增多,甚至出现白细胞管型,尿细菌定量培养阳性,可明确诊断。

2.膀胱炎的诊断

有明显膀胱刺激征、缺乏全身症状,有尿白细胞增多及菌尿阳性,可诊断。

(二)鉴别诊断

慢性肾盂肾炎需和下列疾病相鉴别。

1.发作性尿路感染

有间歇性尿路感染发作史,逐渐出现肾小管功能损害,再后出现肾小球功能损害,伴高血压和贫血,最后进入尿毒症。但 X 线检查无肾盂瘢痕变形可相鉴别。

2.肾结核

本病多有肾外结核病灶存在,膀胱刺激征显著,肉眼血尿多见。尿沉渣涂片可找到结核杆菌,普通细菌培养阴性。静脉肾盂造影肾盏有虫蚀样改变。结核菌素实验阳性等特征可做鉴别。

3.尿道综合征

女性,以尿频、尿急为主诉,但多次尿细菌定量培养阴性,应考虑尿道综合征。其中 75% 的患者有白细胞尿,可查到衣原体或支原体等致病微生物的感染,为感染性尿道综合征,需给予治疗。另外 25% 的患者,无白细胞尿,病原体检查阴性,为非感染性尿道综合征,认为主要与精神高度紧张有关。

六、治疗

(一)急性膀胱炎

1.初诊用药

常用 3 d 疗法,复方磺胺甲噁唑 2 片,2 次/d,或氧氟沙星 0.2 g,2 次/d。应在停用抗菌药物 1 周后复诊。约 90% 单纯性急性膀胱炎可治愈。

2.复诊处理

根据复诊患者的不同情况分别处理。

(1)患者已没有膀胱刺激症状,应复查尿细菌定量培养,尿培养阴性,患者 1 个月后再复诊;尿细菌定量培养阳性且为相同致病菌,应考虑隐匿性肾盂肾炎,应按轻型肾盂肾炎处理。

(2)患者仍有膀胱刺激症状,应复查尿细菌定量培养和尿常规。尿中仍有细菌和白细胞,应考虑症状性肾盂肾炎,需按轻型肾盂肾炎处理;尿培养阴性但尿常规检查仍有白细胞,应考虑感染性尿道综合征;尿培养阴性、尿常规也无白细胞,可考虑非感染性尿道综合征。

(二)急性肾盂肾炎

1.轻型肾盂肾炎

一般采用 14 d 常规疗法:即选用复方磺胺甲噁唑 2 片,2 次/d。或氧氟沙星 0.2 g,2 次/d。治疗 72 h 后若显效继续口服,共 14 d。若 72 h 后无效,则必须按药物敏感试验选择有效的抗生素,连续口服 14 d 或 6 周(3 d 疗法治疗失败的尿路感染)。

2.较严重的肾盂肾炎

应根据药物敏感试验选用肾毒性小的有效抗生素,药敏结果未报告之前可选用头孢唑啉钠 0.5 g,肌肉注射、1 次/8 h 或头孢他啶 1 g,肌肉注射、1 次/8 h。退热 72 h 后可改为口服抗生素,总疗程 2 周。

3.重症肾盂肾炎

应根据药物敏感试验选用强有力的抗生素,静脉滴注。药敏结果未报告之前常选用:半合成广谱青霉素如哌拉西林 3 g,静滴、1 次/6 h;氨基糖苷类抗生素如庆大霉素 80~120 mg,静滴、1 次/12 h;头孢菌素类多选用第三代头孢菌素,如头孢三嗪 1 g,静滴、1 次/12 h;或头孢噻肟钠 2 g,静滴、1 次/8 h;两种抗生素联合应用。用至临床症状消失,尿常规阴转,连续 3 次尿培养阴性后 3~5 d 停药,疗程一般为 14 d。并在停药后第 1、2、4、6 周复诊,复查尿常规和尿细菌培养 1 次,若均为阴性,可考虑临床治愈。

(孙　莹)

第五节　慢性间质性肾炎

慢性肾小管间质性肾炎(chronic tubulointerstitialnephritis,CTIN)又称为慢性肾小管间质性肾病,简称为慢性间质性肾炎(chronic interstitialnephritis,CIN),是一组由多种病因引起的慢性肾小管间质性疾病,临床表现以肾小管功能异常和进展性慢性肾衰竭为特点,病理表现以不同程度的肾小管萎缩、肾间质纤维化、单个核细胞浸润为特征的一组临床病理综合征。

在疾病的早期,往往仅表现为肾小管功能障碍,可以出现尿浓缩功能障碍、肾小管酸中毒、低钾血症、氨基酸尿、肾性糖尿或 Fanconi 综合征;尿检往往正常或出现少量蛋白尿(一般定量<1 g/24 h),主要为小分子量蛋白质,而无肾小球和血管的受累。病变晚期可以出现不同程度的肾小球硬化,临床上表现为慢性肾功能不全。因为慢性间质性肾炎的原发性损伤在肾小管和肾间质,所以往往会出现严重的低肾素低醛固酮血症、活性维生素 D 缺乏和促红细胞生成素缺乏,进而出现与慢性肾衰竭程度不符的代谢性酸中毒、肾性骨病和肾性贫血等临床表现。

在多种肾小球疾病(如原发性肾小球疾病中的 IgA 肾病、膜增生性肾小球肾炎等或继发性肾小球疾病中的狼疮肾炎、ANCA 相关性系统性小血管炎等)中,都可以在其肾活检标本中见到慢性肾小管间质病变,这些属于继发性间质性肾炎。本节只讨论原发于肾小管间质的慢性间质性肾炎。

一、病因

多种因素都可以导致慢性间质性肾炎,包括药物、毒物、免疫性疾病、代谢紊乱性疾病、梗阻和反流性疾病、肿瘤和血液系统疾病等,具体见表 8-2。

表 8-2　慢性间质性肾炎的病因

病因类别	病因举例
病因举例	镇痛药
	别嘌醇
	碳酸锂
药物	亚硝基脲类、顺铂、氨甲蝶呤等化疗药物
	钙调磷酸酶抑制剂抑制药
	含马兜铃酸的中药
	造影剂病因类别

表 8-2　(续表)

毒物	斑蝥素、鱼胆等生物毒素 铅、铜等重金属
免疫性疾病	干燥综合征、结节病、系统性红斑狼疮
代谢紊乱	高钙血症、低钾血症、高尿酸血症等
感染	慢性肾盂肾炎、病毒等
梗阻和反流	尿路梗阻、膀胱输尿管反流
肿瘤和血液系统疾病	多发性骨髓瘤、轻链沉积病等
血管疾病	肾动脉狭窄、良性肾小动脉硬化症
遗传或先天性疾病	髓质囊性变、海绵肾、多囊肾、家族性间质性肾炎等病因不明
特发性	病因不明

二、病理

不同病因慢性间质性肾炎的病理表现不一,但也具有一些共同的病理学特征。

(一)光镜

(1)肾小管呈灶状萎缩:最常表现为肾小管基底膜增厚、皱缩、分层,肾小管上皮细胞扁平,即经典型;也可以表现为灶状萎缩的肾小管聚集在一起,管腔狭窄或闭塞,肾小管基底膜变薄,类似内分泌腺体,即内分泌型,常见于肾动脉狭窄导致的慢性缺血样改变;也可以表现为肾小管上皮细胞扁平、肾小管基底膜轻度增厚,管腔内充满嗜酸性物质,常称为甲状腺样肾小管萎缩,见于慢性肾盂肾炎、抗磷脂抗体综合征导致的肾间质纤维化。肾小管代偿性肥大往往与肾小管萎缩同时存在,也是慢性间质性肾炎的特征性病理表现之一,扩张的肾小管形态不规则,甚至呈囊样扩张,扩张肾小管上皮细胞扁平。

(2)肾间质纤维化:可以局灶性或弥漫性出现,表现为间质区域增宽和大量细胞外基质堆积。

(3)间质和小管周围:可以见到炎性细胞浸润,但不如急性间质性肾炎明显,多呈灶性分布,少见弥漫性浸润。这些浸润的细胞多数为淋巴细胞、巨噬细胞和 B 细胞,很少见到中性粒细胞、浆细胞或嗜酸细胞。

(4)早期没有肾小球病变或仅有轻度病变,随着疾病的发展,可以出现肾小球皱缩、塌陷等缺血性改变,逐渐出现包曼囊壁增厚、球周纤维化、局灶性、节段性、肾小球的硬化,最终发展为球性硬化。

(5)在疾病晚期可以见到不同程度的动脉壁增厚,但血管炎不是慢性间质性肾炎的特点。

(二)免疫荧光

多数慢性间质性肾炎免疫荧光检查为阴性,部分可见到少量 IgG 和(或)补体 C3 在萎缩的肾小管基底膜上呈非特异性沉积。某些自身免疫性疾病导致的慢性间质性肾炎可以看到在肾小管基底膜和间质区域有免疫球蛋白和补体的沉积。轻链沉积病时可以见到单克隆免疫球蛋白在肾小管基底膜上沉积。

(三)电镜

在轻链沉积病患者中,可见到肾小管基底膜上有成簇的针尖样致密物沉积。对于其他慢性间质性肾炎的诊断意义不大。

三、几种特殊病因导致的慢性间质性肾炎

不同病因导致的慢性间质性肾炎具有各自特异的表现。此处就几种特殊因素导致的慢性间质性肾炎进行讨论。

(一)镇痛药肾病

最初,镇痛药肾病被认为仅限于"非那西汀肾病",其后发现长期大量服用其他镇痛药,同样会出现类似情况,1996年国际肾脏基金会将镇痛药肾病定义为:因长期滥用复方镇痛药(至少包括两种解热镇痛药成分,通常含有可待因或咖啡因)数年而导致的肾脏疾病。

1.流行病学

流行病学研究显示,长期摄入大量镇痛药可以引起慢性间质性肾炎和肾乳头坏死。自从不再使用非那西汀(phenacetin)作为镇痛药后,镇痛药肾病发生率明显下降,但各个地区、各个种族之间报道的镇痛药肾病发生率依然差异极大。我国目前尚缺乏对镇痛药肾病发病率的统计。

2.常用镇痛药种类及致病剂量

广义上的解热镇痛药包括酸类和非酸类两大类(表8-3),均具有解热、镇痛的作用。目前市场上常见的镇痛药多为复合制剂,通常含有阿司匹林或安替比林,部分混合有非那西汀、对乙酰氨基酚或水杨酸、咖啡因或可待因。

表8-3 常用解热镇痛药的种类及常用药物名称

分类	特性	代表药物	药物商品名
酸类	水杨酸	阿司匹林	巴米尔、APC
	邻氨基苯甲酸	甲芬那酸	甲芬那酸(甲灭酸、扑湿痛)等
	乙酸	双氯芬酸	吲哚美辛、感冒通等
	丙酸	布洛芬	布洛芬(异丁苯丙酸)
	吡喃羧酸	依托度酸	罗丁
非酸类	吡唑酮类	安乃近、保泰松	安乃近、保泰松
	萘丁美酮类	萘普生	西普生
	苯胺类	对乙酰氨基酚	对乙酰氨基酚、百服宁等
	昔康类	吡罗昔康、美洛昔康	吡罗昔康、莫比可等
	昔布类	尼美舒利	西乐葆

有研究认为服用这种复合型镇痛药,每日最少6粒,持续3年就可以发生镇痛药肾病。目前大部分报道认为1年或更长时间内镇痛药累积量>1 000片为诊断镇痛药肾病的依据。一般认为,镇痛药摄入累积量达1.0 kg时,可发生轻微肾功能损伤,表现为浓缩稀释功能减退、GFR下降、酸化功能障碍等肾小管损伤的表现。非那西汀及阿司匹林的累计摄入量可分别达到2.0 kg和3.0 kg,肾功能显著减退。

3.发病机制及易感因素

镇痛药肾病的发病机制尚不完全清楚。目前认为可能与以下几个方面有关。

(1)肾毒性损伤:非那西汀在肝脏转化为对乙酰氨基酚(醋氨酚或扑热息痛),后者因其具有高度亲脂性,在经肾脏排泄过程中,易从尿液中扩散至髓质和肾乳头间隙,局部高度聚集,直接造成组织损伤。

(2)缺血性损伤:不同类型的解热镇痛药物都可抑制花生四烯酸-前列腺素类物质代谢途径中的不同类型环氧化酶,导致扩血管性前列腺素代谢产物产生减少,从而导致肾髓质缺血;此外咖啡因代谢为腺苷,引起肾内血管收缩,导致肾乳头缺血坏死。

(3)免疫性损伤:在镇痛药肾病的发病机制中,免疫机制可能不起主要作用,但某些解热镇痛药可通过免疫机制导致以细胞免疫为主的急性间质性肾炎,可能会最终转变为慢性间质性肾炎。

从其发病机制上可以看出,以下因素都是镇痛药肾病的易感因素:①高热、腹泻、脱水、心功能不全导致的有效血容量不足可以加重肾脏缺血;②合并使用同类药物或利尿药;③使用ACEI 或 ARB 类药物;④高龄或不同程度的动脉硬化性肾脏病变;⑤已有肾功能减退等。

4.病理表现

(1)大体表现:双肾体积缩小,肾脏轮廓凹凸不平。肾皮质明显萎缩、瘢痕形成,与坏死的肾乳头组成凹陷部,代偿性肥大的肾组织形成大体外观上的隆起部。

(2)光镜:①典型的慢性间质性肾炎的病理表现。②肾小球缺血性萎缩,肾小动脉内膜增厚,管腔狭窄。③肾髓质损伤是镇痛药肾病的典型病理改变,但因为常规肾活检深度有限,一般肾活检标本中不易见到。其特点是肾小管细胞内可见黄褐色脂褐素样色素,穿过萎缩皮质部的髓放线呈颗粒状肥大,髓质的间质细胞核异常、细胞减少、细胞外基质聚集。④肾乳头坏死,早期表现为肾小管周围微血管硬化及片状肾小管坏死,晚期易见灰黄色坏死灶,部分坏死部位萎缩并形成钙化灶。

(3)免疫荧光:常为阴性。肾小球基底膜和肾小管基底膜偶见 IgG 及补体呈颗粒样或线样沉积。

(4)电镜:病变肾小管和毛细血管基底膜增厚,可见大量新增薄层基底膜。

5.临床表现

(1)镇痛药肾病好发于女性,男女比例为 1∶(1～7),中年女性更多见。

(2)与用药有关的肾外疾病病史对于了解用药史具有很好的提示意义。多数镇痛药肾病患者都有头痛、关节痛、腹痛等慢性疼痛史。

(3)隐袭起病,早期常无症状或仅有乏力、消瘦、食欲缺乏等肾外的非特异性症状。

(4)肾脏表现:①肾小管功能障碍,早期仅表现为尿浓缩功能异常的夜尿增多、尿渗透压降低等,随着疾病进展可以出现肾小管酸中毒、肾性糖尿、氨基酸尿等表现。②肾小管源性蛋白尿(通常<1 g/24 h),以带正电荷的小分子量蛋白质为主。③无菌性白细胞尿,发生率可达50%～100%。④慢性肾衰竭表现,60%～90%患者存在不同程度的贫血,多与肾功能损害程度不平行。⑤肾乳头坏死,发生率为 25%～40%,表现为突发性肉眼血尿及肾绞痛,重症者可合并急性肾衰竭,因为坏死的肾乳头组织从尿路中排出,有时还会出现尿路梗阻表现。

(5)肾脏影像学检查:是镇痛药肾病的重要诊断方法。静脉肾盂造影是最早应用的检查手段,早期可以见到肾盂增宽、肾盏杯口变钝或呈杵状,晚期因肾乳头坏死而表现肾盂、肾盏充盈缺损,造影剂包围肾乳头形成环形影。因为静脉肾盂造影敏感性差且需要使用造影剂,目前多被无造影剂的 CT 扫描所替代,其特征是可见肾脏体积缩小、形状凹凸不平以及肾乳头钙化影。

6.诊断

凡临床表现慢性间质性肾炎、长期大量服用镇痛药的患者,都应考虑存在镇痛药肾病的可能。影像学检查发现肾脏皱缩、肾脏轮廓凹凸不平、肾乳头钙化对于镇痛药肾病的诊断具有重要意义。三者相结合,诊断的敏感性为 85%,特异性为 93%。如果存在突发血尿、肾绞痛或尿中发现脱落的坏死组织,提示伴有肾乳头坏死,有助于临床诊断。

7.治疗及预后

对于镇痛药肾病目前尚无良好的治疗方法,关键在于早期确诊、立即停药。尤其对患有慢性疼痛需要长期或反复使用镇痛药的易感人群加强监测,定期检查尿常规、肾小管功能和血清肌酐水平。

(二)钙调素抑制药钙调磷酸酶抑制药相关肾病

钙调磷酸酶抑制药作为一种免疫抑制药,经常被使用在器官移植的抗排异治疗和自身免疫性疾病的治疗中,在各种原发或继发性肾小球病的治疗中也占有一席之地,主要包括环孢素和他克莫司 2 种药物。

钙调磷酸酶抑制药可以通过使循环或肾脏局部的肾素-血管紧张素系统显著激活,起到强烈的缩血管作用,造成肾脏急性及慢性缺血性肾损害,甚至可诱发血管增生硬化性病变。此外,此类药物还可以通过刺激肾小管上皮细胞活化,并发生向肌成纤维细胞转分化,使肾脏局部组织产生促纤维化因子 TGF-β 增多,进而导致肾间质纤维化的发生。

临床表现以伴有血压升高的肾功能损害为特点,可以伴有高尿酸血症及高钾血症。

肾活检表现:①灶状或片状分布的肾小管萎缩和肾间质纤维化;②小动脉病变,包括小动脉壁的玻璃样变及增厚,内皮细胞肿胀、血管平滑肌层细胞损伤或坏死、管腔狭窄、闭塞;③条带状分布的肾小球缺血性改变。

对于钙调磷酸酶抑制药相关肾病的治疗,通常认为应重在预防,即在使用此类药物时,必须密切监测药物血尿浓度,应在尽量减少钙调磷酸酶抑制药剂量和血药浓度的情况下制订个体化治疗方案。有研究认为使用钙通道阻滞药或血管紧张素 II 抑制药可以在一定程度上减轻钙调磷酸酶抑制药的肾脏毒性,但其长期预后尚缺乏资料证实。

(孙　莹)

第六节　肾衰竭

肾脏是维持机体内环境稳定的重要脏器,具有排泄代谢产物及外源性毒物、调节机体酸、碱、水和电解质代谢平衡,以及产生、转化和代谢一些重要的内分泌激素(如肾素、多种前列腺素成分、激肽释放酶、转化的有活性的 1,25-二羟维生素 D_3 及红细胞生成素)等功能。肾衰竭(renal failure)是各种肾脏病发展到后期引起的肾功能部分或全部丧失的病理状态,可分为急性及慢性。急性肾衰竭表现为肾功能在数日、数周内急剧恶化，体内代谢产物潴留，水、电解质及酸碱平衡紊乱。慢性肾衰竭是多种慢性肾脏病症的进行性发展至肾硬化（肾小球硬化、肾小管萎缩及肾间质纤维化）及肾功能损害、尿毒症，是一个连续发展的慢性过程。

随着年龄的增加，肾脏的解剖结构和生化代谢方面都发生了不同程度的退行性变化，进而导致肾脏发生老年性功能改变，使其肾脏疾病的发病率、发病机制及临床表现均与年轻人有所不同，临床上具有病因复杂、影响因素多、表现不典型及病情较重、病程迁延等特点。同时，由于老年人常一身多病、应用多种药物，更使其肾脏病改变错综复杂。

一、流行病学

（一）急性肾衰竭

急性肾衰竭是一种临床较常见的重、危、急症，以社区为基础的急性肾衰竭人群发病调查报告并不多，而且由于急性肾衰竭的诊断标准不一，各组报告之间数值差别较大。我国目前尚缺乏全国性调查资料，粗略估计，我国每年急性肾衰竭的发病数应为 20 万～50 万人。据北京市血透质控中心统计，2002 年、2003 年、2004 年中因急性肾衰竭进入透析者分别占总透析人数的 4.4%、7.0%、9.7%。院内发生的急性肾衰竭见于各科患者，于 20 世纪 70 年代占住院患者约为 5%，90 年代增长到 3%～7.2%。而在重症监护室患者中占 5%～30%。近半个世纪以来，急性肾衰竭的病死率并没有随着医疗水平的提高而下降，据各组报告总死亡率约为 28%～82%。但值得注意的是，2006 年初美国全国性统计均表明，在过去的十余年中，急性肾衰竭的死亡率有所下降：United States Renal Data System（USRDS）资料表明需要透析的急性肾衰竭患者 90 d 内死亡率由 1992 年的 45.7% 降至 2001 年的 44.8%；而不需要透析组的死亡率下降更为明显，由 49.7% 降至 40.3%。据北京地区心血管病检测区 70 万人群资料，1993 年急性肾衰竭的死亡率为 1/10 万，推算全国每年因急性肾衰竭死亡者万余例。

急性肾衰竭在老年患者中极为常见。由于老年人肾脏的退行性变化及患有多种疾病，使老年人接受药物干预、治疗性介入或手术的概率增加，也使得老年人对各种致病因素（如缺血、感染、药物肾损伤等）的易感性大大增加。20 世纪 80 年代有国外文献报道，在急性肾衰竭病例中老年人约占 60%，包括肾前性、肾实质性及肾后性急性肾衰竭。在 80～89 岁老年人中，急性肾衰竭发病率可高达 95/10 万人口。国内报道，老年急性肾衰竭患者约占同期急性肾衰竭患者的 27%～44%。在住院急肾衰患者中，60 岁以上的老年患者的社区获得性急肾衰占 12%～46%，而医院获得性急肾衰占 28%～54%。亦有报道表明，在大于 75 岁的老年人中急性肾衰竭的发生率是非老年人的 3.5 倍，老年患者的急性肾衰竭死亡率约为 50%。

（二）慢性肾衰竭

慢性肾衰竭主要原因为长期的肾脏病变，随着时间推移及疾病的进展，肾脏的功能逐渐下降，造成肾衰竭的发生。据美国卫生经费管理署统计，20 世纪末美国已有近 30 万慢性肾衰竭患者，平均每年增长率为 7%～9%。据 1999 年我国透析登记资料显示，仅进行慢性维持性血液透析或腹膜透析的患者已达 40 000～50 000 人。新发病年增长率为 13%，在新进入透析的患者中,老年人居多。

随着年龄的增加,老年人因各类系统性疾病或慢性肾脏病的慢性进展可发生慢性肾衰竭,在许多欧美发达国家,老年人终末期肾脏病已对医疗、社会、经济等各个方面产生了很大影响。据美国 1999—2004 年全国健康与营养调查,National Health and Nutrition Examination Survey(NHANES)的数据显示,60 岁以上的美国人慢性肾脏疾病的患病率为 39.4%。据美国肾脏数据系统(USRDS)的报道,美国大于 65 岁的透析患者已从 1973 年的 5.10%,1990 年的 38.10%升至 2004 年的 60.13%。北京大学医学院 2006 年在北京市石景山 4 个社区中对 40 岁以上人群(其中 60 岁以上占 70%)进行的非随机抽样调查发现,慢性肾脏病患病率高达 12%。中国各大中城市 2006 年慢性肾衰竭行透析治疗的患者中,超过 60 岁的患者占 49.2%。

二、病因与发病机制

(一)急性肾衰竭

由于老年人肾功能减退、心血管疾病及糖尿病等其他疾病导致的肾功能损害,其肾脏贮备能力明显下降,且常需联合多种药物进行治疗。在一定的诱因下,更易发生急性肾衰竭。常见原因包括肾脏缺血、肾毒性药物以及感染及创伤的控制欠佳等。有研究提示,老年人医院内获得性急性肾衰竭(hospital acquired acute renal failure,HA-ARF)的发生率为 54%,明显高于社区获得性急性肾衰竭(community acquired acute renal failure,CA-RF)。老年人急性肾衰竭以肾前性为主,多因素综合病因分析显示:与感染(56%)相关为首位病因,其次与低血容量(30.7%)、肿瘤(26%)、心力衰竭(25.3%)、肾毒性药物(22%)、手术(14%)、肾脏疾病(14.7%)及肾后性疾病(8.7%)相关。单因素病因分析显示与低血容量相关为首位病因(21.6%)。值得注意的是,老年 ARF 多由多种病因共同导致,其死亡率高达 53.3%,医院内获得性急性肾衰竭的死亡率是社区获得性急性肾衰竭的 1.87 倍。另有研究表明,老年患者肾前性因素以大量失液或严重摄入不足(57.5%),感染(42.5%)为主,非老年患者则以创伤(65.0%)、感染(20.0%)为主;老年患者肾性因素以药物中毒(60.0%)、生物中毒(25.0%)为主,非老年患者多见于急性肾脏疾病(65.3%)、生物中毒(13.3%);老年患者肾后性(12.5%)显著高于非老年患者(4.1%)。老年患者原发慢性病(90.0%)及多器官障碍综合征(37.5%)高于非老年组(分别为 16.0、5.3%);老年组病死率为 57.5%显著高于非老年组的 13.3%($P<0.01$)。

1.肾前性急性肾衰竭

任何引起低血容量、低血压并伴有肾血流量明显减少的因素,均可导致肾前性急性肾衰竭。由于老年人生理性渴感减退、尿浓缩能力下降、肾脏的保钠能力减低,故最易发生这种类型的急性肾衰竭。主要诱发因素包括:消化道出血、腹泻或呕吐、心力衰竭、长期或不适当利用利尿剂、联合应用 NSAIDS 及 ACEI 或 ARB 类,以及应用环孢素等药物。老年人仅因大量出汗或饮水少就可表现出尿量减少,当上述诱因存在时可很快出现肾前性急性肾衰竭,若未及时纠正则可迅速进展为肾小管坏死。

2.肾实质性急性肾衰竭

老年人可发生各种病因所致的肾实质性急性肾衰竭,常见以下几种类型。

(1)急性肾小管坏死:各种肾前性因素持续存在、手术并发症、严重感染败血症所致的缺血性损伤以及各种药物肾毒性损伤(如造影剂、抗生素、化疗药等)均是导致老年人急性肾小管坏死的主要病因。职业相关的重金属中毒、运动相关的肌红蛋白引起的急性肾小管坏死在老年人并不多见。但值得注意的是,少数"空巢"老人可能因外伤或活动严重受限而造成局部肌肉挤压伤,若处理不及时也有可能造成横纹肌溶解,诱发肌红蛋白所致的急性肾小管坏死。

(2)急性肾小管间质肾炎:老年人群因急性间质性肾炎引发的急性肾衰竭为 10％～15％,发生急性间质性肾炎的最常见原因为感染和药物,感染主要为革兰氏阴性菌,源于老年人免疫功能低下或应用免疫抑制剂。

随着年龄的增加,老年人发生了许多可以影响药物代谢的生理改变,如:①肾血流量减少,肾小球滤过率降低,药物排泄速度减慢,半衰期延长;②平均血浆清蛋白浓度较年轻人约低20％,故血中游离药物浓度相对较高;③各器官功能下降,使药物代谢受到影响。这些生理改变可导致药物的药理作用和毒性发生变化,容易造成对肝、肾等重要脏器的损伤,其中部分严重者可导致急性肾衰竭。老年人的药物肾损害可分为各种类型,以急性肾小管间质肾炎最为常见。由于近年心脑血管疾病的发病率增高及心导管技术的广泛开展,在老年人中造影剂、利尿剂、甘露醇等引起的 ARF 也逐渐增多。此外,血管紧张素转换酶抑制剂(ACEI)及血管紧张素受体拮抗剂(ARB)在老年人,特别是原有肾功能不全或合并应用利尿剂时更易诱发 ARF,应引起临床医师的重视。不同抗菌药物所致急性肾损伤的机制不同,其中以直接肾毒性和免疫炎症最为常见。损伤部位以肾小管和肾间质为主,少数也可损伤肾小球。不同的抗菌药物,作用的方式也可能不同,如两性霉素 B 可直接损伤肾小管细胞膜,而氨基糖苷类抗生素则需要进入肾小管上皮细胞后才能导致细胞损伤。常见引起急性间质性肾炎的药物为抗生素(如青霉素和头孢菌素类)和非类固醇类消炎药。

(3)肾小球及肾血管疾病:约有 10％～20％ 的老年肾脏急性肾衰竭是由肾小球疾病所致,可见于老年人的新月体肾炎、膜增殖性肾炎、增殖性狼疮性肾炎等。老年人 ANCA 相关性小血管炎发病率高,常导致急进性肾炎;老年肾动脉粥样硬化患者若行血管外科手术或介入治疗,导致粥样硬化斑破裂,即可引发急性胆固醇结晶栓塞。它们都能引起肾实质性急性肾衰竭。

3.肾后性急性肾衰竭

肾后性急性肾衰竭的发生主要与老年人前列腺肥大、泌尿系结石、前列腺癌、尿道狭窄等疾病有关。据国外资料统计约 1/3 老年妇女及半数老年男性的梗阻性肾病与泌尿生殖系的肿瘤相关。此外,其他病因还包括:腹膜后纤维化、淋巴瘤导致的尿路梗阻;在患有脑血管意外、帕金森病、阿尔茨海默病、糖尿病或慢性酗酒的老年患者中,应用抗副交感神经药物或中枢神经系统抑制药物导致膀胱逼尿肌过度收缩,进而导致膀胱出口梗阻;在老年绝经期妇女,由于雌激素水平降低所造成的盆腔脏器下垂,等等。任何原因导致的梗阻若持续存在,都将影响肾功能。另外值得注意的是,某些药物如磺胺、抗病毒药、抗肿瘤药(如氨甲蝶呤)可形成结晶,阻塞及损伤肾小管导致肾损害。有研究提示,老年患者肾后性急性肾衰竭主要见于前列腺增生及肿瘤,非老年患者急性肾衰竭以输尿管结石为主,肾后性因素在急性肾衰竭中所占比例相对较低,但不应忽视,尤其老年患者,应积极除外肿瘤相关疾病。

(二)慢性肾衰竭

在西方国家,导致老年人慢性肾衰竭的主要病因为糖尿病肾病、高血压病、动脉粥样硬化所致的缺血性肾血管疾病及梗阻性肾病,而肾小球肾炎及多囊性肾病等其他原因比较少见。我国老年人的病因分布情况尚缺乏确切统计,据近年来临床或肾活检资料,慢性肾小球肾炎、慢性肾盂肾炎等感染或自身免疫相关的慢性肾脏病发病率可能仍占较高的比例。与年轻人相比,老年人因慢性肾小球肾炎所致慢性肾衰竭者明显减少,而继发性疾病导致的慢性肾衰竭显著增多。

三、病理生理特性

衰老是所有物种生命的自然进程,肾脏衰老性改变通常始于40岁,50岁左右为加速期,表现为肾单位逐渐丢失,肾小球硬化、肾小管萎缩及间质纤维化,肾小球、肾小管功能及血流动力学改变,水、电解平衡紊乱等。由于肾脏在组织结构上的退化,导致衰老肾脏对外界刺激如血管紧张素、高盐、氧化应激、缺血再灌注损伤等的防御能力减弱,较年轻人更易出现肾衰竭。

(一)肾小球功能

随着年龄的增长,完整和正常的肾小球数目进行性减少。正常成年人每侧肾脏的肾小球数大约为33万～110万个,约25%的人群低于每肾50万个,另有25%的人群则高于74万个。年龄与肾小球数目呈反比,与肾小球的体积和肾脏的重量呈反比。研究表明,肾小球的数目与出生时的体重有明显相关关系,出生时体重每增加1 kg,肾小球可以多出257～426个;肾小球数还与患者对高血压和肾脏疾病的易感性明显相关。因此,出生时低体重的老年人肾脏的老化改变可能更明显。肾小球体积与肾小球数目呈现明显的负相关关系,解放军总医院尸检资料表明,老年人硬化性肾小球数与代偿肥大的肾小球数相平行,且硬化性肾小球的百分数越大,代偿肥大的肾小球也越多。随着年龄的增长,硬化性肾小球的数量逐渐增多,尤其是在肾皮质外带更为明显。健康成年人30岁后即可出现肾小球硬化的表现,但比例一般不超过3%,60～69岁则可增高至10%,70～79岁组高达19%,80岁以上老年人约25%的肾小球完全硬化。随年龄增长的肾小球硬化数目可以用以下的公式进行推算:肾小球硬化的比例(%)=[(年龄/2)−10]%。

正常成人安静时每分钟有1 200 mL血液流过两侧肾,相当于心排血量的1/5～1/4。衰老的肾脏体积较小,肾实质尤其是肾皮质变薄,故肾血流量明显减少。40岁以后肾血流量以每年1.5%～1.9%速率递减。65岁以上老年人的肾血浆流量仅为青年人的一半,男性减少较女性更为显著。

肾小球滤过率是评价肾脏功能的重要指标。通常认为在40岁之后GFR随年龄增长而逐渐降低,年平均降低速率为 $0.75 \sim 1\ \mathrm{mL/(min \cdot 1.73m^2)}$。80 岁以上肾功能将损失 $30\% \sim 40\%$。美国 Baltimore 的纵向调查显示,大约 1/3 的人群在 20 年内,GFR 并没有随着年龄的增长发生变化,另外 1/3 的人则随着年龄的增长,GFR 出现加速恶化,这种变化主要与平均动脉压的升高明显相关。但所有老年人的肾小球滤过功能的判断不能一概而论,应做个体分析。

肾脏储备能力是肾小球滤过率(glomerular filtration rate,GFR)由基础(静息状态值)增加到最高限度的能力。正常人肾脏一般情况下无需发挥最大的滤过功能便能满足机体需要,但随着生理要求增高或肾脏疾病的进展,则需动用其贮备功能以适应内环境的变化。目前公认蛋白质或氨基酸负荷可调动及监测肾贮备。健康老年人的负荷-基础差值较健康成人有所降低,表明肾贮备降低,因而发生急性缺血或其他损害时,老年人群更易出现急性肾衰竭。严重肾损害者静息肾小球滤过率接近肾脏最大滤过能力,即几乎没有肾贮备。适当限制蛋白质摄入可减轻肾脏负担,延缓生理性衰老过程,降低肾疾病患者的静息肾小球滤过率,增加肾贮备。

（二）肾小管间质功能

肾小管间质结构和功能的老年性改变主要有:肾小管的数量和体积随着年龄的增长逐渐减少,40 岁以后,功能性肾小管组织按照每年 1% 的速度递减,近曲肾小管的体积也明显缩小;肾小管尤其是远曲小管的长度变短,出现管腔扩张、憩室和囊肿;肾小管萎缩,肾小管上皮细胞出现凋亡和空泡样变性;肾间质体积明显增加和间质纤维化逐渐明显,并偶见炎细胞浸润。肾小管间质的病变如肾小管萎缩、间质纤维化等通常给人的印象是慢性的、静止的和不可逆的改变,但实际上这些病灶却代表着一个活动的病变过程,如局灶的肾小管细胞增殖、肌纤维母细胞的激活、巨噬细胞的浸润、炎症因子和黏附分子的产生、肾小管周边毛细血管的丧失、细胞凋亡等,所以肾小管间质结构和功能的老年性改变应引起临床医师的高度重视。

老年人肾小管间质功能的改变可以造成以下几方面的问题:钠的吸收和排泄障碍,容易造成机体的钠平衡失调;肾小管水及渗透压平衡功能损害,尿液的浓缩稀释功能出现障碍,容易造成血容量不足和脱水状况;肾小管排酸、重吸收和重新合成碳酸氢根的功能损害,有时可能引起代谢性酸中毒;肾小管对各种物质转运的储备功能降低,可以引起钙、磷代谢失衡,影响某些药物的代谢等;肾小管间质损伤后,可以影响肾素血管紧张素、前列腺素、激肽类物质、1,25-二羟维生素 D_3 及红细胞生成素等合成、影响抗利尿激素和利钠因子的反应性。

四、临床表现

（一）急性肾衰竭

由于病因的差异,急性肾衰竭的临床表现有各自的特征,本文将以急性肾小管坏死为代表,介绍其临床表现,特别是老年患者的临床表现。

急性肾小管坏死的临床表现及肾功能减退程度与其肾脏低灌注的程度和持续时间有关,可表现为肾脏低灌注早期异常、肾前性氮质血症、典型急性肾小管坏死甚至肾皮质坏死。以往临床上曾根据典型缺血性急性肾小管坏死的临床表现及病程,将其分为少尿(或无尿)期、多尿期和恢复期三个阶段。但根据急性肾小管坏死病生理过程发展的分析,肾脏低灌注状态与急性肾小管坏死的发生是一个连续的过程,事实上在少尿期时患者已经处于病变的持续发展阶段,对临床干预治疗来说已经相对较晚,不利于改善预后。

起始期患者可无明显的临床症状或仅表现为轻微的有效循环血容量不足,常以导致肾脏低灌注的原发病因表现为主。诊断常常赖于对患者体征的观察和化验的动态分析,如患者有无口渴症状、水肿情况、体重有无下降;体格检查有无黏膜干燥、体位性低血压;实验室检查可发现 BUN/Scr>15:1(g/L)或>60:1(mmol/L)等,对于存在肯定肾前性因素且可疑有效循环血容量不足的患者,在应用利尿剂前进行全面的尿诊断指数分析。

持续期一般为 1~2 周,也可能更长时间。患者出现尿量改变(少尿型或非少尿型)及氮质血症,Scr 水平增高,逐渐出现水、电解质和酸碱平衡紊乱及各种并发症,可伴有不同程度的尿毒症表现,包括早期出现消化道系统的食欲减退、恶心、呕吐、腹胀、腹泻或上消化道出血等;严重者常见高血压、心力衰竭和心律失常,甚至可出现意识淡漠、嗜睡或意识障碍。部分患者还可因创伤、出血、溶血或严重感染而出现贫血。

恢复期是患者通过肾组织的修复和再生达到肾功能恢复的阶段。少尿或无尿患者尿量超过 500 mL/d,临床上即进入恢复期,部分患者出现多尿,尿量超过 2 500 mL/d,可持续 1~3 周或更长时间,被称为多尿期。对于非少尿型急性肾小管坏死患者,恢复期可无明显尿量改变。恢复期患者血肌酐下降通常出现于尿量增加后数日,此期仍可出现水、电解质紊乱及各种并发症。多数患者肾小球滤过功能的完全恢复约 3 个月或以上,部分患者的肾小管浓缩功能需一年以上才可恢复,少数患者肾功能持续不恢复,临床上呈慢性肾功能不全或衰竭的发展过程。

老年人的急性肾小管坏死的临床表现及病程经过与其他年龄组相仿,但病情常较重,其心血管、呼吸系统并发症以及高钾血症等电解质紊乱的发生率明显增加,并易发生较严重的多器官衰竭。老年人肾功能常恢复缓慢或不能完全恢复。国外学者报告,70 岁以上的老年急性肾小管坏死患者肾功能稳定的恢复时间平均需 11.2 d,肾功能完全恢复正常者仅 28%;而 70 岁以下者肾功能稳定的恢复时间仅需 7.7 d,43%患者的肾功能可完全恢复正常。国内资料表明,老年急性肾小管坏死患者肾功能完全恢复者仅 3.2%,明显低于 20~40 岁的成年人(57.7%)。

老年人发生了许多可以影响药物代谢的生理改变,可导致药物的药理作用和毒性发生变化,容易造成肾损伤。老年人药物肾损害,以急性肾小管间质性肾炎最为常见。除发生率较高以外,其他特征与年轻人无显著差别。常见的致病药物包括:各类抗生素、造影剂、利尿剂、ACEI/ARB 类药物、非类固醇类抗炎药、环孢素等。

在广泛动脉粥样硬化的老年患者中,动脉插管抗凝和纤溶治疗可能并发动脉硬化栓塞性肾脏疾病。自发的肾血管胆固醇栓塞在放射科或外科的动脉血管介入手术后很常见,这些手术包括颈动脉、冠状动脉、肾动脉、腹部动脉造影、主动脉手术、经皮冠状动脉或肾动脉成形术。这些患者的肾衰竭是不可逆的。并逐渐恶化,同时还可能伴有其他系统胆固醇栓塞的症状,包括紫癜、腹部、腰部或下肢皮肤的青紫色网纹、消化道出血、胰腺炎、心肌梗死、脑梗死、远端足趾缺血性坏死等,但往往并不出现嗜酸性粒细胞增多、嗜酸性粒细胞尿、补体水平降低等在内的胆固醇栓塞的试验证据。

有前列腺增生的老年患者常常出现尿路梗阻症状。且血肌酐和尿素氮进行性升高。女性患者的输尿管梗阻常由子宫或宫颈的恶性肿瘤引起。其他的腹膜后或盆腔恶性肿瘤如淋巴瘤、膀胱癌或直肠癌等在老年患者中也常常表现为急性肾衰竭。但尿频、排尿困难等尿路梗阻的典型症状在老年患者中不一定都会表现出来。尿路梗阻症状的延迟表现可能导致不可逆,的肾功能损害。对这些患者,必须询问抗胆碱能药物的使用史、行残余尿检查及肾脏超声检查。尿路梗阻引起的残余尿感染可能损伤肾小管功能,减少肾血流量,并降低 GFR。虽然老年患者更易罹患急性肾衰竭,且肾功能的恢复需要更长的时间,但年龄不应作为判断预后和选择治疗方案的决定性因素。大部分老年患者对透析治疗的反应均较好。因此,及时透析治疗与治疗感染、充血性心力衰竭、心肌梗死、出血等并发症同样重要。

(二)慢性肾衰竭

老年人慢性肾衰竭的临床表现与其原发病因有关,往往隐袭起病,进展缓慢但变化迅速,初期,患者没有任何症状,仅实验室检查发现肾功能异常。轻到中度肾衰竭患者,尽管血中 Scr 增加,仍可能仅有轻微症状。后期老年患者症状仍可不典型,除贫血、代谢性酸中毒、高血压及一般尿毒症症状外,神经精神症状常较突出,水、电解质紊乱和心血管系统损害往往较重,由于受肌肉容积及营养状态不良的影响血清肌酐往往增高不明显,故容易误诊、漏诊或延误诊断。若采用肾活检方法,可发现临床上表现为慢性肾衰竭的老年人中有 20% 尚存在可以治疗的病变。因此若老年患者出现原因不明的短期内肾功能急剧恶化,有可能是在慢性肾脏病的基础上发生急性肾衰竭,患者易并发多器官衰竭,危及生命。

五、诊断与鉴别诊断

(一)急性肾衰竭

目前对急性肾衰竭尚无明确定义,临床上较实用的判定、分层及追踪急性肾衰的指标是血清肌酐。但从临床角度,不应等待患者达到某一具体血肌酐数值才开始重视急性肾衰是否出现,而应追踪血肌酐的动态变化,以判定急性肾衰出现的可能性,及早防治。2004 年,急性透析质量建议(acute dialysis quality initiative,ADQI)第二次共识会议提出了根据危害性及病变程度的急性肾衰分层诊断标准(RI- FLE)。但 ADQI 共识会明确指出这一分层定义仅仅适合于急性肾小管坏死而不适用于肾小球疾病引起的急性肾衰。

2005 年,急性肾损伤专家组(AKIN)将急性肾衰竭更名为急性肾损伤(acute kidney inju-ry,AKI),并提出 AKI 的定义为:48 h 内 Scr 上升≥0.3 mg/dL(26.5 mmol/L)或较原先水平增高 50%;和(或)尿量减少至<0.5 mL/(kg·h)×6 h(排除梗阻性肾病或脱水状态)。老年人肌肉萎缩,内源性肌酐产生减少,尿肌酐排出量随增龄而逐年下降,若仅依赖血肌酐(Scr)检测有可能是急性肾衰竭漏诊,因而应强调对老年人进行 Ccr、Cystatin C 检测,也可应用不同的

公式估算 GFR 的动态变化。

目前,临床上可按 ADQI 的急性肾衰竭分层诊断标准(RIFLE)或急性肾损伤(AKI)诊断标准确诊急性肾衰竭,即当患者的血清肌酐水平增高 1.5 倍或 GFR 下降＞25％、或尿量＜0.5 mL/(kg·h)持续 6 h 以上,可诊断为急性肾衰竭或急性肾损伤,再根据血清肌酐水平和尿量变化情况进一步分层或分级,但 AKI 分级对疾病严重性的分级与预后的关系尚待验证。

根据原发病因、急骤出现的进行性氮质血症伴少尿,结合临床表现和实验室检查,一般不难做出急性肾衰竭的诊断,但首先需要与慢性肾衰竭相鉴别。临床上,慢性肾衰竭患者通常具有以下特点有助于鉴别:①既往有慢性肾脏病史,平时有多尿或夜尿增多表现;②B 超显示双肾缩小、结构紊乱;③常有贫血,指甲肌酐或头发肌酐异常增高;④患者呈慢性病容、具有慢性肾衰竭相关的心血管病变、电解质紊乱、代谢性酸中毒等并发症表现。

对于以往存在慢性肾脏病的患者,某些诱因作用可造成其肾功能急剧恶化,临床上被称为慢性肾脏病基础上的急性肾衰竭。由于此类患者常兼有急性肾衰竭及慢性肾衰竭的临床特点,临床情况比较复杂,容易误诊为慢性肾衰竭而使其失去治疗时机。

确诊急性肾衰竭后,最重要的是找出病因。由于肾前性或肾后性肾衰竭多有明确致病因素,其持续存在将加重病变使其发展至急性肾小管坏死,要先进行相鉴别。肾实质性急性肾衰竭的诊断首先需除外肾前性及肾后性因素的影响,针对老年患者需特别注意除外血容量不足,感染及药物等常见病因,并及时针对病因进行治疗,避免肾功能损害进一步加重。

（二）慢性肾衰竭

虽然各种慢性肾脏病发展至后期有类似的表现:肾硬化(肾小球硬化、肾小管萎缩及肾间质纤维化)及肾功能损害、尿毒症,是一个类似的过程,仍应尽可能明确肾功能不全的原因,以利于判断预后及系统性疾病所致肾脏以外脏器损伤的治疗及预后判断。

六、治疗及预防

（一）急性肾衰竭

对老年人急性肾衰竭重在明确病因,在有效支持治疗的基础上,积极治疗原发病。一旦证实老年患者已发生急性肾小管坏死,首先应积极寻找病因或诱因并予以去除。老年人急性肾小管坏死的治疗与成年人基本相同,但需特别注意营养支持及酌情适时替代治疗,及早有效的透析治疗可使老年人急性肾小管坏死患者的预后改善,死亡率降低,可选择腹膜透析,间歇性血液透析,或持续动静脉血液滤过等方法。目前认为,尽管老年人存在多种高危因素,但年龄本身可能并不是影响预后的主要因素,不应因高龄而影响治疗方案的选择,多数老年人对支持治疗和替代治疗反应良好。

对老年人急性肾小管坏死重在预防,主要包括积极治疗系统性疾病;维持水电解质平衡,特别是在术前术后,感染或创伤等应急状态下,必要时可参考中心静脉压指导血容量的调整;慎用或不用肾毒性药物;根据肾功能情况随时调整药物剂量及给药间隔等。在药物治疗时,应严密监测相关生物学标志的变化,随时警惕并控制感染发生。

需特别强调对老年患者要合理用药,避免滥用药物,根据病情变化及时调整药物,将用药种类减低到最低水平,并避免肾毒性、性药物的应用。对主要经肾脏排泄的药物应根据肾小球滤过率调整剂量,至常规成人剂量的 1/2 或 1/3,或延长给药间歇。对于用药者应严密检测临床表现及肾功能等有关生化指标,必要时检测血药浓度的动态变化,一旦出现毒副作用立即给予及时处理。

影响预后的主要因素可能包括:原发病复杂、心血管或肺部并发症、严重电解质紊乱、败血症等未能及时纠正。老年人常因急性肾衰竭诱发多器官衰竭,有时急性肾衰竭作为多器官衰竭的表现之一而存在,此时预后极其凶险。但在发生多器官衰竭时决定预后的可能并非年龄,而主要是在于造成肾衰的诱因是否及时被去除,以及其他脏器功能恢复的程度。

(二)慢性肾衰竭

1.非透析治疗

老年慢性肾衰竭患者在治疗后仍可得到与年轻人同样满意的疗效,对老年患者亦应采取积极态度予以治疗。老年人慢性肾衰竭的非透析治疗原则及方法与成年人基本相同。但对于老年患者来说,由于肾小球滤过率下降已被证实是导致新发心血管疾病和增加死亡率的独立危险因素,因此在治疗前,应首先注意鉴别除外急性肾衰竭存在的可能性,同时注意找出肾功能恶化的可逆因素(如水、电解质平衡紊乱,血压波动,感染或用药不当等),并应积极治疗伴随存在的其他系统性疾病。

2.透析治疗

高龄不是透析的禁忌证,没有其他主要脏器功能不全的老年人完全可以适应并耐受透析治疗。KOPPI 报道。65 岁以上老龄透析患者的死亡危险度较非老年组高 1 倍以上,诸多影响因素中包括了种族、心脑血管疾病、肿瘤、消化道出血、糖尿病及心理疾患等,但不同国家老年患者的死亡率及危险因素有明显差异。在血液透析技术方面由于老年人血管条件差,应加强血管通路的管理,老年患者的动静脉内瘘阻塞的发生率明显高于非老年组,部分老年人血管资源已基本耗竭,因此动静脉内瘘成形术的时机的选择及如何保护有限的血管资源将是影响患者透析充分性及生存状况关键问题。有些老年患者在应用肝素或低分子量肝素后出现了严重的血小板下降或消化道出血而被迫转腹透,或因透析不充分并发代谢性脑病,此类患者枸橼酸钠抗凝治疗及新型抗凝药物的应用可能是更佳选择。

对患有心血管疾病且血流动力学状态不稳定的老年人,可以首选透析方式为腹膜透析。临床研究显示,老年人 ESRD 患者的心血管并发症发生率较高,短时血透的老年人易因低血压导致的缺血而出现相应并发症;而腹膜透析的并发症在老年人与青年人之间并无明显差别。老年人接受透析治疗的疗效与其他年龄组差别不太大。只要处理得当,其并发症的出现也可以减少到一定程度。

3.肾移植

目前认为,年龄本身不应作为肾移植的禁忌条件,供者的年龄较受者的年龄对移植肾功能的影响更大。对经过严格移植前筛选并匹配、对预期生存率 80% 或 5 年以上的 60 岁以上老年患者的研究发现,肾移植患者 1、3、5 年的生存率分别为 98%、95% 和 90%,而老年透析患者相对较低,仅为 92%、62%、27%。在老年患者中,心血管事件及感染是移植肾功能丧失的主要原因,而发生急性排异反应者相对较少,故移植后老年患者的 1 年生存率和同种异体肾移植的存活率与年轻人相似。由于老年人存在基础心血管病者较多,且因免疫功能减退易发生感染,因此对老年人肾移植前各方面情况的评估应更为谨慎。

(孙　莹)

第九章　内科常见急危重症

第一节　急性呼吸窘迫综合征

急性呼吸窘迫综合征(acute respiratory distress syndrome,ARDS)是指严重感染、创伤、休克等非心源性疾病过程中,肺毛细血管内皮细胞和肺泡上皮细胞损伤造成弥散性肺间质及肺泡水肿,导致的急性低氧性呼吸功能不全或衰竭,属于急性肺损伤(acute lung injury,ALI)的严重阶段。以肺容积减少、肺顺应性降低、严重的通气/血流比例失调为病理生理特征。临床上表现为进行性低氧血症和呼吸窘迫,肺部影像学表现为非均一性的渗出性病变。本病起病急、进展快、病死率高。

一、病因与发病机制

ALI 和 ARDS 是同一疾病过程中的两个不同阶段,ALI 代表早期和病情相对较轻的阶段,而 ARDS 代表后期病情较为严重的阶段。发生 ARDS 时患者必然经历过 ALI,但并非所有的 ALI 都要发展为 ARDS。引起 ALI 和 ARDS 的原因和危险因素很多,根据肺部直接和间接损伤对危险因素进行分类,可分为肺内因素和肺外因素。肺内因素是指致病因素对肺的直接损伤,包括:①化学性因素,如吸入毒气、烟尘、胃内容物及氧中毒等;②物理性因素,如肺挫伤、放射性损伤等;③生物性因素,如重症肺;肺外因素是指致病因素通过神经体液因素间接引起肺损伤,包括严重休克、感染中毒症、严重非胸部创伤、大面积烧伤、大量输血、急性胰腺炎、药物或麻醉品中毒等。ALI 和 ARDS 的发生机制非常复杂,目前尚不完全清楚。多数学者认为,ALI 和 ARDS 是由多种炎性细胞、细胞因子和炎性介质共同参与引起的广泛肺毛细血管急性炎症性损伤过程。

二、临床表现

ARDS 的临床表现可以有很大差别,取决于潜在疾病和受累器官的数目和类型。

(1)发病迅速:ARDS 多发病迅速,通常在发病因素攻击(如严重创伤、休克、败血症、误吸)后 12~48 h 发病,偶尔有长达 5 d 者。

(2)呼吸窘迫:是 ARDS 最常见的症状,主要表现为气急和呼吸频率增快,呼吸频率大多在 25~50 次/min。其严重程度与基础呼吸频率和肺损伤的严重程度有关。

(3)咳嗽、咳痰、烦躁和神志变化:ARDS 可有不同程度的咳嗽、咳痰,可咳出典型的血水样痰,可出现烦躁、神志恍惚。

(4)发绀:是未经治疗 ARDS 的常见体征。

（5）ARDS 患者也常出现呼吸类型的改变，主要为呼吸浅快或潮气量的变化。病变越严重，这一改变越明显，甚至伴有吸气时鼻翼扇动及三凹征。在早期自主呼吸能力强时，常表现为深快呼吸，当呼吸肌疲劳后，则表现为浅快呼吸。

（6）早期可无异常体征，或仅有少许湿啰音；后期多有水泡音，亦可出现管状呼吸音。

三、辅助检查

（一）实验室检查

1.动脉血气分析

$PaO_2 < 8.0$ kPa（60 mmHg），有进行性下降趋势，在早期 $PaCO_2$ 多不升高，甚至可因过度通气而低于正常；早期多为单纯呼吸性碱中毒；随病情进展可合并代谢性酸中毒，晚期可出现呼吸性酸中毒。氧合指数较动脉氧分压更能反映吸氧时呼吸功能的障碍，而且与肺内分流量有良好的相关性，计算简便。氧合指数参照范围为 $53.2 \sim 66.5$ kPa（400~500 mmHg），在 ALI 时≤300，ARDS 时≤200。

2.血流动力学监测

通过漂浮导管，可同时测定并计算肺动脉压（PAP）、肺动脉楔压（PAWP）等，不仅对诊断、鉴别诊断有价值，而且对机械通气治疗亦为重要的监测指标。肺动脉楔压一般<1.6 kPa（12 mmHg），若>2.4 kPa（18 mmHg），则支持左侧心力衰竭的诊断。

3.肺功能检查

ARDS 发生后呼吸力学发生明显改变，包括肺顺应性降低和气道阻力增高，肺无效腔/潮气量是不断增加的，肺无效腔/潮气量增加是早期 ARDS 的一种特征。

（二）影像学检查

1.X 线胸片

早期病变以间质性为主，胸部 X 线片常无明显异常或仅见血管纹理增多，边缘模糊，双肺散在分布的小斑片状阴影。随着病情进展，上述的斑片状阴影进一步扩展，融合成大片状，或两肺均匀一致增加的毛玻璃样改变，伴有支气管充气征，心脏边缘不清或消失，称为"白肺"。

2.胸部 CT

与 X 线胸片相比，胸部 CT 尤其是高分辨 CT（HRCT）可更为清晰地显示出肺部病变分布、范围和形态，为早期诊断提供帮助。由于肺毛细血管膜通透性一致性增高，引起血管内液体渗出，两肺斑片状阴影呈现重力依赖性现象，还可出现变换体位后的重力依赖性变化。在 CT 上表现为病变分布不均匀：①非重力依赖区（仰卧时主要在前胸部）正常或接近正常；②前部和中间区域呈毛玻璃样阴影；③重力依赖区呈现实变影。这些提示肺实质的病变出现在受重力影响最明显的区域。无肺泡毛细血管膜损伤时，两肺斑片状阴影均匀分布，既不出现重力依赖现象，也无变换体位后的重力依赖性变化。这一特点有助于与感染性疾病相鉴别。

四、诊断与鉴别诊断

（一）诊断

1999 年，中华医学会呼吸病学分会制订的诊断标准如下。

（1）有 ALI 和（或）ARDS 的高危因素。

(2)急性起病、呼吸频数快和(或)呼吸窘迫。

(3)低氧血症：ALI 时氧合指数≤300；ARDS 时氧合指数≤200。

(4)胸部 X 线检查显示两肺浸润阴影。

(5)肺动脉楔压≤2.4 kPa(18 mmHg)或临床上能除外心源性肺水肿。

符合以上 5 项条件者，可以诊断 ALI 或 ARDS。必须指出，ARDS 的诊断标准并不具有特异性，诊断时必须排除大片肺不张、自发性气胸、重症肺炎、急性肺栓塞和心源性肺水肿。

(二)鉴别诊断

ARDS 的诊断必须排除心源性肺水肿，心源性肺水肿时呼吸困难与体位有关，咯吐粉红色泡沫痰，强心、利尿剂等效果佳，心源性肺水肿时肺湿啰音在两肺底，检测肺动脉嵌顿压(PAWP)＞18 mmHg，超声心动图射血分数(EF)降低，强心、利尿等治疗效果较好。而 ARDS 时呼吸窘迫与体位无关，血痰为非泡沫样稀血水样，常规吸氧下，氧分压仍进行性下降，肺部啰音广泛，常有高调爆裂音，PCWP 正常或降低。

五、急诊处理

ARDS 是呼吸系统的一个急症，必须在严密监护下进行合理治疗。治疗目标是改善肺的氧合功能，纠正缺氧，维护脏器功能和防治并发症。治疗措施如下。

(一)氧疗

应采取一切有效措施尽快提高 PaO_2，纠正缺氧。可给高浓度吸氧，使 PaO_2≥8.0 kPa (60 mmHg)或 SaO_2≥90%。轻症患者可使用面罩给氧，但多数患者需采用机械通气。

(二)去除病因

病因治疗在 ARDS 的防治中占有重要地位，主要是针对涉及的基础疾病。感染是 ALI 和 ARDS 常见原因也是首位高危因素，而 ALI 和 ARDS 又易并发感染。如果 ARDS 的基础疾病是脓毒症，除了清除感染灶外，还应选择敏感抗生素，同时收集痰液或血液标本分离培养病原菌和进行药敏试验，指导下一步抗生素的选择。一旦建立人工气道并进行机械通气，即应给予广谱抗生素，以预防呼吸道感染。

(三)机械通气

机械通气是最重要的支持手段。如果没有机械通气，许多 ARDS 患者会因呼吸衰竭在数小时至数日内死亡。机械通气的指征目前尚无统一标准，多数学者认为一旦诊断为 ARDS，就应进行机械通气。在 ALI 阶段可试用无创正压通气，使用无创机械通气治疗时应严密监测患者的生命体征及治疗反应。神志不清、休克、气道自洁能力障碍的 ALI 和 ARDS 患者不宜应用无创机械通气。如无创机械通气治疗无效或病情继续加重，应尽快建立人工气道，行有创机械通气。

为了防止肺泡萎陷，保持肺泡开放，改善氧合功能，避免机械通气所致的肺损伤，目前常采用肺保护性通气策略，主要措施包括以下两方面。

1. 呼气末正压

适当加用呼气末正压可使呼气末肺泡内压增大，肺泡保持开放状态，从而达到防止肺泡萎陷，减轻肺泡水肿，改善氧合功能和提高肺顺应性的目的。应用呼气末正压应首先保证有效循环血容量足够,以免因胸内正压增加而降低心排出量,而减少实际的组织氧运输;呼气末正压先从低水平 0.29~0.49 kPa(3~5 cmH$_2$O)开始,逐渐增加,直到 PaO$_2$>8.0 kPa(60 mmHg)、SaO$_2$>90%时的呼气末正压水平,一般呼气末正压水平为 0.49~1.76 kPa(5~18 cmH$_2$O)。

2.小潮气量通气和允许性高碳酸血症

ARDS 患者采用小潮气量(6~8 mL/kg)通气,使吸气平台压控制在 2.94~34.3 kPa(30~35 cmH$_2$O)以下,可有效防止因肺泡过度充气而引起的肺损伤。为保证小潮气量通气的进行,可允许一定程度的 CO$_2$ 潴留[PaCO$_2$ 般不宜高于 10.7~13.3 kPa(80~100 mmHg)]和呼吸性酸中毒(pH 7.25~7.30)。

(四)控制液体入量

在维持血压稳定的前提下,适当限制液体入量,配合利尿药,使出入量保持轻度负平衡(每日-500 mL 左右),使肺脏处于相对"干燥"状态,有利于肺水肿的消除。液体管理的目标是在最低(0.7~1.1 kPa 或 5~8 mmHg)的肺动脉楔压下维持足够的心排出量及氧运输量。在早期可给予高渗晶体液,一般不推荐使用胶体液。存在低蛋白血症的 ARDS 患者,可通过补充清蛋白等胶体溶液和应用利尿药,有助于实现液体负平衡,并改善氧合。若限液后血压偏低,可使用多巴胺和多巴酚丁胺等血管活性药物。

(五)加强营养支持

营养支持的目的在于不但纠正现有的患者的营养不良,还应预防患者营养不良的恶化。营养支持可经胃肠道或胃肠外途径实施。如有可能应尽早经胃肠补充部分营养,不但可以减少补液量,而且可获得经胃肠营养的有益效果。

(六)加强护理、防治并发症

有条件时应在 ICU 中动态监测患者的呼吸、心律、血压、尿量及动脉血气分析等,及时纠正酸碱失衡和电解质紊乱。注意预防呼吸机相关性肺炎的发生,尽量缩短病程和机械通气时间,加强物理治疗,包括体位、翻身、拍背、排痰和气道湿化等。积极防治应激性溃疡和多器官功能障碍综合征。

(七)其他治疗

糖皮质激素、肺泡表面活性物质替代治疗、吸入一氧化氮在 ALI 和 ARDS 的治疗中可能有一定价值,但疗效尚不肯定。不推荐常规应用糖皮质激素预防和治疗 ARDS。糖皮质激素既不能预防 ARDS 的发生,对早期 ARDS 也没有治疗作用。ARDS 发病>14 d 应用糖皮质激素会明显增加病死率。感染性休克并发 ARDS 的患者,如合并肾上腺皮质功能不全,可考虑应用替代剂量的糖皮质激素。肺表面活性物质,有助于改善氧合,但是还不能将其作为 ARDS 的常规治疗手段。

(蒋学林)

第二节　胸膜炎症和胸膜腔积液

胸膜腔积液(pleural effusion)指液体在胸膜腔内异常聚积。正常情况下在人体的脏层和壁层胸膜之间有一薄层液体,在呼吸运动中起到润滑作用。这些液体的产生和吸收处于动态平衡,当进出胸膜腔的液体失衡,产生量超过重吸收量就会产生胸膜腔积液。

其中,恶性胸膜腔积液是指恶性肿瘤所致的胸膜腔积液,肺癌、乳腺癌、淋巴瘤是恶性胸膜腔积液的 3 大原因。肺炎旁积液指肺炎、肺脓肿和支气管扩张症等感染性疾病引起的胸膜腔积液。复杂肺炎旁积液指需要进行插管引流的肺炎旁积液。由于脏层胸膜和壁层胸膜粘连导致不能在胸膜腔内自由流动的胸膜腔积液称为局限性胸膜腔积液。血胸和乳糜胸(胸导管破裂)是两种特殊类型的胸膜腔积液。

胸膜炎(pleurisy)是指脏层及壁层胸膜的炎症病变,可伴或不伴明显的胸膜腔内液体渗出。胸膜炎是很多疾病过程的共有表现,包括病毒感染、肺炎、肺栓塞,以及结缔组织病。

一、病因与发病机制

曾一度认为,胸膜腔积液是由壁层胸膜表面的体循环毛细血管产生,由脏层胸膜的肺毛细血管重吸收。液体进出胸膜遵循 Starling 法则,正常情况下胸水的移动方向取决于体循环和肺循环系统的静水压差。但是 20 世纪 90 年代以来,Miserocchi 及 Negrim 等人应用微穿刺技术发现壁层胸膜下的淋巴管内的压力低于胸膜腔内压力,并提出新的胸液循环理论:胸液由壁层胸膜微循环滤过,经淋巴回流,胸膜腔内的循环是液体流动的结果,而不是通过压力梯度进行更新。

正常情况下胸膜腔积液的产生和回吸收相等,处于动态平衡中,每小时有接近 1 L 的液体进出胸膜腔。正常人胸膜腔中的液体量较少(0.1～0.2 mL/kg 体重),临床或者影像学检查不能发现。当进入胸膜腔的液体量超过回吸收量时就会出现胸膜腔积液。多种疾病可以导致胸膜腔积液,传统上根据液体的成分将积液分为 2 类:渗出液和漏出液。

漏出液基本上是血浆超滤而来,含少量蛋白。漏出液的产生是由于胸膜微循环中静水压增高或者胶体渗透压下降。漏出液的常见病因:充血性心力衰竭(约 90% 的病因)、肝硬化腹水、肾病综合征、低蛋白血症、腹膜透析、肾小球肾炎、缩窄性心包炎、上腔静脉阻塞、黏液性水肿、急性肺不张、肺栓塞。

渗出液是膜通透性增加及淋巴引流缺陷的结果,含蛋白量多。任何肺或者胸膜炎症病变都可以导致渗出性胸膜腔积液。渗出液的常见原因:结核、肿瘤、肺炎、脓胸、支气管扩张症、肺脓肿、肺栓塞、结缔组织病(类风湿关节炎、系统性红斑狼疮)、病毒感染、真菌感染、立克次体感染、寄生虫感染、石棉性胸膜腔积液、Meigs 综合征、胰腺疾病、膈下脓肿、食管破裂、腹部手术、尿毒症、慢性肺不张、药物反应、心肌梗死后综合征等。

有些胸膜腔积液表现介于漏出液和渗出液之间。如肺栓塞胸膜腔积液的形成是由于肺血管压增加和缺血,以及胸膜破坏等多种因素。

二、临床表现

(一)快速评价与稳定

急诊室对于胸膜腔积液的治疗重在明确病因。对于肺脓肿或者肺炎等严重情况应该立即开始抗感染及胸膜腔积液引流治疗。存在危及生命的疾病时应在急诊室进行诊断性胸穿,如脓胸、血胸、中毒患者发生食管破裂。

(二)病史

患者既往病史对于病情的判断很重要,如追问患者既往有无充血性心力衰竭、肝脏疾病、尿毒症或者恶性肿瘤病史。另外,患者胸痛前典型的病毒感染症状,如低热、咽痛和其他上呼吸道症状,则提示病毒感染导致胸膜腔积液的可能。

(三)症状

轻者可无症状。常见表现为气促、干咳、胸痛等,胸痛往往随呼吸或咳嗽而加重。另外,还可有与病因相关的症状,如:结核性胸膜炎常有午后低热等结核中毒症状,肺癌所致的胸膜腔积液晚期可以有乏力、消瘦、恶病质等表现。

(四)体征

查体的阳性发现依赖于积液的多少,但是可能会被原发病所掩盖。当胸膜腔积液少于200～300 mL时体检无阳性表现。中等量以上胸水,可出现胸廓扩张受限及相当于积液部位的语音震颤减弱、叩诊浊音和呼吸音减低。

三、辅助检查

(一)基本检查

1.胸片

当胸膜腔积液达到250 mL以上方能在常规立位的后前位X线胸片上发现。侧位片可以发现更少的游离胸膜腔积液。胸膜腔积液量较少时,X线仅表现为肋膈角变钝,较大量液体时会形成外高内低上缘呈弧形积液影。胸膜腔积液可因胸膜粘连包裹,形成沿胸壁或肺裂聚积分布的边缘光滑、不随体位移动的"包裹性积液"阴影。大量积液时患侧胸膜腔呈不透亮的阴影,纵隔被推向健侧。

2.胸膜腔积液检测

胸膜腔积液的外观、比重、细胞计数及分类、微生物检查(需氧及厌氧细菌培养、真菌培养、涂片找抗酸杆菌)、生物化学分析(蛋白含量、葡萄糖、pH、乳糜微粒、三酰甘油)、酶的测定(乳酸脱氢酶、腺苷脱氨酶、溶菌酶)、免疫学检查及肿瘤标志物(CEA、AFP、CA12-5、CA19-9、NSE、CYFRA21-1)相关检查。可根据具体情况选择所需检测的内容。

胸膜腔积液分析的首要目的是鉴别渗出液和漏出液。漏出液的治疗主要目的在于治疗潜在的疾病(如充血性心力衰竭、肾病综合征),然而渗出液则需要进一步进行诊断评估。目前Light标准仍是鉴别渗出液和漏出液的主要手段。Light标准是指:胸膜腔积液蛋白/血清蛋白>0.5;胸膜腔积液LDH/血清LDH>0.6;胸膜腔积液LDH>正常血清LDH上限的2/3。符合上述条件之一者即可诊断为渗出液。Light标准对于诊断渗出液有很高的敏感度,约98%,但是偶尔会将漏出液分类为渗出液。有些研究者建议在这些患者应用胸膜腔积液血清-胸水清蛋白梯度进行鉴别。不管Light标准的结果如何,如果人血清蛋白浓度减去胸水清蛋白浓度差值高于12 g/L,即考虑为漏出液。

下面分类叙述不同类型胸膜腔积液的特点。

(1)漏出液:外观多清亮透明,无色或淡黄色,比重<1.018,细胞计数常<100×10⁶/L,多为间皮细胞、淋巴细胞,微生物学检查阴性,蛋白质定量<30 g/L,黏蛋白定性试验(试验阴性),葡萄糖水平与血清相等,pH正常,蛋白及乳酸脱氢酶(LDH)低于Light标准。

(2)渗出液:渗出液多易于凝固,比重>1.018,细胞计数常>500×10⁶/L,细胞分类与原发病相关,微生物学检查可为阳性,蛋白及 LDH 量符合 Light 标准。

(二)备选检查

1. 超声检查

该检查是探测胸膜腔积液的一种较为敏感的方法,能发现 100 mL 左右的胸膜腔积液。可用于确诊胸膜腔积液;判断积液的深度和范围;确定少量胸膜腔积液及包裹性积液的位置,引导胸膜腔穿刺抽液;可提示胸液中有无纤维化、机化,并提示局部胸膜增厚。

2. 胸部 CT

可以发现胸片分辨困难的少量胸膜腔积液,并能显示肺内肿块、纵隔及气管旁淋巴结及胸膜病变。

四、诊断与鉴别诊断

根据病史、体征结合胸片、B超等检查一般可以明确胸膜腔积液的诊断。进一步通过胸膜腔穿刺进行胸膜腔积液分析区分是渗出液还是漏出液,结合患者既往史推断病因。

在临床上鉴别良、恶性胸膜腔积液很重要。恶性胸膜腔积液是恶性肿瘤侵犯胸膜引起的。中老年人,胸部钝痛、咳血丝痰、消瘦,血性胸水量大、增长迅速,胸水 CEA 等肿瘤标志物增高,以上均提示可能存在恶性胸膜腔积液。胸水脱落细胞检查、胸膜活检、胸部影像学、纤维支气管镜及胸膜腔镜等检查可进一步明确诊断。恶性胸水应通过病理活检明确肿瘤性质,并进一步明确是原发还是转移,如为转移癌应寻找原发灶。

另外,血胸指胸膜腔中出现肉眼可见的血液,见于胸部创伤;血性胸膜腔积液可见于创伤、肺栓塞、结核性及恶性胸膜腔积液;乳糜胸膜腔积液为胸部淋巴管破裂所致;呈乳糜状;乳糜样胸膜腔积液常为慢性胸膜疾病、胸膜腔积液长期存在,因胆固醇复合物结晶聚集所致;葡萄糖减低见于肿瘤、脓胸、结核、食管破裂或者结缔组织病(尤其是类风湿关节炎);pH 低于 7 仅见于脓胸及食管破裂。

五、急诊处理

(一)紧急处理

在急诊室需要对如下情况进行紧急处理。

1. 脓胸

脓胸患者,尤其出现感染中毒性休克的患者,除给予抗感染、抗休克补液治疗外,应立即给予胸膜腔穿刺并置管引流术。

2. 血胸

外伤性血胸相对少见,但是肿瘤或者血管的自发性破裂可以导致血胸(如主动脉夹层破裂)。血胸尽快诊断性胸膜腔穿刺明确诊断,并通过胸膜腔置管手术进行引流促进肺复张,评估出血量并且让两层胸膜接触从而压迫止血。如果出血超过 200 mL/h,需要进行开胸手术止血。

3. 食管破裂

一旦怀疑,尽快行诊断性胸穿,确诊后行开胸手术治疗。

(二)处理要点

1.一般治疗

予吸氧、休息及必要的营养支持等对症治疗。

2.胸膜腔穿刺

以明确诊断并缓解症状。在急诊病房是否进行诊断性或治疗性胸穿必须个体化。除非胸穿对于稳定患者的呼吸或者循环状态是必需的,否则一般应等到患者入院后才进行胸穿操作。对于有明确病因的无症状的胸膜腔积液可不予处理。对于任何不能解释的胸膜腔积液应该进行相关检查。

(1)胸穿适应证:胸片上可见明显肺炎和胸膜腔积液的患者(侧卧位胸片上>10 mm)应该进行胸穿诊断有无脓胸或者合并肺炎旁积液。由于充血性心力衰竭导致的胸膜腔积液患者,如果出现发热或者胸膜痛或者出现单侧胸膜腔积液或双侧积液量不对称,应该进行胸穿。

(2)胸穿的相对禁忌证包括:凝血机制异常或者其他出血性疾病。胸穿对于没有凝血酶原时间延长及活动性出血的患者是安全的。既往有脓胸病史的患者可能存在胸膜粘连,属于胸穿的相对禁忌证,对于此类患者盲穿时可能会导致气胸。

(3)胸穿的部位:常选肩胛下角线第7~9肋间,目前一般经B超定位后进行穿刺较安全,尤其是在少量胸膜腔积液或者包裹性积液的情况下穿刺时注意从下一肋骨上缘垂直进针。首次穿刺胸膜腔积液引流量一般不应超过800 mL,再次引流量应控制在1 000 mL之内。

(4)胸穿的并发症:胸膜反应、气胸、血胸、肺破裂、感染、复张后肺水肿及低血压。因此胸穿完成后,应拍摄胸片了解有无医源性气胸。可以出现由于通气-灌注失衡导致一过性低氧血症,除非是单次进行大量引流(>1 500 mL),单侧复张后很少出现肺水肿。进行大量引流后可出现低血压,尤其是在血容量大量减少的患者。

根据胸膜腔积液结果对胸膜腔积液进行分类,并进一步明确病因。根据病因进行综合治疗。

3.合并胸膜炎性疼痛

口服非甾体抗药物可以治疗减轻胸膜疼痛。

(三)病因学处理

1.鉴别胸膜腔积液的临床意义

胸膜腔积液是产后常见表现。少量胸膜腔积液在腹部手术后较常见,多于数日内自发性吸收。伴随病毒性胸膜炎的渗出一般是自限性的,可不经特异性治疗自行缓解。

2.充血性心力衰竭

强心、利尿、扩血管治疗。有充血性心力衰竭的患者,胸膜腔积液一般对于利尿治疗反应良好。如果经过数日积极利尿后仍持续存在胸膜腔积液,应进行胸膜腔穿刺寻找其他诊断。

3.结核性胸膜腔积液

控制活动性结核,并预防胸膜粘连。需要抗结核治疗,治疗方案同肺结核。尽快进行胸膜腔穿刺抽液,既有助于诊断,还可减轻结核中毒症状,减少纤维素沉积和胸膜增厚。胸膜腔积液量大者每周抽液2~3次,每次抽液量不宜超过1 000 mL,对于有胸膜纤维素沉积的患者,需进行胸膜腔内尿激酶或链激酶注射后抽液治疗。

4.肺炎旁胸膜腔积液

积极抗感染。肺炎旁胸膜腔积液对于肺炎的预后具有重要影响。存在肺炎旁积液是社区获得性肺炎患者收住院的原因之一。

5.脓胸

在肺炎旁积液的患者中脓胸发生率为 $5\% \sim 10\%$。在大多数情况下脓胸可以通过静脉应用抗生素和胸膜腔引流治愈。当局限性脓胸不能引流时,应进行外科或经胸膜腔镜切除,早期进行外科引流可以减少住院时间。

6.肺栓塞合并胸膜腔积液

与不合并胸膜腔积液的治疗相同。在进行抗凝治疗后数日内胸膜腔积液可以吸收。

7.恶性肿瘤

根据情况行放化疗,或者姑息治疗。存在恶性胸水提示肿瘤播散,大部分导致胸膜腔积液的肿瘤(主要是肺癌、乳腺癌和淋巴瘤)是不可治愈的。治疗性胸膜腔穿刺可以临时减轻呼吸困难,但是恶性胸水具有复发性,而且复发较迅速,可通过化学性胸膜粘连固定以减少胸膜腔容积。治疗胸膜腔积液可以减轻患病率并提高这些患者的生活质量。

(四)会诊

对于渗出性胸膜腔积液的患者应请呼吸内科进行会诊并收住院进一步明确病因并治疗;对于血胸、脓胸、食管破裂的患者,请胸外科会诊,必要时行外科手术治疗。

六、患者安置

(一)留观标准

对于所有初次发现胸膜腔积液,在病因未明确时应进行留观。

(二)住院标准

对于所有病因不明的胸膜腔积液患者均应收住院明确诊断。

(三)出院标准和出院医嘱

对于已确诊的心力衰竭患者及复发性恶性胸水者,在病因明确,呼吸困难等症状缓解后即可离院回家。出院后如果再次出现症状加重尽快就诊。

(蒋学林)

第三节　自发性气胸

气胸(Pneumothorax)系肺组织及脏层胸膜破裂,或胸壁及壁层胸膜被穿透,空气进入胸膜腔,形成胸膜腔积气和肺脏萎缩。其中,人为地将滤过的空气注入胸膜腔,以便鉴别胸部病变位于肺内或肺外,称为人工气胸;由胸部创伤或医疗操作(如针刺治疗)等所引起的气胸,称为创伤性气胸;而在没有创伤或人为因素的情况下,肺组织及脏层胸膜自发性破裂,空气进入胸膜腔,称为自发性气胸(spontaneous pneumothorax,SP)。SP 又可分为原发性自发性气胸

(primary spontaneous pneumothorax，PSP)和继发性自发性气胸(secondary spontaneous pneumothorax，SSP)两型，前者又称特发性气胸，指肺部 X 线检查无明显病变的健康者所发生的气胸，多见于 20～40 岁的青壮年，男性较多；后者继发于肺脏各种疾病，常见于 40 岁以上者。

一、病因与发病机制

(一)原发性气胸

原发性气胸的发病机制一般认为是多位于肺尖部位的胸膜下肺大疱(SB)破裂所致。对于 SB 的形成，有人认为系先天性弹力纤维发育不良，肺泡壁弹性减退、扩张后形成大泡；或系非特异性炎症瘢痕引起肺表面微小气肿泡。有学者强调胸膜间皮细胞在 SP 发展中起重要作用：认为 SP 的形成并不一定要以肺大疱破裂为前提，而可能是由于胸膜间皮细胞稀少或完全缺乏，在肺内压增高的情况下，空气通过大泡壁的裂孔进入胸膜腔引起气胸。

(二)继发性气胸

继发性气胸的发生机制是在其他肺部疾病基础上形成肺大疱或直接损伤胸膜所致。常见为慢性阻塞性肺气肿或肺弥漫性纤维化疾病(肺硅沉着病、慢性肺结核、弥漫性肺间质纤维化、囊性肺纤维化等)并发代偿性肺大疱时，由于其引流的小气道炎性狭窄，肺泡内压力急骤升高，导致肺大疱破裂，引起气胸。金葡菌、厌氧菌、革兰氏阴性杆菌引起的肺化脓性、坏死性炎症亦可溃破入胸腔，形成脓气胸。其他疾病还有肺癌、结节病、组织细胞增生症、硬皮病、嗜酸性粒细胞肉芽肿、胆汁性肝硬化、类风湿性关节炎等。抬举重物等用力动作、咳嗽、喷嚏、屏气或高喊大笑等常为气胸的诱因，但不少在正常活动或安静休息时发病。

二、临床表现

病情的轻重与气胸发生缓急、积气多少、胸腔内压力高低、有无并发症及肺或全身状态有关。典型症状为突发性胸痛，继之有胸闷和呼吸困难，并可有刺激性咳嗽。胸痛是由于胸膜牵拉、撕裂的结果，其性质如刀割或针刺样锐痛，并随深呼吸而加剧，以后逐渐转为持续性隐痛；疼痛部位位于患侧腋下、锁骨下及肩胛下，有时可向同侧肩背或上腹部放射。继发痛后常有胸闷或呼吸困难。少数患者可有咳嗽气喘，咳嗽呈刺激性(因气体刺激胸膜所致)。少量气胸无明显症状或先有气急后逐渐平稳；大量气胸时，患者感胸闷、气短、呼吸困难，不能平卧。继发性气胸由于肺部病变广泛，肺功能减退，并发气胸往往气急显著，伴发绀；张力性 SP 常呈进行性严重呼吸困难，有窒息感，甚至发生呼吸衰竭和休克，若不及时抢救，常引起死亡。少量气胸时体征不明显。气胸在 30% 以上，患侧胸部膨隆，呼吸运动减弱，叩诊呈鼓音，语颤及呼吸音减弱或消失。大量气胸可使心脏、气管向对侧移位、有水气胸时可闻及胸内溅水声。左侧气胸或并发纵隔气肿时，有时可听到在心脏收缩期时出现的一种"噼啪"音(征)。少量胸腔积液常是由于空气刺激胸膜产生的渗出液，但也可能由于气胸导致胸膜粘连带撕裂引起血气胸。

三、辅助检查

(一)X 线检查

X 线检查(包括透视、摄片)显示气胸征是确诊的依据。它可以显示肺脏萎缩的程度、肺内病变情况以及有无胸膜粘连、胸腔积液和纵隔移位等。气胸的典型 X 线表现为肺向肺门萎陷呈圆球阴影,气体常聚集于胸腔外侧或肺尖,局部透亮度增加,无肺纹理可见。气胸延及下部则肋膈角显示锐利。压缩的肺外缘可见发线状的脏层胸膜阴影随呼吸内外移动。少量气胸常局限于肺尖,常被骨骼掩盖,嘱患者深呼气,使萎缩的肺更为缩小,密度增高,与外带积气透光区呈更鲜明对比,从而显示气胸带。

(二)胸膜腔抽气测压与气体分析

一般是在 X 线检查诊断的基础上,借助抽气治疗的同时进行,主要是用于确定气胸的类型,如闭合性、张力性和开放性气胸。胸腔气体分析亦主要用于气胸类型相鉴别。

(三)胸腔镜检查

为一创伤性的检查方法,最大益处在于可以较为容易地发现气胸的病因。其优点是:①损伤小,胸壁切口 1~2 cm;②操作灵活,可达叶间裂、肺尖、肺门,几乎没有盲区;③观察仔细,可见脏层胸膜下的微小肺大疱;④可重复进行,必要时镜下取标本。因此,可使 90% 的气胸患者明确病因。但有广泛胸膜粘连、凝血机制障碍、严重心肺功能不全、剧烈咳嗽或极度衰竭不能耐受检查者、严重的肺动脉高压或肺静脉瘀血等禁用。

(四)CT 扫描

CT 扫描对胸腔内少量气体的患者较为敏感,容易发现普通 X 线胸片不能发现的隐蔽区域,对气胸的诊断优于 X 线胸片。

(五)胸膜腔造影

本方法可以明了胸膜表面的情况,易于明确气胸的病因;缺点是需作碘剂过敏试验,显影液对胸膜有一定的刺激性。当肺压缩面积在 30%~40% 时行造影为宜。

四、诊断与鉴别诊断

(一)诊断

依据典型症状和体征,一般诊断并不困难,局限性少量气胸或原有肺气肿者,须借助 X 线检查等来帮助确诊。

(二)鉴别诊断

主要应注意鉴别的疾病有以下几种。

1.急性心肌梗死

患者亦有急起胸痛、胸闷,甚至呼吸困难、休克等表现,但常有高血压、冠心病史,心电图、X 线检查可有助于鉴别诊断。偶有左侧气胸在卧位时亦出现类似心肌梗死的心电图改变,但患者直立位的心电图正常。

2.支气管哮喘和阻塞性肺气肿

有气急和呼吸困难,体征亦与 SP 相似,但肺气肿呼吸困难是长期缓慢加重的,支气管哮喘患者有多年哮喘反复发作史。当哮喘和肺气肿患者呼吸困难突然加重且有胸痛,应考虑并发气胸的可能。胸部 X 线检查或胸腔试验性穿刺可做出诊断。

3.肺栓塞

有胸痛、呼吸困难和发绀等酷似 SP 的临床表现,但患者常有咯血和低热,并常有下肢或盆腔栓塞性静脉炎、骨折、严重心脏病、房颤病史,或发生在长期卧床的老年患者。体检和 X

线检查有助于相鉴别。

4.肺气肿大泡、支气管囊肿和肺部巨大空洞

可似局限性气胸,但一般都有较长的病史,肺内空腔多呈圆形或卵圆形,局部透明度增加,向四周膨胀,将肺推向肺尖区、肋膈角或心膈角,胸壁的内侧与胸壁夹角多呈钝角。局限性气胸的夹角多呈锐角,将肺压向肺门。经较长时间观察,肺大疱等很少有变化,而气胸形态则随时间而变小,最后消失。

5.其他

如消化性溃疡穿孔、膈疝、胸膜炎和肺癌等,有时因有急起的胸痛、上腹痛和气促等,亦应与 SP 注意相鉴别。

五、治疗

SP 治疗目的在于排除气体,缓解症状,促使肺复张,防止复发。具体措施有保守治疗、胸腔减压、经胸腔镜手术或开胸手术等。应根据气胸的类型与病因、发生频率、肺压缩程度、病情状态及有无并发症等适当选择。持续性气胸(系指 SP 经肋间切开后经水封瓶引流或加用持续负压吸引,仍然漏气超过 14 d 者)或复发性气胸(指单侧气胸发作超过 2 次或双侧性气胸发作 3 次以上者,这两种气胸通称为顽固性气胸)均提示肺内有不可逆的病理改变,应积极治疗,预防复发是十分重要的。

(一)一般疗法

1.一般处理

卧床休息,常规吸氧治疗;支气管痉挛者给予氨茶碱 0.25 g 加入葡萄糖注射液 40 mL 静脉缓慢注射,或沙丁胺醇(舒喘灵)气雾剂吸入。剧烈咳嗽者口服喷托维林(咳必清)25 mg,每日 3 次,或可待因 0.03 g,每日 3 次。保持大便通畅。

2.抗感染

气胸患者应常规使用抗生素治疗直至胸膜腔愈合为止。可选用青霉素、氨苄西林、氨基糖苷类抗生素、喹诺酮类、头孢菌素类等。

(二)各型气胸的处理原则

1.闭合性气胸

闭合性 SP 常为先天性,多无肺疾患,或肺病变轻,支气管通畅,瘘孔部位无牵拉、活瓣,其形成的气胸量少,肺被压缩常<25%,临床无呼吸困难。通常不用抽气和胸腔水封瓶闭式引流,仅卧床休息和应用抗生素防治感染,待其自行吸收。持续高浓度吸氧可使气胸患者气体吸收率提高,较一般卧床休息肺复张所需时间显著缩短。

2.开放性和张力性气胸

开放性或张力性 SP 多为继发性 SP,肺有原发病常使瘘孔闭合困难,形成的气胸气量多,开放性 SP 的肺被压缩常在 50% 左右,张力性 SP 则常>75%,故临床有明显的气急等症状。用 2 mL 空针试压,在吸胸腔气体约 1 mL 后观察时,开放性者针栓随患者呼吸在原处来回移动,张力性者针栓随呼吸外移。除极少数患者因积气量少且无明显症状可选择保守治疗外,绝大多数开放性 SP 与张力性 SP 一样,均需行胸腔水封瓶闭式引流,当胸腔气体压力高即随时

排出,以缓解症状并有利于瘘孔闭合,瘘孔闭合为痊愈的关键,闭合后即形成闭合性 SP。继之随呼吸动作将胸腔残留气体经水封瓶逐渐排出,肺即逐渐复张至全复张;当水封瓶无气泡溢出则可拔出引流管。大多数 SP 的瘘孔可自行修复,修复后水封瓶即停止溢出气泡,如不能自行修复,则水封瓶气泡溢出不停,此时用药物注入胸腔行瘘孔粘连,瘘孔闭合和胸腔残留气体排出后,肺全复张而愈。若是瘘孔较大,或是因受胸膜粘连牵拉而致瘘孔持续开启,患者症状明显,单纯排气措施不能奏效者,亦可经胸腔镜观察,行胸膜粘连烙断术,促使瘘孔关闭;若无禁忌,亦可考虑开胸结扎瘘孔;若肺内原有明显病变,可考虑将受累肺脏作肺叶或肺段切除。

对危及生命的张力性气胸的紧急处理,在没有条件的医疗单位或现场救治中,可用粗针头迅速刺入胸膜腔,以达到暂时减压的目的。亦可采用粗注射针,将针柄接扎上橡皮指套,指套末端剪一小口,针插进胸膜腔后,高压气体迅速自小口排出,到达负压时,指套囊即瘪塌,小口闭合,外界空气不能进入。此为临时性急救措施,此后仍应行胸腔水封瓶闭式引流。

(三)气胸排气方法

1.胸膜腔穿刺抽气法

抽气可加速肺复张,迅速缓解症状。患者取坐位或仰卧位,在患侧锁骨中线第 2 肋间或腋前线第 4~5 肋间处作为穿刺点,皮肤消毒后用气胸针或细导管直接穿刺入胸膜腔,随后连接于 50 mL 或 100 mL 注射器或人工气胸机抽气并测压,直到患者呼吸困难缓解为止。一般一次抽气量不宜超过 1 000 mL 或使胸膜腔压力降至“0”上下,每日或隔日抽气 1 次。目前主要用于以下情况:①自发性气胸一时无引流条件,呼吸明显困难者,可先穿刺抽气解除症状;②外伤性气胸在现场急需排气减压者;③已明确是闭合性气胸,而肺受压在 50% 以上,可穿刺抽气。合并脓胸或血胸,可先穿刺减压并明确诊断。

2.胸腔闭式引流术

适用于各类型气胸,尤其是开放性和张力性气胸。插管部位一般多取锁骨中线外侧第 2 肋间,或腋前线第 4~5 肋间,如为局限性气胸或需引流胸腔积液,则应根据 X 线胸片或在 X 线透视下选择适当部位进行插管排气引流。插管前,在选定部位先用气胸箱测压以了解气胸类型,然后在局麻下沿肋骨上缘平行作 1.5~2 cm 皮肤切口,用套管针穿刺进入胸膜腔,拔去针芯,通过套管将灭菌胶管插入胸腔。亦可在切开皮肤后,经钝性分离肋间组织达胸膜,再穿破胸膜将导管直接送入胸膜腔。一般选用胸腔引流专用硅胶管,或外科胸腔引流管。16~22F 导管适用于大多数患者,如有支气管胸膜瘘或机械通气的患者,应选择 24~28 F 的大导管。导管固定后,另一端可连接 Heimhch 单向活瓣,或置于水封瓶的水面下 1~2 cm,使胸膜腔内压力保持在 1~2 cmH_2O 以下,插管成功则导管持续逸出气泡,呼吸困难迅速缓解,压缩的肺可在几小时至数日内复张。对肺压缩严重,时间较长的患者,插管后应夹住引流管分次引流,避免胸腔内压力骤降产生肺复张后肺水肿。如未见气泡溢出 1~2 d,患者气急症状消失,经透视或摄片见肺已全部复张时,可以拔除导管。有时虽未见气泡冒出水面,但患者症状缓解不明显,应考虑为导管不通畅,或部分滑出胸膜腔,需及时更换导管或做其他处理。

(四)化学性胸膜固定术

由于气胸复发率高,为了预防复发,可胸腔内注入硬化剂,产生无菌性胸膜炎症,使脏层和壁层胸膜粘连从而消灭胸膜腔间隙。主要适用于不宜手术或拒绝手术的下列患者:①持续性或复发性气胸;②双侧气胸;③合并肺大疱;④肺功能不全,不能耐受手术者。常用硬化剂有多西环素、滑石粉等,用生理盐水 60~100 mL 稀释后经胸腔导管注入,夹管 1~2 h 后引流;或经胸腔镜直视下喷洒粉剂。胸腔注入硬化剂前,尽可能使肺完全复张。为避免药物引起的局部剧痛,先注入适量利多卡因,让患者转动体位,充分麻醉胸膜,15~20 min 后注入硬化剂。若一次无效,可重复注药。观察 1~3 d,经 X 线透视或摄片证实气胸已吸收,可拔除引流管。此法成功率高,主要不良反应为胸痛,发热,滑石粉可引起急性呼吸窘迫综合征,应用时应予注意。

(五)手术治疗

经内科治疗无效的气胸可为手术的适应证,主要适用于长期气胸、血气胸、双侧气胸、复发性气胸、张力性气胸引流失败者、胸膜增厚致肺膨胀不全或影像学有多发性肺大疱者。手术治疗成功率高,复发率低。

(六)并发症及其处理

1.脓气胸

由金黄色葡萄球菌、肺炎克雷白杆菌、铜绿假单胞菌、结核分枝杆菌及多种厌氧菌引起的坏死性肺炎、肺脓肿及干酪样肺炎可并发脓气胸,也可因胸穿或肋间插管引流所致。病情多危重,常有支气管胸膜瘘形成。脓液中可查到病原菌。除积极使用抗生素外,应插管引流,胸腔内生理盐水冲洗,必要时应根据具体情况考虑手术。

2.血气胸

自发性气胸伴有胸膜腔内出血常与胸膜粘连带内血管断裂有关,肺完全复张后,出血多能自行停止,若继续出血不止,除抽气排液及适当输血外,应考虑开胸结扎出血的血管。

3.纵隔气肿与皮下气肿

由于肺泡破裂逸出的气体进入肺间质,形成间质性肺气肿。肺间质内的气体沿血管鞘可进入纵隔,甚至进入胸部或腹部皮下组织,导致皮下气肿。张力性气胸抽气或闭式引流后,亦可沿针孔或切口出现胸壁皮下气肿,或全身皮下气肿及纵隔气肿。大多数患者并无症状,但颈部可因皮下积气而变粗。气体积聚在纵隔间隙可压迫纵隔大血管,出现干咳、呼吸困难、呕吐及胸骨后疼痛,并向双肩或双臂放射。疼痛常因呼吸运动及吞咽动作而加剧。患者发绀、颈静脉怒张、脉速、低血压、心浊音界缩小或消失、心音遥远、心尖部可听到清晰的与心跳同步的"咔嗒"声(征)。X 线检查于纵隔旁或心缘旁(主要为左心缘)可见透明带。皮下气肿及纵隔气肿随胸腔内气体排出减压而自行吸收。吸入浓度较高的氧可增加纵隔内氧浓度,有利于气肿消散。若纵隔气肿张力过高影响呼吸及循环,可作胸骨上窝切开排气。

(黄颖洁)

第四节　恶性心律失常

心律失常(arrhythmia)是由于心脏自律性和(或)传导性异常而致心脏冲动的频率、节律、起源部位、传导速度或激动次序的异常。恶性心律失常(malignant arrhythmia)指在多种因素作用下骤然发生,短时间内可引起血流动力学障碍,导致患者短暂意识丧失,甚至危及患者生命的一类心律失常,是需要紧急处理的心律失常。85%～90%的恶性心律失常发生于器质性心脏病,多见于老年人;10%～15%恶性心律失常为原发性心电异常,如先天性 QT 延长综合征、Brugada 综合征等,多见于年轻人。

一、病因与发病机制

(一)病因

1.器质性心脏病

恶性心律失常的主要原因是器质性心脏病,常见于冠状动脉疾病、高血压性心脏病、心力衰竭、心肌病、心肌炎、先天性心脏病、肺源性心脏病、风湿性心脏病、感染性心内膜炎、缩窄性心包炎等。

2.电解质与酸碱平衡紊乱

多见于低血钾、高血钾、低血镁、低血钙、酸中毒等,以血钾异常最常见。

3.离子通道病或原发性心电疾病

长 QT 综合征、Brugada 综合征、特发性室颤、特发性室速、儿茶酚胺敏感性室速及预激综合征(尤其伴房颤)等。

4.物理或化学因素

高热、缺氧及低温等恶性环境,溺水、电击伤、锑剂、农药、蛇毒中毒等。

5.医源性心律失常

常见于导管检查、心脏外科手术的直接刺激,急性心肌梗死介入或溶栓治疗成功后的血管再通,亦见于感染等。

6.药物的毒副作用

如洋地黄过量,利多卡因、奎尼丁等抗心律失常药物,及磷酸二酯酶抑制剂等导致室性心律失常的药物,肾上腺素、异丙肾上腺素等拟交感神经药物等。

7.其他系统疾病

如甲状腺疾病、嗜铬细胞瘤、骨骼肌疾病、胆道系统疾病及中枢系统疾病等。

(二)发病机制

冲动形成异常、传导异常、折返现象及复合性的病理改变是导致恶性心律失常的主要发病机制。

1.自律性增强

窦房结、结间束、冠状窦附近、房室结远端等心脏传导系统处的心肌细胞均具有自律性,由于自主神经系统的兴奋性改变或心脏传导系统的内在病变使其自律性增高,导致不正常的冲动发放。另一方面,原来无自律性的心肌细胞,如心房、心室肌细胞,在心肌缺血、电解质紊乱、药物等病理情况下,导致自律性异常增高,形成各种恶性心律失常。

2.触发活动异常

触发活动是由一次正常的动作电位后所产生的除极,称为后除极。后除极的振幅增高并达到阈值,引起反复激动,持续的反复激动从而产生快速心律失常。

3.折返激动

心脏各个部位传导性与不应期均不相同,它们之间相互连接形成闭合环。若其中一条通路发生单相阻滞,且另一条通路传导缓慢,会使阻滞的通路有足够的时间恢复传导,原来阻滞的通路再次激动,形成一次折返激动。折返激动是所有快速心律失常最常见的发生机制之一。激动在折返环内反复循环,从而产生持续的快速的心律失常。

4.传导障碍

主要是心脏传导系统传导的速度减慢或传导中断。机制主要有组织处于不应期;递减性传导;不均匀的传导。临床主要分为三度:①一度心脏传导阻滞,是冲动传导时间延长,但全部冲动仍可以下传。②二度心脏传导阻滞分两型,Ⅰ型为文氏型,是冲动传导进行性延长,直到一次冲动不能下传。Ⅱ型是莫氏型,是间歇性的冲动不能下传,而下传的冲动之间时间一致。③三度心脏传导阻滞,是全部的冲动均不能下传,为完全传导阻滞。

二、临床表现

(一)病史症状

1.病史

(1)患者大多有心脏病病史、内分泌疾病病史等。

(2)可有类似发作病史,如长 QT 综合征、Brugada 综合征等。

2.症状

(1)自觉心脏跳动不适,不能自主,如心悸、停搏感等,时发时止;持续时间长短不一,短则几秒钟,长则几小时,甚至数日。

(2)发作时:可伴心前区疼痛、憋闷、头晕、乏力、黑矇,甚者晕厥或抽搐,严重者出现休克或左心衰竭症状,如意识障碍、皮肤湿冷、口唇发绀或苍白、呼吸困难等。

(二)查体

1.血压

此时应密切监测血压,因为心率过快或过慢时,血压都有可能下降。

2.心率

心脏检查需明确是快速心率还是缓慢心率,每分钟大于 100 次为心动过速,每分钟少于60 次为心动过缓。

3.心律

听诊时分辨心律是否整齐。

4.杂音

主要是判定心脏各瓣膜听诊区是否有杂音,若有杂音多考虑存在心脏器质性病变,若无杂音多考虑心脏功能性改变。

5.神志

恶性心律失常重症发作时可出现意识模糊、嗜睡、晕厥或抽搐等神志方面的改变。

(三)各种恶性心律失常症状特点

恶性心律失常分为快速性心律失常和缓慢性心律失常。快速性心律失常包括心室扑动、心室颤动、室性心动过速、尖端扭转型室性心动过速、心房扑动、心房颤动、预激综合征合并心房颤动、室上性心动过速等;缓慢性心律失常包括病态窦房结综合征及高度房室传导阻滞等。

1.快速性心律失常

1)心室扑动或心室颤动

(1)临床表现:出现室扑或室颤时,患者因脑供血中断,迅速出现阿-斯综合征,如意识丧失,晕厥,抽搐,颜面苍白、青紫,呼吸停顿甚至死亡。听诊心音消失、大动脉搏动不能触及、血压测不出。不伴有泵衰竭或心源性休克的急性心梗患者出现室颤时,若能及时纠正,转复率较高,预后较佳。非急性心梗患者出现室颤时,复发率较高,一年内复发率可达 20%～30%。

(2)心电图特点:室扑或室颤常为患者死亡前的心电图表现。①心室扑动出现连续而规律的正弦波,波幅大,QRS 波群与 T 波无法区分,无 P 波,等位线消失,频率为 150～300 次/min,多在 200 次/min 以上。持续时间较短,呈一过性,可演变成室颤。②心室颤动出现不规律且电压不等的颤动波,形态不一,P 波与 QRS 波群消失,频率为 150～500 次/min。颤动波细小提示转复率低,粗大颤动波转复率高于细小颤动波。

2)室性心动过速

(1)临床表现:阵发性室速持续时间小于 30 s,常无临床症状,可以自行停止。持续性室速持续时间大于 30 s,可引起血流动力学障碍,出现晕厥、低血压、心慌、呼吸困难、心绞痛,严重者可出现心室颤动、急性左心衰竭、休克等,必须药物或电复律才可终止。听诊心率加快,心律轻度不规则,可发生第一、二心音分裂,如发生房室分离,则第一心音强弱发生变化,颈静脉间歇出现巨大 α 波。若心室冲动持续逆传夺获心房,心房、心室几乎同时收缩,颈静脉可出现巨大而规律的 α 波。

(2)心电图特点:①由室性早搏诱发的室速 QRS 波形与室早 QRS 波形相似;②连续出现 3 个或以上室性期前收缩,QRS 波群宽大畸形,时限大于 0.12 s,T 波与 QRS 波主波方向相反;心室率为 100～250 次/min,心律规则或轻度不齐;③房室分离时,心房独立活动,与 QRS 波无固定关系,部分或所有心室激动逆传夺获心房;④室速发作时,偶尔的室上性冲动下传心室,引起心室激动,形成心室夺获;⑤若心房冲动到达心室时,恰逢异位室性起搏点发放冲动,二者同时在心室激动,形成室性融合波。

3)尖端扭转型室性心动过速(TDP)

(1)临床表现:TDP 发作时心室率较快,可出现心悸、头晕,严重者可发生意识丧失、晕厥、抽搐或猝死等症状。与普通室速不同,TDP 可自行终止发作。

(2)心电图特点:①增宽畸形的 QRS 波群,多大于 0.5s,以每 5～20 个不等,围绕基线不断扭转其主波方向,电轴呈波动性改变;②基础心率和 TDP 终止时,可见 Q-T 间期延长,T 波宽大,U 波明显,TU 波可融合;③当室性早搏发生在舒张晚期,落在前面 T 波的终末部,可诱发室速;④每次发作持续数秒到数十秒不等,可自行终止发作,易演变为心室颤动。

4)心房扑动或心房颤动

(1)临床表现:心室率正常时可无任何症状。心室率加快时,可出现心悸、头晕、乏力、呼吸困难及胸痛等,严重者可诱发心绞痛、晕厥、低血压、休克或充血性心力衰竭。房颤诱发体循环栓塞的危险性大,发生脑卒中的机会较无房颤者高出 5～7 倍。房扑听诊时心率快但均齐,为 150～170 次/min,若房扑呈 2:1,3:1,4:1 传导时,可听到心律不齐。房颤听诊时第一心音强弱不等,节律绝对不齐,心室率在 100～160 次/min,脉率少于心室率,称为脉搏短绌。

（2）心电图特点：①心房扑动时 P 波消失，代之以大锯齿样正弦波形的 F 波，等电位线消失，F 波频率通常为 250～300 次/min，节律规则，房室传导可呈 1∶1、2∶1、3∶1 或 4∶1 比例传导，QRS 波群形态一般正常。当出现室内差异性传导，经房室旁路下传或原有束支传导阻滞，QRS 波群增宽，形态异常。②心房颤动时 P 波消失，代之以形状不一、细小而不规则的 f 波，f 波频率通常为 350～600 次/min，等电位线消失，QRS 波群形态通常正常，但 R-R 间期绝对不等，发生室内差异性传导时 QRS 波群可宽大变形。

5）预激综合征合并心房颤动

（1）临床表现：预激综合征合并心房颤动时易导致心室率过快，可出现心悸、头晕等，甚至演变成室颤，导致低血压、休克及充血性心力衰竭。

（2）心电图特点：①预激综合征时 P-R 间期小于 0.12 s，QRS 波起始部粗钝出现 delta 波，ST-T 波与 QRS 波主波方向相反；②合并心房颤动时 P 波消失，QRS 波群快速、宽大畸形、极不规则，此时心室率极快，易演变成室颤。

6）阵发性室上性心动过速

（1）临床表现：室上性心动过速有突发突止的特点，严重者可出现心绞痛、晕厥、心力衰竭或休克。发作时触及脉搏减弱，脉律规则，听诊发现第一心音减弱，强度一致。临床症状轻重取决于心室率的快慢，持续时间的长短，亦与心脏原发病关系密切。

（2）心电图特点：①连续 3 个以上快速 QRS 波，频率为 150～250 次/min，节律规则；②P 波与 QRS 波之间保持固定关系，P 波为逆行性，常埋藏于 QRS 波内，位于其终末部分；③QRS 波形态与时限正常，若发生室内差异性传导或伴有束支传导阻滞时，QRS 波形态异常；④常因一个房性期前收缩触发而突然发作。

2.缓慢性心律失常

严重的缓慢性心律失常主要包括高度房室传导阻滞（二度Ⅱ型房室传导阻滞、三度房室传导阻滞）、病态窦房结综合征，常影响血流动力学稳定，应引起重视。

1）临床表现

心室率无明显减慢者，患者可无临床症状，当心室率明显减慢时，患者易感头晕、乏力、心悸、胸闷、黑矇等，严重者可出现晕厥、抽搐、意识丧失，甚至猝死。临床症状轻重主要取决于心室率减慢的程度及伴随病变。

2）心电图特点

（1）病态窦房结综合征：①严重而持续的心动过缓（50 次/min 以下），并非由药物引起，24 h 动态心电图心率可低于 35 次/min；②窦房传导阻滞与窦性停搏并见；③窦房传导阻滞与房室传导阻滞同时存在；④心动过缓的基础上，可以出现逸搏或逸搏心律；⑤常出现"心动过缓-心动过速综合征"，是指心动过缓与房性心动过速（如心房颤动、心房扑动或房性心动过速）交替发作。

（2）二度Ⅱ型房室传导阻滞：①心房冲动传导突然阻滞，QRS 波群脱落，P-R 间期恒定，包含脱落 QRS 波的 R-R 间期大都为正常 R-R 间期的整倍数；②若阻滞位于希氏束-浦肯野，则 QRS 波群可宽大畸形；若阻滞位于房室结内，则 QRS 波群正常。

（3）三度房室传导阻滞：①P 波与 QRS 波各自独立；②心房率大于心室率，心房冲动源于窦房结或其他异位心房节律；③心室冲动点常位于阻滞部位稍下方，若位于希氏束及其毗邻近部位,则 QRS 波形态正常,频率一般在 40～60 次/min,若位于心室传导系统远端,则 QRS 波形态宽大畸形,频率一般在 40 次/min 以下。

三、诊治要点

(一)危险性评估

对发生恶性心律失常的患者需要快速进行血流动力学评估。

1.血流动力学稳定

患者未出现神志改变,无低血压、休克等症状。

2.血流动力学不稳定

患者可能出现进行性胸痛、低血压、休克,及晕厥、意识丧失等神志改变。病情危重者,预后不佳。此时需根据 QRS 波频率判断快速或缓慢心律失常,根据 QRS 波的宽窄和整齐度判断室性或室上性心律失常。

1)快速与缓慢心律失常判断

根据心率判断快速与缓慢心律失常,心率大于 100 次/min 为快速心律失常,心率小于 60 次/min 为缓慢心律失常。病态窦房结综合征常合并心动过速,考虑安置人工心脏起搏器后,可以较安全地应用抗心律失常药物。

2)室性或室上性心律失常判断

(1)宽 QRS 波心动过速(QRS≥0.12 s):若 QRS 波群整齐,多为室性心动过速或类型不确定,也可能为折返性室上性心动过速伴差异性传导,应注意相鉴别;若 QRS 波群不整齐,多为心房颤动伴差异性传导、预激综合征伴心房颤动、复杂性多形性室性心动过速及尖端扭转型室性心动过速。

(2)窄 QRS 波心动过速(QRS<0.12 s):若 QRS 波群整齐,多为折返性室上性心动过速;若 QRS 不整齐,多为心房颤动、心房扑动、多源性房性心动过速。

(二)诊断流程

1.病史要点

询问诱发因素,发作时间、频率、程度,有无胸痛、头晕、黑矇、大汗,既往是否心脏病史,是判断是否为恶性心律失常的客观依据。

2.查体要点

重点诊察心脏的大小,心率的快慢,心律是否整齐,注意患者是否出现意识丧失、晕厥、皮肤湿冷、低血压或者休克等表现,同时还要注重肺部、甲状腺的体征等。

3.实验室检查

心电图是诊断恶性心律失常最常用的非损伤性检查,有助于各种心律失常的判别。动态心电图能连续记录 24 h 心电图,便于检查症状出现与心律失常有无关系。心脏电生理检查是诊断多种心律失常传导系统病变发生的机制、治疗效果以及预后评价的一种方法。食管导联心电图与体表心电图一起同步记录食管内心电图,有助于房性与室性心律失常的鉴别,还可测定窦房结功能。超声心动图可观察心腔大小、室壁厚度、节段运动、瓣膜活动等,帮助确定有无器质性心脏病。胸部 X 线检查心胸比例,心脏形态变化等。

四、急救处理

(一)急救处理

急救原则:①尽快终止致命性心律失常;②纠正血流动力学障碍,根据病情采取电复律或药物治疗;③治疗原发疾病并去除诱因。

(1)快速判断恶性心律失常程度,利用 5~20 s 判断患者情况是否有生命危险。

(2)尽快终止致命性心律失常;若患者出现意识丧失、大动脉搏动消失,考虑为心搏骤停,立即实施心肺复苏术。

(3)纠正血流动力学障碍,根据病情采取电复律或药物治疗。若血流动力学障碍的三度房室传导阻滞,可应用心脏起搏器。若血流动力学稳定的宽 QRS 心动过速,药物首选胺碘酮,亦可给予非同步直流电复律。

(4)治疗原发疾病并祛除诱因,若患者左心功能不全,易诱发持续性室速或室颤,应首选埋藏式自动复律除颤器(ICD)。无条件植入 ICD 者,应使用药物防治,同时积极治疗左心功能不全。若急性心肌梗死发生恶性心律失常,应尽快采用电复律及经皮冠脉支架植入术。

(二)治疗

1.猝死者

猝死者按心搏骤停处理。

2.快速性心律失常

1)心室扑动或心室颤动

应立即进行心脏电除颤治疗,早期除颤可显著提高复苏成功率。室颤发生 1 min 内为早期,通常是粗颤波,除颤成功率接近 100%;2 min 后因心肌缺血缺氧及酸中毒,粗颤可转为细颤,除颤成功率降为 1/3,应注射肾上腺素 1 mg 后重复除颤;一旦室颤发生超过 4 min,电除颤的成功率极低。双向波电除颤可选用 150~200 J,单向波电除颤可选用 360 J。1 次电击无效后,应继续胸外心脏按压及人工通气,5 个周期后再次分析心律,必要时再行除颤,电击能量同前。除颤无效时,血管升压素可以作为一线药物。给予 2~3 次除颤、心肺复苏术及注射肾上腺素之后,仍心室颤动者考虑给予胺碘酮等抗心律失常药物。对于非可逆原因引起的室颤,电生理检查诱发的室颤,反复发作的室颤应尽早植入 ICD。

2)室性心动过速

根据血流动力学是否稳定,采取电复律及药物治疗。同时积极治疗心脏原发病,去除诱发因素。

(1)血流动力学不稳定者:可出现休克、心力衰竭或脑血流灌注不足等症状,易发生心室颤动、心搏骤停,应立即实施同步直流电复律,双向波电除颤可选用 150~200 J。单向波电除颤可选用 360 J,若除颤无效,可静推胺碘酮 300 mg 后重复除颤,电击能量同前。无脉性室速处置同心室颤动。洋地黄中毒者不宜实施电复律。

(2)血流动力学稳定者:首先给予利多卡因与普鲁卡因胺静脉持续注射。也可应用普罗帕酮静脉注射,但不应用于心肌梗死或充血性心力衰竭患者。上述药物无效,可选用胺碘酮静脉注射或应用电复律。

药物治疗:①β-受体阻滞剂,如索他洛尔 0.5～1.5 mg/kg 缓慢静脉推注,必要时可于 6 h 后重复使用。非持续性室速和无结构改变型室速,若无禁忌证,可以应用 β-受体阻滞剂。治疗时可有心动过缓、尖端扭转型室速等不良反应,禁用于支气管哮喘、重度心力衰竭等患者。②胺碘酮,首次给予 5 mg/kg,相当于 300 mg 静脉注射。如无效可再次给予相同剂量,直至室速终止或总量已达 1 000 mg。有效后给予胺碘酮 600 mg 加入 5%葡萄糖注射液 500 mL 静脉滴注。24 h 最大用量为 2.2 g。治疗时可能出现心动过缓、房室传导阻滞、Q-T 间期延长、低血压等。禁用于严重心动过缓、高度房室传导阻滞者。③利多卡因,给予 1.0～1.5 mg/kg 缓慢静脉推注,无效则 5～10 min 重复推注,总量小于 3 mg/kg,转复后维持 1～4 mg/min 静脉注射,禁用于严重心力衰竭、心源性休克、高度房室传导阻滞。但其对持续型单行性室速的缓解率只有 15%。

非药物治疗:药物应用无效时,可选择同步直流电复律治疗。患者已有血流动力学障碍,极易发生心室颤动、心搏骤停,需首选同步直流电复律迅速终止。无脉性或多形性室速视同心室颤动。行 1 次非同步除颤,首次单相波除颤能量为 360 J,双相波除颤能量为 150～200 J。心室颤动或无脉性或多形性室速除颤后无效,可应用胺碘酮 300 mg,快速静脉推注后再重复除颤,电击能量同前。室颤转复成功后,应注意纠正水、电解质的紊乱。洋地黄中毒引起室速者禁用直流电复律,以免诱发心室颤动,可以给予利多卡因、苯妥英钠等药物治疗。

(3)植入 ICD:ICD 具有抗心动过速起搏、低能电转复和高能量除颤等作用,能在几秒内识别患者的快速室性心律失常并自动放电除颤,明显减少恶性心律失常猝死的发生。可用于血流动力学不稳定的持续性室速致心搏骤停,器质性心脏病自发的持续性室速,电生理检查时能诱发血流动力学改变的持续性室速等。

3)TDP

TDP 是多形性室速的特殊类型,按病因分为获得性和先天性,在此主要阐述获得性(间歇依赖性 TDP)的治疗。

(1)当 TDP 持续发作时,需按心搏骤停处理,有室颤倾向者,考虑应用电复律,同时停用引起心律失常的药物,及时纠正电解质紊乱。

(2)静脉输注钾、镁。首先静脉注射镁盐,给予硫酸镁 2～5 g,用 5%葡萄糖注射液 40 mL 稀释,缓慢推注,然后以 8 mg/min 静脉滴注。根据缺钾情况静脉补充氯化钾注射液,使血钾水平维持在 4.5～5.0 mmol/L。先天性长 Q-T 间期综合征,应选用 β-受体阻滞剂。无 Q-T 间期多形性室速有类似尖端扭转的形态变化,但并非真的尖端扭转,应按单行性室速处理。

(3)心动过缓或长间歇依赖的 TDP,考虑心房或心室临时起搏,起搏频率>70 次/min 为宜。等待临时起搏时,可以短时应用提高心率的药物,如异丙肾上腺素 1～10 mg,加入 5%葡萄糖注射溶液 500 mL 中快速静脉滴注,有效后予以 2～10 μg/min 维持,使心室率维持在 70～100 次/min。也可给予阿托品治疗。

4)心房扑动或心房颤动

(1)阵发性心房扑动不引起血流动力学障碍者,可不给予治疗;心房扑动持续时间较长,发作频繁,引起血流动力学障碍者,应积极给予治疗。

药物治疗:转复房扑的药物包括 IC 类(如普罗帕酮等)或 IA 类(如奎尼丁),减慢心室率药物包括β-受体阻滞剂、洋地黄制剂、钙通道阻滞剂等。房扑合并冠心病、充血性心力衰竭时应用胺碘酮治疗。

非药物治疗:同步直流电复律是终止心房扑动最有效的方法,通常选用低于 50 J 的电能,即可使房扑转复成窦性心律,成功率接近 100%。食管调搏亦是行之有效的方法。射频消融术可达到根治房扑的目的,发作频繁心室率不易控制的房扑,症状明显并引起血流动力学不稳定的房扑,应选用射频消融术。

(2)应积极寻找心房颤动的诱发因素,并做出相应处理。治疗目的为转复并维持窦性心律;控制心室率,维持血流动力学稳定;预防血栓栓塞并发症。

转复并维持窦性心律:包括药物转复、电转复及导管消融术。胺碘酮是目前常用的转复和维持窦性心律的药物,致心律失常的发生率最低,特别适用于合并器质性心脏病的患者。房颤快速发作时出现血流动力学不稳定者,紧急实施同步直流电复律。电复律转复时应选用较大功率,如双向波电除颤能量为 100~200 J,转复后应用胺碘酮维持窦性心律。风湿性心脏病房颤病史较久者,因心房内常有血栓存在,电复律会造成栓子脱落阻塞血管,应慎用。近年来,导管消融术在治疗房颤方面取得了较大进展,但不作为首选治疗方法,对于药物无法控制的房扑或房颤可考虑应用,但仍有复发的可能。

控制心室率:心室率>160 次/min 时,应积极控制心室率,同时注意血栓栓塞的预防。药物包括β-受体阻滞剂、钙通道阻滞剂及地高辛。对于心室率的控制,"宽松"控制(<110 次/min)和"严格"控制(<80 次/min)同样有效,目前更倾向于严格控制。房颤伴快速心室率且药物治疗无效者,可实行房室结阻断消融术,同时安置双腔或按需起搏器。对于 R-R 间期>5 s 且症状明显的慢性房颤,考虑起搏器治疗。

5)预激综合征合并心房颤动

预激综合征合并心房颤动时,过多的心房颤动波易快速经过房室旁路通道传导至心室,如激动落在心室的易颤期,容易导致室颤的发生。治疗应选择延长房室旁路通道不应期、降低心室率的药物,如普罗帕酮或普鲁卡因胺。普罗帕酮 70 mg 静脉注射大于 10 min;胺碘酮每次 300 mg 静脉注射,24 h 用量不得高于 2.2 g。需注意静脉注射利多卡因或维拉帕米会加速预激综合征合并房颤患者的心室率,维拉帕米可能会诱发室颤。若患者伴有休克、低血压、心绞痛等症状时,应立即电复律,一般 100~150 J 即可。

6)室上性心动过速

应根据患者的基础心脏状况,以及既往发作时的情况做出适当的处理。若血流动力学不稳定或药物治疗无效时,可立即行同步直流电复律。需注意应用洋地黄者不能应用电复律治疗。

3.缓慢性心律失常

缓慢性心律失常导致血流动力学不稳定时,需要紧急救治。静脉给予提高心室率和加快传导的药物,必要时置入起搏器。

1)应用提高心室率和加快传导的药物

对于症状明显或阻滞部位在房室结以下者,阻滞部位虽在希氏束以上但心室率<45 次/

min 者,可选用下列药物:

(1)异丙肾上腺素:心率较慢者可予异丙肾上腺素 5~10 mg,每 4~6 h 舌下含服。预防或治疗房室传导阻滞引起的阿一斯综合征发作,可用 0.5%异丙肾上腺素 1~2 μg/min 静脉滴注。应用时注意药物过量可能导致快速性室性心律失常发生,如能提高心室率又未引起室性心律失常等不良反应,可短期继续应用数日。异丙肾上腺素可增加异位心律,甚至扩大梗死面积,心绞痛、急性心肌梗死患者慎用或禁用。

(2)阿托品:每 4 h 口服 0.3 mg,适用于房室束分支以上的阻滞,尤其是迷走神经张力增高者,必要时给予 0.5~1.0 mg,可重复使用,最大剂量 3 mg。禁用于青光眼及前列腺肥大患者。

2)人工心脏起搏治疗

因感染、电解质紊乱、洋地黄药物中毒、心肌炎、急性心肌梗死合并房室传导阻滞,可先行临时起搏治疗。临床症状不能缓解且通过药物不能控制者,可植入永久性人工心脏起搏器。

(黄颖洁)

第五节　急性病毒性心肌炎

病毒性心肌炎(viral myocarditis)是指由嗜心性病毒感染引起,以心肌非特异性间质性炎症为主要病变的心肌炎。近几年来,其发病率呈逐年上升趋势。随着风湿性心肌炎发病率的减少,临床上的心肌炎大多数为病毒性。在诸多病毒中,以柯萨奇病毒 B 组 1~5 型和阿萨奇病毒 A 组中的 1,4,9,16 和 23 型病毒,埃可病毒中的 6,11,12,16,19,22 和 25 型病毒,流行性感冒病毒,流行性腮腺炎以及脊髓灰质炎病毒最常见。其特点为心肌细胞中的局限性或弥漫性的急性、亚急性或慢性炎症,变性坏死,病变虽以心肌为主,但心包心内膜亦可累及,心肌炎常是各种全身性疾病中的一部分。

一、临床表现

(一)病史

50%~80%患者于发病前 1~3 周有病毒感染史,有呼吸道和消化道症状。

(二)症状

头晕、乏力、心悸、胸闷、胸痛、呼吸困难、浮肿,甚至晕厥。Adams-Stokes 综合征,心源性休克和猝死。

(三)体征

可无阳性发现,多数患者有与体温、活动不相平行的心动过速,各种心律失常,心音低钝,可有 S3 或有颈静脉怒张、肺部啰音、肝大等心力衰竭体征。

二、辅助检查

1.血液检查

病变早期约 70%患者白细胞计数中度增高,约 60%患者血沉加快,血清 ALT、肌酸激酶同工酶(CK-MB)、乳酸脱氢酶(LDH)同工酶和心肌肌钙蛋白 I(CTnI)等可正常或升高,病毒感染后 4～6 周 IgG 滴度呈 4 倍升高。

2.心电图

心电图改变通常是暂时性的,最多见为窦性心动过速,ST 段抬高或压低,T 波平坦、倒置,QT 间期延长,QRS 波群低电压,病理性 Q 波和各种心律失常,特别是房室传导阻滞、室性期前收缩等。

3.X 线检查

心影扩大或正常。

4.超声心动图

左室壁弥漫性或局限性收缩功能减弱,左心室增大,约 15％患者可有室壁附壁血栓形成。可有心包积液征象。

5.心内膜心肌活检

心内膜心肌活检是诊断心肌炎的重要依据,但阴性结果不能排除本病。

6.病毒学检查

①病毒中和抗体测定:取患者病初的血清和相距 2～4 周后的第 2 份血清,测定病毒中和抗体效价,若第二份血清抗体效价上升 4 倍,单次大于 1:640,则可作为阳性标准,认为存在近期病毒感染,若单次血清抗体效价达 1:320,作为可疑阳性。这是目前应用最为普遍的检测心肌炎患者病原学的依据。②特异性 IgM 抗体测定:应用酶联免疫吸附试验(FLISA)检测特异性 IgM 抗体,其敏感性和特异性均较高,在病程早期 1～2 周即有结果。

三、诊断与鉴别诊断

(一)诊断

尽管 2009 年加拿大公布了关于心肌炎诊断和治疗指南,但是迄今为止,心肌炎仍没有公认的诊断标准,因此,临床上急性心肌炎易误诊或漏诊。

典型的病毒性心肌炎可根据患者先有上呼吸道或消化道感染症状,1～3 周内出现心脏症状,结合体征、血清学、病毒学检查、心电图、X 线、超声心动图、核素检查及 CMR 等多方面资料综合分析,并通过排除其他心脏疾病确定诊断。病毒感染时出现与体温不成比例的心动过速是心肌炎的可疑征象。要注意有无心肌受累的先兆:肌痛和周围肌肉压痛。心悸、胸闷、心前区隐痛不适,病程早期心肌酶升高,心电图 ST-T 改变、新出现的频发期前收缩或房室阻滞,X 线或超声心动图示心脏扩大及室壁运动障碍(常表现为节段性室壁运动障碍)是诊断心肌炎的主要依据。病毒学检查是发现病毒感染存在与否的主要依据。心内膜活检可为病毒性心肌炎的诊断提供重要帮助。

急性病毒性心肌炎的心功能分级按 Killip 泵功能分级可分为:

Ⅰ级,尚无明显心力衰竭。

Ⅱ级,有左心衰竭,肺部啰音小于 50％肺野。

Ⅲ级,有急性肺水肿,全肺大、小、干、湿啰音。

Ⅳ级,有心源性休克等不同程度或阶段的血流动力学变化。

我国心肌炎心肌病专题研讨会提出的成人急性心肌炎诊断参考标准(1999 年)如下。

1.病史与体征

在上呼吸道感染、腹泻等病毒感染后 3 周内出现心脏表现,如出现不能用一般原因解释的感染后严重乏力、胸闷、头晕（心排血量降低）、心尖部第一心音明显减弱、舒张期奔马律、心包摩擦音、心脏扩大、充血性心力衰竭或阿斯综合征等。

2.上述感染后 3 周内出现下列心律失常或心电图改变者

（1）窦性心动过速、房室传导阻滞、窦房传导阻滞或束支传导阻滞。

（2）多源、成对室性期前收缩，自主性房性或交界性心动过速，阵发或非阵发性室性心动过速，心房或心室扑动或颤动。

（3）2 个以上导联 ST 段呈水平型或下斜型下移≥0.5mV 或 ST 段异常抬高或出现异常 Q波。

3.心肌损伤的参考指标

病程中血清心肌肌钙蛋白 I 或肌钙蛋白 T（强调定量测定），CK-MB 明显增高。超声心动图示心腔扩大或室壁活动异常和（或）核素检查证实左心室收缩或舒张功能减弱。

4.病原学依据

（1）在急性期从心内膜、心肌、心包或心包穿刺液中检测出病毒、病毒基因片段或病毒蛋白抗原。

（2）病毒抗体第二份血清中同型病毒抗体（如柯萨奇 B 组病毒中和抗体或流行性感冒病毒血凝抑制抗体等）滴度较第一份血清升高 4 倍（2 份血清应相隔 2 周以上）或一次抗体效价≥640 者为阳性，320 者为可疑（如以 1∶32 为基础者则宜以≥256 为阳性，128 为可疑阳性）。

（3）病毒特异性 IgM 以≥1∶320 者为阳性。如同时有血中肠道病毒核酸阳性者更支持有近期病毒感染。

同时具有上述 1、2［（1）、（2）、（3）中任何一项］、3 中任何两项。在排除其他原因心肌疾病后，临床上可诊断急性病毒性心肌炎。如具有 4 中的第（1）项者可从病原学上确诊急性病毒性心肌炎；如仅具有 4 中第（2）、（3）项者，在病原学上只能拟诊为急性病毒性心肌炎。

（二）鉴别诊断

1.风湿性心肌炎

常伴有风湿活动症状，发热，皮下结节或环形红斑，游走性关节炎，抗链球菌溶血素"O"滴度增高等。

2.中毒性心肌炎

临床细菌感染败血症或毒素引起的中毒症状伴心肌炎者，血培养阳性，可考虑该菌引起的心肌感染或中毒性心肌炎。

3.低血钾症

常有进食差或呕吐、腹泻病史。查体除心脏听诊心音低钝外，常有腱反射减弱或消失，肠鸣音减弱等体征。化验血钾＜3.5 mmol/L。

四、急诊处理

（一）抗病毒治疗

1.α-干扰素

α-干扰素能够阻断病毒复制和调节细胞免疫功能。α-干扰素 100 万～300 万 U，每日 1次，肌内注射，2 周为 1 个疗程。

2.黄芪注射液

可能有抗病毒、调节免疫功能,对干扰素系统有激活作用。急性期可静脉滴注黄芪注射液 40 mg,每日 1 次,2 周为 1 个疗程。2 周后黄芪 15 g、苦参 6 g 煎服,每日 2 次,连服 3～6 个月。

(二)应用抗生素预防链球菌感染

细菌感染是病毒性心肌炎的条件因子,链球菌包膜具有和心肌细胞共同的抗原。为预防细菌感染引起心肌免疫反应,在治疗开始时清除链球菌感染灶或带菌状态,常规用青霉素治疗 1 周,每次 320 万 U,静脉滴注,每日 2～3 次。对青霉素过敏者,用大环内酯类或根据咽培养选用有效抗生素。

(三)保护心肌疗法

心肌炎时,心肌产生自由基增多,有些酶活性下降,导致心肌细胞严重受损,再加上病毒在细胞内破坏心肌,产生心肌细胞溶解和坏死。因此,在心肌炎的急性期采用自由基清除剂,如维生素 C、维生素 E 等治疗,特别是大量维生素 C 疗效肯定,症状很快消退,低血压时疗效更明显。

急性期维生素 C 一般用量为 150～200 mg/(kg·d),可加 10％葡萄糖注射液 50～100 mL,静脉注射或快速静脉滴注,每日 1 次,4 周为 1 个疗程。对心源性休克每次 100～200 mg/kg,静脉注射,血压不理想可 0.5～2 h 再静脉注射一次,血压平稳后 6～8 h 1 次,24 h 用 4～6 次。

(四)免疫抑制剂治疗

在心肌炎早期患者出现完全性房室传导阻滞、严重室性心律失常、心源性休克、心脏扩大伴心力衰竭等严重并发症,此时存在免疫介导心肌损害,可短期应用糖皮质激素治疗。地塞米松对离体心肌细胞病毒感染早期有改善心电活动、减轻细胞病变及减少钙离子内流等心肌保护作用,地塞米松 10 mg/d 或氢化可的松 100～200 mg/d 加 5％葡萄糖液静脉滴注,短时间用,以后逐渐减量。

(五)对症治疗

(1)心力衰竭者予以 ACEI 类药物 0.125 mg,口服。

(2)心律失常者按心律失常类型选用药物。

(3)休克者抗休克治疗,首选静脉注射大量维生素 C,血压平稳后改为静脉滴注,疗效不理想者可用升压药。

(张 硕)

第十章　内科常用药物

第一节　镇咳药

咳嗽是呼吸道受到刺激时所产生的一种保护性反射活动,即呼吸道感受器(化学感受器、机械感受器和牵张感受器)受到刺激时,神经冲动沿迷走神经传到咳嗽中枢,咳嗽中枢被兴奋后,其神经冲动又沿迷走神经和运动神经传到效应器(呼吸道平滑肌、呼吸肌和喉头肌),并引发咳嗽。

轻度咳嗽有利于排痰,一般不需用镇咳药。但严重的咳嗽,特别是剧烈无痰的干咳可影响休息与睡眠,甚至使病情加重或引起其他并发症。此时须在对因治疗的同时,加用镇咳药。由于可能引起痰液增稠和潴留,镇咳药慎用于慢性肺部感染或与祛痰药合用。由于可能增加呼吸抑制的风险,也应避免用于哮喘。

药物抑制咳嗽反射的任一环节均可产生镇咳作用。常用的镇咳药按其作用部位可分为两大类。①中枢性镇咳药:直接抑制延髓咳嗽中枢而产生镇咳作用,其中吗啡类生物碱及其衍生物如可待因、福尔可定等因具有成瘾性而又称为依赖性或成瘾性镇咳药,此类药物往往还具有较强的呼吸抑制作用;而右美沙芬、喷托维林、氯哌司汀、普罗吗酯等,则属于非成瘾性或非依赖性中枢镇咳药,且在治疗剂量条件下对呼吸中枢的抑制作用不明显。中枢性镇咳药多用于无痰的干咳。②外周性(末梢性)镇咳药:凡抑制咳嗽反射弧中感受器、传入神经、传出神经及效应器中任何一个环节而止咳者,均属此类。如甘草流浸膏、糖浆可保护呼吸道黏膜;祛痰药可减少痰液对呼吸道的刺激而止咳;平喘药可缓解支气管痉挛而止咳;那可丁、苯佐那酯的局麻作用可麻醉呼吸道黏膜上的牵张感受器而发挥止咳作用等。有些药如苯丙哌林兼具中枢性及外周性镇咳作用。

一、可待因

可待因又称磷酸可待因、甲基吗啡、Methylmorphine、Paveral。

(一)性状

常用其磷酸盐,为白色细微的针状结晶性粉末。无臭,有风化性,水溶液显酸性反应。在水中易溶,在乙醇中微溶,在三氯甲烷或乙醚中极微溶解。

(二)药理学

本品直接抑制延髓的咳嗽中枢,止咳作用迅速而强大,作用强度约为吗啡的1/4。镇痛作用约为吗啡的 1/12～1/7,但强于一般解热镇痛药。能抑制支气管腺体的分泌,可使痰液黏稠。其镇静、呼吸抑制、便秘、耐受性及成瘾性等作用均较吗啡弱。

本品口服吸收快而完全,其生物利用度为40%～70%。一次口服后,约1 h血药浓度达高峰,$t_{1/2}$约为 3～4 h。易于透过血-脑屏障及胎盘,主要在肝脏与葡糖醛酸结合,约 15％经脱甲基变为吗啡。其代谢产物主要经尿排泄。

(三)适应证

(1)各种原因引起的剧烈干咳和刺激性咳嗽。由于本品能抑制呼吸道腺体分泌和纤毛运动,故对有少量痰液的剧烈咳嗽,应与祛痰药并用。

(2)可用于中等程度疼痛的镇痛。

(3)局部麻醉或全身麻醉时的辅助用药,具有镇静作用。

(四)用法和用量

(1)成人常用量:口服或皮下注射,一次 15～30 mg,一日 30～90 mg。缓释片剂,一次 1 片(45 mg),一日 2 次。

(2)成人极量:一次 100 mg,一日 250 mg。

(五)不良反应

本品一次口服剂量超过 60 mg 时,一些患者可出现兴奋、烦躁不安、瞳孔缩小、呼吸抑制、低血压、心率过缓。小儿过量可致惊厥,可用纳洛酮对抗。亦可见心理变态或幻想、恶心、呕吐、便秘及眩晕。

(六)禁忌证

多痰患者禁用,以防因抑制咳嗽反射,使大量痰液阻塞呼吸道,继发感染而加重病情。18 岁以下青少年儿童禁用。

(七)注意事项

(1)长期应用亦可产生耐受性、成瘾性。

(2)妊娠期应用本品可透过胎盘使胎儿成瘾,引起新生儿戒断症状,如腹泻、呕吐、打哈欠、过度啼哭等。分娩期应用可致新生儿呼吸抑制。

(3)缓释片必须整片吞服,不可嚼碎或掰开。

(八)药物相互作用

(1)本品与抗胆碱药合用时,可加重便秘或尿潴留的不良反应。

(2)与美沙酮或其他吗啡类中枢抑制药合用时,可加重中枢性呼吸抑制作用。

(3)与肌肉松弛药合用时,呼吸抑制更为显著。

(4)本品抑制齐多夫定代谢,避免两者合用。

(5)与甲喹酮合用,可增强本品的镇咳和镇痛作用。

(6)本品可增强解热镇痛药的镇痛作用。

(7)与巴比妥类药物合用,可加重中枢抑制作用。

(8)与西咪替丁合用,可诱发精神错乱,定向力障碍及呼吸急促。

(九)制剂

片剂:每片 15 mg;30 mg。缓释片剂:每片 45 mg。注射液:每支 15 mg(1 mL);30 mg (1 mL)。糖浆剂:10 mL;100 mL(0.5％)。

含有可待因的复方制剂:

可愈糖浆(Codeine and Guaifenesin Syrup):每 10 mL 中含磷酸可待因 20 mg,愈创甘油醚 200 mg。

菲迪克止咳糖浆(Pheticol Cold and Cough Syrup):每 5 mL 含磷酸可待因 5 mg,盐酸麻黄碱(或伪麻黄碱)7 mg,愈创木酚磺酸钾 70 mg,盐酸曲普利定 0.7 mg。

联邦止咳露糖浆(Amticol Syrup):每 5 mL 溶液中含磷酸可待因 5 mg,盐酸麻黄碱 4 mg,氯苯那敏 1 mg,氯化铵 110 mg。

联邦小儿止咳露(Isedyl Cough Syrup):每 5 mL 溶液中含磷酸可待因 5 mg,盐酸异丙嗪 5 mg,盐酸麻黄碱 4 mg,愈创木酚磺酸钾 50 mg。

可待因桔梗片:每片含磷酸可待因 12 mg,桔梗流浸膏 50 mg。

氨酚双氢可待因片:每片含对乙酰氨基酚 500 mg,酒石酸双氢可待因 10 mg。

(十)贮藏

遮光,密封保存

二、福尔可定

福尔可定又称吗啉吗啡、福可定、吗啉乙基吗啡、Morpholinylethylmorphine、Hom-oco-deine、Pholcod、Ethnine、Pholdine、Adaphol、Pholevan。

(一)性状

本品为白色或类白色的结晶性粉末;无臭,味苦;水溶液显碱性反应。在乙醇、丙酮或三氯甲烷中易溶,在水中略溶,在乙醚中微溶,在稀盐酸中溶解。

(二)药理学

本品是中枢性镇咳药,与磷酸可待因相似,具有中枢性镇咳作用,也有镇静和镇痛作用,但成瘾性较磷酸可待因弱。

(三)适应证

本品用于剧烈干咳和中等度疼痛。

(四)用法和用量

口服。常用量:一次 5～10 mg,一日 3～4 次。极量:一日 60 mg。

(五)不良反应

偶见恶心、嗜睡等。可致依赖性。

(六)禁忌证

禁用于痰多者。

(七)注意事项

新生儿和儿童易于耐受此药,不致引起便秘和消化紊乱。

(八)制剂

片剂:每片 5 mg;10 mg;15 mg;30 mg。

含有福尔可定的复方制剂:

复方福尔可定口服溶液(Compound Pholcodine Oral Solution):每 1 mL 含福尔可定 1 mg,盐酸苯丙烯啶 0.12 mg,盐酸伪麻黄碱 3 mg,愈创甘油醚 10 mg,海葱流浸液 0.001 mL,远志流浸液 0.001 mL。

复方福尔可定口服液(Compound Pholcodine Oral Solution):每支 10 mL,含福尔可定 10 mg,盐酸伪麻黄碱 30 mg,马来酸氯苯那敏 4 mg。

复方福尔可定糖浆:每 100 mL 含福尔可定 0.1 g,盐酸麻黄碱 0.2 g,愈创木酚甘油醚 0.25 g。

（九）贮藏

本品有引湿性，遇光易变质。应密封，在干燥处避光保存。

三、喷托维林

喷托维林又称枸橼酸喷托维林、维静宁、咳必清、托可拉斯、Carbetapentane、Toclase。

（一）性状

常用其枸橼酸盐，为白色或类白色的结晶性或颗粒性粉末；无臭，味苦。在水中易溶，在乙醇中溶解，在三氯甲烷中略溶，在乙醚中几乎不溶。熔点 88～93℃。

（二）药理学

本品对咳嗽中枢有选择性抑制作用，尚有轻度的阿托品样作用和局麻作用，大剂量对支气管平滑肌有解痉作用，故它兼有中枢性和末梢性镇咳作用。其镇咳作用的强度约为可待因的 1/3。但无成瘾性。一次给药作用可持续 4～6 h。

（三）适应证

本品用于上呼吸道感染引起的无痰干咳和百日咳等，对小儿疗效优于成人。

（四）用法和用量

口服。成人，每次 25 mg，一日 3～4 次；儿童，一次 0.5～1 mg/kg，一日 2～3 次，常用于 5 岁以上儿童。

（五）不良反应

偶有轻度头晕、口干、恶心、腹胀、便秘、皮肤过敏等不良反应。

（六）注意事项

(1)青光眼及心功能不全伴有肺瘀血的患者慎用。

(2)痰多者宜与祛痰药合用。

（七）制剂

片剂：每片 25 mg。滴丸：每丸 25 mg。颗粒剂：每袋 10 g。糖浆剂：0.145％；0.2％；0.25％。

含有喷托维林的复方制剂：

喷托维林氯化铵糖浆(Pentoxyverine Citrate and Ammonium Chloride Syrup)：每 100 mL 内含喷托维林 0.2 g,氯化铵 3 g(含 25 mg 喷托维林)。口服，一次 10 mL，一日 3 或 4 次。

喷托维林愈创甘油醚片：每片含枸橼酸喷托维林 25 mg，愈创甘油醚 0.15 g。口服，一次 1 片，一日 3 次。

（八）贮藏

密封，在干燥处保存。

四、氯哌斯汀

氯哌斯汀又称氯哌啶、氯苯息定、咳平、咳安宁、Chloperastine、Hustazol、Ni-tossil、Sekisan。

（一）性状

本品为白色或类白色结晶性粉末，无臭，味苦有麻木感。在水中易溶解。熔点 145～156 ℃。

（二）药理学

本品为非成瘾性中枢性镇咳药，主要抑制咳嗽中枢，还具有 H_1 受体拮抗作用，能轻度缓解支气管平滑肌痉挛及支气管黏膜充血、水肿。本品镇咳作用较可待因弱,但无耐受性及成瘾性。服药后 20～30 min 生效,作用可维持 3～4 h。

(三)适应证

本品用于急性上呼吸道炎症、慢性支气管炎、肺结核及肺癌所致的频繁咳嗽。

(四)用法和用量

口服。成人,每次 10～30 mg,一日 3 次。儿童,每次 0.5～1.0 mg/kg,一日 3 次。

(五)不良反应

偶有轻度口干、嗜睡等不良反应。

(六)制剂

片剂:每片 5 mg;10 mg。

(七)贮藏

遮光,密封保存。

五、苯丙哌林

苯丙哌林又称磷酸苯丙哌啉、咳快好、咳哌宁、二苯哌丙烷、咳福乐、Cofrel、Pirexyl、Blascorid。

(一)性状

常用其磷酸盐,为白色或类白色粉末;微带特臭,味苦。在水中易溶,在乙醇、三氯甲烷或苯中略溶,在乙醚或丙酮中不溶。熔点 148～153℃。

(二)药理学

本品为非麻醉性镇咳剂,具有较强镇咳作用。药理研究结果证明,狗口服或静脉注射本品 2 mg/kg 可完全抑制多种刺激引起的咳嗽,其作用较可待因强 2～4 倍。本品除抑制咳嗽中枢外,尚可阻断肺-胸膜的牵张感受器产生的肺-迷走神经反射,并具有罂粟碱样平滑肌解痉作用,故其兼具中枢性和末梢性镇咳作用。

本品口服易吸收,服后 15～20 min 即生效,镇咳作用可持续 4～7 h。本品不抑制呼吸,不引起胆道及十二指肠痉挛或收缩,不引起便秘,未发现耐受性及成瘾性。

(三)适应证

本品用于治疗急性支气管炎及各种原因如感染、吸烟、刺激物、过敏等引起的咳嗽,对刺激性干咳效佳。

(四)用法和用量

口服。成人,一次 20～40 mg,一日 3 次;缓释片,一次 1 片,一日 2 次。儿童用量酌减。

(五)不良反应

偶见口干、胃部烧灼感、食欲缺乏、乏力、头晕和药疹等不良反应。

(六)禁忌证

对本品过敏者禁用。

(七)注意事项

(1)服用时需整片吞服,切勿嚼碎,以免引起口腔麻木。

(2)痰多的咳嗽不宜使用。

(3)妊娠期妇女应在医师指导下应用。

（八）制剂

片（胶囊）剂：每片（粒）20 mg。泡腾片：每片 20 mg。缓释片剂：每片 40 mg。口服液：10 mg/10 mL；20 mg/10 mL；80 mg/80 mL；100 mg/100 mL。颗粒剂：每袋 20 mg。

（九）贮藏

密闭，避光保存。

六、二氧丙嗪

二氧丙嗪又称盐酸二氧丙嗪、双氧异丙嗪、克咳敏、Oxymeprazine、Prothanon。

（一）性状

其盐酸盐为白色至微黄色粉末或结晶性粉末；无臭，味苦。在水中溶解，在乙醇中极微溶解。

（二）药理学

本品具有较强的镇咳作用，并具有抗组胺、解除平滑肌痉挛、抗炎和局部麻醉作用。

（三）适应证

本品用于慢性支气管炎，镇咳疗效显著。双盲法对照试验指出，本品 10 mg 的镇咳作用约与可待因 15 mg 相当。多于服药后 30～60 min 显效，作用持续 4～6 h 或更长。尚可用于过敏性哮喘、荨麻疹、皮肤瘙痒症等。未见耐药性与成瘾性。

（四）用法和用量

口服。常用量：每次 5 mg，一日 2 次或 3 次。极量：一次 10 mg，一日 30 mg。

（五）不良反应

常见困倦、乏力等不良反应。

（六）禁忌证

高空作业及驾驶车辆、操纵机器者禁用。

（七）注意事项

①治疗量与中毒量接近，不得超过极量。②癫痫、肝功能不全者慎用。

（八）制剂

片剂：每片 5 mg。颗粒剂：每袋 3 g（含 1.5 mg 二氧丙嗪）。

复方二氧丙嗪茶碱片：每片含盐酸二氧丙嗪 5 mg，茶碱 55 mg，盐酸克仑特罗 15 g。

（九）贮藏

遮光，密封保存。

七、右美沙芬

右美沙芬又称氢溴酸右美沙芬、美沙芬、右甲吗喃、Dexmetrorphen、Romilar、Tussade、Sedatuss、Mothorphan。

（一）性状

本品氢溴酸盐为白色或类白色结晶性粉末，无味或微苦，溶于水、乙醇，不溶于乙醚。熔点125 ℃左右。

（二）药理学

本品为吗啡类左吗喃甲基醚的右旋异构体，通过抑制延髓咳嗽中枢而发挥中枢性镇咳作用。其镇咳强度与可待因相等或略强。无镇痛作用,长期应用未见耐受性和成瘾性。治疗剂量不抑制呼吸。

本品口服吸收好,15～30 min 起效,作用可维持 3～6 h。血浆中原形药物浓度很低。其主要活性代谢产物 3-甲氧吗啡烷在血浆中浓度高,$t_{1/2}$ 为 5 h。

(三)适应证

本品用于干咳,适用于感冒、急性或慢性支气管炎、支气管哮喘、咽喉炎、肺结核及其他上呼吸道感染时的咳嗽。

(四)用法和用量

口服。成人,每次 10～30 mg,一日 3 次;一日最大剂量 120 mg。儿童,2～6 岁,一次 2.5～5 mg,一日 3～4 次;6～12 岁,一次 5～10 mg,一日 3～4 次。

(五)不良反应

偶有头晕、轻度嗜睡、口干、便秘等不良反应。

(六)禁忌证

妊娠 3 个月内妇女及有精神病史者禁用。

(七)注意事项

妊娠期妇女及痰多患者慎用。

(八)药物相互作用

(1)与奎尼丁、胺碘酮合用,可增高本品的血药浓度,出现中毒反应。

(2)与氟西汀、帕罗西汀合用,可加重本品的不良反应。

(3)与单胺氧化酶抑制剂并用时,可致高热、昏迷等症状。

(4)与其他中枢抑制药合用,可增强本品的中枢抑制作用。

(5)酒精可增强本品的中枢抑制作用。

(九)制剂

片剂:每片 10 mg;15 mg。分散片:每片 5 mg;15 mg。缓释片:每片 15 mg;30 mg。胶囊剂:每粒 15 mg。颗粒剂:每袋 7.5 mg;15 mg。糖浆剂:每瓶 15 mg(20 mL);150 mg(100 mL)。注射剂:每支 5 mg。

含有右美沙芬的复方制剂:

复方右美沙芬片:每片含对乙酰氨基酚 0.5 g、氢溴酸右美沙芬 15 mg、盐酸苯丙醇胺 12.5 mg、氯苯那敏 2 mg。复方氢溴酸右美沙芬糖浆:每 10 mL 内含氢溴酸右美沙芬 30 mg,愈创甘油醚 200 mg。

(十)贮藏

遮光,密闭保存。

八、苯佐那酯

苯佐那酯又称退嗽、退嗽露、Tessalonte、Ventussin。

(一)性状

本品为淡黄色黏稠液体,可溶于冷水,但不溶于热水。能溶于大多数有机溶剂内。

(二)药理学

本品化学结构与丁卡因相似,故具有较强的局部麻醉作用。吸收后分布于呼吸道,对肺脏的牵张感受器及感觉神经末梢有明显抑制作用,抑制肺,迷走神经反射,从而阻断咳嗽反射的传入冲动,产生镇咳作用。镇咳作用强度略低于可待因,但不抑制呼吸,支气管哮喘患者用药后,反而能使呼吸加深加快,每分通气量增加。口服后 10～20 min 开始产生作用,持续 2～8 h。

(三)适应证

本品用于急性支气管炎、支气管哮喘、肺炎、肺癌所引起的刺激性干咳、阵咳等,也可用于支气管镜、喉镜或支气管造影前预防咳嗽。

(四)用法和用量

口服。每次 50～100 mg,一日 3 次。

(五)不良反应

本品有时可引起嗜睡、恶心、眩晕、胸部紧迫感和麻木感、皮疹等不良反应。

(六)禁忌证

多痰患者禁用。

(七)注意事项

服用时勿嚼碎,以免引起口腔麻木。

(八)制剂

糖衣丸:每丸 100 mg。胶囊剂:每粒 100 mg;200 mg。

九、那可丁

那可丁又称 Noscapine。

(一)性状

本品为白色结晶性粉末或有光泽的棱柱状结晶,无臭。常用其盐酸盐。在三氯甲烷中易溶,苯中略溶,乙醇或乙醚中微溶,在水中几乎不溶。熔点 174～177℃。

(二)药理学

本品通过抑制肺牵张反射、解除支气管平滑肌痉挛,而产生外周性镇咳作用。尚具有呼吸中枢兴奋作用。无成瘾性。镇咳作用一般维持 4 h。

(三)适应证

本品用于阵发性咳嗽。

(四)用法和用量

口服。每次 15～30 mg,一日 2～3 次,剧咳可用至每次 60 mg。

(五)不良反应

偶有恶心、头痛、嗜睡等反应。

(六)注意事项

①大剂量可引起支气管痉挛。②不宜用于多痰患者。

(七)制剂

片剂:每片 10 mg;15 mg。糖浆剂:每瓶 100 mL。

含有那可丁的复方制剂:

阿斯美胶囊(强力安喘通胶囊):每粒胶囊含那可丁 7 mg,盐酸甲氧那明 12.5 mg,氨茶碱 25 mg,氯苯那敏 2 mg。口服,成人,一次 2 粒,一日 3 次;15 岁以下儿童减半。

(八)贮藏

遮光,密封保存。

十、左丙氧芬

左丙氧芬又称左旋扑嗽芬、挪尔外、Novrad。

本品为非成瘾性中枢镇咳药,其作用约为可待因的 1/5,无镇痛和抑制呼吸作用。每次服 50～100 mg,一日 3 次。偶有头痛、头晕、恶心等反应。胶囊剂:每粒 50 mg。

十一、地美索酯

地美索酯又称咳散、咳舒、咳吩嗪、咳舒平、Cothera。

本品镇咳作用比可待因弱,兼有局麻及微弱的解痉作用,无成瘾性。口服 5～10 min 即起效,维持 3～7 h。对急性呼吸道炎症引起的咳嗽效果较好,亦可用于支气管镜检查时的剧咳。每次服 25～50 mg,一日 3 次。有头晕、唇麻、嗜睡等不良反应;不宜用于多痰患者;肝功能减退者慎用。片剂:每片 25 mg。

十二、替培啶

替培啶又称安嗽灵、必嗽定、双噻哌啶、阿斯维林、压嗽灵、Tipedine、Asverin、Antupex。

本品有较强的镇咳作用,同时也有祛痰作用,能促进支气管分泌及气管纤毛的运动而使痰液变稀并易于咳出。适用于急慢性支气管炎引起的咳嗽。每次服 30 mg(枸橼酸盐),一日 3 次。偶有头晕、胃不适、嗜睡、瘙痒等反应。片剂:每片 15 mg;30 mg。

十三、依普拉酮

依普拉酮又称双苯丙哌酮、易咳嗪、咳净酮、Mucitux、Resplene。

本品兼具中枢性和末梢性镇咳作用。其等效镇咳剂量约为可待因的 2 倍,尚有较强的黏痰溶解作用。尚具镇静作用、局麻作用、抗组胺和抗胆碱作用。本品口服后在胃肠道很快吸收,约 2 h 血药浓度达高峰。用于急、慢性支气管炎,哮喘,肺炎,肺结核,肺气肿等疾病的镇咳和祛痰。每次服 40～80 mg,一日 3 次或 4 次。偶有头晕、口干、恶心、胃不适等不良反应。片剂:每片 40 mg。

十四、普罗吗酯

普罗吗酯又称咳必定、咳吗宁、Morphethylbutyne、Mebutus。

本品为非成瘾性中枢性镇咳药,其镇咳作用强度较可待因弱。尚能缓解气管平滑肌痉挛,并有一定的镇静作用。用于治疗各种原因引起的咳嗽,对轻、中度咳嗽的疗效较重度者为好,尤适用于因咳嗽而影响睡眠的病例。口服,每次 200～250 mg,一日 3 次。偶有口干,恶心,胃部不适等不良反应。片剂:每片 250 mg。胶囊剂:每粒 200 mg。

十五、左羟丙哌嗪

左羟丙哌嗪又称 Levotuss、Danka。

本品为外周性镇咳药,通过对气管、支气管 C-纤维的外周抑制作用,而产生镇咳作用。兼有抗过敏和抑制支气管收缩作用,中枢及心血管不良反应较羟丙哌嗪少。用于急性上呼吸道感染和急性支气管炎所致干咳和持续性咳嗽。口服,每次 60 mg,一日 3 次。胶囊剂:

每粒 60 mg。口服液:60 mg(10 mL)。

(张　硕)

第二节　胃肠解痉药

胃肠解痉药又称抑制胃肠动力药,主要为 M 受体拮抗药,包括颠茄生物碱类及其衍生物和大量人工合成代用品。本类药物的主要作用机制是减弱胃肠道的蠕动功能,松弛食管及胃肠道括约肌,从而减慢胃的排空和小肠转运,减弱胆囊收缩和降低胆囊压力;减弱结肠的蠕动,减慢结肠内容物的转运。

本类药物主要是一些抗胆碱药,除本节所介绍者外,尚有阿托品、东莨菪碱、山莨菪碱、颠茄、羟嗪等。

一、丁溴东莨菪碱

丁溴东莨菪碱又称解痉灵、Buscopan。

(一)性状

本品为白色或类白色结晶性粉末;无臭或几乎无臭。在水中或三氯甲烷中易溶,在乙醇中略溶。

(二)药理学

本品为外周抗胆碱能药,除对平滑肌有解痉作用外,尚有阻断神经节及神经肌肉接头的作用,但对中枢的作用较弱。本品抗震颤素及槟榔碱引起的中枢作用,约为其外周抗流涎作用的 1/8。其对抗乙酰胆碱引起的离体肠收缩的作用约为阿托品的 $1/20\sim1/10$,但对肠道平滑肌的解痉作用则较阿托品为强,故能选择性地缓解胃肠道、胆道及泌尿道平滑肌的痉挛和抑制其蠕动,而对心脏、瞳孔以及唾液腺的影响较小,故很少出现类似阿托品引起的中枢神经兴奋、扩瞳、抑制唾液分泌等不良反应。

本品口服不易吸收。肌内注射或静脉注射后,一般在 $3\sim5$ min 内产生药效,维持时间约 $2\sim6$ h。主要在肝脏代谢,有肝肠循环,不易透过血脑屏障。大部分随粪便排出,小部分以原形自肾脏排泄。

(三)适应证

(1)用于胃、十二指肠、结肠纤维内镜检查的术前准备,内镜逆行胰胆管造影和胃、十二指肠、结肠的气钡低张造影或计算机腹部体层扫描(CT 扫描)的术前准备,可有效地减少或抑制胃肠道蠕动。

(2)用于治疗各种病因引起的胃肠道痉挛、胆绞痛、肾绞痛或胃肠道蠕动亢进等。

(四)用法和用量

1.成人

(1)口服。1 次 10 mg,一日 3 次。

(2)肌内注射、静脉注射或静脉滴注(溶于葡萄糖注射液、0.9%氯化钠注射液中滴注)。每次 $20\sim40$ mg;或 1 次 20 mg,间隔 $20\sim30$ min 后再用 20 mg。

2.儿童

《中国国家处方集·化学药品与生物制品卷·儿童版》推荐：

(1)口服。片剂、胶囊剂:6岁以上,一次10～20 mg,一日3～4次,应整片或整粒吞服。口服溶液剂:1个月～2岁,一次0.3～0.5 mg/kg,最大5 mg,一日3～4次;2～6岁,一次5～10 mg,一日3～4次。

(2)肌内注射或静脉注射。1个月～2岁,一次0.3～0.5 mg/kg,最大5 mg,一日3次。2～6岁,一次5～10 mg,一日3次。6岁以上,一次10～20 mg,一日3次。严重绞痛时:2～6岁,给予一次5 mg,必要时,30 min可重复给药,一日最大量15 mg;6～12岁,一次5～10 mg,必要时,30 min可重复给药,一日最大量30 mg;12～18岁,一次20 mg,必要时,30 min可重复给药,一日最大量80 mg。

(五)不良反应

可出现口渴、视力调节障碍、嗜睡、心悸、面部潮红、恶心、呕吐、眩晕、头痛等不良反应。

(六)禁忌证

青光眼、前列腺肥大所导致排尿困难、严重心脏病、器质性幽门狭窄或麻痹性肠梗阻患者禁用。

(七)注意事项

(1)静脉注射速度不宜过快,如出现过敏反应,应及时停药。

(2)皮下或肌内注射时要注意避开神经与血管。如需反复注射,不要在同一部位,应左右交替注射。

(3)不宜用于因胃张力低下、胃轻瘫及胃-食管反流所引起的上腹痛、胃灼热等症状。

(4)婴幼儿、小儿慎用。

(八)药物相互作用

(1)与其他抗胆碱能药、吩噻嗪类等药物合用时会增加毒性。

(2)可拮抗甲氧氯普胺、多潘立酮等的促胃肠动力作用。

(3)抗心律失常药(如奎尼丁、丙吡胺等)具有阻滞迷走神经作用,合用能增强本品的抗胆碱能效应,导致口干、视力模糊、排尿困难,老年人尤其应当注意。

(4)与拟肾上腺素能药物合用(如:右苯丙胺5 mg),可增强止吐作用,减少本品的嗜睡作用,但口干更显著。

(5)与三环类抗抑郁药(阿米替林等)合用时,两者均具有抗胆碱能效应,口干、便秘、视力模糊等不良反应加剧,可使老年患者发生尿潴留,诱发急性青光眼及麻痹性肠梗阻等,故禁止这两种药物合用。

(6)本品分别与地高辛、呋喃妥因、维生素 B_2 等合用时,会明显增加后者的吸收。

(九)制剂

注射液:每支20 mg(1 mL)。胶囊剂:每粒10 mg。片剂:每片10 mg。

(十)贮藏

置避光容器内,于阴凉处保存。

二、溴甲贝那替秦

溴甲贝那替秦又称溴甲乙胺痉平、服止宁、胃仙、溴化甲基胃复康、Ficilin、Spatomac。

(一)性状

本品为白色鳞片状结晶,味苦。易溶于水和乙醇。熔点 177～178℃。

(二)药理学

本品有解痉及抗胃酸分泌的作用,能减轻胃及十二指肠溃疡患者的症状,如胃痛、恶心、呕吐及消化不良,能抑制胃液分泌过多和胃运动过度而使胃肠功能趋于正常。

(三)适应证

本品用于胃及十二指肠溃疡、胃痛、胆石绞痛、多汗症和胃酸过多症。

(四)用法和用量

每次 10～20 mg,每日 3 次,餐后服用。剂量可按病情轻重调整,最大剂量每次 30 mg,儿童根据年龄酌减。为预防复发,在胃、十二指肠溃疡症状消失后,宜继续以小剂量给药 2～3 个月。如胃酸过多,为预防溃疡进展,宜于睡前再给药 1 次。

(五)不良反应

有口干、排尿困难、瞳孔散大及便秘等不良反应,但时间很短。如不良反应较重时,可减少剂量,以后再恢复剂量。

(六)禁忌证

青光眼患者禁用。

(七)药物相互作用

与单胺氧化酶抑制剂,包括呋喃唑酮、丙卡巴肼等合用时,加重其抗 M 胆碱作用的不良反应。

(八)制剂

片剂:每片 10 mg。

三、曲美布汀

曲美布汀又称马来酸曲美布汀、三甲氧苯丁氨酯、舒丽启能、Cerekinon、Debridat、Digerent、Foldox、Polibutin、Spabucol、Trimedat。

(一)性状

常用其马来酸酯,为白色结晶或结晶性粉末,无臭,味苦。极易溶于甲酸,易溶于冰醋酸和三氯甲烷,可溶于甲醇和乙腈,难溶于水、无水乙醇和 0.01 mol/L 的盐酸溶液,几乎不溶于乙醚。熔点 131～135℃。

(二)药理学

本品为不同于抗胆碱能药物和抗多巴胺类型药物的胃肠道运动功能调节剂,具有对胃肠道平滑肌的双向调节作用。主要通过以下机制发挥作用:①抑制 K^+ 的通透性,引起去极化,从而引起收缩;②作用于肾上腺素受体,抑制去甲肾上腺素释放,从而增加运动节律;③抑制 Ca^{2+} 的通透性,引起舒张;④作用于胆碱能神经受体,从而改善运动亢进状态。

动物实验证明,在切断胸部迷走神经的犬,可使其胃的不规则运动趋于规律化。在离体豚鼠胃前庭部环状肌标本可使其自律运动的振幅减小,还可增加不规则微弱运动的频率和振幅,使其趋于规则地节律性收缩。在阿托品、酚妥拉明、普萘洛尔及河鲀毒素等的存在下,本品仍有对消化道平滑肌的直接作用。可非竞争性地抑制由于乙酰胆碱引起的收缩作用;但肌肉紧张度低下时可增加其紧张,在肌肉紧张度亢进时则可降低紧张、减小振幅。具有较弱的对抗阿扑吗啡诱发的呕吐作用,但对硫酸铜诱发的呕吐,可以明显延长诱发呕吐所需的时间。

本品对有消化系统疾病的患者静脉注射本品 1 mg/kg 后,发现可抑制胃幽门功能亢进肌群的运动,同时,也发现可增进功能低下肌群的运动。入空肠内 4～6 g/kg 用药后,可诱发消化系统生理性消化道推进运动;有经常性原因不明上消化道不适感的慢性胃炎患者,口服 200 mg 本品后,可使减弱的胃排空能力得到改善,同时,也能使胃排空功能亢进得到抑制。对新斯的明负荷引起的大肠运动亢进患者,静脉给药 50 mg 可抑制回肠、上行结肠和 S 状结肠运动至负荷前水平。

健康成年男子口服 100 mg 后,t_{max} 为 30 min,C_{max} 为 32.5～42.3 ng/mL,t_{max} 为 2 h。其在各脏器中分布浓度高低顺序为肝脏、消化管壁、肾脏、肺、肾上腺、脾脏和胰腺,在血液、骨骼肌和脑中的分布浓度较低。本品在体内经水解,N 位脱甲基形成结合物后,由尿排出,24 h 尿中原形药物排泄率在 0.01% 以下。

（三）适应证

本品用于慢性胃炎引起的胃肠道症状,如腹部胀满感、腹痛和嗳气等;也用于肠道易激综合征。国外试用于术后肠道功能的恢复和钡剂灌肠检查,可加速检查进程。

（四）用法和用量

治疗慢性胃炎,通常成人每次 100 mg,每日 3 次。可根据年龄、症状适当增减剂量。治疗肠易激综合征,一般每次 100～200 mg,每日 3 次。

（五）不良反应

偶有便秘、腹泻、腹鸣、口渴、口内麻木感、心动过速、困倦、眩晕、头痛及血清氨基转移酶上升等。有时出现皮疹等过敏反应,此时应停药。

（六）注意事项

由于老年人生理功能较弱,用药时需加以注意。妊娠期妇女、哺乳期妇女和儿童用药的安全性尚不明确,因此上述人群不宜使用本品。

（七）药物相互作用

（1）与普鲁卡因合用,可对窦房结传导产生相加性的抗迷走作用,故两药合用时,应监测心率和心电图。

（2）本品与西沙必利合用,可减弱西沙必利的胃肠蠕动作用。

（八）制剂

片剂:每片 100 mg;200 mg。胶囊剂:每粒 100 mg。

四、匹维溴铵

匹维溴铵又称得舒特、Dicetel。

（一）性状

自丁酮中结晶的熔点为 181℃。

（二）药理学

本品是对胃肠道有高度选择性解痉作用的钙拮抗药，可防止肌肉过度收缩而发挥解痉作用。对心血管平滑肌细胞的亲和力很低，也不会引起血压变化。能消除肠平滑肌的高反应性，并增加肠道蠕动能力，但不会影响食管括约肌的压力，也不引起十二指肠反流，而对胆道口括约肌有松弛作用。肠道肌电图证明，可减少峰电位频率并具有强力的和长时间的抗痉挛作用。

由于它是一种高极性的季铵类化合物，口服吸收率差，仅不足 10% 剂量的药物进入血液，并几乎全部与血浆蛋白结合。口服 100 mg 后，t_{max} 约为 0.5～3 h，$t_{1/2}$ 约为 1.5 h。代谢迅速。主要经肝胆从粪便排出体外。

（三）适应证

本品用于治疗与肠易激综合征有关的腹痛、排便紊乱、肠道不适，以及与肠道功能性疾患有关的疼痛和钡灌肠前准备等。由于无明显的抗胆碱能不良反应，故可用于合并前列腺增生、尿潴留和青光眼的肠易激综合征患者。

（四）用法和用量

口服，每次 50 mg，每日 3 次，必要时每日可增至 300 mg。胃肠检查前用药，每次 100 mg，每日 2 次，连服 3 d，以及检查当日早晨服 100 mg。切勿嚼碎，于进餐前整片吞服，不宜躺着和在就寝前吞咽药片。

（五）不良反应

本品耐受性良好，少数患者可有腹痛、腹泻或便秘。偶见皮疹、瘙痒、恶心和口干等。

（六）禁忌证

儿童与妊娠期妇女禁用。

（七）注意事项

哺乳期妇女慎用。

（八）制剂

片剂：每片 50 mg。

五、奥替溴铵

奥替溴铵又称斯巴敏。

（一）性状

本品熔点 136～138℃。

（二）药理学

本品作用机制类似钙离子拮抗药，能特异性地作用于肠道平滑肌，发挥强烈的解痉作用。口服后吸收很少，且大多数被吸收的部分通过胆道经由粪便排出体外。

（三）适应证

本品主要用于肠易激或痉挛性疼痛。

（四）用法和用量

口服。一次 40 mg，每日 2～3 次。

（五）不良反应

在治疗剂量的奥替溴铵不会引起不良反应，亦不会引起阿托品作用。

（六）禁忌证

青光眼、前列腺肥大、幽门狭窄、已知的对于奥替溴铵过敏的患者禁用。

（七）注意事项

妊娠期妇女及哺乳期妇女慎用。由于缺乏动物胚胎毒性、致畸、致突变的试验证据，除非必要并在医师严密观察下，妊娠期妇女及哺乳期妇女方可使用。

（八）制剂

片剂：每片 40 mg。

六、屈他维林

屈他维林又称盐酸屈他维林、诺仕帕、No-Spa。

（一）性状

常用其盐酸盐，本品为黄色片。

（二）药理学

本品为异喹啉类衍生物，是直接作用于平滑肌细胞的亲肌性解痉药。它通过抑制磷酸二酯酶，增加细胞内环磷酸腺苷的水平，抑制肌球蛋白轻链肌酶，使平滑肌舒张，从而解除痉挛，其作用不影响自主神经系统。本品经动物实验没有发现致畸、致突变作用。

盐酸屈他维林片口服吸收迅速、完全。健康志愿者单次口服本品 80 mg，1～3 h 可达血药浓度峰值，血药峰浓度约 6.12 ng/mL。本品与人体血浆蛋白高度结合（95%～98%）。药物吸收后分布迅速，主要分布于中枢神经系统、心肌、肾上腺、肾和肺，主要排泄途径为尿与粪便。

（三）适应证

本品用于：

（1）胃肠道平滑肌痉挛，应激性肠道综合征。

（2）胆绞痛和胆道痉挛，胆囊炎，胆囊结石，胆道炎。

（3）肾绞痛和泌尿道痉挛，肾结石，输尿管结石，肾盂肾炎，膀胱炎。

（4）子宫痉挛，痛经，先兆流产，子宫强直。

（四）用法和用量

成人每次 1～2 片，每日 3 次；1～6 岁儿童每次 0.5～1 片，每日 3 次；6 岁以上儿童每次 1～1.5 片，每日 3 次。

（五）不良反应

偶有头晕、恶心。

（六）禁忌证

严重肝、肾、心功能不全患者禁用。虽然动物实验没有发现致畸、致突变作用，但妊娠期与哺乳期妇女应禁用。

（七）药物相互作用

本品可能使左旋多巴的抗帕金森病作用减弱。

（八）制剂

片剂：每片 40 mg。

(九)贮藏

避光,阴凉干燥处保存。

七、阿尔维林

阿尔维林又称枸橼酸阿尔维林、斯莫纳、Spasmonal。

(一)药理学

本品为人工合成的罂粟碱衍生物,直接作用于平滑肌,是一种选择性平滑肌松弛剂,其作用机制为影响离子通道的电位敏感度与磷酸肌醇代谢途径。本品选择性地作用于胃肠道、子宫、生殖泌尿道器官的平滑肌,在正常剂量下对气管和血管平滑肌几无影响。对平滑肌的解痉作用约为罂粟碱的 2.5～3 倍。抑制组胺的反应为阿托品的 5 倍,但抑制乙酰胆碱反应仅为阿托品的万分之一。故对青光眼及前列腺肥大的患者无禁忌。

本品口服吸收后在体内迅速被代谢,代谢物有 4 种,其中对平滑肌产生抑制作用的主要为第一种代谢产物,其作用强度为本品原形的数倍。口服本品 60～120 mg,0.5～1 h 血药浓度达峰值,峰值浓度为 (9.7 ± 0.8) g/mL,血浆半衰期为 (0.8 ± 0.1) h。主要随尿以结合形态排出。

(二)适应证

本品用于胃肠系统的易激痛、胆道痉挛;痛经、子宫痉挛;泌尿道结石或感染引发的痉挛性疼痛,下泌尿道感染引起的尿频、膀胱痉挛及其泌尿系统手术后的痉挛性疼痛。

(三)用法和用量

成人每次 1～2 粒,一日 3 次;8～12 岁儿童,每次 1 粒,一日 3 次;8 岁以下剂量尚未确定。对于手术患者,应在术前 1 h 开始给药。整粒吞服。

(四)不良反应

治疗剂量下几乎无不良反应,超过剂量则会有胃肠不适、嗜睡、头晕、虚弱、头痛、口干或低血压。

(五)禁忌证

对本品过敏、麻痹性肠梗死者禁用。

(六)注意事项

妊娠期妇女或哺乳期妇女慎用;前列腺肿瘤患者不宜使用。

(七)药物相互作用

三环类抗抑郁药、普鲁卡因或衍生物、抗组胺药等可加强其作用。氟康唑、咪康唑、全身性胆碱能药可降低其作用。

(八)制剂

胶囊剂:每粒 60 mg。

复方枸橼酸阿尔维林胶囊:本品为复方制剂,每粒含枸橼酸阿尔维林 60 mg,二甲硅油 300 mg。主要用于治疗胃肠胀气和消化道疼痛等症状。口服,餐前服用,每次 1 粒,每日服用 2～3 次。只供成年人使用。

八、溴丙胺太林

本品有较强的阿托品样外周抗胆碱、抗毒蕈碱作用。对胃肠道平滑肌有选择性,作用较强、持久。用于胃及十二指肠溃疡的辅助治疗，也用于胃炎、胰腺炎、胆汁排泄障碍、遗尿和多汗症。每次 15 mg，每日 3～4 次，餐前服，睡前 30 mg；治疗遗尿可于睡前口服 15～45 mg。不良反应主要有口干、视力模糊、尿潴留、便秘、头痛、心悸等，减量或停药后可消失。手术前和青光眼患者禁用，心脏病患者慎用。片剂：每片 15 mg。

九、溴甲阿托品

溴甲阿托品又称胃疡平、Mebropine、Dropine。

本品药理作用与阿托品相似。有解除胃肠痉挛及抑制胃酸分泌的作用。主要用于胃及十二指肠溃疡、胃酸过多症、胃炎、胃肠道痉挛等。每 1～2 mg，每日 4 次，餐后 0.5 h 及睡前 0.5 h 服用。必要时每日剂量可增至 12 mg。对敏感者往往出现瞳孔扩大，口渴、排尿困难、便秘等，减量后症状即逐渐消失。青光眼及泌尿系疾病患者禁用。片剂：每片 1 mg；2 mg。

十、苯羟甲胺

苯羟甲胺又称痛痉平、Benzamin。

本品为抗胆碱药，除有胃肠解痉作用外，还可抑制腺体分泌，并有镇痛、抗组胺和类似罂粟碱样平滑肌松弛作用。用于解痉镇痛及过敏性鼻炎等。口服：每次 1～3 mg，每日 3～4 次。皮下注射，1 次 2～6 mg。感冒、鼻炎可用含片含服。可有口干、口苦、便秘等。片剂：每片 1 mg；注射液：每支 2 mg(1 mL)。

十一、曲匹布通

曲匹布通又称舒胆通。

(一)适应证

本品有解痉和利胆活性，用于胆道疾病和胰腺炎的治疗。

(二)用法和用量

口服。一次 1 片，一日 3 次，饭后服用。疗程 2～4 周。

(三)禁忌证

对本品过敏者和妊娠期妇女禁用。

(四)注意事项

完全性胆道梗阻、急性胰腺炎慎用。

(五)制剂

片剂：每片 40 mg。

十二、间苯三酚

间苯三酚又称斯帕丰。

(一)性状

白色或类白色粉末。略溶于水，易溶于乙醇，几乎不溶于二氯甲烷。本品 1% 混合溶液（乙醇和水）的 pH 为 4.0～6.0。需避光。

(二)药理学

间苯三酚能直接作用于胃肠道和泌尿生殖道的平滑肌，是亲肌型、非阿托品、非罂粟碱类平滑肌解痉药。与其他平滑肌解痉药相比,其特点是不具有抗胆碱作用,在解除平滑肌痉挛的同时,不会产生一系列抗胆碱样不良反应,不会引起低血压、心率加快、心律失常等症状,对心血管功能没有影响。动物药理实验显示,它只作用于痉挛平滑肌,对正常平滑肌影响很小。亚急性毒性和慢性长期毒性实验表明,该药对动物生长、重要器官的宏观和微观组织学、血液和生化指数没有不良影响,特殊毒性实验研究表明,本品没有致畸、致突变(致癌)性,所有试验结果显示本品没有任何毒性,用药极为安全。

(三)适应证

用于治疗消化系统和胆道功能障碍引起的急性痉挛性疼痛。

(四)用法和用量

肌内或静脉注射,每次 40～80 mg,每日 40～120 mg。静脉滴注每日剂量可达 200 mg,于 5％或 10％的葡萄糖注射溶液滴注。

(五)不良反应

极少有过敏反应,例如皮疹,荨麻疹。

(六)禁忌证

禁用于对本品过敏者。

(七)注意事项

该注射液不能与安乃近在同一注射针筒混合使用(可引起血栓性静脉炎)。本品长期低温(10 ℃以下)存放可能析出结晶,使用前可微温(40～50 ℃)溶解,待结晶溶解后,冷至 37 ℃,仍可使用。

(八)药物相互作用

由于物理化学反应,本品不能与安乃近在同一注射针筒混合使用(可引起血栓性静脉炎)。避免与吗啡及其衍生物类药物同用,因这类药有致痉作用。

(九)制剂

注射剂:每支 40 mg(4 mL)。

(十)贮藏

避光,阴凉干燥处保存。

十三、罂粟碱

罂粟碱又称盐酸罂粟碱、阔舒、盖一、福虹。

(一)性状

本品为白色或几乎白色结晶或结晶性粉末,略溶于水;微溶于乙醇。2％的水溶液的 pH 为 3.0～4.0。贮藏于温度为 25 ℃的密闭容器中,允许范围为 15～30 ℃。避光。

(二)药理学

罂粟碱是阿片中含有的一种生物碱,但与其他阿片生物碱的化学或药理作用并不相关。罂粟碱对平滑肌有直接的松弛作用,这可能与其对磷酸二酯酶有抑制作用相关,可作用于大脑、外周和冠状血管,还可以用于胃肠道解痉和咳嗽治疗。

（三）适应证

本品用于治疗脑、心及外周血管痉挛所致的缺血，肾、胆或胃肠道等内脏痉挛。

（四）用法和用量

片剂：成人，口服，一次 30～60 mg，一日 3 次。盐酸罂粟碱口服给药可以达到每日最多 600 mg，还可以用缓释制剂。

注射剂：成人，肌内注射，一次 30 mg（1 支），一日 90～120 mg（3～4 支）；静脉注射，一次 30～120 mg（1～4 支），每 3 h 1 次，应缓慢注射，不少于 1～2 min，以免发生心律失常及足以致命的窒息等。用于心搏骤停时，两次给药要相隔 10 min。

盐酸罂粟碱阴茎海绵体注射用于治疗勃起功能障碍，剂量在 2.5～60 mg，需要由处方医师逐渐加量，剂量加至约 30 mg 应与酚妥拉明合用。

（五）不良反应

口服罂粟碱的不良反应包括胃肠道功能紊乱、面部潮红、头痛、困倦、皮疹、出汗、直立性低血压、视力模糊、复视和头晕。有时会发生由超敏反应引起的黄疸、嗜酸性细胞增多和肝功能异常。高剂量胃肠道外给药可能会导致心律失常，注射部位引起血栓形成，因此静脉或者肌内给药速度应该慢一些。长期进行海绵体注射可能引起剂量相关性海绵体异常勃起和局部纤维化。罂粟碱用于胃肠道蠕动减少的患者时要谨慎，对于有心脏传导障碍或心血管疾病非稳定期的患者也应谨慎。

（六）禁忌证

静脉给药禁用于完全性房室传导阻滞的患者。震颤麻痹（帕金森病）时一般禁用。出现肝功能不全时应停药。

（七）注意事项

（1）对诊断的干扰：服药时血嗜酸性细胞、谷丙转氨酶、碱性磷酸酶、谷草转氨酶及胆红素可增高，提示影响肝功能。

（2）由于对脑及冠状血管的作用不及周围血管，可使缺血区的血流进一步减少，出现"窃流现象"，用于心绞痛、新近心肌梗死或卒中时须谨慎。

（3）心肌抑制时勿大量，以免引起进一步抑制。

（4）青光眼患者要定期检查眼压。

（5）需注意检查肝功能，尤其是患者有胃肠道症状或黄疸时。出现肝功能不全时应即行停药。

（八）药物相互作用

①与左旋多巴同用时可减弱后者的疗效，本品能阻滞多巴胺受体。②吸烟时因烟碱作用，本品的疗效降低。

（九）制剂

片剂：每片 30 mg。注射剂：每支 30 mg（1 mL）。

（十）贮藏

避光，密封保存。

（杨林燕）

第三节 泻药和止泻药

便秘和腹泻是消化系统的常见症状,其中部分是由胃肠道的器质性疾病所致而须进行对因治疗,但有部分病例无明显病因可究,即所谓功能性者,则须对症处理。另外,泻药还用于涉及胃肠道的各种检查和手术的肠道清洁。止泻药主要通过抑制结肠蠕动和减轻结肠黏膜刺激治疗腹泻。前者有吗啡类和人工合成的吗啡替代物苯基哌啶类,以及抗胆碱能类;后者为收敛药和吸附药。

一、泻药

泻药是促进排便反射或使排便顺利的药物。按其作用原理可分 4 类:①容积性泻药(也称为盐类泻药或机械刺激性泻药)。本类药物是一些不易被肠壁吸收而又易溶于水的盐类离子,服后在肠内形成高渗盐溶液,因此能吸收大量水分并阻止肠道吸收水分,使肠内容积增大,对肠黏膜产生刺激,引起肠管蠕动增强而排便,如硫酸镁及硫酸钠等。某些在肠内不被吸收的物质(如甲基纤维素、聚乙二醇)口服后也可由于增大肠容积而引起排便。②刺激性泻药。此类药物本身或其体内代谢产物刺激肠壁,使肠道蠕动增加,从而促进粪便排出,如比沙可啶、酚酞、蓖麻油等。③润滑性泻药(大便软化剂)。此类药物多为油类,能滑润肠壁,软化大便,使粪便易于排出,如液状石蜡等。④软化性泻药。此类药物为一些具有软便作用的表面活性剂,可降低粪便表面张力,使水分浸入粪便,使之膨胀、软化,便于排出,如多库酯钠等。

(一)硫酸镁

硫酸镁又称硫苦、泻盐、Epsom Salt。

1.性状

本品为无色结晶;无臭,味苦、咸;有风化性。在水中易溶,在乙醇中几乎不溶。

2.药理学

不同给药途径时,本品呈现不同的药理作用。

(1)导泻作用:内服由于不被吸收,在肠内形成一定的渗透压,使肠内保有大量水分,刺激肠道蠕动而排便。如服下的硫酸镁水溶液过浓,如服 20％硫酸镁 100 mL,要经过较长时间才能排便,而服含等量硫酸镁的 5％溶液 400 mL,约经 2～4 h 即可排便,故服硫酸镁导泻时,宜同时多饮水。但如要泻除体内过多水分,以用浓液为妥。

(2)利胆作用:口服高浓度(33％)硫酸镁溶液,或用导管直接灌入十二指肠,可刺激十二指肠黏膜,反射性地引起胆总管括约肌松弛、胆囊收缩,促进胆囊排空,产生利胆作用。

(3)对中枢神经系统的作用:注射用药可提高细胞外液中镁离子浓度,抑制中枢神经系统,也可减少运动神经末梢乙酰胆碱的释放量,阻断外周神经肌肉接头,从而产生镇静、解痉、松弛骨骼肌的作用,也能降低颅内压。

(4)对心血管系统的作用:注射给药,过量镁离子可直接舒张周围血管平滑肌,引起交感神经节冲动传递障碍,从而使血管扩张,血压下降。

(5)消炎去肿:本品 50％溶液外用热敷患处,有消炎去肿的作用。

本品口服后约 20％被吸收,并随尿液排出。约 1 h 发挥作用,疗效维持 1～4 h。

3. 适用证

本品用于:

(1)导泻,肠内异常发酵,亦可与驱虫剂并用;与药用炭合用,可治疗食物或药物中毒。

(2)阻塞性黄疸及慢性胆囊炎。

(3)惊厥、子痫、尿毒症、破伤风、高血压脑病及急性肾性高血压危象等。

(4)发作频繁而其他治疗效果不佳的心绞痛患者,对伴有高血压的患者效果较好。

(5)外用热敷消炎去肿。

4. 用法和用量

(1)导泻:每次口服 5～20 g,清晨空腹服,同时饮 100～400 mL 水,也可用水溶解后服用。

(2)利胆:每次 2～5 g,一日 3 次,餐前或两餐间服。也可服用 33％溶液,每次 10 mL。

(3)抗惊厥、降血压等:肌内注射,一次 1 g,10％溶液,每次 10 mL;静脉滴注,一次 1～2.5 g,将 25％溶液 10 mL 用 5％葡萄糖注射液稀释成 1％浓度缓慢静脉滴注。

5. 禁忌证

(1)肠道出血患者、急腹症患者禁用本品导泻。

(2)妊娠期妇女、经期妇女禁用本品导泻。

6. 注意事项

(1)导泻时如服用大量浓度过高的溶液,可能自组织中吸取大量水分而导致脱水。

(2)因静脉注射较为危险,应由有经验医师掌握使用,注射须缓慢,并注意患者的呼吸与血压。如有中毒现象(如呼吸肌麻痹等),可用 10％葡萄糖酸钙注射液 10 mL 静脉注射,以行解救。静脉滴注过快可引起血压降低及呼吸暂停。

(3)中枢抑制药(如苯巴比妥)中毒患者不宜使用本品导泻排出毒物,以防加重中枢抑制。

7. 药物相互作用

与硫酸镁注射液配伍禁忌的药物有硫酸多黏菌素 B、硫酸链霉素、葡萄糖酸钙、盐酸多巴酚丁胺、盐酸普鲁卡因、四环素、青霉素和萘夫西林(乙氧萘青霉素)。

8. 制剂

注射液:每支 1 g(10 mL);2.5 g(10 mL)。

含有硫酸镁的复合制剂:

白色合剂(White Mixture):由硫酸镁 30 g、轻质碳酸镁 5 g、薄荷水适量,配成 100 mL,1 次服 15～30 mL。

123 灌肠剂:由 50％硫酸镁溶液 30 mL、甘油 60 mL、蒸馏水 90 mL 配成,常用于各种便秘的治疗。

(二)比沙可啶

比沙可啶又称便塞停。

1. 性状

本品为白色或类白色结晶性粉末;无臭,无味。在三氯甲烷中易溶,在丙酮中溶解,在乙醇或乙醚中微溶,在水中不溶。熔点 132～136 ℃。

2.药理学

本品为刺激性缓泻药,系通过与肠黏膜接触刺激其神经末梢,引起结肠反射性蠕动增强而导致排便。还可刺激局部轴突反射和节段反射,产生广泛的结肠蠕动;同时可抑制结肠内钠离子、氯离子和水分的吸收,增大肠内容积,引起反射性排便。

餐后给药约 10～12 h 内发挥疗效,直肠给药后约 15～60 min 可引起排便。治疗剂量下,本品只有约 5％被吸收,主要经粪便排出,少量以葡糖醛酸化合物的形式自尿排出。临床研究表明本品对急、慢性便秘均有效。

3.适应证

本品用于急、慢性便秘。也可用于腹部 X 线检查、内镜检查和术前肠道清洁。

4.用法和用量

整片吞服,每次 5～10 mg,每日 1 次。栓剂:成人,一次 1 粒,一日 1 次。

5.不良反应

少数患者服药后有腹痛感,排便后自行消失,未见其他不良反应。

6.禁忌证

急腹症、炎症性肠病及电解质紊乱患者禁用。

7.注意事项

服药时不得咀嚼或压碎,服药前后 2 h 不得服牛奶或抗酸剂。进餐 1 h 内不宜服用本品。

8.药物相互作用

(1)使用阿片类止痛剂的癌症患者,对本品耐受性差,可能会造成腹痛、腹泻和大便失禁,因此,不宜合用。

(2)本品不应与抗酸药同时服用。

9.制剂

片剂:每片 5 mg。栓剂:每粒 10 mg。

10.贮藏

遮光处密闭保存。

(三)酚酞

酚酞又称酚酞、非诺夫他林、果导。

1.性状

本品为白色至微带黄色的结晶或粉末;无臭,无味。在乙醇中溶解,在乙醚中略溶,在水中几乎不溶。熔点 260～263 ℃。

2.药理学

本品口服后在肠内遇胆汁及碱性液形成可溶性钠盐,刺激结肠黏膜,促进其蠕动,并阻止肠液被肠壁吸收而起缓泻作用。由于小量吸收后(约 15％)进行肝肠循环的结果,其作用可持续 3～4 d。

3.适应证

本品用于习惯性顽固性便秘。也可在各种肠道检查前用作肠道清洁剂。

4.用法和用量

睡前口服 0.05～0.2 g,约经 8～10 h 排便。

5.不良反应

连用偶能引起发疹,长期应用可使血糖升高、血钾降低;也可出现过敏反应、肠炎、皮炎及出血倾向等。过量或长期滥用可造成电解质紊乱、诱发心律失常,也可发生神志不清、肌痉挛及倦怠无力等症状。

6.禁忌证

(1)阑尾炎、肠梗阻、未明确诊断的肠道出血患者及充血性心力衰竭和高血压患者禁用。

(2)哺乳期妇女及婴儿禁用。

7.注意事项

(1)幼儿及妊娠期妇女慎用。

(2)本品可干扰酚磺酞排泄试验,使尿液变成品红或橘红色,同时酚磺酞排泄加快。

8.药物相互作用

本品如与碳酸氢钠及氧化镁等碱性药并用,能引起尿液及粪便变色。

9.制剂

片剂:每片 50 mg;100 mg。

(四)甘油

甘油又称丙三醇、Glycerin。

1.性状

本品为无色、澄明的糖浆状液体;味甜,随后有温热的感觉。有引湿性,水溶液(1→10)显中性反应。与水及乙醇均能任意混溶,在三氯甲烷或乙醚中不溶。

2.药理学

本品能润滑并刺激肠壁,软化大便,使易于排出,便秘时可用本品栓剂或 50% 溶液灌肠。又由于本品可提高血浆渗透压,可作为脱水剂,用于降低颅内压和眼压。外用有吸湿作用,并使局部组织软化,用于冬季皮肤干燥皲裂等。又用为溶媒,可溶解硼砂、硼酸、苯酚、鞣酸、水杨酸等,可使苯酚的腐蚀性降低,常与苯酚配成制剂。此外还用为栓剂的赋形剂(与明胶合用)。

本品口服吸收良好,并迅速代谢。口服用于降低颅内压与眼压时,约 10～30 min 起效,1 h 后降眼压作用达最大效应,作用持续约 5 h。静脉给药用于降低颅内压与眼压起效时间亦为 10～30 min。口服和静脉注射,降颅内压作用维持时间为 2～4 h。直肠给药用于软化大便,15～30 min 起效。80% 的甘油在肝脏代谢为葡萄糖和糖原,并氧化为水和二氧化碳。10%～20% 在肾脏代谢,可被肾小球滤过,在浓度达到 0.15 mg/mL 时,完全被肾小管重吸收。高浓度时,本品可在尿中出现并导致渗透性利尿。消除半衰期约为 30～45 min。

3.适应证

本品用于便秘、降眼压和颅内压。

4.用法和用量

(1)便秘:使用栓剂,每次 1 粒塞入肛门(成人用大号栓,小儿用小儿栓),对小儿及年老体弱者较为适宜。也可用本品 50% 溶液灌肠。

（2）降眼压和降颅内压：口服 50％甘油溶液（含 0.9％氯化钠），每次 200 mL，日服 1 次，必要时日服 2 次，但要间隔 6～8 h。

5.不良反应

（1）口服有轻微不良反应，如头痛，咽部不适、口渴、恶心、呕吐、腹泻及血压轻微下降等。空腹服用不良反应较明显。

（2）30％以上高浓度静脉滴注可能引起溶血和血红蛋白尿，不超过 10％的浓度则不会引起此种不良反应。

6.禁忌证

糖尿病、颅内活动性出血、完全无尿、严重脱水、严重心力衰竭、急性肺水肿及有头痛、恶心、呕吐的患者禁用。

7.制剂

栓剂：由硬脂酸钠（肥皂）为硬化剂，吸收甘油而制成（肥皂的刺激性对泻下也有一定作用）。含甘油约 90％，大号每个约重 3 g，小号每个约重 1.5 g。

甘油溶液：包括 10％甘油生理盐水溶液、10％甘油葡萄糖溶液、10％甘油甘露醇溶液和 50％甘油盐水溶液。

（五）聚乙二醇

聚乙二醇又称聚氧乙烯二醇、聚乙烯二醇、Macrogol、PEG。

1.性状

本品为白色蜡状固体，无刺激性，无异臭，可溶于水。

2.药理学

本品为高分子聚合物，分子量在 200～700 Da 者为液体，1 000 Da 以上者为固体。高分子量长链聚乙二醇不易吸收，由于其高渗透性，可在粪便中保持大量水分而产生容积性和润湿性导泻作用。临床常用的聚乙二醇分子量为 3 350 Da 或 4 000 Da。本品作用机制基本是物理性质的，可通过增加局部渗透压，使水分保留在结肠腔内，增加肠道内液体保有量，软化大便。大便软化和含水量增加可促进其在肠道内的推动和排泄。量效关系研究证实，10～20 g 聚乙二醇即可在结肠发挥生理效应，产生正常的大便，并确保持续发挥疗效。高分子量的聚乙二醇不被肠道吸收代谢，同乳果糖类缓泻剂不同，本品也不在肠道被细菌降解，所以不产生有机酸和气体，不改变粪便的酸碱性，对肠道的 pH 没有影响。

3.适应证

本品用于成人便秘的对症治疗和肠道手术前及肠镜、钡灌肠和其他检查前的肠道清洁准备。

4.用法和用量

每日 1～2 袋，将药物溶解在一杯水中服用。

5.不良反应

在消化道内不被吸收或极少吸收，故其毒性和不良反应甚少。但过量服用可能导致腹泻，停药后 24～48 h 可恢复正常。如仍需使用，再次服用小剂量即可。

6.禁忌证

炎症性肠病、肠梗阻及未明确诊断的腹痛患者禁用。

7.药物相互作用

服用本品前 1 h 口服的其他药物可能会从消化道冲走,从而影响人体对该药物的吸收。

8.制剂

聚乙二醇 4 000 粉剂:每袋 10 g。

聚乙二醇电解质散:每盒 137.15 g,由 A、B、C 各 1 包组成,A 包含氯化钠和无水硫酸钠混合物共 14.3 g;B 包含氯化钾和碳酸氢钠混合物共 4.85 g;C 包含 1189 聚乙二醇 4000。

复方聚乙二醇电解质散:每盒 69.56 g,由 A、C 各 1 包组成,A 包含 0.74 g 氯化钾和 1.68 g 碳酸氢钠;B 包含 1.46 g 氯化钠和 5.68 g 硫酸钠;C 包含 60 g 聚乙二醇 4000。

9.贮藏

密闭,贮于干燥处。

(六)开塞露

本品为治疗便秘的直肠用溶液剂。每支 20 mL,系将含山梨醇、硫酸镁或甘油的溶液装入特制塑料容器内制得。用时将容器顶端刺破,外面涂油脂少许,缓慢插入肛门,然后将药液挤入直肠内,引起排便。

开塞露(含山梨醇、硫酸镁):本品含山梨醇 45%～50%(g/g)、硫酸镁 10%(g/mL)、尼泊金乙酯 0.05%、苯甲酸钠 0.1%。成人用量每次 20 mL(1 支)。

开塞露(含甘油):本品含甘油 55%(mL/mL)。用量同上。

(七)硫酸钠

本品为容积性泻药,易溶于水但不被肠壁吸收。在肠内形成高渗盐吸收大量水分扩张肠道容积刺激肠壁而引起排便。散剂:一次 5～20 g,溶于 250 mL 水,清晨空腹服用;肠溶胶囊:一次 5 g,一日 1～3 次。排便后即可停药,如 12 h 后未排便可追加服药 1～2 次。水肿患者、妊娠期妇女和肠道器质性病变者禁用;老人、经期妇女,以及严重心、脑、肺、肾疾病和重度衰竭患者慎用。散剂:每袋 500 g。肠溶胶囊:每粒 1 g。

(八)液状石蜡

液状石蜡又称石蜡油。

本品服后不被吸收,能使粪便稀释变软,同时润滑肠壁,使粪便易于排出。每次 15～30 mL,睡前服。长期服可干扰脂溶性维生素的吸收。

(九)多库酯钠

多库酯钠又称辛丁酯磺酸钠、Dioctyl Sodium Sulfosuceinate。

本品为表面活性剂,口服后在肠内可使水和脂肪类物质浸入粪便,促其软化,适用于排便无力如肛门、直肠病患者或术后患者。口服:每日 50～240 mg。禁与矿物油合用,因能促其吸收而产生不良反应。片剂:每片 50 mg。胶囊剂:每粒 240 mg。口服液:每支 20 mg(5 mL)。

(十)蓖麻油

蓖麻油又称 Oleum Rinii。

本品为刺激性泻药。口服后在十二指肠分解成蓖麻油酸,刺激小肠,增加蠕动,促进排泄。服后 2～8 h 产生泻下。口服,一次 10～20 mL。禁与脂溶性驱肠虫药同用。妊娠期妇女禁用。常见不良反应为恶心、呕吐等。

(十一)乳果糖

乳果糖又称杜密克、利动。

1.性状

乳果糖水溶液,乳果糖浓度不低于 62.0%(g/mL)。它还含有少量的其他糖类,包括乳糖、表乳糖、半乳糖、塔格糖及果糖等。澄明,无色或淡褐黄色的黏稠液体。易与水混溶。过饱和溶液或含有结晶,加热后可消失。

2.药理学

乳果糖是一种合成的双糖,作为渗透性泻药用于治疗便秘及肝性脑病。在结肠中被消化道菌丛转化成低分子量有机酸,导致肠道内 pH 下降,并通过保留水分,增加粪便体积。上述作用刺激结肠蠕动,保持大便通畅,缓解便秘,同时恢复结肠的生理节律。口服后 48 h 内起效。

在肝性脑病(PSE)、肝昏迷和昏迷前期,上述作用促进肠道嗜酸菌(如乳酸杆菌)的生长,抑制蛋白分解菌,使氨转变为离子状态;通过降低接触 pH,发挥渗透效应,并改善细菌氨代谢,从而发挥导泻作用。

乳果糖口服后几乎不被吸收,以原形到达结肠,继而被肠道菌群分解代谢。在 25~50 g(40~75 mL)剂量下,可完全代谢;超过该剂量时,则部分以原形排出。

3.用法和用量

每日剂量可根据个人需要进行调节,下述剂量供参考。

(1)便秘或临床需要保持软便的情况见表10-1。

表 10-1　便秘或临床需要保持软便的情况

年龄	起始剂量/mL	维持剂量/mL
成人	每日 30	每日 10~25
7~14 岁儿童	每日 15	每日 10~15
1~6 岁儿童	每日 5~10	每日 5~10
婴儿	每日 5	每日 5

治疗几日后,可根据患者情况酌情减剂量。本品宜在早餐时一次服用。根据乳果糖的作用机制,1~2 d 可取得临床效果。如 2 d 后仍未有明显效果,可考虑加量。

(2)肝昏迷及昏迷前期:起始剂量,30~50 mL,一日 3 次;维持剂量,应调至每日最多 2~3 次软便,大便 pH 5.0~5.5。

4.不良反应

乳果糖可能引起胃胀气或绞痛等腹部不适的症状。高剂量使用后偶见恶心和呕吐。如患者认为其口味不佳,加入水、果汁或牛奶稀释,或者与食物混服可减少不适口感。如果长期大剂量服用(通常仅见于 PSE 的治疗),患者可能会因腹泻出现电解质紊乱。无力性肠梗阻患者应用乳果糖治疗肝性脑病时,可出现严重乳酸酸中毒。

5.药物相互作用

本品可导致结肠 pH 下降,故可能引致结肠 pH 依赖性药物的失活(如 5-ASA)。

6.禁忌证

半乳糖血症或肠梗阻患者禁用。低半乳糖饮食患者也禁用。

7.注意事项

乳果糖不耐受者或糖尿病患者慎用,因糖尿病患者体内存在部分游离半乳糖和乳果糖。

8.制剂

口服溶液:含乳果糖 667 mg/mL。

9.贮藏

避光,10～25 ℃保存。

(十二)聚卡波菲钙

1.性状

本品是聚丙烯酸和二乙烯乙二醇交联而成,白色至乳白色粉末。不溶于水、普通有机溶剂、稀酸和碱。干燥失重不超过 10%,干燥后计算含钙量为 18%～22%。

2.药理学

聚卡波菲钙和卵叶车前子有相同的特性,用作溶剂性缓泻药,调整粪便的硬度。服用后钙离子被胃酸中的氢离子代替,形成聚卡波菲,可在肠道中产生吸水作用。

3.适应证

本品用于便秘,如慢性便秘、肠易激综合征、肠憩室疾病及妊娠期妇女、老人、康复期患者的便秘,也能用于水性腹泻。

4.用法和用量

口服给药。成人常用量为一次 2 片(1.0 g),一日 3 次。每日最多 4 次,饭后用至少 250 mL 水送服。一般疗程不超过 2 周。

5.禁忌证

本品禁用于下列患者:①急性腹部疾病(阑尾炎,肠出血,溃疡性结肠炎)的患者。②手术后有可能发生肠梗阻的患者。③高钙血症患者。④肾结石患者。⑤肾功能不全(轻度肾功能不全和透析中的患者除外)的患者。⑥对本药的有效成分有既往过敏史的患者。

6.注意事项

(1)使用本品仅是对症疗法。本品长期用药的安全性和疗效尚未得到确认。使用本品如症状没有改善需停止服用(通常以 2 周的时间为限)。

(2)下列患者应该慎重使用本品:①服用活性维生素 D 的患者,容易患高钙血症;②应用强心苷的患者,有可能增加强心苷作用;③容易患高钙血症的患者,有可能发生高钙血症;④被诊断胃酸缺乏和有胃部切除既往史的患者,有可能难以充分发挥药效;⑤透析中和轻度肾功能不全的患者,有可能加重肾脏组织钙化。

7.药物相互作用

(1)活性维生素 D 制剂(如阿尔法骨化醇、骨化醇)会促进肠道钙吸收,与本品合用易发生高钙血症。

(2)钙制剂(如 L-天冬氨酸钙、乳酸钙等)与本品合用会导致钙摄取过量,并导致本品脱钙状态下与钙离子发生再结合,减弱本品的药效。

(3)本品可增强地高辛等强心苷的作用,导致心律不齐。

(4)本品可与四环素类抗生素(四环素、米诺环素等)、喹诺酮类抗生素(诺氟沙星、盐酸培氟沙星、甲苯磺酸妥舒沙星等)形成螯合物,影响抗生素的吸收,降低疗效。

(5)质子泵阻断剂(奥美拉唑、兰索拉唑等)、H_2 受体拮抗剂(法莫替丁、雷尼替丁等)、制酸剂(氢氧化铝、氢氧化镁等)可导致胃内 pH 上升,抑制本品脱钙从而降低药效。

8.制剂

片剂:每片 0.5 g。

9.贮藏

密封保存。

二、止泻药

止泻药可通过减少肠道蠕动或保护肠道免受刺激而达到止泻的作用。属于本类的药物包括阿片制剂复方樟脑酊,收敛保护药鞣酸蛋白、碱式碳酸铋,吸附药药用炭,具有收敛及减少肠道蠕动作用的地芬诺酯、洛哌丁胺,促菌生等。止泻药适用于剧烈腹泻或长期慢性腹泻,以防止机体过度脱水、水盐代谢失调、消化及营养障碍。应用止泻药治疗腹泻的同时,也应针对病因进行治疗,以免贻误病情。

(一)地芬诺酯

地芬诺酯又称盐酸地芬诺酯、苯乙哌啶、氰苯哌酯、止泻宁。

1.性状

常用其盐酸盐,为白色或几乎白色的粉末或结晶性粉末;无臭。在三氯甲烷中易溶,在甲醇中溶解,在乙醇或丙酮中略溶,在水或乙醚中几乎不溶。熔点 221~226 ℃。

2.药理学

本品为合成的具有止泻作用的吗啡类似物,具较弱的阿片样作用,但无镇痛作用,现已替代阿片制剂成为有效的非特异性止泻药。临床应用的是本品和阿托品的复方制剂。本品对肠道作用类似吗啡,可直接作用于肠平滑肌,通过抑制肠黏膜感受器,降低局部黏膜的蠕动反射而减弱肠蠕动,使肠内容物通过延迟,有利于肠内水分的吸收。

本品口服后 45~60 min 起效,t_{max} 为 2 h,作用持续时间 3~4 h,V_d 为 324.2 L,生物利用度为 90%。大部分在肝脏代谢,代谢产物地芬诺酯酸有生理活性,而羟基地芬诺酯酸无活性。$t_{1/2}$ 为 2.5 h。

3.适应证

本品用于急、慢性功能性腹泻及慢性肠炎。

4.用法和用量

口服,一次 2.5~5 mg,一日 2~4 次。腹泻被控制时,即应减少剂量。

5.不良反应

服药后偶见口干、腹部不适、恶心、呕吐、嗜睡、烦躁、失眠等,减量或停药后即消失。

6.注意事项

(1)肝功能不全患者及正在服用成瘾性药物的患者宜慎用。

(2)儿童因易产生迟发性地芬诺酯中毒及存在较大变异性,故使用本品须慎重。

(3)妊娠期妇女长期服用本品可引起新生儿的戒断及呼吸抑制症状。哺乳期妇女慎用。

(4)大剂量(1次 40～60 mg)可产生欣快感,长期服用可致依赖性(但用常量与阿托品合用进行短期治疗,则产生依赖性的可能性很小)。

(5)虽然本品与阿托品组成复方制剂可减少依赖性倾向,但成瘾的可能性依然存在,故本品不可长期大剂量使用。

7.药物相互作用

(1)地芬诺酯本身具有中枢神经系统抑制作用,因其可加强中枢抑制药的作用,故不宜与巴比妥类、阿片类、水合氯醛、乙醇、格鲁米特或其他中枢抑制药合用。

(2)与单胺氧化酶抑制剂合用可能有发生高血压危象的潜在危险。

(3)与呋喃妥因合用,可使后者的吸收加倍。

8.制剂

复方地芬诺酯片(Lomotil):每片含盐酸地芬诺酯 2.5 mg,硫酸阿托品 0.025 mg。每次服 1～2 片,每日 2～4 次。

(二)洛哌丁胺

洛哌丁胺又称盐酸洛哌丁胺、氯苯哌酰胺、苯丁哌胺、易蒙停、腹泻啶、Imodium、Blox、Lopemid、Elcoman。

1.性状

常用其盐酸盐,为白色或类白色无定形或微晶形粉末。无臭,易溶于甲醇、三氯甲烷、冰醋酸,略溶于水、丙酮。熔点约 225 ℃(分解)。

2.药理学

本品化学结构类似氟哌啶醇和哌替啶,但治疗量对中枢神经系统无任何作用。对肠道平滑肌的作用与阿片类及地芬诺酯相似。可抑制肠道平滑肌的收缩,减少肠蠕动。还可减少肠壁神经末梢释放乙酰胆碱,通过胆碱能和非胆碱能神经元局部的相互作用直接抑制蠕动反射。本品可延长食物在小肠的停留时间,促进水、电解质及葡萄糖的吸收,对前列腺素、霍乱毒素和其他肠毒素引起的肠过度分泌有显著抑制作用,但治疗剂量时不影响胃酸的分泌。本品与肠壁的高亲和力和明显的首关效应,使其几乎不进入全身血液循环。本品口服吸收约 40%,几乎全部进入肝脏代谢。t_{max} 为 4～6 h;$t_{1/2}$ 约为 7～15 h。大部自肠道排泄,尿中排泄约占 5%～10%。

3.适应证

本品用于急性腹泻以及各种病因引起的慢性腹泻。对胃、肠部分切除术后和甲亢引起的腹泻也有效。尤其适用于临床上应用其他止泻药效果不显著的慢性功能性腹泻。

4.用法和用量

成人首次口服 4 mg,以后每腹泻一次再服 2 mg,直至腹泻停止或用量达每日 16～20 mg,连续 5 d,若无效则停服。儿童首次服 2 mg,以后每腹泻一次服 2 mg,至腹泻停止,最大用量为每日 8～12 mg。空腹或餐前半小时服药可提高疗效。慢性腹泻待显效后每日给予 4～8 mg(成人),长期维持。

5.不良反应

不良反应轻微,主要有皮疹、瘙痒、口干及腹胀、恶心、食欲缺乏,偶见呕吐,也可有头晕、头痛、乏力。

6.禁忌证

禁用于 2 岁以下小儿。

7.注意事项

(1)发生胃肠胀气或严重脱水的小儿不宜使用。

(2)因用抗生素而导致假膜性大肠炎患者不宜用。

(3)妊娠期妇女和哺乳期妇女慎用。

(4)严重中毒性或感染性腹泻慎用,以免止泻后加重中毒症状。重症肝损害者慎用。

(5)本品不能单独用于伴有发热和便血的细菌性痢疾患者。

(6)泻患者常发生水和电解质紊乱,应适当补充水和电解质。

8.制剂

胶囊剂:每粒 2 mg。

(三)双八面体蒙脱石

双八面体蒙脱石又称思密达、Smecta。

1.药理学

主要成分为双八面体蒙脱石$[Si_8Al_4O_{20}(OH)_4]$,系由双四面体氧化硅单八面体氧化铝组成的多层结构,其粉末粒度达 $1\sim3~\mu m$。该物质具有极高的定位能力。口服本品后,药物可均匀地覆盖在整个肠腔表面,并维持 6 h 之久。可吸附多种病原体,将其固定在肠腔表面,而后随肠蠕动排出体外,从而避免肠细胞被病原体损伤。对大肠埃希菌、金黄色葡萄球菌和霍乱毒素也有固定作用,同时减少肠细胞的运动失调,恢复肠蠕动的正常节律,维护肠道的输送和吸收功能。此外,还能减轻空肠弯曲菌所致的黏膜组织病变,修复损坏的细胞间桥,使细胞紧密连接,防止病原菌进入血液循环,并抑制其繁殖。另一方面,本品可减慢肠细胞转变速度,促进肠细胞的吸收功能,减少其分泌,缓解幼儿由于双糖酶降低或缺乏造成糖脂消化不良而导致的渗透性腹泻。可通过和肠黏液分子间的相互作用,增加黏液凝胶的内聚力、黏弹性和存在时间,从而增强黏液屏障,保护肠细胞顶端和细胞间桥免受损坏。

2.适应证

本品用于急、慢性腹泻,尤以对儿童急性腹泻疗效为佳,但在必要时应同时治疗脱水。也用于食管炎及与胃、十二指肠、结肠疾病有关的疼痛的对症治疗。

3.用法和用量

成人每次 1 袋,每日 3 次。治疗急性腹泻首剂量应加倍。食管炎患者宜于餐后服用,其他患者于餐前服用。将本品溶于半杯温水中送服。

4.不良反应

少数患者如出现轻微便秘,可减少剂量继续服用。

5.注意事项

本品可能影响其他药物的吸收,必须合用时应在服用本品之前 1 h 服用其他药物。

6.制剂

散剂:每小袋内含双八面体蒙脱石 3 g、葡萄糖 0.749 g、糖精钠 0.007 g、香兰素 0.004 g。

（四）药用炭

本品服后可减轻肠内容物对肠壁的刺激，使蠕动减少，从而引起止泻。此外尚有吸附胃肠内有害物质的作用。用于腹泻、胃肠胀气、食物中毒等。一日 2～3 次，每次 1.5～4 g，餐前服。亦可于服本品后服硫酸镁以排出有毒物质，宜贮于干燥处。能吸附维生素、抗生素、磺胺类、生物碱、乳酶生、激素等，对蛋白酶、胰酶的活性亦有影响，均不宜合用。片剂：每片 0.2 g；0.3 g。胶囊剂：每粒 0.3 g。

（五）鞣酸蛋白

本品服后在胃内不分解，至小肠分解出鞣酸，使蛋白凝固，有收敛止泻作用，用于急性胃肠炎、非细菌性腹泻。一日 3 次，每次 1～2 g，空腹服。能影响胰酶、胃蛋白酶、乳酶生等的药效，不宜同服。治疗细菌性痢疾时，应先控制感染。片剂：每片 0.25 g；0.5 g。

（六）碱式碳酸铋

碱式碳酸铋又称次碳酸铋。

本品有保护胃肠黏膜及收敛、止泻作用。用于腹泻、慢性胃肠炎、胃及十二指肠溃疡。一日 3 次，每次 0.3～0.9 g，餐前服。片剂：每片 0.3 g；0.5 g。

（七）消旋卡多曲

消旋卡多曲又称莫尼卡、乐度、杜拉宝、丰海停。

1.性状

本品为白色粉末和颗粒。

2.药理学

消旋卡多曲是脑啡肽酶抑制剂，脑啡肽酶可降解脑啡肽。本品可选择性地抑制脑啡肽酶，从而保护内源性脑啡肽免受降解，延长消化道内源性脑啡肽的生理活性。是一种纯肠道抗分泌药。它可以减少霍乱素或炎症引起的肠道水和电解质的过度分泌，且对肠道基础分泌无任何影响。有快速抗腹泻的作用，且对肠道排空时间无任何影响。不会造成继发便秘和腹胀。口服仅作用于外周脑啡肽酶，对中枢神经系统无影响。

3.适应证

本品用于成人和儿童急性腹泻的对症治疗。

4.用法和用量

口服给药。连续服用不得超过 7 d。

成人：治疗急性腹泻，首次服药可在任何时间开始服用一粒胶囊（100 mg），之后每次在 3 次主餐前服用一粒。服用消旋卡多曲不排除在必要的情况下进行补水。

儿童：口服，每日 3 次，每次按每千克体重服用 1.5 mg；单日总剂量应不超过每千克体重 6 mg。必要时给予口服补液或静脉补液。

推荐剂量：30 月龄～9 岁（13～27 kg），每次 30 mg（1 片），每日 3 次；9 岁以上（体重＞27 kg），每次 60 mg（2 片），每日 3 次。

5.不良反应

偶尔嗜睡，皮疹和便秘等。不通过血脑屏障，因此对中枢神经系统没有作用。

6. 禁忌证

本品禁用于：肝肾功能不全者；不能摄入果糖，对葡萄糖或半乳糖吸收不良，缺少蔗糖酶、麦芽糖酶的患者；对消旋卡多曲过敏性患者。

7. 注意事项

（1）连续服用本品 5 d 后，腹泻症状仍持续者应进一步就诊或采用其他药物治疗方案。

（2）本品可以和代谢物、水或母乳一起服用，请注意溶解混合均匀。

（3）本品请勿一次服用双倍剂量。

（4）胞色素酶 CYP3A4 抑制剂如红霉素、酮康唑，可能减少消旋卡多曲的代谢，同时治疗时慎用。

（5）细胞色素酶 CYP3A4 诱导剂如利福平可能降低消旋卡多曲的止泻作用，同时治疗时慎用。

8. 制剂

片剂：每片 10 mg；30 mg。颗粒剂：每粒 100 mg（成人）；30 mg（儿童）。

9. 贮藏

密封，在干燥处保存。

（余　兰）

第四节　抗消化性溃疡药

一、抗酸药

抗酸药又称胃酸中和药，多为弱碱性物质，口服后在胃内直接中和胃酸、升高胃内容物 pH 值，降低胃蛋白酶活性，起到保护溃疡面和胃黏膜以及缓解溃疡病疼痛等作用。常用的抗酸药及其作用特点如下。

（一）氢氧化镁

抗酸作用较强且快，Mg^{2+} 有导泻作用。少量吸收后可经肾排出，故肾功能不良者可出现血镁过高。

（二）氧化镁

中和胃酸作用强，肠道难吸收，可引起腹泻。

（三）三硅酸镁

抗酸作用较弱，在胃内生成胶状二氧化硅，对溃疡面有保护作用。

（四）氢氧化铝

抗酸作用较强、起效缓慢。作用后产生的氧化铝有收敛和止血的作用，也可引起便秘。长期服用，可影响肠道对磷酸盐的吸收。

（五）碳酸钙

抗酸作用较强、作用迅速而持久，可产生 CO_2 气体。进入小肠的 Ca^{2+} 可促进促胃液素的分泌，引起反跳性胃酸分泌增加。不良反应主要是嗳气和便秘，故本品不宜长期应用。

(六)碳酸氢钠

碳酸氢钠俗称小苏打,作用强,起效快而维持时间短暂。口服后可被肠道吸收,可能引起碱血症。中和胃酸产生的 CO_2 可引起嗳气、腹胀。

目前,抗酸药物在临床上较少单药应用,常使用复方制剂,既可增强抗酸药的作用,又可减少不良反应,如:胃舒平等。因为该类药需在胃内容物几近排空或完全排空后才能充分发挥抗酸作用,合理用药应在每次餐后 1 h 和 3 h 及晚上临睡前各服用 1 次,即 1 日 7 次。

由于抗酸药物仅仅是直接中和已经分泌的胃酸,而不能调节胃酸的分泌,有些甚至可能造成反跳性的胃酸分泌增加,并且具有产气、腹泻或便秘等不良反应。因此抗酸药物并不是治疗消化性溃疡的首选药物,通常仅用于对症治疗,如反酸、缓解疼痛等不适症状。

二、抑制胃酸分泌药

胃酸的分泌受外周的诸多因子(内分泌性和旁分泌性)和中枢(神经性)的复杂调控。

在负责分泌胃酸的胃壁细胞的基底膜上存在着不同的受体,包括乙酰胆碱(ACh)-M-受体、组胺-H_2受体和促胃液素-促胃液素受体。这些受体被激活后,通过升高胃壁细胞内的游离钙离子或环腺苷酸(cAMP)浓度,经历一系列生化过程,最终引起质子泵 H^+-K^+-ATP 酶(面向胃黏膜腔)的激活,向胃黏膜腔排出 H^+,引起胃酸分泌增加。

中枢神经系统受到与食物相关的刺激后,通过迷走神经直接释放 ACh,激活 M 受体,也能增加胃酸分泌。同时,ACh 还能激活旁分泌细胞膜上的 M 受体,促使细胞释放组胺,激活胃壁细胞上的 H_2 受体(通常胃壁细胞与旁分泌细胞紧密相邻),也可增加胃酸的分泌。胃窦部的 G 细胞可分泌受多种因子调控的多肽激素促胃液素,作用于旁分泌细胞膜上的 CCK2 受体,经过一系列生化过程,同样可促进胃酸分泌。

因此,相关受体阻断药及质子泵抑制药均可抑制胃酸分泌,应用于各种消化性溃疡,有利于促进溃疡的愈合。

(一)H_2 受体阻断药

1.体内过程

口服后吸收迅速,一般在 1~3 h 后达到血浆峰值,与血浆蛋白结合率偏低。被肝脏代谢的药物仅为小部分(10%~35%),药物以代谢物形式或原形经肾脏排出。血液透析只能排出少量药物,故肌酐清除率降低的患者应减少药量,晚期肝病合并肾脏功能不良的患者必须减量。

2.药理作用及作用机制

H_2 受体阻断药竞争性地阻断胃壁细胞基底膜的 H_2 受体。此类药物相对于其他抑制胃酸分泌类药物而言,对基础胃酸分泌的抑制作用最强,因此对以基础胃酸分泌为主的夜间胃酸分泌有良好的抑制作用。夜间胃酸分泌减少对十二指肠溃疡的愈合十分重要,因此该类药物一般在晚餐后、入睡前服用,为治疗十二指肠溃疡的首选。而对促胃液素、进食、迷走神经兴奋及低血糖等诱导的胃酸分泌抑制作用较弱。

3.临床应用

H_2 受体阻断药主要用于治疗消化性溃疡,促进胃和十二指肠溃疡的愈合。还可用于治疗无并发症的胃食管反流和预防应激性溃疡的发生。

4.不良反应及注意事项

发生率较低（<3％），主要表现为轻微的腹泻、眩晕、肌肉痛、乏力。在静脉注射后可能发生较少见的中枢神经系统反应（如头痛、幻觉、语速加快、意识混乱等），也有引起血细胞减少的报道。由于西咪替丁与雄性激素受体可以结合，从而拮抗雄激素的作用，因此长期大剂量使用西咪替丁后，男性患者可能偶见乳腺发育。西咪替丁可抑制CYP酶对雌性激素的代谢，可导致女性患者溢乳。

5.药物相互作用

西咪替丁具有CYP酶抑制作用，可抑制普萘洛尔、苯妥英钠、奎尼丁、华法林、茶碱等药物的代谢，使后者的血药浓度升高。

常用的药物主要有：①西咪替丁（甲氰咪胍）对十二指肠溃疡疗效好；②雷尼替丁抑制胃酸分泌作用比西咪替丁强5～8倍，具有速效、长效、安全性大的特点；③法莫替丁作用与西咪替丁类似，但抑制胃酸分泌作用约为西咪替丁的40倍。

（二）M胆碱受体阻断药

M胆碱受体阻断药可阻断胃壁细胞上的M受体，进而抑制胃酸分泌；也可阻断ACh对胃黏膜中的嗜铬细胞、抑制G细胞M受体的激动作用，使组胺和促胃液素等物质释放减少，间接抑制胃酸分泌。此外，此类药还有解痉作用。在未出现H_2受体阻断药和质子泵抑制药前，广泛用于消化性溃疡的治疗。但由于抑制胃酸分泌的作用较弱，与M受体阻断相关的不良反应也较多，目前已经较少用于溃疡的治疗。

（三）促胃液素受体阻断药

促胃液素受体阻断药丙谷胺与促胃液素竞争促胃液素受体，可抑制胃酸分泌；同时也可促进胃黏膜黏液合成，增强胃黏膜的黏液盐屏障，因而发挥抗溃疡病的作用。

（四）质子泵抑制药（H^+-K^+-ATP酶抑制药）

1.药理作用及作用机制

位于胃壁细胞的胃黏膜腔侧的胃H^+-K^+-ATP酶又被称为质子泵。其功能是泵出H^+（质子），使之进入胃黏膜腔，提高胃内的酸度，作为交换，将K^+泵入胃壁细胞内。胃壁细胞亦存在其他的离子转运系统，将K^+和Cl^-同时排入胃黏膜腔，总的结果是保持胃内的HCl水平。激活促胃液素受体、M受体、H_2受体都可激活H^+-K^+-ATP酶，增加胃酸分泌。因此，最直接和有效的抑酸手段为抑制质子泵H^+-K^+-ATP酶。

目前临床使用的质子泵抑制药有奥美拉唑，兰索拉唑，雷贝拉唑与泮托拉唑等，均为pKa约为4的苯并咪唑类化合物。在酸性的胃壁细胞分泌小管内可转化为次磺酸和亚磺酰胺，后者与H^+-K^+-ATP酶α亚单位的巯基共价结合后可使酶失活，使胃酸分泌减少。由于药物与酶为不可逆的结合，因此有强大且持久抑制胃酸分泌的作用，同时可减少胃蛋白酶的分泌。此外，体内外实验证明此类药物可抑制幽门螺杆菌的生长。由于其疗效显著，已成为目前世界上应用最广的抑制胃酸分泌的药物。

2.临床应用

质子泵抑制药可用于治疗反流性食管炎、消化性溃疡、上消化道出血、幽门螺杆菌感染。

3.奥美拉唑

奥美拉唑是第一代质子泵抑制药。

(1)体内过程:口服生物利用度为35％,重复用药的生物利用度可达60％。1～3 h可达血药峰浓度,血浆蛋白结合率为95％,80％代谢产物可由尿排出,其余则随粪便排出。

(2)药理作用及作用机制:本药为脂溶性质子泵抑制药,呈弱碱性。抑制胃酸分泌作用强大而持久。本药对组胺、五肽促胃液素等刺激引起的胃酸分泌有明显的抑制作用。实验证明奥美拉唑有抗幽门螺杆菌作用和对胃黏膜损伤有预防保护作用,有利于溃疡病的治疗。

(3)不良反应及注意事项:发生率较低(＜3％),在消化系统方面可见腹胀、口干、恶心、呕吐;神经系统症状有头痛、头晕、外周神经炎等;偶有男性乳腺发育、溶血性贫血、皮疹、白细胞减少等。

(4)药物相互作用:本药为CYP酶抑制药,与华法林、苯妥英钠、地西泮等药合用,会延长后者在体内的半衰期,使代谢减慢。

4.兰索拉唑

兰索拉唑是第二代质子泵抑制药。口服易吸收,但对胃酸不稳定,生物利用度约为85％。升高血促胃液素、抑制胃酸分泌、胃黏膜保护作用及抗幽门螺杆菌作用与奥美拉唑相似,但抑制胃酸分泌作用及抗幽门螺杆菌作用较奥美拉唑强,不良反应与奥美拉唑类似。

5.泮托拉唑(泮他拉唑,喷妥拉唑)

泮托拉唑是第三代质子泵抑制药。抗溃疡病作用与奥美拉唑相似,口服后吸收迅速,半衰期短,生物利用度高,约为70％,几乎不影响其他药物的代谢,不良反应较轻。

6.雷贝拉唑

第三代质子泵抑制药。抗胃酸分泌能力和治愈黏膜损害、缓解症状的作用强于其他抗酸药物,不良反应轻微,发生率约2.5％。

(高　玲)

第五节　抗心律失常药

在正常情况下,心脏的冲动来自窦房结,依次经心房、房室结、房室束及浦肯野纤维,最后传至心室肌,引起心脏节律性收缩。在病理状态或在药物的影响下,冲动形成失常,或传导发生障碍,或不应期异常,就产生心律失常,如室性或室上性心动过速期前收缩心房扑动、心房或心室颤动心动过缓和传导阻滞等。

抗心律失常药物众多,应用时需根据各药的作用特点及心律失常的原因选用相应的药物。

抗心律失常药物可分为两大类:治疗快速心律失常和缓慢心律失常的药物。前者又可分为下列四类:

Ⅰ类:钠通道阻滞药(膜稳定药)。能阻滞钠通道,抑制0相去极化速率,并延缓复极过程。本类又可根据其作用特点分为三类。①Ia类:对 0 相去极化与复极过程抑制作用均较强的药物。有奎尼丁、普鲁卡因胺、吡丙胺、安他唑啉等。②Ib类:对 0 相去极化及复极过程抑制作用均较弱的药物。有利多卡因、苯妥英钠、美西律、阿普林定、妥卡尼、莫雷西嗪等。③Ic类:明显抑制 0 相去极化,对复极过程抑制作用较弱的药物。有恩卡尼、氟卡尼、普罗帕酮等。

Ⅱ类:肾上腺素受体拮抗药。有普萘洛尔、阿替洛尔、美托洛尔等。

Ⅲ类:延长动作电位时程的药物。有胺碘酮、溴苄铵、索他洛尔等。

Ⅳ类:钙通道阻滞药。有维拉帕米、地尔硫䓬等。

一般情况下,在心动过速时需应用抑制心脏自律性的药物(如美托洛尔、索他洛尔、维拉帕米、普罗帕酮等);心房颤动时需应用抑制房室间传导的药物(如美托洛尔、维拉帕米、胺碘酮、普罗帕酮、奎尼丁等);房室传导阻滞时则需应用能改善传导的药物(如苯妥英钠、阿托品等);对于自律性过低所引起的心动过缓型心律失常,则应采用异丙肾上腺素或阿托品类药物。

一、奎尼丁

本品为金鸡纳树皮所含生物碱,是奎宁的异构体。

(一)性状

常用其硫酸盐,为白色细针状结晶;无臭;味极苦;遇光渐变色;水溶液显右旋性,并显中性或碱性反应。在沸水或乙醇中易溶,在三氯甲烷中溶解,在水中略溶,在乙醚中几乎不溶。

(二)药理学

本品属Ⅰa类抗心律失常药。可延长心肌的不应期,降低自律性、传导性和心肌收缩力,减少异位节律点冲动的形成。

(三)适应证

本品主要用于阵发性心动过速、心房颤动和期前收缩等。

(四)用法和用量

口服:第 1 日,每次 0.2 g,每 2 小时 1 次,连续 5 次;如无效而又无明显毒性反应,第 2 日增至每次 0.3 g,第 3 日每次 0.4 g,每 2 小时 1 次,连续 5 次。每日总量一般不宜超过 2 g。恢复正常心律后,改给维持量,每日 0.2～0.4 g。若连服 3～4 d 无效或有毒性反应者,应停药。

静脉注射:在十分必要时采用静脉注射,并须在心电图观察下进行。每次 0.25 g,以 5%葡萄糖液稀释至 50 mL 缓慢静脉注射。

(五)不良反应

服后有恶心、呕吐、腹泻、头痛、耳鸣、视觉障碍等,特异体质者服药后可有呼吸困难、发绀、心室颤动和心室停搏。

(六)禁忌证

严重心肌损害的患者和妊娠期妇女禁用。

(七)注意事项

(1)对于可能发生完全性房室传导阻滞(如地高辛中毒、Ⅱ度房室传导阻滞、严重室内传导障碍等)而无起搏器保护的患者,要慎用。

(2)每次给药前应仔细观察心率和血压改变,并避免夜间给药。在白天给药量较大时,夜间也应注意心率及血压。

（3）心房颤动的患者，用药过程中，当心律转至正常时，可能诱发心房内血栓脱落，产生栓塞性病变，如脑栓塞、肠系膜动脉栓塞等，应严密观察。

（4）对于有应用奎尼丁的指征，但血压偏低或处于休克状态的患者，应先提高血压、纠正休克，然后再用。如血压偏低是由于心动过速、心排血量小所造成，则应一面提高血压，一面使用奎尼丁。

（5）静脉注射常引起严重的低血压，有较大的危险性，须注意。

（八）药物相互作用

本品与地高辛联合应用时，应减少地高辛的用量（因本品减少地高辛排泄而增加地高辛的血浓度）。

（九）制剂

片剂：每片 0.2 g。葡萄糖酸奎尼丁注射液：每支 0.5 g（10 mL）。

二、普鲁卡因胺

普鲁卡因胺又称盐酸普鲁卡因胺、普鲁卡因酰胺。

（一）性状

常用其盐酸盐，为白色或淡黄色结晶性粉末；无臭；有引湿性。熔点 165～169 ℃，在水中易溶，在乙醇中溶解，在三氯甲烷中微溶，在乙醚中极微溶解。

（二）药理学

本品属Ⅰa类抗心律失常药。能延长心房的不应期，降低房室的传导性及心肌的自律性。但对心肌收缩力的抑制较奎尼丁弱。

（三）适应证

本品用于阵发性心动过速、频发期前收缩（对室性期前收缩疗效较好）、心房颤动和心房扑动，常与奎尼丁交替使用。

（四）用法和用量

（1）口服。成人常用量：治疗心律失常，一次 0.25～0.5 g，每 4 小时 1 次。治疗肌强直，一次 0.25 g，一日 2 次。

（2）静脉滴注：每次 0.5～1 g，溶于 5%～10%葡萄糖注射液 100 mL 内，开始 10～30 min 内静脉滴注速度可适当加快，于 1 h 内滴完。无效者，1 h 后再给 1 次，24 h 内总量不超过 2 g。静脉滴注仅限于病情紧急情况，如室性阵发性心动过速，尤其在并发有急性心肌梗死或其他严重心脏病者，应经常注意血压、心率改变，心律恢复后，即可停止静脉滴注。

（3）静脉注射：每次 0.1 g，静脉注射 5 min，必要时每隔 5～10 min 重复一次，总量不得超过 10～15 mg/kg。

（五）不良反应

有畏食、呕吐、恶心及腹泻等不良反应，特异体质患者可有发冷、发热、关节痛、肌痛、皮疹及粒细胞减少症等；偶有幻视、幻听、精神抑郁等症状出现。

（六）禁忌证

严重心力衰竭、完全性房室传导阻滞、束支传导阻滞或肝、肾功能严重损害者禁用。

（七）注意事项

（1）静脉滴注可使血压下降,发生虚脱,应严密观察血压、心率和心律变化。

（2）心房颤动及心房扑动的病例,如心室率较快,宜先用洋地黄类强心药,控制心室率在每分钟 70～80 次以后,再用本药或奎尼丁。

（3）用药 3 d 后,如仍未恢复窦性心律或心动过速不停止,则应考虑换药。

（4）有用普鲁卡因胺的指征但血压偏低者,可先用升压药(如间羟胺),提高血压后再用。

（八）药物相互作用

（1）与其他抗心律失常药合用时,效应相加。

（2）与降压药合用,尤其静脉注射本品时,降压作用可增强。

（3）与拟胆碱药合用时,本品可抑制这类药对横纹肌的效应。

（4）与神经-肌肉阻滞药(包括去极化型和非去极化型阻滞药)合用时,神经-肌肉接头的阻滞作用增强,时效延长。

（九）制剂

片剂:每片 0.25 g。注射液:每支 0.1 g(1mL);0.2 g(2 mL);0.5 g(5 mL);1 g(10 mL)。

三、丙吡胺

丙吡胺又称双异丙吡胺、吡二丙胺、异脉停、达舒平、诺佩斯、Norpace、Rythmodan。

（一）性状

常用其磷酸盐,为白色或类白色结晶性粉末;无臭;味苦。熔点 206～209 ℃。在水中易溶,在乙醇中微溶,在冰醋酸中溶解。

（二）药理学

属Ⅰa 类抗心律失常药。可延长不应期、抑制心脏兴奋的传导,作用比奎尼丁强。静脉注射后 5～10 min 见效,口服吸收较好,经 2 h 血药浓度达高峰。$t_{1/2}$ 为 6～7 h。

（三）适应证

本品用于房性期前收缩、阵发性房性心动过速、房颤、室性期前收缩等,对室上性心律失常的疗效较好。

（四）用法和用量

（1）口服,每次 100～150 mg,一日 400～800 mg。最大剂量不超过每日 800 mg。

（2）静脉注射,每次 1～2 mg/kg,最大剂量每次不超过 150 mg,用葡萄糖注射液 20 mL 稀释后在 5～10 min 内注射完。必要时,可在 20 min 后重复 1 次。

（3）静脉滴注,每次 100～200 mg,以 5% 葡萄糖注射液 500 mL 稀释,一般滴注量为每小时 20～30 mg。

儿童:《中国国家处方集·化学药品与生物制品卷·儿童版》推荐,口服;一日剂量为:＜1 岁,10～30 mg/kg;1～4 岁,10～20 mg/kg;4～12 岁,10～15 mg/kg;12～18 岁,6～15 mg/kg。用法为一日剂量分为 4 次,每 6 h 服一次。

（五）不良反应

可有口干、恶心、胃部不适等,偶见轻度房室传导阻滞。

（六）禁忌证

病态窦房结综合征、重度房室传导阻滞及青光眼患者禁用。

（七）注意事项

前列腺肥大和轻度心力衰竭患者慎用。

（八）药物相互作用

（1）与其他抗心律失常药合用时，可进一步延长传导时间，抑制心功能。

（2）中至大量乙醇与之合用，由于协同作用，低血糖及低血压发生机会增多。

（3）与华法林合用时，抗凝作用可更明显。

（4）与药酶诱导剂如苯巴比妥、苯妥英钠及利福平同用，可诱导本品的代谢，在某些患者中本品可诱导自身的代谢。

（九）制剂

片剂：每片 100 mg。注射液：每支 50 mg(2 mL)；100 mg(2 mL)。

四、安他唑啉

安他唑啉又称盐酸安他唑啉、安他心、盐酸安太林。

（一）药理学

本品具有抗心律失常作用，其作用机制是干扰心肌细胞膜对钠、钾离子的渗透，减慢心肌的传导；同时有轻度的交感神经阻滞作用，从而增加周围血管的阻力及降低心排血量，对血压和心率无影响，作用时间可维持 4～6 h。

（二）适应证

本品主要用于房性、室性期前收缩，室性心动过速，房颤等心律失常及过敏性疾病。

（三）用法和用量

口服。一次 0.1～0.2 g，一日 3～4 次，饭后服用。

（四）注意事项

心力衰竭患者慎用，妊娠期妇女及哺乳期妇女用药尚不明确。

（五）制剂

片剂：每片 0.1 g。

五、利多卡因

（一）药理学

本品属Ⅰb类抗心律失常药。主要作用于浦肯野纤维和心室肌，抑制 Na^+ 内流，促进 K^+ 外流；降低 4 相除极斜率，从而降低自律性；明显缩短动作电位时程，相对延长有效不应期及相对不应期；降低心肌兴奋性；减慢传导速度；提高室颤阈。

静脉注射后 15 min 左右生效，2 h 达峰效应。与血浆蛋白结合率 50%～80%。$t_{1/2}$ 为 1～2 h。在肝内被代谢，代谢物仍具药理活性。约 10% 原形药由肾排泄。

（二）适应证

本品适用于心肌梗死、洋地黄中毒、锑剂中毒、外科手术等所致的室性期前收缩、室性心动过速和心室颤动。

（三）用法和用量

静脉注射，1～2 mg/kg，继以 0.1％溶液静脉滴注，每小时不超过 100 mg。也可肌内注射，4～5 mg/kg，60～90 min 重复 1 次。

（四）不良反应

常见的不良反应有头晕、嗜睡、欣快、恶心、呕吐、吞咽困难、烦躁不安等。剂量过大时可引起惊厥及心搏骤停。

（五）禁忌证

严重心脏传导阻滞（包括Ⅱ或Ⅲ度房室传导阻滞，双束室阻滞）及严重窦房结功能障碍者禁用。

（六）药物相互作用

本品与奎尼丁、普鲁卡因胺、普萘洛尔、美西律或妥卡尼合用时，本品的毒性增加，甚至引起窦性停搏。

（七）制剂

注射液：每支 0.1 g(5 mL)；0.4 g(20 mL)。

六、苯妥英钠

（一）药理学

本品属Ⅰb类抗心律失常药。作用与利多卡因相似，但膜效应与细胞外 K^+ 浓度心肌状态及血药浓度有关：当细胞外 K^+ 浓度低时，低浓度的药物可增加 0 相除极速率，加快房室传导和心室内传导；当细胞外 K^+ 浓度正常或升高时，高浓度的药物则起抑制作用（但明显弱于其他抗心律失常药），能降低心肌自律性，缩短动作电位时程，相对延长有效不应期。此外，尚有抑制 Ca^{2+} 内流的作用。

（二）适应证

本品用于洋地黄中毒所引起的室上性和室性心律失常及对利多卡因无效的心律失常。

（三）用法和用量

(1)口服：每次 0.1～0.2 g，一日 2～3 次；极量：每次 0.3 g，一日 0.5 g。

(2)静脉注射：每次 0.125～0.25 g，缓慢注入，一日总量不超过 0.5 g。

（四）不良反应

口服时可有恶心、呕吐、嗜睡等不良反应。

（五）禁忌证

严重心衰、心动过缓、低血压、严重房室传导阻滞者禁用。

（六）注意事项

静脉注射过快可出现低血压、心动过缓、房室传导阻滞，甚至心搏骤停、呼吸抑制。

（七）制剂

片剂：每片 0.05 g；0.1 g。注射剂：每支 0.125 g；0.25 g。

七、美西律

美西律又称盐酸美西律、慢心律、脉律定、脉舒律、Mexitil、K-1173。

（一）性状

常用其盐酸盐,系白色或类白色结晶性粉末;几乎无臭,味苦。熔点 200～204 ℃。在水或乙醇中易溶,在乙醚中几乎不溶。

（二）药理学

本品属Ⅰb类抗心律失常药。具有抗心律失常、抗惊厥及局部麻醉作用。对心肌的抑制作用较小。

（三）适应证

本品用于急、慢性室性心律失常,如室性期前收缩、室性心动过速、心室颤动及洋地黄中毒引起的心律失常。

（四）用法和用量

(1)口服:每次 50～200 mg,一日 150～600 mg,或每 6～8 小时 1 次。以后可酌情减量维持。

(2)静脉注射、静脉滴注:开始量 100 mg,加入 5%葡萄糖注射液 20 mL 中,缓慢静脉注射(3～5 min)。如无效,可在 5～10 min 后再给 50～100 mg 一次。然后以 1.5～2 mg/min 的速度静脉滴注,3～4 h 后滴速减至 0.75～1 mg/min,并维持 24～48 h。

（五）不良反应

可有恶心、呕吐、嗜睡、心动过缓、低血压、震颤、头痛、眩晕等。大剂量可引起低血压、心动过缓、传导阻滞等。

（六）禁忌证

禁用于:①Ⅱ或Ⅲ度房室传导阻滞及双束支阻滞(除非已安装起搏器);②心源性休克。

（七）注意事项

(1)本品在危及生命的心律失常患者中有使心律失常恶化的可能。在程序刺激试验中,此种情况见于 10%的患者,但不比其他抗心律失常药高。

(2)本品可通过胎盘屏障,也可从乳汁分泌,妊娠期妇女及哺乳期妇女使用时应权衡利弊。

(3)对诊断的干扰:过量时心电图可产生 P-R 间期延长及 QRS 波增宽,门冬氨酸氨基转移酶增高,偶有抗核抗体假阳性。

(4)下列情况应慎用:室内传导阻滞、严重窦性心动过缓、严重心衰或低血压、严重肝或肾功能障碍、肝血流量减低、癫痫。

（八）药物相互作用

(1)与其他抗心律失常药可能有协同作用,可用于顽固心律失常,但不宜与Ⅰb类药合用。

(2)在急性心肌梗死早期,吗啡使本品吸收延迟并减少,可能与胃排空延迟有关。

(3)肝药酶诱导剂(如苯妥英钠、苯巴比妥、利福平)可加快本品代谢,降低血药浓度。

(4)西咪替丁可使本品血浓度发生变化,应进行血药浓度监测。

(5)阿托品可延迟本品的吸收,但不影响本品的吸收量,可能因胃排空迟缓所致。

(6)止吐药(如甲氧氯普胺)增加胃排空,可增加本品的吸收速度。

（九）制剂

片剂:每片 50 mg;100 mg;250 mg。胶囊剂:每粒 50 mg;100 mg;400 mg。注射剂:每支 100 mg(2 mL)。

八、莫雷西嗪

莫雷西嗪又称盐酸莫雷西嗪、吗拉西嗪、乙吗噻嗪、安脉静、Aetmozine、Ethmo-zine、Mori-cizine。

(一)性状

本品为白色或乳白色结晶性粉末,熔点 198 ℃(分解)。溶于水,难溶于乙醇。遇光变深色。

(二)药理学

本品属于Ⅰ类抗心律失常药。作用与奎尼丁相似,具有显著的抗心律失常作用。但其毒性小,不良反应轻微,耐受性好。治疗指数远比奎尼丁、普鲁卡因胺高,宜于长期使用。主要作用是加速复极的第 2、3 相,从而缩短动作电位时间和延长有效不应期。也有与剂量有关而减低 0 相最大去极速率的作用,大剂量可减慢传导速度。口服单剂 300 mg 时,一般经 40～115 min 生效,至少维持 3 h。可分布于组织,血中极少,心肌中浓度最高。

(三)适应证

本品用于治疗房性和室性期前收缩、阵发性心动过速、心房颤动或扑动。对冠心病、心绞痛、高血压等患者的心律失常疗效较好。

(四)用法和用量

口服:首次剂量 300 mg,维持量每日 600 mg,一般每次 150～300 mg,一日 3 次,极量为每日 900 mg。

(五)不良反应

个别有恶心、瘙痒、头晕、头痛等。肌内注射有局部疼痛;静脉注射有短暂眩晕和血压下降。

(六)禁忌证

禁用于:①Ⅱ或Ⅲ度房室传导阻滞及双束支传导阻滞且未安装起搏器者;②心源性休克。

(七)注意事项

Ⅰ度房室阻滞和室内阻滞、肝或肾功能不全、严重心力衰竭患者慎用。

(八)药物相互作用

(1)西咪替丁可使本品血药浓度增加 1.4 倍,同时应用时本品应减少剂量。

(2)本品可使茶碱类药物清除增加,半衰期缩短。

(3)与华法林共用时可改变后者对凝血酶原时间的作用,在华法林稳定抗凝的患者开始用本品或停用本品时应进行监测。

(九)制剂

片剂:每片 50 mg。

九、普罗帕酮

普罗帕酮又称盐酸普罗帕酮、丙胺苯丙酮、心律平、Fenopraine、Rytmonorm、Bax-arytmon。

(一)性状

常用其盐酸盐,为白色结晶性粉末;无臭,味苦。熔点 171～174 ℃。在乙醇、三氯甲烷或冰醋酸中微溶。在水中极微溶解。

（二）药理学

（1）对心血管系统的作用：本品是具有新型结构的Ⅰ类抗心律失常药。在离体动物心肌的实验结果显示，0.5～1 g/mL时可降低收缩期的去极化作用，因而延长传导，动作电位的持续时间及有效不应期也稍有延长，并可提高心肌细胞阈电位，明显减少心肌的自发兴奋性。本品既作用于心房、心室（主要影响浦肯野纤维，对心肌的影响较小），也作用于兴奋的形成及传导。临床资料表明，治疗剂量（口服300 mg及静脉注射30 mg）时可降低心肌的应激性，作用持久，P-R间期及QRS时间均增加，延长心房及房室结的有效不应期。对各种类型的实验性心律失常均有拮抗作用。抗心律失常作用与其膜稳定作用及竞争性受体拮抗作用有关。本品尚有微弱的钙拮抗作用（比维拉帕米弱100倍），并能干扰钠快通道。有轻度的抑制心肌作用，增加末期舒张压，减少搏出量，其作用均与用药的剂量成正比。还有轻度降压和减慢心率作用。

（2）离体实验表明本品能松弛冠状动脉及支气管平滑肌。

（3）具有与普鲁卡因相似的局部麻醉作用。

本品口服后自胃肠道吸收良好，服后2～3 h抗心律失常作用达峰效。作用可持续8 h以上，其$t_{1/2}$为3.5～4 h。

（三）适应证

本品用于预防或治疗室性或室上性异位搏动、室性或室上性心动过速、预激综合征、电转复律后室颤发作等。经临床试用，疗效确切，起效迅速，作用时间持久，对冠心病、高血压所引起的心律失常有较好的疗效。

（四）用法和用量

（1）口服：每次100～200 mg，一日3～4次。治疗量，一日300～900 mg，分4～6次服用。维持量，一日300～600 mg，分2～4次服用。由于其局部麻醉作用，宜在餐后与饮料或食物同时吞服，不得嚼碎。

（2）必要时可在严密监护下缓慢静脉注射或静脉滴注，1次70 mg，每8小时1次。一日总量不超过350 mg。

儿童：《中国国家处方集·化学药品与生物制品卷·儿童版》推荐，①口服，一日按体表面积200～600 mg/m² 或体重＜15 kg，一日10～20 mg/kg；＞15 kg，一日7～15 mg/kg，分3次服用。②静脉注射，负荷量：一次1～1.5 mg/kg，于10 min内缓慢注射，必要时10～20 min可重复；维持量：每分钟4～7 μg/kg，24 h总量不应超过6 mg/kg。

（五）不良反应

（1）不良反应较少，主要为口干、舌唇麻木，可能是由于其局部麻醉作用所致。此外，早期的不良反应还有头痛、晕厥；其后可出现胃肠道障碍，如恶心、呕吐、便秘等。

（2）老年患者用药后可能出现血压下降。

（3）也有出现房室阻断症状。有报道个别患者出现房室传导阻滞，Q-T间期延长，P-R间期轻度延长，QRS时间延长等。

（4）有2例在连续服用2周后出现胆汁淤积性肝损伤的报道，停药后2～4周各酶的活性均恢复正常。

(六)禁忌证

(1)窦房结功能障碍、Ⅱ或Ⅲ度房室传导阻滞、双束支传导阻滞(除非已有起搏器)、肝或肾功能障碍患者禁用。

(2)心源性休克患者禁用。

(七)注意事项

(1)心肌严重损害者慎用。

(2)严重的心动过缓,肝、肾功能不全,明显低血压患者慎用。

(3)如出现窦房性或房室性传导高度阻滞时,可静脉注射乳酸钠、阿托品、异丙肾上腺素或间羟肾上腺素等解救。

(八)药物相互作用

(1)其他抗心律失常药,包括维拉帕米、胺碘酮及奎尼丁等,可能增加本品的不良反应。

(2)降压药可使本品的降压作用增强。

(3)本品使华法林血药浓度升高。

(九)制剂

片剂:每片 50 mg;100 mg;150 mg。注射液:每支 17.5 mg(5 mL);35 mg(10 mL)。

十、胺碘酮

胺碘酮又称盐酸胺碘酮、乙胺碘呋酮、安律酮、可达龙、Atlansil、Sedacoron、Cordarone。

(一)性状

常用其盐酸盐,为白色至微带黄色结晶性粉末;无臭,无味,熔点 158～162 ℃。在三氯甲烷中易溶,在乙醇中溶解,在丙酮中微溶,在水中几乎不溶。

(二)药理学

本品原为抗心绞痛药,具有选择性冠脉扩张作用,能增加冠脉血流量,降低心肌耗氧量。后发现具有抗心律失常作用,属Ⅲ类药物,能延长房室结、心房和心室肌纤维的动作电位时程和有效不应期,并减慢传导。

(三)适应证

本品用于室性和室上性心动过速和期前收缩、阵发性心房扑动和颤动、预激综合征等。也可用于伴有充血性心力衰竭和急性心肌梗死的心律失常患者。对其他抗心律失常药如丙吡胺、维拉帕米、奎尼丁、受体拮抗剂无效的顽固性阵发性心动过速常能奏效。还用于慢性冠脉功能不全和心绞痛。

(四)用法和用量

口服:每次 0.1～0.2 g,一日 1～4 次。或开始每次 0.2 g,一日 3 次,餐后服,3 日后改用维持量,每次 0.2 g,一日 1～2 次。

儿童:《中国国家处方集·化学药品与生物制品卷·儿童版》推荐,①口服,一日 10～20 mg/kg,分 2 次服,7～10 d 后减至一日 5～10 mg/kg 顿服,10 d 后可减至 2.5 mg/kg 一日一次维持。②静脉滴注,负荷量:5 mg/kg,加入 5% 葡萄糖注射液 50～100 mL,20 min～2 h 内滴入;维持量:一日 10～15 mg/kg,或以每分钟 5～15 μg/kg 维持,24 h 最大剂量不超过 15 mg/kg。新生儿可每 12～24 小时给予负荷量,不使用维持量。③静脉注射:用于电除颤无效的心室颤动或无脉性室性心动过速。一次 5 mg/kg,＞3 min 缓慢静脉注射(最大量＜300 mg)。

(五)不良反应

主要有胃肠道反应(食欲缺乏、恶心、腹胀、便秘等)及角膜色素沉着,偶见皮疹及皮肤色素沉着,停药后可自行消失。

(六)禁忌证

房室传导阻滞、心动过缓、甲状腺功能障碍及对碘过敏者禁用。

(七)制剂

片剂:每片 0.2 g。胶囊剂:每粒 0.1 g;0.2 g。注射剂:每支 150 mg(3 mL)。

十一、索他洛尔

(一)性状

常用其盐酸盐,主要成分及其化学名称为(R,S)4′-(1-羟基-2-异丙胺乙基)甲磺酸苯胺盐酸盐。

(二)药理学

本品兼有第 II 类和第 III 类抗心律失常药物特性,是非心脏选择性、无内在拟交感活性类受体拮抗剂,有 β_1、β_2 受体拮抗作用。本品列入 III 类抗心律失常药物。

本药能延长心肌动作电位、有效不应期及 Q-T 间期,抑制窦房结、房室结传导时间,并延长房室旁路的传导。心电图表现为 P-R 间期延长,QRS 时限轻度增宽,Q-T 间期显著延长。有轻度正性肌力作用,可能由于动作电位延长、钙内流增加和胞浆内钙增高所致。

口服吸收近于 100%,2～3 h 血药浓度达峰值水平,无肝脏首关效应,生物利用度达 95%,主要由肾脏排泄。肾功能正常时,$t_{1/2}$ 约 15～20 h,肾功能受损时 $t_{1/2}$ 明显延长。

(三)适应证

本品用于预防室上性心动过速,特别是房室结折返性心动过速,也可用于预激综合征伴室上性心动过速。可用于心房扑动,心房颤动,各种室性心律失常,包括室性期前收缩、持续性及非持续性室性心动过速,以及急性心肌梗死并发严重心律失常。

(四)用法和用量

口服。每日 80～160 mg,分 2 次服用,从小剂量开始,逐渐加量。室性心动过速可每日 160～480 mg。肾功能不全应减少剂量。

(五)不良反应

与受体拮抗剂作用相关的不良反应有心动过缓、低血压、支气管痉挛。本品可有乏力、气短眩晕、恶心、呕吐、皮疹等。严重不良反应是致心律失常作用,可表现为原有心律失常加重或出现新的心律失常,严重时可出现扭转型室性心动过速、多源性室性心动过速、心室颤动,多与剂量大、低钾、Q-T 间期延长、严重心脏病变等有关。

(六)禁忌证

心动过缓、心率＜60 次/min、病态窦房结综合征、II～III 度房室传导阻滞、未控制的心力衰竭及对本品过敏者禁用。

（七）注意事项

（1）用药前及用药过程要查电解质，注意有无低钾、低镁，须及时纠正。

（2）用药过程需注意心率及血压变化。

（3）应监测心电图 Q-T 间期变化，Q-T 间期＞500 ms 应停药。

（4）肾功能不全需慎用或减量。

（5）妊娠期妇女、哺乳期妇女、老年患者慎用。

（6）药物过量可能导致血压下降、心动过慢、Q-T 延长，并可出现严重致命性心律失常。

（八）药物相互作用

（1）与其他Ⅰa、Ⅱ、Ⅲ类抗心律失常药同用时有协同作用。

（2）与钙通道阻滞剂同用时可加重传导障碍，进一步抑制心室功能，降低血压。

（3）与儿茶酚胺类药（如利血平、胍乙啶）同用产生低血压和严重心动过缓。

（4）可致血糖增高，需增加胰岛素和降糖药的报道。

（九）制剂

片剂：每片 40 mg；80 mg。注射剂：每支 20 mg（2 mL）。

十二、伊布利特

伊布利特又称富马酸伊布利特、Corvert。

（一）药理学

本品为Ⅲ类抗心律失常药，具有延长复极作用，可阻滞钾离子外流，并有独特的加速钠离子内流作用。可轻度减慢窦性节律，对房室传导和 QRS 间期作用轻微，但可延长 Q-T 间期。

本品静脉注射后，与蛋白结合率为 40%，表观分布容积较大，主要由肾排泄，$t_{1/2}$ 为 6 h。

（二）适应证

本品用于中止心房扑动、心房颤动的发作。不宜用于预防反复发作或阵发性房颤。

（三）用法和用量

以 1 mg 于 10 min 内快速静脉注射，必要时重复使用 1 mg。注射时及注射后 6～8 h 需连续心电监护。

（四）不良反应

可出现低血压、心力衰竭、肾衰竭、胃肠道症状、恶心、头痛和尖端扭转型心动过速。

（五）禁忌证

禁用于：①低钾、心动过缓的患者；②多形性室性心动过速者（如尖端扭转型室性心动过速）。

（六）注意事项

以下情况慎用：心功能不全者、有电解质紊乱者、使用了其他延长 Q-T 间期的药物者。

（七）药物相互作用

其他延长 Q-T 间期的药物如吩噻嗪类、三环类抗抑郁药、抗组胺药等将增加使用伊布利特致心律失常的可能性。

（八）制剂

注射液（富马酸盐）：每支 1 mg（10 mL）。

十三、依地酸二钠

依地酸二钠又称依地钠、EDTA-2Na。

（一）性状

本品为白色结晶性粉末，略有臭，无味。易溶于水。

（二）药理学

本品可与钙离子结合成可溶的络合物，以降低血钙浓度。

（三）适应证

本品常用于洋地黄中毒所致的心律失常。

（四）用法和用量

（1）静脉注射：每次 1～3 g，以 50% 葡萄糖注射液 20～40 mL 稀释后注入。

（2）静脉滴注：每次 4～6 g，用 5%～10% 葡萄糖注射液 500 mL 稀释后，在 1～3 h 内滴完。

（五）注意事项

当心律失常被纠正后，须口服钾盐以维持疗效。

（六）制剂

注射液：每支 1 g(5 mL)。

十四、门冬氨酸钾镁

门冬氨酸钾镁又称脉安定、潘南金、Aspara、Panangin、Perikursal。

（一）药理学

本品为镁和钾是细胞内的重要阳离子，在多种酶反应和肌肉收缩过程中起重要作用。细胞内外钾离子、钙离子、钠离子、镁离子浓度的比例影响心肌收缩性。门冬氨酸是体内草酸乙酸的前体，在三羧酸循环中起重要作用。同时，门冬氨酸也参加鸟氨酸循环，促进氨和二氧化碳的代谢，使之生成尿素，降低血中氮和二氧化碳的含量。门冬氨酸与细胞亲和力强，可作为钾和镁进入细胞内的载体，使钾离子重返细胞内，促进细胞除极化和细胞代谢，维持其正常功能。镁离子是生成糖原及高能磷酸酯不可缺少的物质，可增强门冬氨酸钾盐的治疗作用。

（二）适应证

本品为电解质补充药。用于预防和治疗低钾血症和洋地黄中毒引起的心律失常（主要是室性心律失常），以及对心肌炎后遗症、充血性心力衰竭和心肌梗死的辅助治疗。

（三）用法和用量

（1）餐后口服：一次 4 片（每片含 L-门冬氨酸钾 79 mg，L-门冬氨酸镁 70 mg），每日 3 次。预防量：一次 2 片，每日 3 次。

（2）静脉滴注：一次 10～20 mL(1 mL 中含门冬氨酸 79～91 mg、钾 10.6～12.2 mg、镁 3.9～4.5 mg)，加入 5% 葡萄糖注射液 500 mL 中缓慢滴注，每日 1 次。

（四）禁忌证

高钾血症、急性和慢性肾衰竭、艾迪生病、Ⅲ度房室传导阻滞、心源性休克（血压低于 90 mmHg）者禁用。

（五）注意事项

本品不能肌内注射和静脉推注，静脉滴注速度宜缓慢。未经稀释不得进行注射。滴注过快会引起恶心、呕吐、面部潮红、血管痛、血压下降。

（六）制剂

片剂：每片含 L-门冬氨酸钾 158 mg，L-门冬氨酸镁 140 mg；每片含 L-门冬氨酸钾 79 mg，L-门冬氨酸镁 70 mg。口服液：每瓶 5 mL；10 mL。注射液：每支 10 mL（1 mL 中含门冬氨酸 79～91 mg，钾 10.6～12.2 mg，镁 3.9～4.5 mg）。

十五、腺苷

腺苷又称 Adenocard、Adenocor。

（一）药理学

本品能产生短暂的负性肌力、传导和心率作用。因产生一过性房室传导阻滞，因而能成功地终止房室结参与折返的阵发性室上性心动过速。对诊断心房扑动、结内折返、心房颤动或多旁道传导有一定价值。另外，使用本品后正常冠状动脉的血流量增加，而狭窄冠状动脉的血流量轻度增加或不增加，从而可增大正常动脉供血组织和狭窄动脉供血组织之间放射性核素分布的差异，故本药用于核素心肌血流灌注显像。

在体内代谢迅速，起效快，作用时间短，一般仅 10～20 s。消除半衰期<10 s。

（二）适应证

本品用于：①阵发性室上性心动过速。室上性心动过速的鉴别诊断用药。②核素心肌血流灌注显像的药物负荷试验用药。

（三）用法和用量

成人：静脉注射。①室上性心动过速：首剂为 6 mg，在 2 s 内直接静脉快速推注，然后以氯化钠注射液快速冲洗。如心动过速未终止，可在 1～2min 后给第二剂和第三剂各 12 mg；也可以先给初始剂量 3 mg，如心动过速仍然存在，可间隔 1～2 min 给第二剂 6 mg，第三剂 12 mg。每次给药不超过 12 mg。②核素心肌血流显像：按每分钟 0.14 mg/kg 静脉给药，总量为 0.84 mg/kg，在 6 min 内输注完。

儿童：《中国国家处方集·化学药品与生物制品卷·儿童版》推荐，静脉注射，不稀释，2 s 内快速弹丸样注射，尽量用接近中心静脉的外周静脉，注入后快速以氯化钠注射液冲管。起始剂量按 0.05～0.1 mg/kg，若需要，每隔 1～2 min 以 0.05～0.1 mg/kg 缓慢增加剂量，直至心动过速终止。但单剂勿超过最大量：新生儿为 0.3 mg/kg；1 个月～12 岁为 0.5 mg/kg（最大 12mg）；12～18 岁儿童用药，首剂为 3 mg，若无效，间隔 1～2 min 给第 2 剂 6 mg，若仍需要，1～2 min 后给第 3 剂 12 mg。注意：心脏移植患儿对本药作用较敏感，应减量应用；服用双嘧达莫的患儿应用本药应减至 1/4 剂量。

（四）不良反应

快速注射后不良反应十分常见，但一般持续时间很短暂。主要有：一过性心律失常；可有心悸、高血压、低血压及心绞痛样胸痛；头痛、眩晕、头昏、头部压迫感；胃肠道不适、腹痛、恶心、呕吐；胸部紧缩感、呼吸困难；明显颜面发红，烧灼感等。

（五）禁忌证

严重房室传导阻滞者或病态窦房结综合征（未置心脏起搏器者）、心房颤动或心房扑动伴异常旁路、哮喘患者禁用。

（六）注意事项

高血压、低血压、心肌梗死、不稳定型心绞痛患者慎用。

（七）药物相互作用

（1）双嘧达莫可减少本药的代谢，增强药效。

（2）本品与卡马西平合用，可加重心脏传导阻滞。

（3）本品的作用可被茶碱和其他甲基黄嘌呤类药物如咖啡因等拮抗。

（八）制剂

注射液：每支 6 mg（2 mL）。

（马革飞）

第六节　抗高血压药

一、肾素-血管紧张素系统抑制药

20 世纪 70 年代人们逐渐认识到肾素-血管紧张素系统（renin-angiotensin system，ThS）在血压调控等方面的重要作用。现可用于临床的 ThS 抑制药有三类，如一是血管紧张素转化酶抑制药（angiotensin converting enzyme inhibitors，ACEI），ACEI 根据活性基团的化学特征分为两类。①含巯基类，如卡托普利；②不含巯基类，如依那普利、贝那普利、赖诺普利、雷米普利和福辛普利等；二是血管紧张素Ⅱ受体阻断药（angiotensin Ⅱ recepto blockers，ARB），亦称 AT1 受体阻断药；三是肾素抑制药。本节重点介绍前 2 种常用抗高血压药。卡托普利是第一个应用于临床降压的 ThS 抑制药，是抗高血压药物史上的重要里程碑。值得注意的是，原发性醛固酮增多症患者通常对抑制 ThS 的抗高血压药物反应性差。

（一）血管紧张素转化酶抑制药

1.卡托普利

1）体内过程

口服吸收迅速，生物利用度为 70%，食物可降低其吸收。给药后 15 min 发挥药效，1 h 后血中药物浓度达峰值，血浆蛋白结合率为 30%，$t_{1/2}$ 约为 2 h。在肝脏代谢，肾脏排泄，约 45% 以原形排出。

2）药理作用及作用机制

（1）降压作用较强，能降低总外周血管阻力，促进尿钠排泄，且对心率几乎无影响。其主要是通过抑制血管紧张素转化酶（angiotensin-converting enzyme，ACE）与 ACE 中含 Zn^{2+} 的位点结合，抑制血管紧张素Ⅱ（angiotensin Ⅱ，Ang Ⅱ）的生成和减少缓激肽降解而发挥抑制作用。其降压机制如下：①卡托普利在体内外均能抑制 ACE，抑制 Ang Ⅱ 和醛固酮的生成，进而降低 Ang Ⅱ 收缩血管及醛固酮水钠潴留的效应，使外周阻力和血容量降低、血压下降；②卡托普利能减少缓激肽降解,激发缓激肽系统的保护作用,促使血管内皮细胞释放舒血管因子,由此发挥降低外周血管阻力和抗血栓作用;③Ang Ⅱ浓度减低,弱化 Ang Ⅱ对交感神经冲动的易化作用。值得注意的是,长期使用 ACEI 可导致"醛固酮逃逸现象",这是因为长期用 ACEI 可能激活糜蛋白酶途径,使 Ang Ⅰ生成 Ang Ⅱ,继而导致 Ang Ⅱ和醛固酮水平有恢复的趋势。

(2)抗心脏重构,抑制心肌细胞肥大、心肌纤维化和心肌细胞凋亡。

(3)抗血管重构、延缓动脉粥样硬化。

(4)降低肾血管阻力,增加肾脏血流。

卡托普利能降低肾血管阻力,降低肾小球囊内压,增加肾脏血流,促进水钠排泄,保护肾功能,但由于其扩张肾小球出球小动脉的作用大于扩张入球小动脉的作用,因此肾小球滤过率保持不变或者轻度下降。卡托普利能预防糖尿病患者微量清蛋白尿进一步发展为大量蛋白尿并延缓肾功能损害,对其他各种非糖尿病肾病患者也有类似作用。

3)临床应用

(1)卡托普利是目前抗高血压治疗的一线药之一,用于高血压病。对于轻中度高血压,单用时常可达到降压标准,对于高肾素型高血压疗效更佳。另外,由于卡托普利还可阻止或逆转高血压所致的心血管病理性重构,减轻高血压对靶器官的损害,尤其适用于高血压合并糖尿病、胰岛素抵抗、左室肥厚或心力衰竭的患者。卡托普利与利尿药及钙通道阻滞药联合用于重度或顽固性、难治性高血压。

(2)其他:预防和治疗充血性心力衰竭;降低高危人群心血管事件发生率;治疗糖尿病性肾病及其他肾病等。

4)不良反应及注意事项

无痰干咳是卡托普利及其他 ACEI 类药物的常见不良反应,咳嗽并非剂量依赖性,通常发生在用药 1 周至数月之内,程度不一,夜间更为多见,是导致患者停药的主要原因之一。卡托普利引起无痰干咳的主要原因是其抑制缓激肽降解,导致缓激肽堆积、P 物质增加,刺激气管所致。卡托普利抑制醛固酮分泌,可能使血钾浓度升高,导致高钾血症。少数患者可出现血管神经性水肿,这与缓激肽等代谢产物有关。因含有巯基,也可产生青霉胺样反应。此外,卡托普利可引起胎儿畸形,临床应用时须注意用药对象。禁用于孕妇及哺乳期妇女,双侧肾动脉狭窄及对卡托普利过敏者。

与螺内酯、氨苯蝶啶、阿米洛利等留钾药物联合使用或同时补充钾盐可能引起血钾过高;与利尿药或扩血管药或与影响交感神经活性的降压药合用时,降压作用增强,应避免引起严重低血压,宜减量或停药;与吲哚美辛等内源性前列腺素合成抑制剂合用,会使本药降压作用减弱。

2.依那普利

依那普利是不含巯基的长效、高效 ACEI,属前药,须在血浆或肝肾内代谢转化为有活性的依那普利拉才能奏效,后者能与 ACE 持久结合而发挥抑制作用。口服后 $1\sim2$ h 起效,$4\sim6$ h 达峰值,$t_{1/2}$ 为 11 h,一次给药即可维持 24 h。依那普利抑制 ACE 的作用比卡托普利强 10 倍,适用于各期原发性高血压、肾性高血压、肾血管性高血压、恶性高血压及充血性心力衰竭。

不良反应类似卡托普利,发生率低于 10%,因不含巯基,故无典型青霉胺样反应。

(二)血管紧张素Ⅱ受体阻断药

目前临床上使用的血管紧张素Ⅱ受体阻断药主要是 AT1 受体阻断药。与 ACEI 不同的是,ARB 通过直接阻断受体环节抑制 ThS,抑制 AngⅡ 所致的血管收缩及醛固酮释放的效应,导致血压降低,故专一性更强。由于 ARB 不作用于激肽释放酶-激肽系统,因而该类药不引起激肽堆积诱发的无痰性干咳。目前常用的 ARB 有氯沙坦、厄贝沙坦、缬沙坦、坎地沙坦和替米沙坦等。

1.氯沙坦

1)体内过程

口服吸收快,首过消除明显,生物利用度为 33%,血浆蛋白结合率为 98.7%,给药后 1 h 作用达峰值,$t_{1/2}$ 约为 2 h。氯沙坦被 CYP450 酶系统代谢为 5-羧酸代谢产物 EXP-3174,后者血药浓度在给药后 3~4 h 达峰值,$t_{1/2}$ 为 6~9 h,氯沙坦及 EXP-3174 均不能透过血-脑屏障。

2)药理作用及作用机制

氯沙坦在体内转化为 EXP-3174,后者阻断 AT1 受体的作用比母药强 15~30 倍。二者可选择性地与 AT1 受体结合,竞争性地阻断 AT1 受体,继而对抗 AngⅡ 引起的收缩血管、分泌醛固酮、增殖血管平滑肌细胞、使心肌细胞肥大和心肌纤维化,以及增强交感神经活性等作用,从而降低血压,改善肾功能,减轻心脏血管病理性重构,发挥靶器官保护效应。

3)临床应用

主要用于治疗高血压病和慢性心功能不全,适用于各年龄组的轻、中度高血压,对伴有充血性心力衰竭、糖尿病和慢性肾病高血压患者疗效佳。对大多数高血压患者而言,用药 3~6 周可达最大降压效果,能够有效地控制血压。氯沙坦与 ACEI 有许多相似之处,不仅降压作用良好,且无 ACEI 的血管神经性水肿、咳嗽等不良反应,故对 ACEI 不能耐受的高血压患者可选用氯沙坦降压。

4)不良反应及注意事项

轻微而短暂,有头晕、疲乏和直立性低血压(与剂量相关),偶见皮疹、转氨酶升高等。长期使用,可引起低血压、高血钾等。禁用于孕妇、哺乳期妇女及双侧肾动脉狭窄者。

本药与留钾药物如螺内酯、氨苯蝶啶、阿米洛利或补钾剂同用可能引起血钾过高;与吲哚美辛等内源性前列腺素合成抑制剂同用,可使氯沙坦降压作用减弱。利福平和氟康唑可降低氯沙坦活性代谢产物水平。

2.厄贝沙坦

厄贝沙坦能特异性地阻断 AT1 受体,抑制 AngⅡ 所引起的血管收缩和醛固酮的释放,产生降压作用,单用或与氢氯噻嗪等其他降压药联合治疗原发性高血压。口服厄贝沙坦的血药浓度达峰时间约为 1~1.5 h,$t_{1/2}$ 约为 11~15 h,血浆蛋白结合率约为 90%,以原形或代谢物经胆道和肾脏排泄。不良反应有头痛、眩晕等。可致低血压反应,发生率约为 0.4%。

(三)肾素抑制药

肾素抑制药能有效地选择性抑制 ThS 的第一个环节,且具有一定的抗交感活性作用,能改善心衰患者的血流动力学,对肾脏的保护作用理论上优于 ACEI 和 AT1 受体阻断药。代表药如雷米克林、依那克林等,目前此类药物存在生物利用度低,易被蛋白酶水解等缺点,仍待研发优化。

二、钙通道阻滞药

钙通道阻滞药(calcium channel blockers,CCB)是常用抗高血压药,主要药理学作用机制是通过阻滞血管平滑肌细胞膜上钙通道,减少外钙内流,松弛血管平滑肌、降低外周阻力,从而发挥降压作用。依据化学结构可分为二氢吡啶类和非二氢吡啶类,前者代表药为硝苯地平和氨氯地平,后者代表药为维拉帕米。

(一)二氢吡啶类钙通道阻滞药——硝苯地平

1)体内过程

口服吸收快而完全,生物利用度约 60%,血浆蛋白结合率约 95%,口服片剂约 20 min 后可出现降压作用,1~2 h 血浆药物达峰;舌下含服约 3 min 即可起效,血浆药物达峰时间约为 20~30 min。首过效应明显,主要经肝 CYP3A4 酶代谢,肾脏排泄。$t_{1/2}$ 约为 4 h。老年人及肝功能受损者首过效应减少,药物 $t_{1/2}$ 相对延长,故上述患者用药时需酌情减量。

2)药理作用及作用机制

(1)降压、抗心肌缺血作用:硝苯地平通过阻滞细胞膜 L-型电压依赖性钙通道而减少细胞内钙离子浓度,使外周血管平滑肌松弛,外周血管阻力下降,降低血压和改善外周血管痉挛。另外,硝苯地平还可通过扩血管、减轻心脏前后负荷继而降低心肌耗氧量,及扩张冠脉等效应改善缺血心肌的供血。硝苯地平对外周血管强大的扩张作用所导致的交感神经活性反射性增高,抵消了药物本身的对心脏的负性作用。

(2)其他:硝苯地平通过阻滞支气管平滑肌细胞膜钙通道和血小板钙通道而减少细胞内钙离子浓度,继而松弛支气管平滑肌、抑制血小板聚集等。

3)临床应用

(1)硝苯地平是抗高血压的常用药物之一,用其缓释剂型治疗各型高血压,尤其适合高血压合并变异型心绞痛的患者。

(2)其他:用于心绞痛、雷诺病、支气管哮喘和动脉粥样硬化等疾病。

4)不良反应及注意事项

一般不良反应较为常见,如头晕、头痛,颜面潮红及足踝水肿,踝部水肿为毛细血管前血管扩张,而非水钠潴留。由于硝苯地平对外周血管扩张作用强,可引发交感神经张力反射性增强,出现心率加快、心排血量增加及血浆肾素活性增高等不良反应。对硝苯地平过敏者、妊娠妇女禁用。

利福平通过影响 CYP3A4 酶,可显著降低硝苯地平生物利用度,从而取消了其降压效应,故硝苯地平不与利福平合用。与 β_1-肾上腺素受体阻断药或利尿药合用可增强硝苯地平降压效果,并减少不良反应,但可能诱发低血压;硝苯地平与双香豆素类、苯妥英钠、奎尼丁和奎宁等蛋白结合率高的药物联合应用时,可使这些药物的游离浓度发生改变。硝苯地平与西咪替丁同用时,硝苯地平的血浆浓度增加,应注意调整剂量。

(二)非二氢吡啶类钙通道阻滞药——维拉帕米

1)体内过程

口服 90% 以上被吸收,生物利用度为 20%～35%。血浆蛋白结合率为 87%～93%,1～2 h 起效,持续 6 h。主要经肝脏代谢,代谢产物去甲维拉帕米仍有活性。静脉给药 2 min 起效,2～5 min 效应达峰,作用持续约 2 h,主要经肾脏排出。

2)药理作用及作用机制

(1)降压作用:维拉帕米降压作用与硝苯地平的作用机制相似,但较之明显弱。

(2)对心脏具有负性肌力、负性频率和负性传导作用钙离子在心肌细胞兴奋-收缩偶联过程中的作用至关重要,维拉帕米可以作用于心肌动作电位 2 期(平台期),阻滞胞外 Ca^{2+} 内流,限制胞质 Ca^{2+} 水平升高,使心肌收缩力相对减弱,从而出现负性肌力作用。窦房结和房室结是慢反应细胞,窦房结的自律性主要依赖于动作电位 4 期 Ca^{2+} 内流的自动除极,房室结的传导性主要依赖于动作电位 0 期 Ca^{2+} 内流的除极。维拉帕米使窦房结及房室结的细胞膜上的 Ca^{2+} 通道被阻滞,最终表现为心率下降,传导减慢。

(3)扩张冠状动脉,增加心肌供血,减少心肌耗氧量。

3)临床应用

(1)高血压:尤其适用于合并肥厚型心肌病、房性期前收缩、阵发性室上性心动过速、心绞痛的高血压患者。

(2)心律失常:房性期前收缩或阵发性室上性心动过速,静脉注射适用于治疗快速性室上性心律失常。

(3)心绞痛:包括稳定型或不稳定型心绞痛,以及冠状动脉痉挛所致的心绞痛,如变异型心绞痛。

4)不良反应及注意事项

对心脏的过度抑制可引起心动过缓(50 次/min 以下)、二度或三度房室传导阻滞,甚至心脏停搏、心力衰竭等。维拉帕米还可导致低血压、下肢水肿、眩晕等不良反应,偶可致肢体冷痛、麻木及烧灼感。充血性心力衰竭;二度至三度房室传导阻滞;病态窦房结综合征;预激综合征伴房颤或房扑;心源性休克和心动过缓等禁忌使用。环磷酰胺、长春新碱、阿霉素和顺铂等可减少维拉帕米的吸收;苯巴比妥可降低维拉帕米的血浆浓度;西咪替丁可提高维拉帕米的生物利用度;维拉帕米抑制乙醇的消除;维拉帕米增加地高辛、卡马西平、环孢素、阿霉素和茶碱的血药浓度;与胺碘酮、氟卡尼、丙吡胺和 β_1-肾上腺素受体阻断药联合使用可增加对心脏的毒性。维拉帕米与其他抗高血压药合用时可能出现低血压。

三、利尿药

呋塞米等高效利尿药短期用于高血压危象等。氢氯噻嗪等中效利尿药又称基础降压药,是常用的降压药。在采用其他降压方案治疗顽固性高血压或难治性高血压疗效均差时,可考虑联合使用螺内酯等拮抗醛固酮的利尿药。这节重点介绍中效利尿药的抗高血压作用及临床用途。

(一)氢氯噻嗪

1)体内过程

口服后 1 h 产生降压效应,作用持续时间为 12 h。氢氯噻嗪降压作用温和、持久,一般用药 2~4 周达最大疗效。氢氯噻嗪的降压效应与饮食中摄入钠量有关,如限制食盐摄入能增强降压作用。

2)药理作用

降压机制包括:①初期用药通过排钠利尿,使血容量减少、心排血量减少而降压;②用药 3~4 周后,因利尿排钠降低血管平滑肌细胞内 Na^+ 水平,经 Na^+-Ca^{2+} 交换机制,减少细胞内 Ca^{2+} 水平,血管平滑肌松弛,血管张力减弱而降压;③除此以外,氢氯噻嗪尚可诱导动脉壁产生激肽、前列腺素 E_2 等扩血管物质,使血管扩张,血压下降。

3)临床应用

单独使用适用于轻度高血压;也可作为基础降压药与其他降压药合用治疗中、重度高血压。因其利尿消肿作用,尤其适用于伴有充血性心力衰竭、水肿的高血压患者。与其他降压药合用,不仅可以增强降压的疗效,还可减轻其他药物引起的水钠潴留,但要谨防过度降压。长期使用导致低血钾,可与保钾利尿药螺内酯合用,不仅增强利尿效应,同时预防低钾血症。不宜用于伴有高血脂、糖尿病的高血压病患者。

(二)吲达帕胺

对于高血脂、糖尿病代谢紊乱的高血压患者需用利尿药进行基础降压时,可使用非噻嗪类的中效利尿药吲达帕胺控制血压。

四、交感神经抑制药

(一)中枢性降压药

中枢神经系统存在抑制性和兴奋性两类神经元,是调控外周交感神经活动的主要因素。兴奋性神经元被激活,可引起外周交感神经兴奋,使血管收缩、血压上升和心率加快。抑制性中枢神经元 α_2-肾上腺素受体和咪唑啉受体被激活后,可引起外周交感神经抑制,继而导致血管扩张、血压下降和心率减慢。可乐定为第一代中枢性抗高血压药。甲基多巴、莫索尼定为第二代中枢性抗高血压药。

1.可乐定

1)体内过程

口服吸收良好,生物利用度约为 75%,服药后 0.5 h 起效,易透过血-脑屏障,2~4 h 血药浓度达峰值,血浆 $t_{1/2}$ 约为 12~16 h。30%~50% 经肝代谢,约 40%~60% 以原形从尿中排泄。

2)药理作用

激动延髓孤束核的抑制性神经元突触后膜 α_2-受体和延髓腹外侧区嘴部(rostral ventrolateral medulla，RVLM)的 I 1 咪唑啉受体，减少中枢交感神经冲动的发放，产生降压作用。同时，激动外周交感神经突触前膜的 α_2-肾上腺素受体，负反馈抑制去甲肾上腺素的释放，使血压下降。但大剂量的可乐定可兴奋外周血管平滑肌的 α_1-肾上腺素受体，引起血管收缩，减弱其降压作用。还可抑制胃酸的分泌，增加肾血流量。

3)临床应用

一般用于中、重度高血压，尤适合兼有溃疡病的高血压和肾性高血压，与利尿药等其他降压药合用可控制重度和难治性高血压。

4)不良反应

常见不良反应主要有眩晕、嗜睡、抑郁、口腔和鼻黏膜干燥等。久用致水钠潴留，合用利尿药可避免此缺点。某些患者长期使用可出现性欲减少、阳痿、排尿困难和尿潴留等不良反应。长期使用突然停药可出现血压骤升、头痛和心悸等交感神经功能亢进现象。

5)禁忌证

对可乐定过敏者、高空作业及驾驶机动车辆的人员等应禁用。

6)药物相互作用

丙米嗪、阿米替林、地昔帕明及吩噻嗪类等在中枢与可乐定发生竞争性拮抗作用，抑制可乐定的降压效应；可乐定能增加巴比妥、乙醇、丙米嗪、阿米替林、地昔帕明及吩噻嗪类的中枢抑制效应，故合用时应慎重。

2.甲基多巴

甲基多巴属第二代中枢性降压药，口服吸收的个体差异大（26％～76％），服药后 2～3 h 起效，6～8 h 作用达峰，主要以原形或代谢物形式经肾脏排出。甲基多巴通过血脑屏障后在脑内可转化为 α-甲基去甲肾上腺素，后者激动中枢抑制性神经元 α_2-肾上腺素受体，减少中枢发出的交感神经冲动而产生降压作用。

降压作用较可乐定温和持久（约 24 h）。同时，伴心率减慢和心排血量减少，扩张肾血管作用明显，不减少肾血流量，并有降低肾素活性的作用。可用于中度高血压，尤其适用于肾性高血压或伴有肾功能障碍的高血压患者，与利尿药等其他降压药合用可产生协同降压作用，用于重度或难治性高血压的治疗。甲基多巴常见的不良反应有嗜睡、眩晕和口干等，久用可引起水钠潴留、肝损害、低血压等。

(二)神经节阻断药

与乙酰胆碱竞争结合交感和副交感神经的神经节细胞 NN 受体，阻断自主神经冲动的传递。交感神经节被阻断则产生强大的降压作用，副交感神经节被阻断则引起广泛的不良反应。本类药的代表药有美卡拉明、咪噻芬等，偶用于其他药物无效的高血压危象或手术麻醉时控制血压等。

(三)交感神经末梢抑制药

本类药主要作用于去甲肾上腺素能神经末梢部位，通过耗竭囊泡内递质，阻断外周去甲肾上腺素的缩血管作用，从而降低血压。本类药包括利血平和胍乙啶。利血平通过与囊泡膜上胺泵结合,不仅抑制去甲肾上腺素被囊泡再摄取,还抑制囊泡膜摄取多巴胺合成去甲肾上腺素;大剂量利血平还能破坏囊泡膜并阻止去甲肾上腺素与ATP结合,终使囊泡内递质的合成与储存减少直至耗竭,继而使交感神经功能减弱、血压下降。降压作用起效缓慢、作用温和,但持久,同时伴心率减慢。

口服给药1周才起效,停药后尚能持续降压3~4周。利血平单用一般主要用于轻度高血压,与噻嗪类利尿药等其他降压药合用可产生协同降压效应,用于中、重度高血压或难治性高血压的治疗。

(赵梦迪)

第七节　中枢兴奋药

中枢兴奋药系指能选择性地兴奋中枢神经系统,提高其功能活动的一类药。当中枢神经处于抑制状态或功能低下、紊乱时使用。这类药物主要作用于大脑皮层、延脑和脊髓,具有一定程度的选择性。本类药物主要包括苏醒药、精神兴奋剂及大脑复健药等。中枢兴奋药的选择性作用与剂量有关,如使用剂量过大可引起惊厥、中枢神经抑制及昏迷,严重者可致死,而所引起的昏迷状态不能用中枢兴奋药解救。为防止用药过量引起中毒,一般应交替使用几种中枢兴奋药,严格控制剂量及用药间隔时间,并应密切观察病情,一旦出现烦躁不安、反射亢进、面部及肢体肌肉抽搐应立即减量或停药或改用其他药。

一、尼可刹米(Nikethamide)

(一)剂型规格

注射液:每支0.375 g(1.5mL);0.5 g(2 mL);0.25 g(1 mL)。

(二)适应证

用于中枢性呼吸抑制及各种原因引起的呼吸抑制。

(三)用法用量

皮下注射、肌内注射、静脉注射。成人常用量:一次0.25~0.5 g,必要时1~2 h重复用药,极量一次1.25 g。小儿常用量:6个月以下一次75 mg,1岁一次0.125 g,4~7岁一次0.175 g。

(四)注意事项

(1)作用时间短暂,应视病情间隔酌情给药。

(2)本药对呼吸肌麻痹者无效。

(3)急性血卟啉病(易诱发血卟啉病急性发作)。

(五)不良反应

(1)常见面部刺激症、烦躁不安、抽搐、恶心、呕吐等。

(2)可能出现血压升高、心、出汗、面部潮红、呕吐、震颤、心律失常、惊厥,甚至昏迷。此时应立即停药。

（六）禁忌证

（1）抽搐及惊厥患者。

（2）小儿高热无中枢性呼吸衰竭时。

（七）药物相互作用

（1）与其他中枢兴奋药合用，有协同作用，可引起惊厥。

（2）本药与鞣酸、有机碱的盐类及各种金属盐类配伍，均可能产生沉淀。

（3）遇碱类物质加热可水解。

（八）药物过量

药物过量时表现：兴奋不安、精神错乱、恶心、呕吐、头痛、出汗、抽搐、呼吸急促，同时可出现血压升高、心悸、心律失常、呼吸麻痹而死亡。

防治措施：①出现惊厥时，可注射苯二氮䓬类或小剂量硫喷妥钠或苯巴比妥钠等控制；②静脉滴注 10% 葡萄糖注射液，促进排泄；③给予对症治疗和支持疗法。

二、戊四氮（Pentetrazole）

（一）剂型规格

注射液：每支 0.1 g（1 mL）；0.3 g（3 mL）。

（二）适应证

用于急性传染病、巴比妥类及麻醉药中毒引起的呼吸抑制，急性循环衰竭。

（三）用法用量

肌内注射、皮下注射。一次 0.05～0.1 g，每 2 小时一次，极量一日 0.3 g。静脉注射以 1～2 min 注入 0.1 g 的速度缓慢注入。

（四）注意事项

孕妇及哺乳期妇女慎用，12 岁以下儿童慎用。

（五）不良反应

剂量较大时能引起反射亢进、惊厥。应立即停药。

（六）禁忌证

急性心内膜炎、主动脉瘤、吗啡或普鲁卡因中毒。

（七）药物过量

药物过量时表现：狂躁、焦虑不安，亦有呕吐，反射亢进，以至出现痉挛性及肌强直性惊厥。惊厥后出现昏迷、高热和肺水肿，最终中枢性呼吸衰竭。防治措施：洗胃、输液、利尿，以加快药物排泄，并依病情给予对症治疗和支持疗法。

三、士的宁（Strychnine）

（一）剂型规格

注射液：每支 1 mg（1 mL）；2 mg（1mL）。片剂：1 mg。

（二）适应证

用于巴比妥类中毒、偏瘫、瘫痪及因注射链霉素引起的骨骼肌松弛、弱视症等。

(三)用法用量

常用量:皮下注射,一次1～3 mg,一日3次。口服,每次1～3 mg,一日3次;对抗链霉素引起的骨骼肌松弛,每次1 mg,一日1次。极量:皮下注射,一次5 mg。

(四)注意事项

排泄缓慢,有蓄积作用,不宜太长时间使用。

(五)不良反应

可出现惊厥、呼吸肌痉挛和呼吸运动受限。如出现惊厥,可立即静脉注射戊巴比妥钠0.3～0.4 g,或用较大量的水合氯醛灌肠。如出现呼吸麻痹,须人工呼吸。

(六)禁忌证

(1)高血压、动脉硬化、肝肾功能不全、癫痫、突眼性甲状腺肿、破伤风忌用。

(2)吗啡中毒慎用本品解救。

(3)孕妇及哺乳期妇女、儿童、老年患者禁用。

(七)药物过量

药物过量时表现:初期表现烦躁不安、抽搐、呼吸加快、颈肌和面肌有僵硬感、瞳孔缩小。严重中毒时,延髓麻痹,心脏及呼吸抑制,甚至死亡。

防治措施:①将中毒者置于安静而黑暗的房间,避免声音及光线刺激;②如有抽搐发生,给予镇静剂;③如口服本品中毒时,等患者安静后以0.1%高锰酸钾液洗胃,输液并视病情给予相应的对症治疗和支持疗法。

四、多沙普仑(Doxapram)

(一)剂型规格

注射液:每支20 mg(1 mL);100 mg(5 mL)。

(二)适应证

用于解救麻醉药、中枢抑制药引起的中枢抑制。

(三)用法用量

静脉注射:按体重一次0.5～1.0 mg/kg,不超过1.5 mg/kg,如需重复给药,至少间隔5 min。每小时用量不宜超过300 mg。静脉滴注:按体重一次0.5～1.0 mg/kg,临用前加葡萄糖氯化钠注射液稀释至1 mg/mL静脉滴注,直至获得疗效,总量不超过一日3 g。

(四)注意事项

(1)用药时常规测定血压和脉搏,以防止药物过量。

(2)于给药前和给药后半小时测动脉血气,及早发现气道堵塞及高碳酸血症患者是否有二氧化碳蓄积或呼吸性酸中毒。

(3)静脉注射漏到血管外或静脉滴注时间太长,均能导致血栓静脉炎或局部皮肤刺激。

(4)剂量过大时,可引起心血管不良反应如血压升高、心率加快,甚至出现心律失常。

(5)静脉滴注速度不宜太快,否则可引起溶血。

(6)用药期间,禁止给予可碱化尿液的药物。

(7)突然出现低血压和呼吸困难加重应停药。

(8)慎用孕妇及 12 岁以下儿童;严重心动过速、心律失常者;心力衰竭尚未纠正者;气道阻塞、胸廓塌陷、呼吸肌轻瘫、气胸等引起的呼吸功能不全者;急性支气管哮喘发作或有发作史者;肺栓塞及神经肌肉功能失常导致的呼吸衰竭患者。

(五)不良反应

(1)头痛、无力、呼吸困难、心律失常、恶心、呕吐、腹泻及尿潴留、胸痛、胸闷、血压升高、用药局部发生血栓性静脉炎等。

(2)少见症状如精神错乱、呛咳、眩晕、畏光、出汗、感觉奇热等。

(3)大剂量时可引起腱反射亢进、肌肉震颤、喉痉挛、血压升高等反应。

(六)禁忌证

对本药过敏者,甲状腺功能亢进者,嗜铬细胞瘤患者,患有惊厥、癫痫、重度高血压或冠心病者,脑血管病、脑外伤、脑水肿者,严重肺部疾患者。

(七)药物相互作用

(1)本品能促进儿茶酚胺的释放增多,在全麻药如氟烷、异氟烷等停用 10～20 min 后,才能使用。

(2)本品与咖啡因、哌醋甲酯、匹莫林、肾上腺素受体激动药等合用产生协同作用。

(3)本品与单胺氧化酶抑制药丙卡巴肼及升压药合用时,可使血压明显升高。

(4)与碳酸氢钠合用,本品的血药浓度升高,毒性作用增强。

(5)与肌松药合用可掩盖本品的中枢兴奋作用。

(八)药物过量

药物过量表现:心动过速、心律失常、高血压、焦虑不安、震颤、谵妄、惊厥、反射亢进。防治措施:视病情给予相应的对症治疗和支持疗法。可短期静脉给予巴比妥类药物对抗,必要的时候可给氧和使用复苏器。

(杨林燕)

参考文献

[1] 王姗姗,王晓霞,滕海,等.实用内科疾病诊治与护理[M].青岛:中国海洋大学出版社,2019.

[2] 张平.临床内科疾病诊治技术[M].南昌:江西科学技术出版社,2021.

[3] 翟爱东.临床内科疾病诊治[M].天津:天津科学技术出版社,2018.

[4] 张敏,郇述玲,武煜.内科疾病诊治与药物应用[M].长春:吉林科学技术出版社,2016.

[5] 宋荣刚,于军霞,王春燕,等.内科常见病诊治思维与实践[M].青岛:中国海洋大学出版社,2023.

[6] 杨柳,何显森,谢登海,等.临床心血管内科疾病诊疗学[M].上海:上海科学技术文献出版社,2023.

[7] 王善全.呼吸内科疾病规范化治疗[M].天津:天津科学技术出版社,2018.

[8] 曹微.现代肾内科疾病与治疗技术[M].南昌:江西科学技术出版社,2021.

[9] 李俊民,张天伟,关思虞,等.心内科疾病临床诊治学[M].哈尔滨:黑龙江科学技术出版社,2018.

[10]陈仁国,孙国强,孙天平,等.临床内科药物治疗学[M].长春:吉林科学技术出版社,2019.

[11]辛春雷,李妍,刘景峰,等.临床内科疾病诊断与药物治疗[M].广州:世界图书出版公司,2023.

[12]秦兴平.内科疾病诊疗与临床药物治疗学[M].长春:吉林科学技术出版社,2023.

[13]霰爱兰,魏杰,唐楠楠,等.现代内科疾病治疗与药物应用[M].天津:天津科学技术出版社,2023.

[14]徐丽,齐晓艳,陈苏婉,等.实用内科疾病药物治疗[M].北京:科学出版社,2021.

[15]刘延龙,张然,孙静,等.内科常见疾病的影像学诊断与药物治疗[M].天津:天津科学技术出版社,2023.

[16]潘慧,沈德良,丁永兴,等.临床心血管内科疾病诊疗新进展[M].福州:福建科学技术出版社,2019.

[17] 李双,胡秋芳,刘勇,等.临床常见疾病诊治与护理[M].长春:吉林科学技术出版社,2019.

[18] 胡大一.内科[M].北京:中国医药科技出版社,2014.

[19] 丁震,苏颖,魏芬.内科查房问答精要[M].武汉:湖北科学技术出版社,2015.

[20] 刘东国,宋爱玲,李彬.呼吸内科疾病诊疗思维[M].天津:天津科学技术出版社,2017.

[21] 王光磊.现代急诊内科诊治关键[M].天津:天津科学技术出版社,2018.

[22] 许金芳.临床内科诊疗研究[M].2版.长春:吉林科学技术出版社,2020.

[23] 李冠龙.临床肿瘤内科治疗精要[M].天津:天津科学技术出版社,2018.

[24] 汪秀芹.呼吸系统疾病诊断与治疗[M].长春:吉林科学技术出版社,2017.

[25] 何朝文,贾颖颖,杜海莲,等.新编呼吸内科常见病诊治与内镜应用[M].开封:河南大学出版社,2020.

[26] 陈照金.内科诊疗备要[M].天津:天津科技翻译出版有限公司,2019.